Eberhard Lignitz

Meine Sicht der Dinge – eine Art Schlusswort

Bericht eines Gerichtsmediziners der Jetztzeit

Eberhard Lignitz

Meine Sicht der Dinge – eine Art Schlusswort

Bericht eines Gerichtsmediziners der Jetztzeit

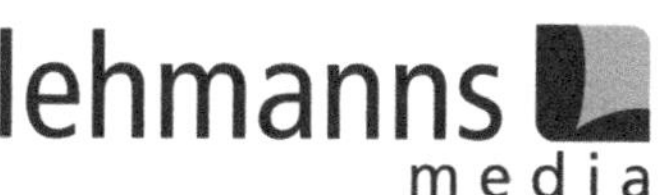

Impressum

Bibliografische Information der Deutschen Nationalbibliothek
Die Deutsche Nationalbibliothek verzeichnet diese Publikation in der Deutschen Nationalbibliografie; detaillierte bibliografische Angaben sind im Internet unter `http://www.dnb.de` abrufbar.

Die Namen der auf dem Cover abgebildeten Wissenschaftler und Wissenschaftlerinnen des Instituts für gerichtliche Medizin (1986); stehend v. l. n. r.: Dr. Andreas Correns, Doz. Dr. Helmut Waltz, Prof. Dr. Georg Radam, Dr. Andreas Gertler, Dr. Wolfgang Keil, Dr. Ingo Wirth, Prof. Dr. Dr. h. c. mult. Otto Prokop, Dr. Michael Rose, Dr. Dieter Patzelt, Dipl.-Chem. Alfred Bernt, Dr. Eberhard Lignitz, Prof. Dr. Tatsuo Nagai (Tokio), Dipl.-Chem. Rita Kley, Prof. Dr. Gunther Geserick, Doz. Dr. Hansjürg Strauch, Dr. Maximilian Prügel; sitzend v. l. n. r.: Dipl-Med. Kerstin Semm, Dipl.-Med. Birgit Kretschmer (Pathol. Inst.), Dr. Renate Kirst, Dipl.-Chem. Elisabeth Thielsch, Dipl.-Psych. Annelies Gast

Helmholtzstr. 2-9
10587 Berlin
Umschlag:
Satz & Layout: LaTeX(Libertinus) Volker Thurner, Berlin
Druck und Bindung: Totem • Inowrocław • Polen

ISBN 978-3-96543-300-7 www.lehmanns.de

Inhaltsverzeichnis

Geleitwort

Ein Geleitwort zu den Lebenserinnerungen von Professor Eberhard Lignitz zu schreiben, ist einerseits eine Ehre, andererseits eine Herausforderung. Die Lektüre des Buches wird zeigen, warum: Er hätte es besser gekonnt.

Eberhard und ich kennen uns seit Juni 1986, als ich auf Einladung von Prof. Prokop zum ersten Mal im Institut für Gerichtliche Medizin der Humboldt-Universität hospitierte. Die Einladung erfolgte auf Empfehlung meines eigentlichen wissenschaftlichen Lehrers, Prof. Claus Henßge, in seiner Berliner-Zeit Zimmernachbar von Eberhard Lignitz. Er war der Auffassung, dass man, wenn man eine wissenschaftliche Laufbahn in der Rechtsmedizin anstrebt, dieses Institut gesehen haben müsse.

Bis heute habe ich beste Erinnerungen an meine zwei Berliner Aufenthalte und dort Lehrer und Freunde gewonnen. Einer ist selbstverständlich Eberhard Lignitz. Wir haben immer wieder zusammengearbeitet und er hat mich – bis heute – bei meinen Projekten unterstützt. In Berlin wurde ich gleich in seinen Freundeskreis mit aufgenommen und erinnere mich an einige „Bierabende" im Nante-Eck, zusammen unter Anderen mit einem Freund von Eberhard Lignitz, dem Kinderchirurgen und späteren Dekan der medizinischen Fakultät der Charité nach der Wende, Harald Mau.

Nun aber zurück zum Buch.

Lebenserinnerungen von Rechtsmedizinern gibt es vergleichsweise wenige in Deutschland, zum Beispiel von Waldemar Weimann, Albert Ponsold, Steffen Berg, Wolfgang Spann und jüngst Klaus-Steffen Saternus.

Im englischen Sprachraum liegen ebenfalls einige Lebenserinnerungen vor, so von Sydney Smith, Keith Simpson, Richard Shepherd sowie aus den USA von Vincent di Maio.

Diese Lebenserinnerungen aus dem anglo-amerikanischen Raum folgen in der Regel dem Muster: möglichst viele herausragende und „tolle" Fälle darzustellen, die man in seiner beruflichen Tätigkeit bearbeitet hat und daraus seine Legitimation als „toller Hecht" zu beziehen. Diesem Ansatz folgen die Lebenserinnerungen von Eberhard Lignitz selbstverständlich nicht. Er hat ein Leben – sein Leben – zu erzählen, Erlebtes zu reflektieren und sich nicht über Fälle, die einem zufällig über den Weg kommen, zu definieren.

Eberhard Lignitz ist ein Mann mehrerer Welten, sowohl fachlich, als auch hinsichtlich der Orte seiner Berufsausübung. Nach dem Medizinstudium in Halle und Berlin absolvierte er zunächst eine Weiterbildung zum Arzt für Pathologie am Krankenhaus im Friedrichshain bei Prof. Erich Bahrmann (1906–1977). Allein die Anekdoten über Bahrmann sind die Lektüre wert. Die zweite berufliche Welt begann, als Eberhard Lignitz sich entschloss, in die Gerichtsmedizin zu wechseln und dieses Bahrmann mitteilte. Der rannte gleich zum Telefon und rief Prof. Otto Prokop an und sagte wörtlich: „Vor mir steht der Ihnen bekannte Herr L. und sagt, er wolle zu Ihnen wechseln. Ich gratuliere Ihnen, Sie bekommen einen guten Mann". Damit begann die zweite berufliche Welt am Institut für Gerichtliche Medizin der Humboldt-Universität Berlin bei Prof. Otto Prokop und in einem hervorragend geschulten Kollegenkreis. Der wissenschaftliche Schwerpunkt der Tätigkeit – der iatrogene Schaden – der zu einer gemeinsamen Habilitation mit Wolfgang Mattig und einer gleichnamigen Monographie führte, ergab sich aus der beruflichen Tätigkeit in Pathologie und Rechtsmedizin – also einer Symbiose beider Fächer. Diesem wissenschaftlichen Schwerpunkt ist Prof. Lignitz zeitlebens treu geblieben und hat wiederholt – sowohl bei Anatomen als bei Chirurgen – z. B. über Behandlungsfehler aus anatomischer Unkenntnis referiert.

1991 erfolgte der Wechsel nach Essen, um kommissarisch die Leitung des Institutes für Rechtsmedizin an der Universität Essen zu übernehmen. Verbunden mit der Professur waren zugleich auch Lehrverpflichtungen an der Ruhr-Universität Bochum. Neben seiner praktischen gerichtsärztlichen Tätigkeit in der ganzen Bandbreite des Faches war Eberhard Lignitz immer auch ein begeisterter und begeisternder Vortragender und Lehrender. In Bochum hörte bei ihm Sybille Banaschak, die heutige stellvertretende Direktorin des Instituts für Rechtsmedizin der Universität zu Köln.

Nachdem Eberhard neben Deutschland-Ost auch Deutschland-West in Essen kennengelernt hatte, folgte 1993 der Wechsel nach Greifswald, wo er das Ordinariat für Rechtsmedizin übernahm. Greifswald war zu dieser Zeit wiederum eine ganz eigene Welt: Denn es war nicht mehr Deutschland-Ost, nicht Deutschland-West, sondern in dieser Nachwendezeit mit ganz eigenen Problemen ausgestattet.

Wie an allen seinen Tätigkeitsorten war Prof. Lignitz auch in Greifswald rastlos in der Routine tätig, er hat gelehrt, geforscht, das Institut saniert und auch hier wiederum eine Studentin für das Fach gewonnen, Johanna Preuss-Wössner, heutige Direktorin des Institutes für Rechtsmedizin am Universitätsklinikum Schleswig-Holstein in Kiel und Lübeck, die von Eberhard nicht nur die Begeisterung für das Fach übernommen hat, sondern auch seine Neigung zur historischen Forschung.

Im Dezember 2005 wurde Eberhard emeritiert. Wir, Johanna Preuss und ich hatten Eberhard im Herbst noch besucht. Das Institut, das ich seit 1986 kannte, war nie in einem so tadellosen Zustand gewesen, wie zum Zeitpunkt der Entpflichtung von Prof.

Lignitz. Nach der Entpflichtung blieb Eberhard ein Mann mehrerer Welten, es folgte eine berufliche Tätigkeit in Island in Reykjavik. Dazu gehörte in mehrfacher Hinsicht ein ungeheurer Mut, denn es reicht ja nicht aus, das Fach technisch zu beherrschen, sondern man kommt in eine völlig fremde Umwelt.

Eberhard Lignitz hat diese Tätigkeit in verschiedenen Welten – Fächern und Orten – immer gemeistert, wobei in seinen Lebenserinnerungen resignierend anklingt, dass der Weg in die Rechtsmedizin möglicherweise nicht der Richtige gewesen sei.

Eberhard Lignitz ist außerordentlich historisch interessiert und gebildet. In Greifswald betreute er mehrere Doktorarbeiten unter anderem zu einem seiner Vorgänger Willi Vorkastner (Doktorandin Johanna Preuss).

Eberhard Lignitz hat die Zeit des Nationalsozialismus bzw. seiner Nachwirkungen noch erlebt, insofern war es folgerichtig, dass er sich schwerpunktmäßig mit der Geschichte der gerichtlichen Medizin in der Zeit der Weimarer Republik und des Nationalsozialismus befasst hat. Was er hier zusammengetragen hat, hätte keiner seiner Kollegen leisten können. Überhaupt ist erstaunlich, was Eberhard Lignitz mit so wenigen Mitarbeitern, an verschiedenen Standorten leisten konnte. Dies war nur möglich, da er selbst ungeheuer viel wusste und konnte. Und dies ist das Erbe seiner Familie, über die er mit großer Zuneigung spricht. Das Buch ist chronologisch gegliedert, beginnt mit der Geburtsstadt Leipzig, dann seinem Heimatort Eilenburg, dem er heute noch verbunden ist, den Studienorten Halle und Berlin und dann den hier schon geschilderten fünf Orten seiner beruflichen Tätigkeit.

Diese Lebenserinnerungen von Eberhard Lignitz sind außerordentlich anschaulich geschrieben, denn er hat viel erlebt, das Erlebte reflektiert und kann es somit auf hohem intellektuellem Niveau erzählen.

Er bringt – wie in seinen Sektionsprotokollen und Gerichtsgutachten – die Dinge immer auf den Punkt. Für jeden an der Geschichte der Rechtsmedizin Interessierten, ist dieses Buch ein „Muss“. Denn hier schildert ein erfolgreicher Rechtsmediziner seinen Lebensweg, denn er hat einen und muss sich nicht über „Fälle“ die er zufällig beobachtet hat, definieren.

Eberhard Lignitz hat diese Erinnerungen zum ersten Mal anlässlich seines 75. Geburtstages an Freunde verteilt. Mich persönlich freut es außerordentlich, dass „seine Sicht der Dinge“ jetzt allgemein zugänglich ist. Denn so ist sichergestellt, dass nicht nur „scripta maneant“, sondern eine reflektierte Erinnerung des selbst Erlebten bleibt.

Die eigentlichen Erinnerungen haben noch einige sehr lesenswerte Anhänge. Diesem Buch ist eine weite Verbreitung zu wünschen. Nörgler und Kritiker werden bereits in der Schlussbemerkung mit passenden Anmerkungen bedacht.

Bonn, im Februar 2022 Burkhard Madea

Vor dem Vorwort

Ende 2016 und Anfang 2017 habe ich zweimal Wolf Biermanns[1] „Warte nicht auf bessre Zeiten“ gelesen und dort vieles angestrichen u. a. auch (S. 376), die Äußerung von Manès Sperber[2]: „Seine Memoiren muss man schreiben nicht als letzten Husten, sondern solange man selbst noch etwas davon lernen kann“.

Das lässt mich nachdenken! Eigentlich ist es schon zu spät für die nachfolgende umfangreiche Betrachtung, andererseits weiß ich von keinem aus der Familie oder aus meinem Freundes- oder Kollegenkreis, dass jemand etwas Vergleichbares plante oder schon gemacht hätte. Und Bernd Schirmers Äußerung steht dem Vorhaben auch im Wege.[3] Lernen werde ich persönlich zwar kaum noch davon. Mein Bild vom Menschen ist eigentlich fertig: Geld, Sexualität und Streben nach Macht bleiben die Triebfedern; dazu kommt als Einflussfaktor die Dummheit (Zitat Otto Prokop[4]: „Merken Sie sich, die Masse der Menschheit ist dumm“[5]). Die Methode der Aufarbeitung historischer Irrtümer und menschlicher Verfehlungen und Fehler ist das Vergessen. Vergessen als Rechtfertigung ist längst justitiabel. Deutsche können weder Revolutionen machen noch abgeschlossene historische Perioden aufarbeiten, in Sonderheit kann keine Demokratie mit ihren bescheidenen Mitteln eine Diktatur mit ihren unendlichen (und auch nachwirkenden) Machtmitteln „aufarbeiten“. Angst vor Deutschland habe ich nicht, eher vor den Deutschen[6]. Meine Erinnerungen könnten immerhin für einen bestimmten Leserkreis ein Zeitzeugnis werden. Ich lebe in einer historischen Zeitphase, die nach langer Diktatur unterschiedlicher ideologischer Prägung (von 1933 bis 1990) wieder eine demokratische sein könnte (und bereits nach 25 Jahren alle Schwächen zeigt, die eine Demokratie in der Variante „Rechtsstaat“ so entwickelt).

[1] Wolf Biermann, Warte nicht auf bessre Zeiten! Propyläen, Ullstein Buchverlage GmbH, Berlin, 2016

[2] Manès Sperber 1905–1986

[3] Bernd Schirmer in „Silberblick“, Connewitzer Verlagsbuchhandlung Peter Hinke, Leipzig 2017, S. 400: „Die schreiben doch jetzt alle ihre Memoiren: Die Alterspräsidenten und Spitzensportler und Popsänger und Uraltgeneräle und Stasioffiziere und abgetakelten Models, alle schreiben sie ihre Memoire. Selbst die Kinder.“

[4] Otto Prokop, deutscher Gerichtsmediziner, 1921–2006

[5] Otto Prokop, mehrfache mündliche Mitteilung

[6] Niklas Frank, „dunkle Seele feiges Maul“ J.H.W. Dietz Nachf. GmbH, 2. Aufl., Bonn 2017

Also könnte dieses Buch auch „Im Spiegel….“ oder „Zeitreise“ heißen. Es ist eine Erweiterung des bisher Geschriebenen „Was ich noch sagen wollte…“[7]

An anderen Stellen, zuletzt in „Rechtsmedizin im Wandel“ (Hrg. Burkhard Madea[8]) habe ich[9] meine Ansichten zum Fach und zum Beruf des Rechtsmediziners damals und heute ausführlich niedergelegt. Sie sind ein Sediment von Überlegung und Rückerinnerung. Wiederholungen sind nicht völlig vermeidbar. Ergänzt wird meine Niederschrift um Einiges aus dem Privatleben.

Lüdenscheid, im Jahre 2021 Eberhard Lignitz

[7] Privatdruck zum 75. Geburtstag, 2015

[8] Burkhard Madea, Rechtsmedizin im Wandel, Lehmanns Media, Berlin 2017

[9] Es gab sogar Anrufe, die zum gelungenen Artikel gratulierten

Vorwort

Die Vollendung meines 75. Lebensjahres nehme ich zum Anlass, für Familie, Freunde, engere Kollegen und Bekannte einiges von dem aufzuschreiben, was ich entweder anekdotisch oft erzählt habe oder was mir erzählenswert erscheint, persönlich, ohne allzu persönlich zu werden: Ich berichte über meinen Weg zur Gerichtsmedizin, über berufliche Erfahrungen, die sonst verlöschen, über die Ausbildungswege, über Grundhaltungen und füge hier und da Anhänge an, die Vorträge, Publikationen oder einfache Niederschriften waren, die mir wichtig erscheinen: Insoweit gibt es Wiederholungen, aber auch Ergänzungen. Das Geschriebene kann man ungelesen beiseite legen, man kann es lesen, aufbewahren oder weitergeben – oder auch nicht, ganz nach Belieben. Man kann auch alles diskutieren – offen bzw. hinter vorgehaltener Hand. Für Hinweise oder inhaltliche Korrekturen bin ich aufgeschlossen, denn man hat ja kein Echo beim Niederschreiben. Manch einer wird hier und da auf Neues oder Überraschendes stoßen, aber so ist das eben: trotz eines langen Lebens öffnet sich das Herz nicht immer. Ich berichte über Freundschaften und den Wert, den ich ihnen beigemessen habe, und ich habe über einige Persönlichkeiten und meine Lehrer geschrieben. Es ist keine vollständige Darstellung meines Lebens, auf Privates habe ich oft verzichtet. Es ist fast alles aus der Erinnerung aufgeschrieben. Tagebuch habe ich nie geführt. Je nach Reaktion auf das Vorliegende kann ich es ergänzen oder werde es lassen.

Nachträglich: Ein schöner Titel wäre gewesen: Die Uhr schlägt – alle![10]

Lüdenscheid, am 8. Mai 2015[11] Eberhard Lignitz

[10] aus Marcel Reich-Ranicki, Mein Leben, DVA, Stuttgart 1999, S. 307

[11] Das sind 70 Jahre nach dem 2. Weltkrieg. Dieser Tag wurde in der DDR 1950 zum Staatsfeiertag erhoben und als *Tag der Befreiung des deutschen Volkes vom Hitlerfaschismus* bezeichnet. Vor 20 Jahren hat (endlich) Bundespräsident R. von Weizsäcker diesen Tag in einer bemerkenswerten Rede auch *Tag der Befreiung vom menschenverachtenden System der nationalsozialistischen Gewaltherrschaft* genannt, was jetzt – 20 Jahre später – quasi als Heldentat immer wieder erwähnt wird. Als sozialisierter DDR-Bürger kann man das kaum verstehen. Aber sicher ist, dass in der DDR einseitig vor allem an den militärischen Sieg der Roten Armee gedacht wurde, jetzt immer mehr an den Sieg aller Alliierten und an die Befreiung von der nationalsozialistischen Diktatur, auch an die innere Opposition und den Widerstand

Kapitel 1

Leipzig

Die Zeit tut was sie kann – sie vergeht![12] Immerhin ist das eine gültige Prämisse.

Mein persönlicher Weg hat in Leipzig begonnen, im Juni 1940 – und da war schon Krieg. Wenn man biologisch zurückrechnet, haben mich meine Eltern noch gerade so in den letzten Tagen des Friedens gezeugt, „mit dem Einberufungsfehl im Tornister des Vaters", sicher aber in inniger Verbundenheit, denn beide wussten nur zu gut, was Krieg bedeutet. Und wenn meine Mutter nach meiner Geburt als Vierzigjährige nicht Kindbettfieber gehabt hätte, wäre ich vielleicht nur Stunden bis wenige Tage in Leipzig gewesen und hätte meinen Vater erst wesentlich später kennengelernt und er vor allem mich.

Meine Mutter (geb. als Gertrud Schneider; 1900–1993) war eine sehr praktische Frau, entscheidungsfreudig, energisch, zupackend, organisiert, sie vertrat eine klare Linie und Logik war ihr wesensnah. So wie sie eine gute, beschützende Mutter war, war sie später eine gute, verantwortungsvolle Großmutter (und sie fühlte den Zeitpunkt genau, als sie keine Verantwortung für die Enkel mehr übernehmen wollte oder konnte bzw. sich dazu nicht mehr in der Lage sah). Als ehemalige technische Lehrerin (u. a. Handarbeiten) war sie kreativ, ideenreich, beinahe erfinderisch, immer tätig; ruhende Hände an ihr (und an der Großmutter) habe ich praktisch nie gesehen. Meinen Vater (1893–1954; seine vielen Vornamen – damals üblich – waren Karl, August, Herrmann, Otto, Wilhelm; Wilhelm sollte sich vererben, mein Bruder war als Erstgeborener schon der 5. Wilhelm in dieser Reihe, der die Tradition dann bei seinem ältesten Sohn abschaffte;), den ich überwiegend krank kannte, war eher pessimistisch, grüblerisch, in vielen Dingen naiv und arglos, aber gutmütig, zuverlässig, hilfsbereit, humorvoll (beide Elternteile konnten lachen, auch über sich), wissbegierig,

[12] Christa Wolf, Stadt der Engel, Suhrkamp, Berlin 2010, S. 13

humanistisch, nicht nur humanistisch gebildet, selbstlos und das, was man einen Familienmenschen nennt. Bedenkt man die Methoden, die damals zur Verfügung standen, war er auch ein guter Arzt, der sich auf seine fünf Sinne verlassen musste und auch konnte. Nicht nur einmal habe ich erlebt, dass er sein Holzstethoskop zur Seite legte, und sein Ohr direkt an die Brustwand des Patienten (z. B. an meine Brustwand), um feinen Geräuschänderungen der Atmung nachzugehen. Er starb zu jung, für uns jedenfalls zu früh, um seine intellektuellen Fähigkeiten wirklich ausnutzen zu können. Auf väterliche Beratung habe ich weitgehend verzichten müssen. Aber die Bedeutung des Wortes Kollege (seine Worte: Kollege ist ein Werturteil!) und Freund (lebenslanger Freund!), hat er durch sein Beispiel, seine Haltung beinahe nonverbal wirksam hinterlassen. Zwei Zitate sind mir in lebhafter Erinnerung. Nazi war er nicht, gleichwohl seit 1937 in der NSDAP (ich schreibe es hier rechtzeitig und nicht versteckt irgendwo im Text, wie das berühmte Deutsche vor mir gemacht haben). Er wurde von seinem jüngeren Bruder dazu überredet, der dieser Ideologie konsequent anhing, und nach dem Krieg wenigstens nie mehr davon sprach – er hatte auch mit sich zu tun. Mein Vater sagte, damit gleich zwei Systeme ablehnend: „In der Nazi-Fahne ist mir zu viel rot“. Und später habe ich in den frühen Fünfzigerjahren selbst gehört (und zunächst nicht verstanden) als er einem Freund in Eilenburg sagte: „Es kann kommen wie es will, wir sind nie dabei“. Beide Elternteile hätte ich jetzt gerne befragt, niemand ist mehr da; wie immer kommt das Aufschreiben zu spät[13].

Die Erziehung, der Haushalt, die Versorgung aller lag in den Händen der Mutter, die die größte Unterstützung in ihrer Mutter hatte. Erzogen hat, wer erziehen konnte und selbst erzogen war. Mein Bruder hat die (mütterliche) Großmutter so beschrieben: *„Sie war das Beste, was unsere Familie je hervorgebracht hat“.* „Brain trust“ in der Familie war der Vater.

Leipzig als Geburtsort musste sein, denn alle Lignitz-Kinder hatten eine Zeit lang gefälligst da auf die Welt zu kommen. (Leipzig wird von meinem Bruder und mir immer noch sehr geschätzt.) Die Bodenständigkeit wurde uns in die Wiege gelegt. Das war kurze Zeit Familientradition. Selbst die Schwester des Vaters, in Berlin lebend, fuhr zum Zwecke der Geburt ihrer Kinder bereits in den 1920er Jahren nach Leipzig. Ein Onkel blieb kinderlos. Der hätte es einfach gehabt, denn er wohnte in Leipzig. Der andere Onkel nahm die Familienverpflichtung damals nicht mehr so genau; seine Töchter, meine Cousinen, wurden in Königsberg/Neumark geboren. Natürlich wurde auch mein Bruder in Leipzig geboren, 9 Jahre vor mir. Der große Altersunterschied zu mir und die speziellen deutschen Verhältnisse (nach 1945 geteiltes Land) brachten es mit sich, dass wir über große zeitliche Strecken (von 1950–1989) ebenfalls getrennt waren, fast wie Einzelkinder lebten und trotzdem unsere Zusammengehörigkeit nie verloren. Mein Bruder war da, wenn ich ihn brauchte, 1964 stieg er vom Schiff, auf

[13] Tagebuch habe ich nie geführt. Alles Geschriebene stammt aus der Erinnerung

dem er damals als Arzt in der Welt unterwegs war, kaufte ein Auto, einen VW-Käfer, und kam nach Berlin, als ich mit unklarer Prognose erkrankte (es hätte gut das Ende sein können) und 1986 kam er zur Habilitation und das nur für einen Nachmittag! Zwischendurch sahen wir uns natürlich oft. Am Ende unseres Lebens bekennen wir beide, eigentlich den falschen Beruf ausgeübt zu haben, wir hätten beide in der Pathologie bleiben sollen.

Mein Vater, bereits als Stabsarzt und Internist im Lazarett hinter der Westfront tätig – er war vom Beginn des Krieges an aktiver Soldat –, stellte am Telefon aus Schilderungen meiner Mutter über ihr Befinden nach meiner Geburt die richtige Diagnose (Kindbettfieber) und schaffte es, nach Leipzig zu kommen. Die Geburtshelfer hatten eine Lungenentzündung bei der Mutter diagnostiziert. Es ging also mit einer Fehldiagnose los! Und das Vorurteil (nicht nur in der Familie), Gynäkologen und Geburtshelfer seien „Nabel-abwärts-Mediziner", hatte die erste Nahrung bekommen. Gleichviel: meine Mutter hat die Entzündung überstanden, möglicherweise dank Prontosil, einem der ersten Sulfonamide, das ich später auch einmal einnehmen musste. Es machte die Bakterien tot und den Urin so schön rot.

Weil meine Mutter immerhin schon gut vierzig Jahre alt war – was auch damals nicht das Übliche für eine Zweitgebärende war – und nach 9 Jahren Kinderpause, standen die Paten Schlange. Die genaue Zahl kenne ich nicht mehr, mein Bruder weiß, dass es sieben waren. Jedenfalls reichte es für ein Meißner Likörservice in Weinlaubdekor als Patengeschenk aller. Es waren einmal 12 kleine Becher auf einem Porzellantablett. Der Zahn der Zeit hat einige Likörbecher dahingerafft. Der Hauptverlust trat ein, als nach dem Krieg ein frisch dekapitiertes Huhn in der Küche Flugversuche machte, auf dem Tablett, das frisch abgewaschen noch auf dem Küchentisch stand, landete und einige Becher auf dem Fußboden zersplitterten. Die Taufe war am 9. November, – ein Tag, der in der deutschen Geschichte (1848 – Scheitern der Märzrevolution; 1918 – Novemberrevolution; 1923 – Hitler-Ludendorf-Putsch; 1938 – Novemberprogrom/Reichsprogromnacht; 1989 – Fall der Berliner Mauer) sehr unterschiedliche Bedeutung erlangte, in der Familie auch (u. a. Todestag des mütterlichen Großvaters). Dabei trug ich ein Taufkleidchen, das viele Lignitz-Kinder bis heute aus diesem Anlass getragen haben. Es ist immer da, wo das letzte Kind getauft wurde, wenn denn noch getauft wurde (inzwischen gibt es Ungetaufte)!

Leipzig spielte für die Familie immer eine große Rolle. Es war Familienzentrum, da lebten früher die Großeltern und später der (kinderlose) Onkel, für den Bildung immer das Wichtigste war. Der Wohnsitz war die Löhrstraße, nicht weit vom Bahnhof und ebenso nicht weit vom Zentrum entfernt. Als mein Vater gestorben war, meinte der Onkel, der Junge (ich) könne doch nicht nur Fußball spielen; er muss jetzt Latein lernen – ich lernte Latein. Den privaten Latein-Unterricht hatte zwar schon mein Vater in die Wege geleitet, auch weil er damit einen schlesischen Flüchtling in Leipzig, der wie er Schlaraffe war, unterstützen wollte. Mit dem Sohn eines praktischen Arztes am Ort (beide inzwischen verstorben) hatte der Unterricht begonnen. Dazu reiste der Lehrer aus Leipzig an. Nach dem Tod meines Vaters gab es eine Pause. Dann hatte ich alleine Lateinstunden bei einem alten Studienrat am Ort, der schon meinen Bruder unterrichtet hatte. Er war schwer sehbehindert und unterrichtete nur nach Gehör. Und er konnte gut hören, denn wenn ich etwas vorlas, sagte er oft: das steht da nicht! Als ich mit dem Latein-Unterricht begann, war nicht klar, ob Latein im Unterricht der Oberschule Lehrfach sein würde. Klar war nur, dass ich es für ein Medizin-Studium brauchen würde. Aber damit nicht genug, wollte der Onkel mir auch Griechisch-Unterricht angedeihen lassen. Das habe ich erfolgreich unterlaufen – leider. Ich will nicht unerwähnt lassen, dass ich vor dem Abitur einige Stunden, es waren nur 5, Nachhilfeunterricht in Mathematik in Leipzig bekam. Diesen alten Studienrat hatte auch mein Onkel ausgegraben und für mich aktiviert. Und der rechnete mit mir zur Übung derart einfache Aufgaben, dass ich anfangs Zweifel an der Zweckmäßigkeit der Nachhilfe bekam. Aber er öffnete mir meinen Verstand für mathematische Prozesse. Spätestens im Abitur habe ich das gemerkt. Als Zahnarzt (und Kieferorthopäde) hat der Leipziger Onkel alle Kinder der Familie behandelt. Als Kind ging man nicht furchtlos zu ihm, denn auf dem Behandlungsstuhl landeten wir immer und bei jedem Besuch. Eigentlich wurden wir alle (mit unterschiedlichem Erfolg) kieferreguliert; er war Fachmann (Facharzt) dafür.

Leipzig war das kulturelle Zentrum der Familie. Ganz geplant – die bürgerliche Erziehung forderte das – gingen meine Eltern mit mir dort erstmalig in die Oper (damals nach den Kriegszerstörungen des Stadtzentrums in Lindenau untergebracht). Es gab „Zar und Zimmermann" von Albert Lorzing. Auf dem gedruckten Programm stand *Komische* Oper. Ich fragte meinen Vater, was denn *komische* Oper bedeute. Seine Antwort: *„Ach, Opern sind alle komisch"*.

Als Schüler quälten wir uns im Schauspielhaus durch Wallenstein, eine Fünfstundenaufführung im Sommer bei Hitze und im dunklen Anzug. Natürlich fuhren wir mit dem Rad bis nach Taucha und von dort mit der Straßenbahn bis nach Leipzig zu den Etappenankünften der Friedensfahrt. Und ich sah 1956 mit Hunderttausend anderen das großartige Fußballspiel zwischen dem deutschen Meister West, 1. FC Kaiserslautern, und dem deutschen Meister Ost, Wismut Aue[14] (mit dem bemerkenswerten Tor von Fritz Walter, der eine unpräzise Flanke seines Bruders Ottmar von außen aufnahm, indem er sich nach vorne fallen ließ und mit der Hacke des hochschnellenden Fußes den Ball beinahe in direkter Linie und doch in Form einer angedeuteten Bogenlampe ins gegnerische Tor lenkte). Ein ähnliches Tor fiel 2017 in der Bundesliga (über Erinnerungen an das Tor von 1956 las ich bei dieser Gelegenheit nichts!). Der

[14] am 6.10.1956 vor 100 000 Zuschauern im Leipziger Zentralstadion

Sportreporter Wolfgang Hempel[15] hat das als Jahrhunderttor bezeichnet. Solche Spiele zwischen Ost und West gab es damals noch; später führten nur Zufallsauslosungen in europäischen Pokalwettbewerben zu solchen Begegnungen Ost gegen West, z. B. zwischen Dynamo Dresden und Bayern München. Das war aber ein Spiel unter Polizei- und Stasibewachung. Die Hundestaffeln und die Zwangswegeführung durch Reihen von Uniformträgern sind mir noch in schlechter Erinnerung. Die Verhältnisse waren derart unterkühlt und befremdlich, dass die Münchner aus tiefem Misstrauen mit eigenem Koch anreisten. Die Karten hatte der Dresdner Freund dank seiner Beziehungen besorgt.

Schließlich gab es in den 50er Jahren auch die Parole: **Deutsche an einen Tisch**. Da war der „Kalte Krieg" nicht mehr weit. Von welcher Seite war sie wohl ernst gemeint? Ich glaube von keiner, jeder wollte nur seine Macht ausdehnen.

In Leipzig gingen wir in das Hallenbad. In Leipzig besuchte ich Motettenaufführungen und Chorproben der Thomaner, bei denen zwei ehemalige Klassenkameraden, darunter mein erster Freund – Sohn des Eilenburger Augenarztes – Mitglieder waren. Nach dem Abitur hoben wir Erde aus für Fundamente eines Neubaus im Bahnhofsgelände (das Haus steht – überraschend – noch heute!), wohnten im Norden von Leipzig und hörten gute Rock´n Roll-Musik in einer Lokalität namens „Goldener Anker". Nach Leipzig fuhr man später aus Berlin und dem ganzen Land zur Rätselecke in das Institut für Pathologie (in Berlin gab es auch eine „Rätselecke", die wir regelmäßig und staunend besuchten) und erlebte in dem stets überfüllten Hörsaal des Institutes die Diskussionen der Kapazitäten des Landes um Diagnosen seltener Fälle. Und manchmal war mir so, als ob 10 Professoren wenigstens 12 Diagnosen machten. (Immunhistochemische Methoden haben später einiges Licht ins Dunkel gebracht, aber es kommt mir jetzt so vor, als ob die Diagnosen heute zwar oft anders lauteten, die Krankheiten aber von ihrer Tödlichkeit nichts verloren haben, obwohl die Medizin große Fortschritte gemacht hat.) In Leipzig erhielt ich eine Privateinweisung in die Tätigkeit eines Arztes am Krematorium. Und in Leipzig besuchte ich immer wieder einmal das Institut für gerichtliche Medizin, das nach der Wiedervereinigung renoviert wurde und derart gut gelungen ist, dass ich auch als alter Mensch wieder Lust auf Arbeit bekam. In Leipzig besuchte man die Messe, um wenigsten etwas Anschluss an Entwicklungen außerhalb des Landes zu haben. In Leipzig besuchte ich (schon als Rentner!) die akademische Geburtstagsfeier für Herrn Professor Dürwald zu dessen 90. Geburtstag und traf dabei ehemals namhafte Vertreter des Faches aus beiden Teilen Deutschlands. Der Jubilar konnte durch Krankheit gezeichnet, die Ehrungen nur sitzend entgegennehmen (er starb wenig später).

[15] Wolfgang Hempel, Sportreporter, 8.12.1937–4.12.2004

In Leipzig gibt es keine Familie Lignitz mehr. Als eine Nichte einen Studienplatz in Leipzig bekam, war ich förmlich entzückt und entsprechend sehr enttäuscht, als sie dann doch lieber nach München ging.

Ein Freund aus meiner Studienzeit in Halle ist mir in Leipzig geblieben. Von ihm höre ich (regelmäßig – bis heute!) Berichte über die tollen kulturellen Angebote in dieser Stadt. Auf zwei Dinge ist man als Leipziger stolz: auf den Bahnhof und dass die Stadt die Keimzelle einer Protestbewegung 1989 wurde (beginnend in der Nikolai-Kirche, in der mein Vater getauft worden war), die letztendlich zu bleibenden Veränderungen in Deutschland führte.

Gewohnt habe ich in Leipzig nie. Trotzdem fühle ich als Leipziger, jedenfalls als Sachse.

Kapitel 2

Eilenburg

Irgendwann (im Jahre 1940) landete ich also in Eilenburg, der Kleinstadt an der „Knatter" (steht für Mulde), dem Wohnsitz der Fußkranken der Völkerwanderung, wie mein Vater immer sagte. Die mütterliche Großmutter soll es gewesen sein, die bei mir die Diagnose Asthma frühzeitig feststellte, als sie beim Baden des Säuglings so merkwürdiges Rasseln „auf der Brust" fühlte; sie hörte schon damals schlecht, fühlte dafür umso besser; sie war im Wortsinn mitfühlend. Dieses Asthma blieb ein treuer Gefährte über Jahrzehnte (bis heute!), auch wenn es lange Zeit still und unbemerkt in mir lebte. Es hat aber die Kindheit und die frühen Studententage deutlich überschattet und auch Kurs und Richtung bestimmt. Ohne Asthma wäre ich nie nach Berlin gekommen. Und nun macht sich das Asthma im Alter wieder bemerkbar in Form langandauernder Erkältungen mit infektallergischem Asthma.

Eilenburg, die Kleinstadt am Rande von Sachsen-Anhalt und damals wie heute wieder im Kreis Delitzsch gelegen (Autokennzeichen ODT – Oschatz-Delitzsch-Torgau; eigentlich ursprünglich EB – Eilenburg), jetzt und seit Längerem zu Sachsen gehörend, war ein alter Handelsplatz und feierte schon 1961 1 000jähriges Bestehen (selbst die „nur" 750-Jahr-Feier Berlins war zeitlich deutlich später). Die Stadt liegt in Insellage, von der Mulde und ihren Armen (Mühlgraben) umflossen und war stets und ständig hochwassergefährdet. Jedes Hochwasser[16] wird (neuerdings) als Jahrhunderthochwasser bezeichnet, auch wenn es sich schon zu Beginn eines Jahrhunderts einstellt und es manchmal nur wenige Jahre bis zum nächsten Jahrhunderthochwasser dauert (Inflation der Hochwässer? Oder nur der Begriffe?). Das Hochwasser vom Sommer 1954, das erste, das ich bewusst erlebte, floss durch Teile der Stadt. Bilder eines Hochwassers vom Ende des 19. Jahrhundert (1897) waren ganz ähnlich. Die damals

[16] Die Kraft des Wassers – Fluch und Segen, in: Eilenburg im August 2002, Sonderausgabe Stadtführer 2002, Verlag für die Heimat Eilenburg (Zusammenstellung über die Hochwasser in Eilenburg)

betroffenen Teile der Stadt waren fast identisch mit den heute betroffenen. Nach dem Abschluss der Grundschule besuchte ich einen Gesundheitshelferlehrgang beim Deutschen Roten Kreuz. Er wurde in den Räumlichleiten der Sportanlagen im Bürgergarten durchgeführt. Wir lernten etwas Theorie und viel Praxis, z. B. Verbände anzulegen. Die Teilnehmer wurden kaserniert, wovor ich mich gedrückt hatte. Ich fuhr abends immer mit dem Fahrrad nach Hause, auch an einem Tag, als das längst angekündigte Hochwasser abends den Bürgergarten erreichte und ich bereits durch tiefes, bis fast an die Achse des Rades reichendes Wasser nach Hause fuhr. Morgens klingelte das Telefon (Anschluss Eilenburg 468, damals hatten wir noch Telefon! Später waren wir nicht mehr „telefonwürdig"; die knappen Anschlüsse wurden bewirtschaftet, d. h. der Mangel wurde verwaltet.), und ein Anrufer vom DRK beruhigte meine Mutter, dass ich in Sicherheit sei. Das war ich in der Tat, denn ich lag zu Hause im Bett. Es ging also etwas durcheinander. Schließlich retteten Soldaten der Roten Armee, stets heldenhaft, wie es sich für diese Armee gehörte, die Kursteilnehmer mit einem Boot, denn der Bürgergarten war schiffbar geworden. In den Folgetagen füllten wir neben dem Rathaus Sandsäcke, um zu retten, was noch zu retten war. Die Mitgliedschaft im DRK schlief bald wieder ein, denn in dem noch erhaltenen Ausweis sind nur für wenige Quartale Beitragsmarken geklebt.

Bei einem späteren Hochwasser (1956) im Winter, mit viel Eisgang, war die Röhrenbrücke der Mühlinsel in Gefahr. Sie liegt in einem rechtwinkligen Knick des Flusslaufes, das Eis staute sich in gewaltigen Schollen zu Bergen, die die Röhrenbrücke einzudrücken drohten. Einem Hauptmann der Feuerwehr gelang es, den Stau durch seine Muskelkraft zu beseitigen; es lag erhebliche Spannung über der Szene, bis das Wasser mit den Eisplatten endlich brüllend laut durchrauschte mit einem Geräuschpegel, der an die Niagarafälle erinnerte (so stellten wir uns das wenigstens vor).

Das Hochwasser von 2002 ließ die Stadt komplett untergehen und das von 2013 war dann das erste, das dank eines guten neuen Hochwasserschutzes die Schäden begrenzte und die Stadt im Wesentlichen verschonte. Freilich gibt es Stadtlagen, die nicht geschützt werden können (Mühlplatz). Im Übrigen ist Eilenburg ganz idyllisch. Es liegt am Rande der Dübener Heide, die nur 9 km entfernt und mit dem Fahrrad gut erreichbar ist, jedenfalls kein Hindernis, um dort damals eine aus Bad Düben stammende Freundin „im Wald und auf der Heide" zu treffen (sie blieb mir bis in die Studentenzeit als Freundin erhalten). Im Süden, südlich des Bahnhofes, schließen parkähnliche Anlagen die Stadt ab und fußläufig führen jetzt inzwischen asphaltierte Wege durch Wiesen zum Bobritzer Damm/Kollauer Wehr, da wo sich die Mulde teilt und den Mühlgraben abgibt, der die innere Stadt westlich umfließt und Eilenburg zur Insel macht. Nach Abgabe eines weiteren Armes (vom Mühlgraben) in der Stadt entsteht die Mühlinsel. Das Bobritzer Wehr war Ziel vieler Familienspaziergänge, selbst während des 2. Weltkrieges. Einmal sahen wir, wie ein amerikanisches Kampfflugzeug in der Ferne abstürzte. Heute noch gehört die Groitzscher Aue zu den Zielen meiner klein gewordenen und seltenen Radumfahrungen von Eilenburg dazu. Das Wehr ist saniert und verfügt jetzt gegenüber auf der Kollwitzer Seite auch über eine Fischtreppe. Angler sieht man das ganze Jahr über an verschiedenen Plätzen; es ist ein gutes Fanggebiet für Döbel, der „auf Kirsche" so gut anbeißt. In der Auenlandschaft gibt es diverse Altarme der Mulde, vom Schilf umstanden und früher – zur Winterzeit, als es noch wirklich kalt wurde, waren hier begehrte Eislaufflächen. Im Jahr 2016 bin ich allein die Freiberger Mulde entlang geradelt von der Quelle bis nach Bitterfeld und habe gestaunt, wie aus einem Rinnsal ein Flüsschen und dann ein Fluss wird, der seine zeitweilige Gefährlichkeit gut verbergen kann. Auch die Fußballmannschaft von Chemie Eilenburg, heute 6. Liga, spielte hier auf einem Sportplatz vor den Toren der Stadt. Die Pionierfeste zum Tag des Kindes (1. Juni) wurden hier gefeiert. Sonntags fuhren wenige Autos, dafür zogen beachtliche Fußgängerströme zum Sportplatz. Ganz selten wurde ein guter Spieler in einen der beiden Oberligavereine nach Leipzig abgegeben (delegiert). Egal ob man vom Bobritz Wehr entlang der Mulde oder entlang der vielen Schlingen des Mühlgrabens die Stadt erreichen will, man unterquert jeweils eine Eisenbahnbrücke der Strecke Leipzig – Cottbus (damals überquerte man sie). Der Stadtpark, der seitlich des Mühlgrabens liegt, rundet die Stadt nach Süden ab. Und zwischen Bahnhof und Stadtpark (bahnhofsnah) wohnten wir zur Miete in der Villa des Bonbonfabrikanten Henze. Früher gab es in der Nähe am Mühlgraben eine Flussbadeanstalt (Lips[17]) und im Park einen Tennisplatz, beide von dieser Wohnung gut erreichbar. Die Badeanstalt, eigentlich ein schwimmendes Holzrechteck im Fluss, verfiel nach dem Krieg (und wurde vermutlich verheizt), der im Park befindliche Tennisplatz wurde nach 1945 als „bürgerlicher Verein" geschlossen. Seitdem wird in Eilenburg kein Tennis mehr gespielt. Auch meine Eltern spielten seitdem nie wieder Tennis. Die Tennisschläger der Eltern sind lange erhalten geblieben. Ein stattdessen angelegter Volleyballplatz wurde nie angenommen und verfiel alsbald wieder. Der Mühlgraben blieb teilweise Schwimmstrecke. Mit den Eltern gingen wir auch nach dem Krieg im Mühlgraben schwimmen von der Eisenbahnbrücke bis zum Bootshaus; ich ging später als Oberschüler weiter flussaufwärts, jenseits der Eisenbahnbrücke zusammen mit vielen Schulkameraden zum Schwimmen. Es gab zwei Strecken. Die eine führte von einer markanten Eiche (sog. 1. Eiche), die heute noch steht (gelegentlich fahre ich voller Erinnerungen mit dem Rad dorthin), bis fast an die Brücke, die zweite begann einige Flusswindungen weiter stromaufwärts ebenfalls an einer Eiche (sog. 2. Eiche). Auch diese Eiche steht noch, nun um $\approx$ 70 Jahre älter geworden. In jedem Sommer prüften wir mit Beginn der Badesaison unter selbst erdachten

[17] Die Schreibweise (vermutlich richtig) bei Flegel ist „Liebs": Andreas Flegel, Eilenburg in alten Ansichten, Bd. 2, Europäische Bibliothek, Zaltrommel/Niederlande

Sicherheitsmaßnahmen (Autoreifen, Fußballblasen), ob die Winterhochwasser den Flusslauf verändert hatten und ob Bäume, die man nicht ohne Weiteres sehen konnte, in den Fluss gefallen waren, die man nicht ohne Weiteres sehen konnte. Die Strudel, die immer wieder vorkamen, kannten wir alle. Es ist nie etwas passiert. Alle konnten schwimmen und alle Menschen meines Alters in Eilenburg hatten wohl bei Paul Rathsmann[18] (1896–1972), einem alten Turner, Schwimmen gelernt. Nach Norden entlang von Mühlgraben und Mulde, der Mühlgraben erreicht als wieder vereinter Fluss die Mulde hinter dem Stadtfriedhof, liegen große Wiesenflächen und immer wieder kleine Laubwälder (Lübbisch). Man kann da jetzt überall sehr gut mit dem Rad fahren, durch Kleingartenanlagen und Sportplätze. Inzwischen ist das Fußballstadion hier in der Aue nach Hainichen angesiedelt. Einige wenige Kneipen sind erhalten und werden noch immer gut genutzt (u. a. für Klassentreffen). Das letzte Hochwasser (2013) hat riesige Kiesmengen jenseits des Friedhofes und jenseits des Flusses angespült.

Bemerkenswert war der 17. Juni in Eilenburg. An diesem Tag lagen die Stalin-Bilder schon im Papierkorb des Klassenraumes (wir besuchten die 7. Klasse) als Ausdruck des kindlichen Schülerprotestes. Auf dem Heimweg waren die zwei russischen Panzer vor dem Rathaus nicht zu übersehen. Am nächsten Tag hingen in der Klasse die Stalin-Bilder wieder an der Wand. Ich kann mich allerdings nicht erinnern, ob die Verglasung auch schon repariert war. In großen Städten des Landes ist viel Blut geflossen. Geserick erwähnt für Berlin (nur) 3 Tote namentlich und deutet größere Opferzahlen an. [S.190 ff. in: Geserick, G., Vendura K., Wirth I.; Zeitzeuge Tod, Militzke, Leipzig 2001]

Bei uns zu Hause herrschte Ordnung: jeder hatte sein Bett (das gab es in Deutschland nach dem Krieg nicht überall), jeder Tag hatte eine Ordnung, wir gingen nie ohne Frühstück in die Schule und nie ohne Schulbrot und nie ohne Abendessen zu Bett. Das Mittagsessen fand nicht immer gemeinsam statt, konnte es auch nicht wegen der unterschiedlichen Unterrichtszeiten in der Schule. Als Grundschüler ging ich mittags nach der Schule ins Krankenhaus und brachte meinem Vater das „magenfreundliche“ Essen, das die Mutter für ihn gekocht hatte; er war nach dem Krieg „Magenpatient“. Das war ein weiter Weg für einen kleinen Jungen. Natürlich hatte ich beim besten Musiklehrer der Stadt Klavierunterricht, letztendlich ohne Erfolg. In der ersten Oberschulklasse (1954/55) bin ich nach dem Essen täglich auf den Friedhof geradelt und hielt an seinem Grab meine stille Rückschau. Nach einiger Zeit (Zeit heilt Wunden) setzte sich mehr und mehr das Bedürfnis nach Mittagsschlaf durch. Danach wurden Schularbeiten gemacht, bei denen keiner recht helfen konnte. Deshalb holte ich mir bei einem alten Studienrat (Lehrer meines Bruders) Hinweise, wie ein Aufsatzthema zu gliedern sei. Die Formulierung eines Themas für eine wissenschaftliche Arbeit

[18] Wolfgang Stein: Paul Rathsmann – Urgestein, Turnvater und Legende von Eilenburg, in: Der Sorbenturm, Bd. 11; 2014, S. 66–68. Verlag für die Heimat Eilenburg

(siehe auch dieses Buch), wie sie später entstanden, fiel mir bis zuletzt nicht leicht, obwohl ich „nebenbei“ bei meinem Lehrer Prokop die „venia scribendi“ erworben habe. Die Stromsperren in der Nachkriegszeit führten zum Licht einer Petroleumlampe, dessen Gemütlichkeit ich deutlich erinnere. Dieses Licht führte die verbliebene Familie zusammen. In der Küche hatte meine Mutter eine Gaslampe installieren lassen. So gab es während der Stromsperren immerhin zwei „helle“ Stellen in der Wohnung. Die Hände von Mutter und Großmutter ruhten nie. Immer wurde gestrickt, gestickt, genäht, gehäkelt, im Sommer der Garten bearbeitet und eingekocht. Ich hatte einen Platz für Schularbeiten und in der Oberschulzeit ein eigenes Zimmer. Dank eines riesigen Dachgartens (Platz für eine Tischtennisplatte und gleichzeitig für eine Geburtstagskaffeetafel!) fand das Leben im Sommer „draußen“ statt. Manchmal habe ich sogar unter dem Sternenhimmel geschlafen.

Eilenburger und die Sachsen der Neuzeit überhaupt waren immer gesinnungstreu; sie glaubten mal in diese, mal in jene Richtung. Sie kämpften noch auf der Seite Napoleons, als dieser längst auf dem Rückzug war. Die Eilenburger wirkten im Ganzen zu meiner Zeit noch eher (klein)bürgerlich gesinnt, bekamen in den Zeiten der Weimarer Republik dank ausgebreiteter Industrialisierung schon eine angedeutet „rötliche“ Farbe, ehe es eindeutig „braun“ wurde. Eilenburg war Garnison[19] geworden (1919, nach einer Pause erneut 1935) und auch das machte das Bild aus. Schließlich war es so braun und blind, dass die letzten Durchhaltebefehle des Führers unkritisch umgesetzt wurden, als die US-Armee von Leipzig und Halle kommend schon auf den Höhen vor Eilenburg stand und als die kampflose Übergabe bei vollkommener Unterlegenheit und schutzloser Bevölkerung abgelehnt wurde, die Stadt zusammengeschossen und diese dafür in Wehrmachtsberichten nicht erwähnt wurde[20]. Die „Schlacht um Eilenburg“ hat weder den Kriegsausgang noch den Zeitpunkt des Kriegsendes in irgendeiner Weise beeinflusst, freilich die Zahl unnötiger Opfer erhöht. Sie liegen auf dem Eilenburger Stadtfriedhof in einem inzwischen künstlerisch gestalteten Massengrab. Zur Verteidigung stand nur eine Sanitätsersatzkompanie[21] zur Verfügung und einige zusammengelesene Truppenteile, kaum kampffähige Soldaten. Meinem Bruder sind in Westdeutschland immer wieder Menschen begegnet, die in dieser Kompanie gedient

[19] Kasernenbau ab 1913, 1919 Garnison, Reichswehr bis 1920, dann andere Nutzung, ab 1935 wieder Wehrmacht, später kurze Nutzung durch US-Armee 1945, Rote Armee 1945–1958, NVA 1958–1990, Bundeswehr 1990–1991, nach Wikipedia

[20] Die „Schlacht um Eilenburg“ findet im Bericht des OHW erst Erwähnung, als sie verloren ist: „Zwischen Dessau und Eilenburg haben unsere Truppen nach schwersten Kämpfen neue Sicherungslinien auf dem Ostufer der Mulde aufgebaut“ – Eilenburg liegt westlich der Mulde! In: „Die Berichte des Oberkommandos der Wehrmacht, 1939–1945, Bd. V, 1.1.1944–9.5.1945, S. 635

[21] 1935–1938 II. Bataillon des Infanterieregiments 32, 1938–1945 Ersatzabteilung des 11. Infanterieregiments; 1938–1945 Sanitäts-Ersatz- und Ausbildungsabteilung 4; 1945 Sanitäts-Ersatz- und Ausbildungsabteilung 8, nach Wikipedia

hatten. Die Reihengräber der Toten von damals, u. a. Opfer aus der Zivilbevölkerung, legen heute noch auf dem Stadtfriedhof Zeugnis davon ab und meine Erinnerungen als Kleinkind im Sportwagen beginnen eben da. Die Bilder der Anlieferung teils blutbedeckter und stark zerstörter Leichen auf offener LKW-Ladefläche, von der Wohnung der Großmutter aus gesehen, habe ich noch deutlich vor Augen. Vorher gibt es nur Erinnerungsinseln. Eine ängstliche Traube Erwachsener saß beim Beschuss im nicht einmal besonders tief gelegenen Keller der Torgauer Str. 4–7 gegenüber vom Friedhof, da, wo die Großmutter wohnte. Das Haus blieb stehen (ebenso unsere Wohnung in der Bahnhofstraße); 67 % der Stadt war zerstört, ging in Rauch und Trümmer auf, die Versorgungsnöte begannen spätestens jetzt. Die verbliebene Bevölkerung mischte sich mit den liegengebliebenen Flüchtlingen. Die politisch Verantwortlichen „sedimentierten" alle nach Westdeutschland und veranstalteten später sog. Eilenburger Treffen, die ein gewisses Geschmäckle hatten und in der Stadt unter neuer Macht schlicht als revanchistisch bezeichnet wurden.

Ergänzend sei bemerkt, dass sich Eilenburg nach dem Krieg allmählich in der Wolle „rot" färbte, nach der Wende wieder „schwarz" und jetzt schimmert es schon wieder „rötlich-grün und manchmal bräunlich". Das Ganze ist gelebter Opportunismus – nicht nur in Eilenburg ist das so – leider.

Meine Mutter hatte erkannt, dass „Süßes" mich trösten konnte und bei jedem nahen Granateinschlag während des Artilleriebeschusses im April 1945 bekam ich ein neues Bonbon – ich fand den Beschuss aus kleinkindlicher Sicht nicht als sehr bedrückend. Anschließend – und das Bild steht mir auch noch vor Augen – sah ich brennende Häuser und später die Trümmerflächen, die lange Bestand hatten. Von da an setzen die durchgehenden Erinnerungen ein. Eine ist beispielsweise die, dass ich als Schulkind auf Trümmern, die uns noch lange begleiteten, schneller laufen konnte als später auf Aschebahnen von Sportplätzen. Das nun „rote" Eilenburg war später der erste vollgenossenschaftliche Kreis und die erste Stadt, in der es (offiziell) keine West-Antennen („Ochsenköpfe"[22]) gab. Als ich 1958 vorübergehend auf dem Volksgut Eilenburg arbeitete, bauten wir Rinderoffenställe, an die die Tiere nicht gewöhnt waren. Aber es war in der großen Sowjetunion modern (wie auch der Maisanbau). Im Winter fror der Urin der Tiere, die ausrutschten und sich die Knochen brachen und die Rindertuberkulose kam zurück. Es war ein voller „Erfolg". Schon seit langer Zeit werden diese ehemaligen Offenställe mit durchgehenden Außenwänden nachgerüsteten Bauten genutzt, um Stroh einzulagern. Das Motto war damals: Von der Sowjetunion lernen, heißt siegen lernen. Siegen wurde allerdings sächsisch wie „siechen" ausgesprochen und war damit der Wirklichkeit sehr nahe.

[22] Anna-Maria Hickmann und Julia Fuchs: Aktion Ochsenkopf, in: Jahrbuch 2012 für Eilenburg und Umgebung, Bd. 15, S. 45–49. Verlagshaus „Heide-Druck", Bad Düben

Mein 9 Jahre älterer Bruder hat genauere Erinnerungen an das Kriegsende, die er aufgeschrieben hat (**Anhang** S. 171).

Wir zogen bald nach dem folgenreichen Beschuss wieder in unsere Wohnung in der Bahnhofstraße. Eines Tages saß ein abgemagerter, bärtiger Mann im Zimmer, der Friseur kam nach Hause zur Rasur und Frisur. Das ist dein Vater, hieß es. Und ich war zunächst keineswegs froh über den fremden Mann. Aber die Familie, die bestens funktioniert hatte, war wieder zusammen. Der Vater nahm seine Tätigkeit am Krankenhaus wieder auf, bis, ja bis sich die Gegenkräfte, d. h. die neuen Mächtigen, formierten und ihm seine Mitgliedschaft in der NSDAP vorhielten (es war viel persönliche Rache dabei). Also wurde er fristlos gekündigt. Und nun, so meine Erinnerung, es mag sich durchaus länger hingezogen haben, eine Typhus-Epidemie aufzeigte, dass praktisch kein Krankenhausarzt mehr übrig war. Das rettete ihm die Arbeitsstelle. Die „Typhus-Epidemie" war dann wohl doch nur eine Lebensmittelvergiftung. Faktisch blieb der Vater in Lohn und Brot, aber de jure war er gekündigt und blieb es bis zu seinem Ende und das hat ihn nachhaltig in seiner beruflichen Existenz verunsichert und seinen nur noch kurzen Lebensweg bestimmt und auch überschattet. Eigentlich hatte er sich in Eilenburg nie so richtig wohl gefühlt. Er hatte viele Kämpfe seit 1927 zu bestehen, u. a. mit dem Oberbürgermeister und der Krankenhausleitung, später mit Stadt- und Kreisverwaltung. Eine Zeit lang gab es die Briefwechsel noch, über deren harmlose, immerhin durchaus humorige Argumentation des Vaters man schmunzeln könnte, wenn es nicht so ernst und die Existenz bedrohend gewesen wäre. Man warf ihm beispielsweise vor, Militarist gewesen zu sein, weil er in Uniform durch die Stadt ging und sein kleiner (erstgeborener) Sohn, mein Bruder, an seiner Hand auch, denn die handwerklich hochbegabte Großmutter hatte dem Enkel eine Unteroffiziersuniform geschneidert, dem 10jährigen Kind, ihrem ersten Enkel und die trug er neben dem Vater einhergehend mit gewissem Stolz. Mein Vater schrieb in einem Brief – nach dem Kriege –, dass sein Sohn zuweilen auch in einem Indianerkostüm herumgelaufen sei oder in einem Matrosenanzug, ohne dass er jemals eine „Rothaut" (das klänge heute bereits wieder anstößig rassistisch) oder Matrose gewesen sei. Als dann meine Mutter nach dem Kriege vorschlug, anderswo die Zelte neu aufzuschlagen (es war eine Chefarztstelle in Eisenach frei), wollte er das nicht mehr. „Ich habe die kleine Stadt lieb gewonnen", sagte er. Er eröffnete zur Absicherung der Existenz nebenher eine Praxis, wir zogen um in eines der wenigen, gerade neu aufgebauten Häuser in der Hauptstraße, in der nach dem Kriege von Brücke zu Brücke (über den Mühlgraben im Westen und Mulde im Osten) 3 Straßenlaternen brannten. Die ersten drei neuen Häuser gehörten Fleischermeistern, ihre Neubauten wurden in einer früheren Stadtchronik „Speckbauten" genannt. Da war natürlich etwas dran (eine durchgehende Erfahrung meines Lebens ist: Kein Rauch ohne Feuer!), denn als Kind sah ich, dass „die Russen", die offenbar in der von ihnen bezogenen

Kaserne keine oder keine ausreichende Kühlmöglichkeiten hatten, ihr Vorratsfleisch in den Kühlräumen der Fleischerei zwischenlagerten. Da gingen (fiktive Rechnung) 12 Rinder-Viertel rein und nur 8 bis 10, jedenfalls weniger, wieder raus, der Rest in Schnaps oder anderen zeitgemäßen Vergleichswährungen. Die Russen „lieferten" auch Benzin, immer fassweise. Die Frau des Fleischermeisters verkaufte die Wurstbrühe (in Sachsen: Wurstsuppe) im Hof an die in Schlange stehenden (damals fast immer mageren) Menschen. Die Brühe war vollkommen fettfrei. Erst bei Zuzahlung von Pfennigbeträgen wurde mittels einer kleinen Schöpfkelle etwas Fett zugegeben. Alle „Salzberufe" verdienten gut. Salz bindet Wasser und macht Gewicht. Also Wasser zu Fleischpreisen! Die Wurst war stets gut gewürzt! Kleinvieh macht auch Mist!

Richtig an Hunger kann ich mich nicht erinnern. Und trotzdem war ich unterernährt und bekam deshalb in der Schule ein dunkles Roggenbrötchen (20 Jahre später in Berlin hieß es *Schusterjunge* und war sehr schmackhaft und vergleichsweise teuer) täglich als Pflichtschulspeisung zugeteilt. Man besaß alsbald einen Garten (zuerst in der Nähe der Wohnung, später am Mühlgraben in der Nähe der Berufsschule, die zuvor Heim der Hitler-Jugend[23] war und für diese gebaut wurde; dieser Garten hatte noch den Vorteil, dass beim Nachbarn zwei hübsche „Spätblüher" in Form der Töchter auftauchten, hielt Hühner und Kaninchen und ging hamstern. Hühner hatten wir bis weit in die 50er Jahre. Mutter und Großmutter konnten gut wirtschaften. Und sie hatten Erfahrungen aus den Hungerjahren des 1. Weltkrieges. Sie konnten aus dem Nichts Brotaufstrich zaubern, der in Erinnerung an früher auch als „Kaiser-Wilhelm-Gedächtnisschmiere" bezeichnet wurde. So kam es, dass ich den „Restetag" besonders liebte, an dem es gewärmt alle Essensreste der Woche gab. Es war der einzige Tag der Woche mit „Wahlessen".

Eines Tages, wir kamen aus Rödgen, dem nächsten nur ca. 4 km entfernten Dorf, von einer „Hamsterfahrt" zurück, rief jemand meiner Mutter zu: „In Ihrer Wohnung sind die Amerikaner". Und zu Hause waren alle Räume belegt. Die Amis hatten die Schränke auf der Suche nach Nazierinnerungsstücken aufgebrochen und Uniformstücke gefunden, die konfisziert wurden. Den *HJ-Dolch*, der zur Ausrüstung des Jungvolkes gehörte, hatte mein Bruder im Teich des Stadtparks versenkt. *Mein Kampf*[24] war wohl schon vernichtet, das obligatorische Führerbild ebenso (mein Bruder, 9 Jahre älter und entsprechend mit dem besseren Erinnerungsvermögen ausgestattet, erinnert sich nicht an ein Hitler-Bild in unserer Wohnung, er hält das schlicht für unmöglich – die Sache bleibt unentschieden). Rosenbergs *Mythos des 20. Jahrhunderts* überlebte zufällig fast zwei Jahrzehnte und wurde dann – immer

[23] Es war als zweiflüglige Anlage geplant, wurde aber nie fertig

[24] vergleiche Klaus Harpprecht „Schräges Licht", S. Fischer Verlag, Frankfurt am Main 2014, S.61: ...*Mein Kampf* (... sein biographisches Bekenntnisbuch, das jeder weithin sichtbar in die Bibliothek stellte und kaum einer je gelesen hatte ...)

noch ungelesen – erst in den 60er Jahren in der Heizung verbrannt. Die vom System verbotenen Bücher, insbesondere Biographien von Emil Ludwig, haben bis heute überstanden.

Obwohl mein Vater Bücher über alles wertschätzte und immer sagte, er freue sich auf die Zeit nach der Berufstätigkeit[25], um alle noch ungelesenen Bücher lesen zu können (da wird mir auch die Zeit knapp!), kam diese Zeit für ihn nie, weil er schon 1954 nur sechzigjährig starb, eine Woche vor meiner Konfirmation. Mitte der 60er Jahre wurde auch Leonhards [26]*„Die Revolution entlässt ihre Kinder“* verbrannt. Dieses Buch hatte mir per Adresse meiner bereits 80-jährigen Großmutter eine Cousine der Mutter in einem Päckchen geschickt und ich hatte es gierig gelesen und bis heute verinnerlicht. Dieses Buch im Hause erschien meiner Mutter aber zu gefährlich und sie verbrannte es in meiner Abwesenheit. Das waren Bücherverbrennungen eigener Art, immer aus Ängstlichkeit oder Vorsicht, nie aus fanatischer Freude (und keineswegs aus tiefer Kenntnis, denn andere – s. o. – verbotene Schriften „überlebten“). Ich habe es nach der Wende neu erworben und erneut gelesen ebenso wie alle anderen Bücher von Wolfgang Leonhard auch, die sich alle um die Politik nach 1945 drehten.

Mein Kampf[27] war offenbar auch nie gelesen worden, sonst hätte man mehr gewusst[28]. „Braun“ war mein Elternhaus nie, im Gegenteil[29], und nie „rot“! Mein Vater war nur „auf Anraten“ seines 14 Jahre jüngeren Bruders, der den Zeitströmungen und Ideologien schon viel näher war und aufgeschlossen gegenüberstand, in die Partei geraten, bei dem Hinweis „denk doch an Deine Familie – Du als städtischer Beamter!. . . “ meinte er, sich dem nicht entziehen zu können; fortan nannte der sich „37er Spätlese“. Über 60 % der deutschen Ärzte war ja in der NSDAP. Mein Vater hatte ein „loses“ Mundwerk und lebte – davon wurde immer wieder berichtet – dank seiner spitzen Sprüche immer am Rande der Inhaftierung, sowohl in der NS-Zeit wie auch im Anschluss daran. Mir ist in Erinnerung, dass er stets und ständig sagte, Spielsachen schaffe ich nur an, um damit zu spielen. Wenn jemand Kanonen und Panzer anschafft, will er damit schießen. So schlicht und verständlich hat er Hitlers Aufrüstung und Absichten beschrieben und konnte dessen Großmacht-/Großraumpläne (Rheinland, Saarland, Sudentenland, Österreich, Tschechei) richtig einordnen. Die Wahlplakate

[25] Das geht mir auch so. Immer noch wachsen die Stapel nicht gelesener Bücher! Und die Zeit wird immer kürzer!

[26] Wolfgang Leonhard, dt. Historiker, Publizist und Politiker, 1921–2014

[27] Inzwischen darf „Mein Kampf“ wieder publiziert werden (Stand 2016); wir haben die „kritische Edition“, die von Historikern unter Führung von Christian Hartmann (Institut für Zeitgeschichte) geschrieben wurde, angeschafft. Es sind aber fast 2 000 Seiten und – ich fürchte – auch sie werden nicht mehr gelesen

[28] Klaus Harpprecht (im Übrigen siehe Fußnote 24)' Hitler „sagte mit brutaler Wahrhaftigkeit den Krieg und die geplanten Verbrechen voraus“

[29] vergleiche Klaus Harpprecht (Fußnote 24, S. 55): „Es war der große Glücksfall meines Lebens (und kein Verdienst), dass mein Vater kein Nazi war“

der KPD „Hitler bedeutet Krieg“ hätten von ihm sein können.[30] Freilich fand er Formulierungen, die globale Systemablehnungen bedeuteten: „Es kann kommen, wie es will, wir sind nie dabei“, sagte er einem Freund (s. o.) – und ich verstand das erst wesentlich später (und mir geht es auch so), oder: in der Nazifahne ist mir zu viel Rot, was ihm später in der frühen stalinistischen DDR auf die Füße fiel.

Und die Stadt, die ja zu 67 % zerstört/zerschossen war? Hier kann man nur Carl Zuckmayer zitieren[31], der freilich Szenen aus dem 1. Weltkrieg meinte: *Für mich war sie eine Mondlandschaft, wüst und leer, ohne Baum, ohne Strauch, ohne eine Erinnerung an eine menschliche Behausung. Von kraterhaften Trichtern zerwühlt, von Gräben ausgerissen, und statt von Gräsern oder Korn von rostigem Stahl bewachsen, weithin in einem fahlen, schwefligen Dampf gehüllt.*“ Das sind jedenfalls meine ersten Erinnerungen an die Stadt

Die Amerikaner gingen nach wenigen Wochen. So wollten es die bestehenden Abkommen (Potsdamer Abkommen). Kinderlieb waren sie nicht. Nur zufällig konnte ich einen Blick durch einen Türspalt eines Zimmers in der elterlichen Wohnung werfen und sah in einem der von ihnen belegten Zimmer, so als wäre dort ein Lagerfeuer, die Gewehre zusammengestellt zu einer Pyramide in der Mitte des Zimmers. Nur das Lagerfeuer fehlte! Durch die Straßen fuhren amerikanische Militärlastwagen mit abgemagerten Menschen gen Osten, es waren Kriegsgefangene, die einem unbestimmten Schicksal entgegenfuhren, was sie vielleicht nur ahnten. Die Lkws waren aus kindlicher Sicht riesig, die Fahrer oft *Neger*, so hieß das damals. Es waren die ersten Menschen mit schwarzer Hautfarbe, die ich sah. In einem Militärmuseum in Island habe ich 65 Jahre nach dem Krieg solche Lkw wieder gesehen. Sie waren keineswegs riesig, groß aber immerhin. Perspektiven ändern sich manchmal, nicht nur optisch. Für die staunenden Kinder fiel manchmal etwas Schokolade ab, die aber den Schlaf raubte, weil sie Koffein enthielt.

Es kamen dafür nun die anderen Befreier, die Russen. Sie kamen mit kleinen Gespannfahrzeugen, aßen Sonnenblumenkerne, die sie artistisch im Mund trennten, die Kerne aßen, die Spelzen ausspuckten. Sie bewohnten auch unsere Wohnung. An einem Kirschbaumtisch aus der Biedermeierzeit schnitten sie ihren Tabak direkt auf der Tischplatte. Die Schnittspuren hat ein Tischler erst Jahrzehnte später durch ein neues Kirschbaum-Furnier behoben. Es gab aber nicht genug geeignetes Holz, so dass die Kante in einem anderen Holz gefasst wurde, wie heute noch zu sehen ist. Nur heute würde ich die Schäden nicht mehr beheben lassen, sondern als Hinweis auf die „Kulturbringer“ verwenden. Die Russen hamsterten auch. Alle Schätze

[30] Ian Kershaw beschreibt das 2016 (Deutsche Verlagsanstalt, 3. Aufl.) auf S. 397 in „Höllensturz“ in etwas anderen Worten: „. . . , eine große Armee wie die Wehrmacht wurde gewiss nicht dafür aufgebaut, auf ewig in den Kasernen zu bleiben“

[31] Siehe Fußnote 38: S. 227

verbargen sie im Bett, meist eingewickelt in Gardinenstoff: Bonbons, Silberbesteck, Uhren, Kameras. Als sie einmal Koffer voller Beutegut nach Hause schickten, wurden die Koffer sorgfältig und aufwendig in widerstandsfähigen Stoff eingenäht. Dazu rissen sie die Stoffverkleidung aus dem Flur der Fabrikantenwohnung. Schutzlos wollten sie ihre Sachen dann doch nicht nach Hause senden, wohl aus gutem Grund! Der erste betrunkene Mann, den ich sah, war ein russischer Offizier. Und was Handgranatenfischerei bedeutete, sah ich an Zinkwannen voller Fische, die man in den Fischgewässern aus dem Bürgerpark gesprengt hatte. Nur, weil sie einmal Fisch essen wollten. Mein Vater hatte ein gutes Fahrrad. Er schloss es nie an. Blauäugig wie er war, sagte er, er habe noch nie jemandem ein Rad gestohlen, also wird auch mir niemand ein Fahrrad stehlen. Sprach es – und kam von der Apotheke ohne Rad nach Hause gelaufen!

Da gibt es noch die Geschichte von der Nagelschere, die auch mein Bruder erwähnt. Mein Vater schnitt sich eines Abends mit viel Aufwand, er war immer etwas umständlich, die Fingernägel. Dabei trug er, wie meist zu Hause, Anzug und Weste, Oberhemd und vermutlich Fliege und in der Westentasche steckte seine goldene Taschenuhr. Ein Russe sah zu, der bisher wohl noch nie eine Nagelschere gesehen, geschweige denn benutzt hatte und machte es nach. Einer der abgeschnittenen Fingernägel des Russen fiel in den Teppich. Ich fand ihn anderntags. Anderntags aber hatte dieser russische Soldat bei Hainichen, dem nächstgelegenen Dorf Mulde abwärts, heute eingemeindet, einem Bauern auf dem Feld dessen goldene Uhr geraubt. In dem Handgemenge erschlug er den Bauern. Dieser aber, so wurde erzählt, hatte dem Russen ein Schulterstück von der Uniformbluse gerissen. Man fand es in seiner totenstarren Hand. (Später habe ich häufiger Inhalt in geschlossenen Händen toter Menschen gesehen, wenn auch nie ein Schulterstück!) Als er auf ebenfalls gestohlenem Fahrrad in der Kaserne eintraf, wurde bereits nach dem Täter gefahndet. Die Indizien überführten ihn. Er sei, so wurde immer wieder erzählt, in einem Schnellverfahren verurteilt und noch am selben Tage hingerichtet (erschossen) worden. Mein Vater hatte auch eine goldene Taschenuhr bei sich… Sie existiert noch.

Zunächst wohnten wir bahnhofsnah zur Miete in einer Fabrikantenvilla, nicht als einzige Familie, es gab noch ein Hausmeisterehepaar mit Sohn (gleichaltrig mit meinem Bruder), und in durchaus schwierigen menschlichen Verhältnissen zum Vermieter. Das rührte daher, dass die Frau des Besitzers und Gründers der Bonbonfabrik Henze ein besonderes Charakterekel war. Die Firma produzierte noch jahrelang in der späteren DDR unter dem Namen *Henri* (wegen der Ähnlichkeit des bekannten Schriftzuges *Henze*) und exportierte (u. a. sollen viele der geworfenen "Kamelle" bei den Karnevalsumzügen in Köln aus Eilenburg gestammt haben – aus Kostengründen!). Heute aber existiert die Fabrik nicht mehr. Sie ist buchstäblich eingeebnet. Ein günstig gelegenes Grundstück am Rande der Fläche hat ein späterer Bürgermeister nach der „Wende“ für sich und seine Familie bebaut. Die Villa des Fabrikeigners, später Wehrkreiskommando der NVA, hatte einen gepflegten parkähnlichen Garten mit wunderschönen Laub- und Nadelbäumen und mit einem Teich mit kleiner Wasserskulptur, die es heute noch in Eilenburg an anderer Stelle (Nähe Röhrenbrücke) gibt. Die Anlage war sehr geschmackvoll, durfte aber von den Mietern, also von uns, nicht benutzt werden. Das war uns einfach verboten. Ein kleiner Balkon über dem Hauseingang ergänzte die Wohnung. Gelegentlich wurde hier gefrühstückt. 4 große Zimmer, eines davon das „unberührbare“ Arbeitszimmer meines Vaters, das bis heute so genannte Herrenzimmer, mit allen seinen Büchern in vollkommener Ordnung, ein gemütliches Wohnzimmer, ein elterliches Schlafzimmer (mit „meinem“ Kinderbett – doch wo hat eigentlich mein Bruder geschlafen?), ein Esszimmer, eine Küche, ein Dienstmädchenzimmer unter dem Dach (außerhalb der Wohnung). Die Toilette war auf halber Treppe. Das Treppenhaus hatte bequem zu laufende Stufen, die in guten Zeiten mit einem roten Treppenläufer belegt waren.

In einem Garagengebäude auf dem Hof mit Stallungen für Kleintiere – wir hielten darin nach dem Kriege Hühner und Kaninchen – hatte Frau H. Wein gelagert. Gegenüber auf einer Wiese standen viele Flüchtlingstrecks. Frau H. zerschlug im Angesicht der Flüchtlinge, denen sie nichts davon gab, die Weinflaschen, die sie niemandem gönnte, bis auf einen Rest vorzüglicher Jahrgänge, damit sie die nahenden Besetzer nicht tranken. So erfuhren die Amerikaner nach der Besetzung der Stadt noch schneller als sonst üblich von den Restbeständen, schossen das Türschloss auf und zerstörten die Reste. Es roch auf dem Hof wie auf einem Weingut. Einmal drang in unseren Stall ein Hund ein, danach hatten wir dann weniger Hühner.

Die bahnhofsnahe Lage der Wohnung war wichtig, denn mein Vater soll früher beinahe täglich nach Leipzig gefahren sein. Da gab es die Schlaraffia, die Medizinische Gesellschaft, das Alte Theater, das Gewandhaus, die Fraternität, nicht zu vergessen die Mutter (Großmutter Lignitz, die nie die Abschiedsworte *„na dann bis morgen“* vergessen haben soll, was den guten Sohn bewog, tatsächlich wieder nach Leipzig zu fahren). Ob das auch Quelle elterlicher (mütterlicher!) Verstimmung gewesen ist, ist mir nie zu Ohren gekommen. Obwohl wir die Wohnung 1948 verlassen haben, erinnere ich mich noch der zwanghaften Leipzig-Fahrten des Vaters, die er auch nach dem Krieg beibehielt, und dass auf dem Bahnhof der Schalterbeamte Schulze die Zäune so öffnete, dass der Vater keine Treppen mehr laufen musste, um den Zug zu erreichen, einerseits weil er immer so spät zum Zug kam (er soll sich oft bis zur ersten Station des Personenzuges in Wölpern fertig angezogen haben) und andererseits, weil ihm das Treppensteigen infolge einer Coronararteriensklerose, die auch wenige Jahre später zum Tode führte, bald schwer fiel.

Die Wohnung war wunderschön, sonnig, hell. Sie wurde beheizt über geschmackvolle Kachelöfen, nur warm wurde sie nicht. Also hatten meine Eltern, angetrieben vom frostempfindlichen Vater, alsbald neben den Kachelöfen kleine Steinkohleöfen aufgestellt, sog. Dauerbrandöfen. Aber nach dem Krieg gab es keine Steinkohle mehr! Jedenfalls nicht für private Haushalte. Aber zunächst einmal war die Wohnung einfach schön, über dem Esstisch war in der Lampe eine Klingel versteckt, und auf Rufzeichen hätte ein Dienstmädchen kommen können, nur hatten wir keines mehr. Seit dieser Zeit habe ich den Unterschied zwischen Zimmer und Raum vollkommen verinnerlicht. Die Folgewohnung hatte zwar noch Zimmer, dann gab es jahrzehntelange nur noch Räume. In der DDR galt eine Zweiraum- oder 2 ½-Zimmerwohnung oft als „Endversorgung" für eine dreiköpfige Familie und war neben den vielen Untermietverhältnissen Grund für zahlreiche Scheidungen. An einem ausziehbaren Esstisch, aus Platzgründen ausgelagert und leider später einem Hochwasser zum Opfer gefallen, konnten 14 Personen Platz nehmen (die Stühle haben wir noch). Ein Buffet und eine Anrichte vervollständigten die Einrichtung. Sie gehörten zur „Aussteuer" meiner Mutter und waren in der Tischlerei Kunze hergestellt worden. Sie sind zeitlos schön, ich wohne noch darin, selbst die Tischler-Rechnung von 1929 ist noch erhalten, der Preis damals ca. 2 000 RM. Das Herrenzimmer, Arbeitszimmer meines Vaters, hatte eine gemütliche Ecke mit einem Ecksofa (es ist noch vorhanden, bereits 2x neu bezogen und neuerdings auch in zwei Teile zerlegt, was den Transport leichter macht). Darum herum standen einige Sessel und eine Stehlampe gab dem Ganzen ein warmes Licht. Im Erker befand sich freistehend der Schreibtisch, an der Vorderseite durch ein anmodelliertes Bücherregal abgeschlossen. Letzteres wurde mir, als es einmal kurze Zeit im Keller eines Hauses mit sozialistischer Wohngemeinschaft in Berlin stand, gestohlen. Die Wände waren mit höheren und über mannshohen Bücherregalen bestanden und nahmen die geschätzt 4 000 Bände der Bibliothek meines Vaters auf, in der er sich meisterhaft auskannte. Mit seinem persönlichen Navigationssystem im Kopf: z. B.: 2. Regal von links, 7. Reihe von oben, 12. Buch von links hatte man eben – wie gewünscht – z. B. Echtermeyers Auswahl deutscher Gedichte in der Hand. Der Buchbestand hat sich bei mir vermehrt, aber die Reihen Goethe, Schiller, Heine, Lessing, Gogol, Reuter, Klopstock, Freytag, Grillparzer, Jean Paul, Kleist, Chamisso, Thomas Mann, Fontane, Hauff, Hauptmann, Shakespeare, Storm, Tieck u. a. gibt es in meinem Buchbestand nicht mehr, sie stehen in den Regalen meines Bruders. Die politischen und historischen Bücher sind andere geworden. Die Fachbücher wurden mehr und andere, die gerichtliche Medizin und die Pathologie nehmen breiten Raum ein (einen früheren Kleiderschrank aus der Biedermeierzeit habe ich zu einem Bücherschrank umbauen lassen; er nimmt nur die gerichtsmedizinische Literatur auf – mit einem gewissen Stolz konnte ich alle Fragen für Gutachten zu Hause mit meinen Büchern beantworten; jetzt verlagere ich die Fach-Bibliothek zu einer Greifswalder Doktorandin, die im Fach tätig ist, inzwischen Ordinaria und die kreativ mit historischer Literatur umgehen kann – in der Hoffnung, die („meine") Bibliothek bleibe erhalten.) und wenige selbst geschriebene Bücher gibt es auch. Meine Bibliothek war leistungsfähiger als die Institutsbibliothek in Greifswald, in Berlin und in Essen – wie ich später bemerkte. Das Wohnzimmer war biedermeiergeprägt und urgemütlich. Einige Möbel haben „überlebt", andere nicht. Ein Schreibsekretär[32] ging nach dem Krieg in die väterliche Familie zurück, die daraus einen Kaninchenstall (!) bauten, eine Kulturschande und angesichts der heutigen Preise eine Geldvernichtung ohnegleichen. Im Schlafzimmer, es wurde 1994 nach dem Tod meiner Mutter „entsorgt", stand auch mein Kinderbett. Beim Beschuss Eilenburgs im April 1945 schlug hier eine Granate durch die Wand und lag als Blindgänger zwischen Bett und Kleiderschrank. Lediglich ein Nachttisch wurde zerstört. Und wenn die Granate explodiert wäre, gäbe es keine Erinnerungen an irgendein Möbelstück mehr. Zwischen „ausgebombt" und praktisch unversehrt lag hier nur ein defekter Zünder. Es hätte auch anders kommen können. Schließlich lagen Teppiche und Brücken auf dem Parkettfußboden, der gelegentlich mit Stahlwolle abgezogen wurde. Die Teppiche kamen beim ersten Schnee heraus und wurden geklopft. Es gab sogar Kinderklopfer, Mithilfe war selbstverständlich (und nicht als „Kinderarbeit" verpönt). Da es damals noch Winter gab und Schnee, war das regelmäßig der Fall. Heutzutage werden sie nur noch gesaugt bzw. gereinigt. Dafür haben einige aber das Zeitliche gesegnet. Richtig gute „Perser" hätten durchgehalten. Viele „Ölschinken" und einige gute Bilder hingen an den Wänden. Drei gute Bilder sind erhalten geblieben. Eines davon zeigt eine Ansicht mit Fischerhütten und zum Trocknen aufgehängten Netzen. Niemand wusste, wo es gemalt worden war. Und als es einmal beim Restaurator war, damals vermittelt durch einen Antiquitätenhändler in Stralsund, erfuhren wir, dass es das einzige Bild war, das der Maler in Freest am Peenestrom gemalt hatte. Und das war ganz in der Nähe der damaligen Wohnung in Lubmin. Wir glauben, sogar das zentrale Motiv in der Nähe des Hafens wieder gefunden zu haben.

Nach dem Krieg war die Wohnung eisig, es regnete an verschiedenen Stellen durch, das aufgefangene Wasser gefror selbst in der Wohnung über Nacht zu Eis. Daher rührte der Ausspruch meines Vaters: *Kinder zieht euch warm an, wir gehen schlafen.* Er selbst trug Mütze und Handschuhe und eines Tages fragte er ernsthaft meine Mutter, die vorzüglich stricken konnte, *„Trudchen, kannst du mir einen Nasenwärmer stricken?"*, denn an der Nase fror er immer noch.

1946 wurde ich eingeschult. Die örtlich zuständige Schule war im Kriege (mit Ausnahme der Turnhalle) zerstört worden, dafür waren mehr Kinder in Eilenburg als zu üblichen Zeiten, denn viele Flüchtlingsfamilien waren hier hängengeblieben. So begann meine Schulzeit in der Tschanter-Schule auf dem Berg, einem der drei Stadtteile Eilenburgs. Das war für einen kleinen Jungen ein weiter Schulweg von geschätzt 30 bis 40 Minuten. Später, in der 10. Klasse, sollte ich hierher zurückkehren

[32] An diesem Schreibsekretär erfolgten die Haustaufen

für eine kurze Zeit in einem dramatischen Winter mit Eiseskälte und viel Schnee. Es herrschte ja immer irgendein Mangel. Diesmal war es Heizmaterial, sodass die Oberschule geschlossen wurde, weil sie nicht geheizt werden konnte, und wir jahrgangsweise auf andere Schulen, sogar auf Betriebe, verteilt wurden. Die 9. und 10. Klassen gingen in die Tschanter-Schule auf dem Berg. Aber der Weg war nicht mehr so weit, weil wir längst umgezogen waren. Und er war nicht mehr so anstrengend, weil aus dem kleinen Kind ein größerer Schuljunge geworden war. Aber Klassenkameraden, die in Eilenburg-Ost wohnten, jenseits der Mulde und noch 2 Flutbrücken überschreiten mussten, hatten einen ähnlich weiten Weg, wie ich einst als Erstklässler. Die Fahrschüler, vorzugsweise aus Bad Düben, hatten den weiten Schulweg vom Bahnhof durch die Stadt auf den Berg zu absolvieren. Lange dauerte das aber nicht. Eine kurze Zeit während des ersten Schuljahres ging ich in das ehemalige (Lehrer-)Seminar in der Nähe der Kaserne, und bald in die Stadtschule, die einstmals Schiller-Schule hieß (Eilenburg und Schiller hatten nichts miteinander zu tun) und jetzt zur Verwirrung vieler Tschanter[33]-Oberschule heißt. Dorthin wurde nach dem Umzug der Schulweg wesentlich kürzer.

Bald nach der Währungsreform in der DDR zogen wir um. Den Umzug machte die einzige in Eilenburg vorhandene Firma (Haberkorn). Wir bezahlten den Umzug mit dem gerade umgetauschten Geld und waren wieder „blank". Allerdings bestand mein Vater darauf, dass „seine" Bücher ohne in der Reihenfolge geändert zu werden, „von Hand" umgezogen wurden, d. h. von der Mutter verpackt, auf einen Tafelwagen des Tischlers gestellt und zusammen mit dem (damals noch) unförmigen Ecksofa von diesem „von Hand" zur neuen Wohnung gezogen. Und auf dem Ecksofa durfte ich sitzen. Deshalb die gute Erinnerung daran. In der Leipziger Straße bezogen wir zwei Etagen, in der 2. Etage des Hauses die Wohnung, darüber, unter dem Dach mit schrägen Wänden, war die Praxis des Vaters, in der Küche war ein bescheidenes Labor eingerichtet, ein Sprechzimmer, ein Wartezimmer, ein Röntgenraum mit einem transportablen Röntgengerät (ohne jeden Strahlenschutz – als Kinder haben wir uns unbeobachtet gegenseitig „durchleuchtet") aus Wehrmachtsbeständen, das aus mir unbekanntem Vorbesitz für teures Geld, die Wehrmacht gab es ja schon lange nicht mehr, gekauft wurde. Das 4. Zimmer war für meinen Bruder und mich vorbehalten. Montags und freitags war Sprechstunde, die Patienten kamen schon gegen 16 Uhr, sie saßen in Biedermeiermöbeln (und fühlten sich wohl und warteten gern), der Sprechstundenbeginn war kaum vor 19 Uhr und die Sprechzeiten zogen sich meist bis Mitternacht hin. Da hatte ich eigentlich längst zu schlafen. Die Mutter warf nach der Sprechstunde einen kurzen Blick ins Zimmer und war zufrieden, wenn es dunkel war. Der Vater nahm immer auf dem Bettrand Platz, griff an die Glühbirne der

[33] Friedrich Tschanter (20.10.1875–14.5.1945) bis 1933 Lehrer und späterer Direktor der Bergschule, von den Amerikanern als Bürgermeister eingesetzt, sehr bald an Typhus verstorben

Nachtischlampe und wenn diese warm war, sagte er mit ruhigem Ton *„du schläfst noch nicht“*, und wir haben geredet. Nie hat er mich an die Mutter verraten. Nein, er war stolz, dass ich Bücher las. Damals waren das freilich nur solche von Karl May oder Friedrich Gerstäcker.

Gelegentlich durfte ich ihn in die Universitätsbuchhandlung Lorenz (mit Antiquariat) in Leipzig begleiten. Dort entdeckte ich Schmeil, *Der Mensch*, eine kleine Anatomie, ... und war gefesselt. Der Vater hat sie mir sofort gekauft. Fing hier alles an? Zu Hause am Esstisch gingen viele Gespräche über Patienten und wie man ihnen wohl helfen könnte zwischen dem Vater und der Mutter hin und her und buchstäblich über mich hinweg, denn die Sitzordnung sah vor, dass ich zwischen den Eltern saß, der Vater am Kopfende, links von ihm (mir gegenüber) mein Bruder und dann die Großmutter. Das „Ärztliche“ habe ich mit der „Muttermilch“ aufgenommen. Und irgendwie prägt es doch. So war für mich – zwar mehr unbewusst – sehr bald klar, dass ich auch diesen Beruf wollte und nie überlegte, ob es wohl auch etwas anderes sein könnte. Ich habe dann tatsächlich Medizin studiert, um Arzt zu werden, nicht Mediziner! Rückblickend weiß ich, es hätte auch etwas anderes sein können, aber immer nur eindeutig definierte Berufe wie Chemiker, Förster, Pfarrer, Historiker. Studienfächer und -richtungen, bei denen man automatisch nachfragt: was ist das, was macht man da, und gibt es Arbeit, die gab es damals noch nicht. Ich weiß aber auch, wenn ich heute noch einmal Medizin studieren würde, dann würde ich wieder Pathologe, jedenfalls nicht das, was man heute Rechtsmediziner nennt.

Zur Vervollständigung der „bürgerlichen“ Erziehung bekam ich auch Klavierunterricht, natürlich beim besten Klavierlehrer der Stadt. Bei ihm habe ich mich immer innerlich etwas geschüttelt: er trug farblos lackierte Fingernägel und auf Kragen und Schulter seiner Samtjacke lagen dicke Schichten von Haarschuppen. Er komponierte auch, sah sich ganz und gar als Künstler. Später wurde er eine Zeit lang mein Musiklehrer in der Oberschule. Wir waren eine kritische Paarung. Ich musste Tonleitern üben und Etüden spielen und hätte so gerne *„Negeraufstand ist in Kuba“* gespielt. Die Noten hatte mir ein Freund und Klassenkamerad meines Bruders aufgeschrieben. Das aber duldete der Künstler nicht. Zu Hause beobachtete die Mutter meine Exerzitien. Und wenn Sprechstunde war, stampfte sie auf den Fußboden im Sprechzimmer über dem Übungsraum, wenn ich falsch spielte. Einmal, so erinnere ich mich, kamen die Poltergeräusche von oben unentwegt, und ich fand den Fehler nicht. Da bin ich hochgegangen, um nachzufragen. Nein, sagte die Mutter, heute spielst du so gut! Es war ihr Beifall. Aber ich war letztendlich „klavierungeeignet“, und wir haben das Klavier später an eine Musikschule in Torgau verkauft. Auch die Mutter spielte im Grunde genommen nur Weihnachtslieder, besonders intensiv *Stille Nacht*. In der Oberschule hatte ich einen Klassenkameraden, der spielte Klavier ohne

Notenkenntnisse und nach dem Gehör jeden modernen Schlager. Wie habe ich ihn beneidet.

Eines der Bücher meines Vaters war von Fallada[34] *„Damals bei uns zu Hause"*, ich las es mit Vergnügen (und damals in völliger Unkenntnis, was für ein problematischer Mensch Fallada war. Ich habe später sein Schicksal und seine Abhängigkeitskrankheiten mit Interesse verfolgt. Später – 2020 – hat mir meine Greifswalder Schülerin eine Arbeit über eine Phase im Leben von Fallada gewidmet[35]). Seine Lebensorte habe ich mehrfach gekreuzt, in Leipzig, in Greifswald, in Berlin und einmal in Feldberg 1967 (z. Zt. des 7-Tage-Krieges in Israel), wo er nach dem Kriege kurz Bürgermeister war, denn auch die Besatzungsmacht erkannte nach kurzer Zeit seine vollständige Nichteignung wegen seiner Suchtleiden. Der Gastwirt Gustav, er trug Bauch und extra breite Hosenträger (mit der Aufschrift „extra stark"), was uns damals auffiel und gefiel, kannte Fallada noch und wusste von ihm interessant zu berichten. Kurz gesagt: bei uns war es gemütlich. Erstmal war auch die neue Wohnung schön, sie hatte 3½ Zimmer, Küche und Bad. Ab 1950 studierte mein Bruder in Kiel jenseits des eisernen Vorhanges und kam nur selten besuchsweise nach Hause. Bei der damaligen Politik des Staates, die kurzsichtig wie so oft war, hatte er im Lande keine Chancen auf berufliches Weiterkommen. Eine Lehre als Zahntechniker war von vornherein als Überbrückung angelegt. Dem Staat ging es in erster Linie um die Machtfrage. Also wurden Kinder aus der Arbeiterklasse gefördert, Bauernkinder auch. Kinder aus der Schicht der Intelligenz oder selbständiger Berufe nicht. Intelligenz war keine Klasse. Es blieb ihm nichts anderes übrig, als das Land zu verlassen. Bei der Bodenständigkeit und Heimatliebe, die in unserer Familie herrschte, war das mehr eine Vertreibung. Mein Vater sagte: bei den Russen wird das nichts. Also ging der Bruder ausgerüstet mit einem Empfehlungsschreiben des Vaters nach Kiel und studierte fortan Medizin – und kam, wie zu erwarten, nie wieder! Die Räume waren folgendermaßen verteilt: Ein Schlafzimmer, ein Speisezimmer, ein Herrenzimmer. Die ersten beiden Zimmer waren durch eine Schiebetür miteinander verbunden. Ein kleines Zimmer – ein Durchgangszimmer – ging zum Balkon, der ein riesiger Dachgarten war. Hier wurde die Wäsche getrocknet oder Tischtennis gespielt (als in der Oberschule einmal eine Tischtennismeisterschaft ausgespielt wurde, war ich 53. von 54 Teilnehmern!) z. B. gern bei Kindergeburtstagen, oder Kaffee getrunken. Im Sommer war der Balkon ein regelrechter zusätzlicher Wohnraum.

Mein Vater war ein Nachtmensch. Morgens stand er nicht gerne auf und schlief lange bzw. wollte das. Meine Mutter musste ihn nachhaltig wecken. Seither kenne

[34] Hans Fallada, 1893–1947

[35] Johanna Preuß-Wössner, J. Armbruster: Die forensisch-psychiatrische Begutachtung des Schriftstellers Hans Fallada durch den Gerichtsmediziner Ernst Ziemke im Jahr 1926. Arch Krim 245: S. 18–123 (2020)

ich das gegenwärtig modern gewordene Wort „nachhaltig". Dabei gab es immer wieder einen Dialog, der mir in Erinnerung ist. Er: *Bismarck*[36] *ist auch nicht vor 11 Uhr aufgestanden.* Sie: *Du bist aber nicht Bismarck!* Eine Zeit lang habe ich meinem Vater das Essen ins Krankenhaus getragen, täglich. Er hatte Magengeschwüre und die Mutter kochte ihm verträgliche Nudel- oder Reissuppen, die eingepackt in dicke Tücher ins Krankenhaus befördert werden mussten. Ich habe das widerspruchslos gemacht und mein Vater freute sich, mich auf diese Weise täglich auch zur hellen Tageszeit zu sehen. Die Atmosphäre eines Krankenhauses habe ich förmlich eingeatmet. Einmal sah ich in ein Krankenzimmer, da lag die Mutter eines Klassenkameraden, die einen, letztlich geglückten Suizidversuch mit Schlafmitteln gemacht hatte. Mein Vater hat mit seinem Verhalten, Würde und Respekt vor der Situation ausstrahlend, Ehrfurcht vor Leben und Tod gleichermaßen mir ohne viele Worte vor Augen geführt, was das alles bedeutete, für den allein zurückbleibenden Jungen, für den Beruf (mit seinen damals noch geringen Möglichkeiten). Deshalb erinnere ich mich noch. Aber auch daran, dass er mir einmal Blut abnehmen musste und 4x die Vene in der Ellenbeuge nicht traf (ich fragte mich schon, ob er wirklich Arzt sei); die MTA dagegen brauchte nur einen Versuch. Zu Hause hatte ich einen Arbeitsplatz für die Schularbeiten, die kontrolliert wurden und bei denen ich Hilfe bekam, wenn es notwendig war. Es herrschte völlige Offenheit. Meine Mutter war über die guten und die schlechten Zensuren immer informiert. Die damals noch regelmäßigen Sperrstunden, in denen es keinen elektrischen Strom gab, haben die Gemütlichkeit eher verstärkt. Es brannte eine Petroleumlampe, um die sich alle scharten. In der Küche hatte meine Mutter eine Gaslampe anbringen lassen. Geheizt wurde von der Küche aus mit einer Etagenheizung. Dazu mussten die Kohlen hoch in die 2. Etage und die Asche heruntergetragen werden. Niemand ging im Winter mit leeren Händen in die 2. Etage. Am Ende des Flures gab es einen kleinen Raum, mit dem lauten Motor für einen Fahrstuhl, der Keller, Erdgeschoss und Wohnetage des Fleischermeisters verband. Wir hatten von dieser modernen Entwicklung nur den Lärm. Schallisolierung gab es noch nicht. Ich war vollkommen adaptiert, meine Eltern nicht, ihr Schlaf war oft unterbrochen.

Wir machten Brett- und Kartenspiele, spielten Elfer raus, dann Rommé, Canasta und später Skat. Manchmal haben mein Vater, mein Bruder und ich nach dem Mittagessen sonntags Skat gespielt und er sagte zu mir, dein Großvater wäre sehr stolz auf dich! Der Großvater, Zahnarzt in Leipzig, den ich nicht kannte, er war schon 1935 gestorben, macht auf vielen Familienbildern eine machohaften Eindruck, rauchte als einziger z. B. auf dem Taufbild meines Bruders im Frack ungerührt eine Zigarre. Er war wohl ein großer Kneipenläufer in Leipzig und es wird berichtet, dass die Großmutter auf einem Stuhl in einer Ecke neben dem Tresen saß (sitzen durfte)

[36] Otto von Bismarck, Reichskanzler, 1815–1898

und einen „Pfiff“ Bier trank (und ihn vermutlich im Auge hatte), Gläser mit einem Fassungsvermögen von etwa 100 ml.

Später lernte ich das Kartenspiel Doppelkopf und sonnabends wurde das in der Tischlerei Kunze (Vater, 2 Söhne, 2 Hausbewohner, ein Metallhandwerker aus der Nachbarschaft und ich, wenn ich anwesend war) gespielt. Wir spielten im Sommer auf dem Hof, im Winter in der gemütlich warmen Werkstatt, immer um Geld, aber keine hohen Beträge, tranken das gute Krostitzer Bier und aßen manchmal Speckkuchen, wenn der Bäcker vorbeischaute. Berliner Freunde nahm ich mit dahin. Und sie verstanden das Sächsisch nicht, das der alte Meister sprach. Wenn man einen Spielfehler gemacht hatte, hieß es „Pass doch uff, du Tremer“ (für Träumer). Doppelkopf war mir immer gemütlicher als Skat. In Berlin spielten wir Skat (mit französischem Kartenbild). Doppelkopf scheiterte daran, dass ein Mitspieler das deutsche Kartenbild nicht lernen wollte. Erst als er wegen eines Augenleidens eine Kur im thüringischen Masserberg machen musste und dort auch spielen wollte, lernte er dort deutsche Spielkarten. Der Bann war gebrochen. Wir spielen seit Jahrzehnten Doppelkopf, inzwischen nur noch ein- bis zweimal im Jahr, aber eben seit mehr als 50 Jahren. Darüber führen wir Buch. Es sind inzwischen viele Bände geschrieben, die man keinem Außenstehenden zeigen kann, weil auch „Delikatessen“ (Witze, Redewendungen, Beschimpfungen) mitgeschrieben wurden, die kein Fremder lesen sollte, vielleicht sogar nicht einmal versteht.

1949 fuhr die Familie erstmals nach dem Krieg an die Ostsee nach Koserow, das mir seither das liebste Seebad auf Usedom ist. Derartige Familienreisen „passierten“ im Ganzen nur 3x. Wir fuhren in einem alten Bus des Reiseunternehmens Stein ab Leipzig und bereits in Bad Düben war der Bus erstmalig kaputt. Ich wusste damals noch nicht, dass Bad Düben kurz hinter Leipzig liegt und nur unweit von Eilenburg entfernt ist. Danach schaffte es der Bus bis ins Zentrum von Berlin, bis zur Spielstätte des Zirkus Busch in der Friedrichstraße, an der ich später noch so oft vorbeigehen sollte. Hier verhalf eine neue Reparatur zu genügend „Freizeit“, um in der Friedrichstraße ein Stück Torte zu essen. Danach kam der Bus bis Hohen Neuendorf nördlich von Berlin, nach einer weiteren Reparatur bis Züssow nahe Wolgast und dann kam das Aus für den Bus, mitten auf der Landstraße. Wegen der negativen Impressionen habe ich Züssow noch nach Jahrzehnten gemieden. Zum Bahnhof Züssow mussten wir sogar ein gutes Stück laufen. In der extra für die Gestrandeten wieder geöffneten Bahnhofskneipe wurden die mitgeführten Vorräte zu einer Portion Rührei mit Speck verbraten, bis ein Lkw kam, der uns „unter Plane“ immerhin bis Wolgast beförderte. Anschließend setzten wir auf die Insel über mit einer Eisenbahnfähre, die ich als riesig in Erinnerung habe. Sie liegt heute im Museumshafen von Wolgast, ist winzig klein und kann gerade einen Eisenbahnwagen aufnehmen und übersetzen. So trügerisch sind die „Horizonte“ eines Kindes. Morgens gegen 4 Uhr kamen wir in Koserow an. Die Vermieterin war besorgt, dass die anderen Gäste geweckt würden.

Einen Schwimmkurs in Eilenburg musste ich abbrechen und unter Leitung der Mutter und ausgerüstet mit Schwimmkissen lernte ich weiter. „Freigeschwommen“ habe ich mich nie. Es blieb lebenslang beim Bruststil, Kopfsprünge vermeide ich immer noch. Denn oft hatte ich als eine der Erziehungsrichtlinien gehört, dass man nicht mit dem Kopf zuerst in unbekannte Gewässer springt. Manchmal wirken diese Verhaltenshinweisen jahrzehntelang, z. B. geht man auch nicht mit vollem Magen oder erhitzt ins Wasser und später kam hinzu – auch nicht alkoholisiert. Und wie viele habe ich schwer verletzt oder tot gesehen (und untersucht), die diese einfachen Regeln nicht eingehalten hatten. Mein Vater konnte stundenlang im Strandkorb in der Sonne braten – sicher ungesund –, meine Mutter lag im Schatten dahinter – wesentlich gesünder. Damals gab es Fotografen am Strand. So entstand ein Familienbild, Vater (immer im Badeanzug!), Mutter und 2 Söhne, mein Vater bezeichnete es als „Familie, am Strande leicht dahin trottend“.

Ein Auto hatten wir nie, weder vor dem Krieg noch danach. Es hätte auch niemand damit fahren können. Mein Bruder schaffte erst 1960 eines an, ich 1967, nachdem ich in Eberswalde eine Fahrschule absolviert und seither nur wenige Male ein Auto gelenkt hatte. Die Familie fuhr Taxi, wenn es eines gab, denn in Eilenburg gab es nur 3 Taxiunternehmen. Große Ausfahrten musste man gut und lange vorher organisieren.

Als Zehn- bis Vierzehnjährige bauten wir auf dem Bauernhof von W.-E., einem Klassenkameraden, der als einziger noch in E. lebt, eine Bude. Der Bauernhof lag mitten in der Stadt, was selbst für die Kleinstadt Eilenburg ungewöhnlich war. Die Bude stand in einer Ecke des Hofes und wurde bald zu klein. Also musste eine neue her. Wir „klebten“ sie an eine Umfassungswand des Hofes und obwohl wir viel „gutes“ Material einbauten, kostete sie bei Lichte besehen nur 50 Pfennige. Das Geld nahm uns der Schmied für das Durchschweißen eines Eisenträgers ab, den wir nicht so ganz passend, nämlich zu lang, auf einer nahen Baustelle „fanden“. Es wurde Vieles „weggefunden“: Bretter, Dachpappe, Balken, Gehwegplatten und Mauersteine. Bei der letzten „Findungsaktion“ wurde einer erwischt und entschuldigte sich mit der denkwürdigen Formulierung *„ich wollte nicht dabei sein“*. Kalk schenkte mir eine Patentante, die ein Baugeschäft hatte. Das Dach ließen wir von einem Dachdecker teeren, der einen anderen Auftrag auf dem Hof auszuführen hatte. Jedenfalls erschien der Betrag auf einer anderen Rechnung. Der Bau und das Leben in der Bude, die mit Gartenmöbeln ausgestattet wurde und in der ein alter Plattenspieler lief – wahlweise die Eröffnung der Olympischen Spiele 1936 oder alte Schlager vom Typ *„Mein Papagei frisst keine harten Eier. . . “* –, kostete derart viel Zeit, dass wir in der Schule die Pioniernachmittage versäumten und der Direktor selbst kam, um zu sehen, was wir trieben. Mit einer Zigarre erzeugten wir bei ihm Beißhemmung, sicher ohne zu wissen, was Beißhemmung eigentlich bedeutet. Später, in der Oberschulzeit verlegten wir dienstags die Nachmittage in den nahe gelegenen *Roten Hirsch* und tauschten dort die Schularbeiten, um Zeit zu sparen, die wir zum Kartenspiel brauchten. Dienstags besuchte meine Mutter ein Damenkränzchen in einem anderen Eilenburger Lokal. Ich war unbeaufsichtigt. Fast alle aus der Bude gingen auch in die Oberschule (EOS = Erweiterte Oberschule). Die Bude hat später noch Jahrzehnte als Hühnerstall gedient.

Noch bevor ich zur Oberschule kommen sollte, starb mein Vater mit gerade 60 Jahren. ½ Jahr zuvor wurde sein 60. Geburtstag zuerst im Krankenhaus gefeiert, am zweiten Arbeitsplatz in seiner Vita (ich habe es auf 5 Anstellungen gebracht), und später zu Hause. An diesem Tag soll es in Eilenburg keinen nüchternen Arzt gegeben haben. Die Position des Leitenden Arztes der inneren Abteilung (1927 gegründet) des (späteren Kreis-)Krankenhauses hatte er 27 Jahre inne. An der Beerdigung nahm eine riesige Menschenmenge teil, wohl teils aus Neugier. Nur eine Woche später wurde ich konfirmiert. Mutter und Großmutter organisierten nun das Leben. Glücklicherweise blieben meiner Mutter „klassenkämpferische“ Diskussionen erspart, ich war ein guter Schüler und kam problemlos auf die Oberschule, deren 50-jähriges Bestehen wir 1956 als Schüler erlebten (und mit gestalteten – u. a. mit einer Aufführung des „Revisors“, in dem ich eine kleine Nebenrolle spielte, nachdem der Regie führende Deutschlehrer zurecht meine mangelhafte Eignung für eine der tragenden Rollen festgestellt hatte; einige Mitschüler ließen talentierte Eignungen erkennen), und deren 100-jähriges Bestehen ich 2005 als Besucher eines Festaktes erlebte. Eilenburg hatte 1905 ein Gymnasium bekommen, dessen Gebäude nun längst wieder für andere Schulzwecke genutzt wird. Gegenwärtig dient es der Volkshochschule. Als Gymnasium ist das Gebäude zu klein geworden, alle Kinder, die die Voraussetzungen haben (oder deren Eltern es so wollen – oder sich ausdenken!), aufzunehmen. Für das Studium waren die Aufnahmebedingungen ganz andere. Unsere Vorbildung aus der Grundschule war tauglich für die Oberschule mit Höhen und Tiefen, die nicht nur am Fleiß des Schülers lagen. Ich habe in der Grundschule noch Lehrer kennengelernt, die körperlich einwirkten (züchtigen wäre der falsche Ausdruck), z. B. eine ältere, schon eingetrocknete Dame, schlug mit dem Lineal auf die Finger, wenn man gespielt hatte und mit ihren knöchernen, mumienhaft eingetrockneten Fingern auf den Mund, wenn man geschwatzt hatte, eine schmerzhafte und zugleich auch eklige Strafe. Der Russisch-Lehrer stellte einen bei Verfehlungen vor die Wahl zwischen dem Abschreiben (in Schönschrift!) einer Geschichte aus einem Buch (mir in Erinnerung als das „Entelein“) oder einer Ohrfeige. Die seitenlange Geschichte in Schönschrift abzuschreiben hätte mich einen ganzen Sommertag gekostet, die Ohrfeige, die ich wählte, sah man aber stundenlang als Abbild seiner Hand und so konnte ich auch nicht nach Hause gehen, denn ich wäre sofort wieder bestraft worden. Deutsch vor allem, auch Biologie, Erdkunde und wenige andere Fächer waren mit guten Lehrern besetzt. Russisch und Geschichte z. B. nicht. So kam es, dass wir den Russisch-Lehrer der Oberschule, der mit uns natürlich nur russisch sprach, anfangs nicht verstanden. Aber zunächst 'mal: wir bestanden alle unsere Abschlussprüfungen und große Teile der beiden 8. Klassen des Jahrganges 1954 trafen sich nur Wochen später in der Oberschule, die zum Abitur führen sollte, wieder. Auch die „Budenzeit" war eigentlich beendet. Vier Jahre hatten wir noch vor uns. Die Schulpolitik war zuverlässig zentralistisch, auch sozialistisch. Deshalb hätte man damals keine Regierung stürzen können, so wie heute. Auch der Zentralismus machte sich hier nicht nachteilig bemerkbar. Eine Familie konnte mitten im Schuljahr umziehen, z. B. von Dresden nach Rostock. Und die Kinder kamen in Klassen, die die gleichen Bücher benutzten und etwa auf demselben Unterrichtsniveau waren. Zunächst waren wir in der 9. Klasse 32 Schüler. Die Schule war in erster Linie mathematisch-naturwissenschaftlich (sog. b-Zweig) ausgerichtet, immerhin mit einem 2-jährigen Lateinunterricht ab der 11. Klasse. Englisch (sog. a-Zweig) hatten nur wenige, in der 12. Klasse waren es fünf, alle sind schon verstorben. Alsbald wurde eine m-Klasse eingerichtet, die alle aufnahm, die die mittlere Reife machen wollten oder das aus wirtschaftlichen Gründen mussten. So reduzierte sich die Anzahl der Schüler allmählich und Abitur haben dann 15 Schüler meiner Klasse (b_1) gemacht, 5 in der Englisch-Klasse (a-Klasse) und 17 in der naturwissenschaftlichen Parallelklasse (b_2), die vorzugsweise Schüler mit weiter Anreise (Fahrschüler) bzw. weiten Schulwegen führte. Alle hatten bestanden. Bei einem Klassentreffen, 25 Jahre nach dem Abitur, sagte einer aus dieser Klasse, dank der vorzüglichen Lehrer, die wir hatten, hätte er an der Technischen Universität Darmstadt nie Probleme gehabt. Ich fand das damals schon merkwürdig. Denn ich fragte mich hingegen immer, wie es möglich gewesen ist, dass wir trotz dieser Lehrer die Hochschulreife erworben hatten. Das besprach ich 2014 mit einem ehemaligen Lehrer und der stimmte mir zu, im Wesentlichen jedenfalls. Der Direktor war in Dessau, wie es hieß, in den Flugzeugwerken Junkers – später hatte ich in Greifswald eine Doktorandin, die Enkelin des Flugzeugbauers war – als Statiker tätig gewesen, er muss früh der Partei beigetreten sein. Er konnte sehr gut Mathematik, auch unterrichten, obwohl seine pädagogischen Fähigkeiten an Grenzen stießen. Der Lateinlehrer (Sohn meines „privaten" Lateinlehrers), ein Hochbegabter, hatte nie ein Examen gemacht, konnte aber nicht nur Latein, sondern auch Mathematik und Geschichte, hatte Humor und war pädagogisch auf der Höhe, leider auch dem Alkohol zugeneigt. Eine Lehrerin, eine Universalbegabte (Jahrzehnte später hörte ich, dass sie bei Siemens tätig gewesen sei. Wieso und wo und warum sie Lehrerin wurde, ist mir unbekannt.), die einzige promovierte Person an der Schule, unterrichtete in den Hauptfächern Mathematik und Physik, konnte aber auch Englisch, Latein, Geographie (und vielleicht noch viel mehr), sie war ledig, pädagogisch eigentlich unfähig, sie hasste Dummheit und hatte ihre erklärten „Lieblinge". Ich war einer davon, der 4 Jahre unter ihr gelitten hat. Aber wir waren mehrere! Und natürlich der Russisch-Lehrer, der nur 10 Jahre älter war als wir und demnach auch größeres Verständnis für uns hatte; er war vorzüglich. Der stellvertretende Direktor (und Parteisekretär) war als alter Nazi schnell in die Partei der Arbeiterklasse eingetreten, unterrichtete Biologie, Geographie, natürlich Staatsbürgerkunde und selbst Geographie immer „auf Linie". Er war als Lehrer unbedeutend (und gut auszurechnen), immer auf der Hut, alle politischen Wendungen rechtzeitig zu erkennen und umzusetzen. Der Sportlehrer war trotz einer Kriegsverletzung ein guter „Vorturner", hatte es mit den Weibern, rauchte bis zum Exzess mit gesundheitlichen Folgen, war ein Talentspäher (u. a. für die DHfK[37]), organisierte sportliche Wettkämpfe (Korbball) an der Schule, hatte für außerschulische Wettbewerbe (Vergleichskämpfe mit den Oberschulen in Wurzen und Oschatz) gute Turnmannschaften zusammengestellt. Als Sportbefreiter hatte ich mit ihm praktisch nichts zu tun. Und soweit es um die wenigen Stunden Sportgeschichte und Sporttheorie ging, hatte ich keine Probleme. Schließlich las ich regelmäßig das „Sportecho" (montags und freitags), mittwochs das Internationale Sportecho (ISE), und manchmal montags die „Fußballwoche". Deutsch und Englisch unterrichtete ein Fräulein aus Leipzig, kläglich. Die Geschichtslehrerin kam auch von dort, ihr Unterricht war klassenbewusst, ihr Sächsisch mustergültig, ihre intellektuellen Fähigkeiten stießen bald an Grenzen. Die Chemielehrerin, die auch Klassenlehrerin in der Oberstufe war, hatte es schwer, sie war körperlich eher klein, ihr Durchsetzungsvermögen war reduziert, entsprach ihrer Größe, worauf Schüler keine Rücksicht nehmen. Aber gutmütig war sie zweifellos. Und dann gab es noch einen hauptberuflichen FDJ-Sekretär, zwar körperlich behindert, was er aber glänzend überspielte. Das war es aber auch nicht. Er war kein Geistesriese. Er hatte (berufs-)jugendlichen Schwung (so wie Honecker seinerzeit an der Spitze des Jugendverbandes ebenfalls ein Berufsjugendlicher war). Wir nannten ihn „Kulturni", weil er gesellschaftliche Tätigkeit und Kulturarbeit hochhalten musste. In der Gruppe redete er uns nur mit „Jugendfreunde" an. Später, nach „unserer" Zeit, war er sogar Lehrer an der Erweiterten Oberschule (EOS). 1958 machten wir Abitur. Im deutschen Aufsatz musste u. a. Zweigs „Streit um den Sergeanten Grischa" behandelt werden, den ich nie geschafft hatte zu lesen. Ich hatte keinen Zugang zu dem Buch gefunden. Beim Betreten der Aula erfasste mich so eine Ahnung und ich ließ mir wenigstens die Protagonisten aus dem Buch nennen. Das reichte, denn außerdem waren Hauptmanns „Weber" und Büchners „Woyzeck", die ich gelesen (und verstanden) hatte, unter dem Thema „Der Dichter als Anwalt der Entrechteten" zu behandeln. Das war ein schönes Thema, es lag mir und die Unkenntnis des einen Buches war bei richtiger Verwendung der Figuren gut zu kaschieren. Mathematik ging besser als gedacht (ich hatte ja in Leipzig 5 x Nachhilfestunden gehabt bei einem alten Studienrat,

[37] Deutsche Hochschule für Körperkultur, gegründet 1950, aufgelöst 1990

der mir die Augen und den Verstand öffnete!), Russisch ebenso, nur in Biologie klemmte es etwas, aber nicht grundsätzlich, und Biologie musste ich wählen, weil ich Medizin studieren wollte. Taktik spielte mehr und mehr eine Rolle. So war das. Das mündliche Abitur habe ich nicht wegen der Anforderungen in Erinnerung, mehr wegen der Voreingenommenheit der Physiklehrerin, die nicht nur mich betraf. Einer, von dem ich das nicht erwartet hatte, verweigerte die Prüfung in Physik wegen Voreingenommenheit der Lehrerin und Prüferin. Und in der Latein-Prüfung war sie wegen ihrer Intelligenz Beisitzerin, und sie machte mir das Leben schwer, bis ich mich wehrte und wegen ungebührenden Verhaltens in der Prüfung keine Eins bekam und aus dem Prüfungsraum verwiesen wurde. Das war kein Nachteil, denn mit einer Abiturnote „zwei" konnte man damals, vor der Noteninflation, noch etwas anfangen. Wir hatten schließlich alle Grund zu feiern. Traditionell fand die erste einer ganzen Serie von Feiern im *Turnerheim* statt. Der Heimweg zog sich elend in die Länge. Wir hatten zwar seit der Tanzstunde gewisse Erfahrungen im Umgang mit Alkohol, aber dessen Wirkung nie ganz ausgetestet. So wurde diese Feier zu einer weiteren Prüfung. Nein, 68er wurden wir nicht, 58er dagegen mit Stolz.

Der Aufnahme in die Jungen Pioniere habe ich mich bis zur 7. Klasse entzogen. Dann wurde ich bei einem Appell nach vorn zitiert, nichts ahnend ging ich nach vorn und seitlich trat eine Mitschülerin hervor, legte mir das Halstuch um und sagte: „Eberhard, wir gratulieren Dir zum Eintritt in die Jungen Pioniere". Einen Antrag hatte ich nicht gestellt. Jahrzehnte später habe ich sie befragt, ob sie sich erinnern könne. Sie hatte alles vergessen. Vielleicht hatte der Direktor der Grundschule nur Probleme bei der Aufnahme in die Oberschule antizipiert und sie so umgangen. Der Aufnahme in die Freie Deutsche Jugend habe ich dann nur 4 Wochen widerstanden.

Gelegentlich fuhr meine Mutter nach West-Berlin, um einzukaufen oder Wünsche zu erfüllen. So bekam ich eine Niethose (die Jeansmode kam erst später) mit bunt karierten breiten Aufschlägen an den Hosenbeinen, sonst aus einfachem Tuch. Ich zog sie sogleich an, obwohl sie im Bund zu weit war, lief in die Schule und provozierte die Genossen-Lehrer, was prompt klappte. Später machte die Großmutter die Hose passend und wohl auch die Hosenbeinaufschläge ab, die eigentlich albern waren und mehr eine Provokation des guten Geschmackes und der Augen. Aber sie hatten „ideologisch" provoziert, mehr als manches spitze Wort zwischendurch.

1958 aber sollte das Studium folgen. Alle aus der Klasse studierten etwas und wussten das im Gegensatz zu heute vorher: 5 Medizin (vier kamen ans Ziel; zwei wurden sogar Professoren), 3 Landwirtschaft, 1 Veterinärmedizin, 1 Physik (wurde Professor), 2 Ingenieurtechnik, 1 Pharmazie, 2 Pädagogik. 7 promovierten, 3 erhielten den Professoren-Titel. Die heute sattsam bekannten Selbstfindungsjahre gab es noch nicht. Die Schule delegierte zum Direktstudium oder verhalf zu einem praktischen Jahr (arbeitende Jugendliche wurden immer gebraucht), d. h. ein Studium nach einjähriger praktischer Tätigkeit. Erst 'mal, das kam damals auf, gingen mehrere „freiwillig" zur Nationalen Volksarmee, was zugleich einen sicheren Studienplatz im Anschluss bedeutete, aber eben auch eigentlich zwei verlorene Jahre. Zwei der so Verpflichteten verließen erst mal prophylaktisch das Land, von einem hörten wir nie wieder (erst beim Klassentreffen 2017! tauchte er wieder auf, fast 60 Jahre nach dem Abitur; er war Chirurg geworden und hatte die Verbindungen zu allen verloren). Mit beiden hatte ich anfangs (1958–1959) Postkontakt, der sich ganz allmählich verlor. Mich hatte die Schule zu nichts delegiert, ich „lag" auf der Straße und verzog mich in die sozialistische Landwirtschaft in der Hoffnung, von da aus delegiert zu werden. Meine Absicht, zunächst einmal die Lehre eines Chemielaboranten aufzunehmen, haben die Betriebsärzte im Buna-Werk wegen des Asthmas abgelehnt (wie gut!). Auch meinen Versuch, durch Vit. B (= Beziehung) an der Universität in Halle unterzukommen, scheiterte. Und dem Hinweis eines Professors an der Universität Halle, besser in den Westen zu gehen, wollte ich nicht folgen. Am Ende fügte sich alles: die Fluchtwelle der Frustrierten schwoll derart an, dass volkswirtschaftliche Probleme auftauchten und der Staat in den sauren Apfel biss, beißen musste, und die Kinder der Enttäuschten doch noch studieren ließ und die Eltern damit im Land hielt. Nur mein Vater lag da schon tief in der Erde begraben. Und Computer, die das mit Leichtigkeit aufgezeigt hätten, gab es noch nicht. So wurde ich (bei zuvor als Begründung angegebener „vollkommener Auslastung" der Studienplätze) doch noch angenommen und studierte mit ca. 50 anderen mit nur vierwöchiger Verzögerung in Halle. Zu einem Jubiläum der Immatrikulation schrieb ich darüber.

Ich verließ Eilenburg zu neuen Ufern und war mir nicht bewusst, dass es eigentlich ein Abschied für immer war. Anfangs waren es nur kleine Schritte (bis nach Halle), dann größere (bis nach Berlin), dann große von Berlin nach Essen und von Essen nach Greifswald (und später sogar nach Island). Zwar war ich oft in Eilenburg (und bin es immer noch gern), wo die Mutter ab 1963 nach dem Tod der Großmutter allein lebte, aber polizeilich gemeldet war ich nicht mehr. 30 Jahre (1993) später starb dann die Mutter. Seither gibt es in Eilenburg keine Familie mehr, die dort ehemals sehr zahlreich vertreten war. Jetzt führen mich die Grabstellen und die Klassentreffen dahin.

Eilenburg ist Heimat geblieben. Doch „wo ist man daheim?[38] Das „Zuhause" (nämlich da wo der Teppich liegt, wie die Perser sagen) wanderte mit, die Heimat blieb. König Harald von Norwegen, an die Flüchtlinge aus anderen Ländern denkend, die „Norweger" geworden sind, definiert „Zuhause" allerdings etwas anders: „Das, was wir unser Zuhause nennen, ist dort, wo unser Herz ist – und das kann man nicht immer innerhalb von Landesgrenzen einordnen".[39] Bundespräsident Steinmeier spricht von

[38] Carl Zuckmaer: Als wär´s ein Stück von mir. S. Fischer Verlag, 1966, S. 9

[39] Lüdenscheider Nachrichten 21. Februar 2017

„Heimaten", also im Plural und hebt auf die besondere menschliche Situation in Deutschland nach der Völkerwanderung von 2015 ab. Was „Verlust der Heimat" wirklich bedeutet, kann wohl nur erfassen, wer tatsächlich davon betroffen ist.

Bis vor ganz wenigen Jahren hatte ich immer geglaubt, wir seien eine besondere Familie. Leider ist das nicht der Fall („Das war keine Enttäuschung. Das Mittelmaß kann nicht enttäuschen. Von denen, die durch Talent und Charakter über das Mittelmaß hinausragten, hatte jeder seine ganz persönliche Entscheidung zu treffen. Sehr wenige haben versagt – und niemand kann genau wissen, wie er an der Stelle des anderen gehandelt hätte.[40]), auch wenn der „militärische" Flügel der Familie von Kaiser Wilhelm II geadelt (Erbadel) wurde. Wir sind eine ganz durchschnittliche Familie, die vermutlich „kleinbürgerlich" genannt werden könnte.

Und noch etwas habe ich schmerzhaft gelernt: Ich glaubte, wir seien als Schulklasse eine feste verschworene Gemeinschaft, die nichts trennen kann. Aber es kam anders. Wir liefen beinahe grußlos auseinander und manchen habe ich erst nach 25 Jahren wiedergesehen, mit einigen habe ich aber immerhin bis heute Kontakt (auch über die ersten 25 Jahre hinweg), der allerdings meist von mir ausgeht. Das wiederholte sich übrigens nach dem Medizinstudium wieder, und auch als ich nach immerhin 20 Jahren das Institut für gerichtliche Medizin in Berlin verließ. Immer war ich vollkommen konsterniert. In Greifswald war es nicht anders, aber da war ich schon nicht mehr enttäuscht. Nur mit wenigen bin ich durchgehend befreundet. Von einem gewissen Alter an kommen keine neuen Freunde dazu. Über die Definition Freund kann man philosophieren. Gelesen habe ich eine gute Erklärung für das Auseinanderlaufen einer gefühlten Gemeinschaft: Eine Gemeinsamkeit, die nicht aus innerlichem Antrieb geboren ist, sondern durch zufällige Umstände oder auf äußeren Druck zustandekommt, wird stets nur solange bestehen, als das Gewicht des äußeren Druckes auf ihr lastet. . . [41]

Treffen würde es mich allerdings sehr, wenn der (inzwischen, u. a. durch Todesfälle geschrumpfte) Freundeskreis aus Studien- und frühen Berufsjahren auch noch zerfällt. Krankheit und Tod tun so schon das ihre. Manchmal reden wir schon mehr übereinander als miteinander. Es wird ja im Alter schwieriger, Kontakt zu halten. Und der Druck von außen, der Freundschaft begünstigen und erhalten kann, ist auch nicht mehr so groß. Warten wir es ab, aber viel Zeit dazu ist nicht mehr. Trotzdem trifft sich ein harter Kern bis heute an unterschiedlichen Orten.

[40] Siehe Fußnote 38; S. 448

[41] in: Heinz Rein, Finale Berlin, Lizenzausgabe 2017 Ullstein, Frankfurt, S. 499; Erstausgabe Dietz, Berlin 1947

Kapitel 3

Halle[42]

Alles begann mit einer Ablehnung. Der Zufall spielte eine große Rolle. Die Oberschule hatte grundsätzlich die Möglichkeit, bei gegebenen Leistungen und sonstigem Wohlverhalten oder entsprechender Herkunft bzw. bei bestimmten gesellschaftlichen Positionen ein Studium sofort oder mit Verzögerung (sog. praktisches Jahr in der sozialistischen Produktion – zur Reifung der Persönlichkeit!) zu empfehlen. Bei mir hatte sie keinen Vorschlag gemacht, vermutlich da ich ein Kind aus der Schicht (nicht Klasse!) der Intelligenz war – und bei den Lehrern sonderlich beliebt war ich auch nicht.

Ich entschied mich für die Universität Halle aus Familientradition, und weil dort der bekannte Kieferorthopäde Prof. Reichenbach[43] wirkte, der mit meinem Leipziger Onkel zusammenarbeitete. Reichenbach hatte großen Einfluss. Später[44] geriet er in Diskrepanzen zum Staatssystem der DDR und den Mächtigen und wurde mehr oder weniger geräuschlos in den Ruhestand versetzt, als die DDR hinlänglich gefestigt war, keineswegs vorher! Reichenbach residierte in der Zahnklinik in der Großen Steinstraße in einem, nach meiner Erinnerung, großen, stilvollen Arbeitszimmer mit elegantem (Perser-)Teppich. Meine Mutter und ich hatten einen Gesprächstermin bei ihm erhalten. Es stellte sich heraus, dass er keinerlei Einfluss auf die Vergabe von Studienplätzen hatte. Das Gerücht ging um, dass der jeweilige Dekan einige wenige Plätze persönlich vergeben könnte. R. war nicht mehr Dekan, und es hieß, sein

[42] teilweise geschrieben für ein Studienjahrestreffen der Universität Halle 2007

[43] Erwin Reichenbach, Prof. Dr. med. dent. Dr. med.; 1.8.1887–24.1.1973

[44] E.R.: 1962 zwangsweise emeritiert und von der Funktion als Senatsmitglied der Akademie für ärztliche Fortbildung entbunden, in: Müller-Enbergs, H., Wielgohs J., Hoffmann; D; Herbst A., Kirschey-Feix,I.: Wer war wer in der DDR, Ch.Links Verlag Berlin, 2010, 5. aktualisierte und erweiterte Neuausgabe

Nachfolger, der Dermatologe Theodor („Tripper-Theo") Grüneberg[45], hätte „seine" Plätze schon vergeben. Mein Bruder lebte seit dem Beginn seines Medizinstudiums 1950 in Westdeutschland. Als ich nach dem im Wesentlichen negativen Gespräch mit R. vorsichtig fragte: „Herr Professor, was soll ich denn nun machen", antwortete er: „Wo wohnte doch gleich ihr Bruder?". Dieser Hinweis war nicht misszuverstehen. Darauf ich: „Das wollte ich gerade nicht machen", daraufhin er: „Dann kann ich Ihnen nicht helfen!". Dass es mich im Lande hielt, hätte man gut „verkaufen" können.

Zunächst wollte ich als Auszubildender in Buna unterschlüpfen, was die Betriebsärzte dort zu Recht verhinderten. Schon die obstartigen Gerüche dort hatten in mir Übelkeit erzeugt, als ich mit dem Werksbus frühmorgens zur betriebsärztlichen Eignungsprüfung ankam. Das Kombinat Chemische Werke Buna in Schkopau war eine „Dreckschleuder" sondergleichen. Da konnte ein anfälliger Asthmatiker nicht arbeiten. Ich verdingte mich in der Hoffnung auf eine spätere „Delegierung" zum Studium im Volksgut Eilenburg und lernte alle „Vorzüge" der sozialistisch (un-)geplanten Landwirtschaft kennen, was bedeutete, dass man 10 und mehr Stunden auf einem Maishäcksler saß, um die von Chrustschow[46] favorisierte Maisernte („Der Mais, der Mais, die Wurst am Stängel!") einzubringen. Zur gleichen Zeit wurden völlig unkritisch, aber in der großen Sowjetunion erfunden, Rinderoffenställe gebaut, was dazu führte, dass die „untrainierten" mitteldeutschen Rinderbestände weniger Milch produzierten, im Winter auf dem zu Eis gefrorenen Urin ausrutschten und sich die Knochen brachen und außerdem die fast tuberkulosefreien Rinderbestände wieder häufiger tuberkulös wurden. Aber von der Sowjetunion lernen, hieß siegen (sächsisch: siechen?) lernen.

1958 ging eigentlich der Staat DDR erstmalig in die Knie. Es verließen derartig viele Menschen, darunter Angehörige der Schicht der Intelligenz, das Land, u. a. weil die Kinder nicht studieren durften. Zugeständnisse und ein entsprechender Politbüro- oder ZK-Beschluss wurden nötig. So erhielt ich völlig überraschend (mit der Post) 4 Wochen nach Semesterbeginn eine Zulassung zum Medizinstudium in Halle. Freitags noch auf dem Feld, fand ich mich montags zur (Nach-)Immatrikulation ein. Ich befand mich in einer Gruppe von etwa 40–50 Gleichbehandelten wieder. So war ich letztendlich ohne Zeitverlust doch direkt zum Studium gekommen, entgegen den Absichten meiner Schule und ohne jemals auch nur einen Tag Soldat gewesen zu sein, gewissermaßen nach der Jugendweihepflicht (seit 1955 wurde dieses erwartet) und vor der Militärpflicht, die später den Werdegang stark beeinflussten.

Es war nicht gerade eine Weltreise, nach Halle zu gelangen. Der Zug fuhr um 6 Uhr, 90 Minuten später war man in Halle Hauptbahnhof. Harte Bänke, zum Zug passende

[45] Theodor Grüneberg, Prof. Dr. med.; 5.1.1907–1.12.1979

[46] Nikita Sergejewitsch Chruschtschow, 1894–1971, 1953–1970 Parteichef der KPdSU und Vorsitzender des Ministerrates der Sowjetunion

Fenster und Türen, nämlich zugig, im Winter oft kalt, deshalb trug ich Lodenmantel, in den man sich gut einrollen konnte. Im Frühjahr sah man auf den Bahnreisen auf den Feldern damals noch 50 bis 60 Hasen herumtollen. Und einmal sogar sah ich in der Nähe von Delitzsch ein blühendes Tulpenfeld, es war beinahe wie in Holland – jedenfalls so, wie ich mir Holland vorstellte.

Ich bekam einen Wohnplatz in Halle-Dölau in einem Internat, im Walde gelegen. Ich wurde einem Zimmer zugeordnet, in dem schon 5 andere Kommilitonen wohnten (Schneider, Hoepffner, Röhl, Simon und Meyer). Ich hatte keinen Schrank, keinen Stuhl, keinen Platz am Tisch und wäre wohl auch nicht geblieben, wenn mir nicht Wolfgang Hoepffner bei den ersten Schritten geholfen hätte. Man bedenke: Morgendliches Wecken mit Trillerpfeife, manchmal die Waschbecken mit Erbrochenem gefüllt bzw. verschmutzt, der verhältnismäßig lange, pfützenreiche, unbefestigte Weg zur Reichsbahn und zu Fuß entlang des Mühlgrabens zur Uni durch Viertel von Halle, die heute nicht mehr stehen, zum Institut für Chemie am Schloßberg. Also bemühte ich mich um eine Bude und bekam sie in der Kleinen Ulrichstr. 18a zugewiesen, heute ein in Schönheit wieder erstrahltes Jugendstilhaus, was damals nicht zu erkennen war. Auch Kneipen – so wie heute – gab es damals in dieser Straße nicht.

Halle war immer schmutzig, schon das nahm mir die Luft. Die Asthmaanfälle kamen meist nur nachts. Anfangs half ½ Tablette eines Asthmamittels (Name vergessen, Iminol? von Boehringer), später 1, dann 1 ½ und dann halfen selbst zwei Tabletten nicht mehr, sie machten nur noch Durchfall. Das Klo aber war in der Nachbarwohnung, es lag an einem langen Gang und es war ein weiter Weg; mit innerem Druck und ohne genügend Atemluft war es schwierig, es rechtzeitig zu erreichen. Ganze Nächte habe ich stehend und um Luft ringend am Fenster, aufgestützt auf das Fensterbrett, gestanden (da war die Atemhilfsmuskulatur besser einzusetzen, das hatte ich gerade gelernt). Wegen des dichten Nebels war nichts zu sehen. Der Nebel war so dicht, dass gelegentlich ein Auto vor der Straßenbahn durch die enge Große Ulrichstraße fuhr, damit der Fahrer der Straßenbahn wenigstens etwas erkennen konnte. Und die Luft war so schlecht und „chemielastig“, dass Hausfrauen wöchentlich ihr Silber putzen mussten, sofern sie so etwas besaßen. Von der Wohnung, in der ich wohnte, war es nicht weit zum Klinikum und auch nicht zu den naturwissenschaftlichen Instituten, nicht zur Mensa und nicht zur Bibliothek. In Halle war eigentlich nichts „weit weg“. Aber wenn man keine Luft kriegt, wird jeder Weg zur Qual. Selbst zur Haltstelle der Straßenbahn „7“, die ganz benachbart war („dreimal lang hinfallen und man war da“), brauchte ich im Atemnotzustand 15 oder mehr Minuten.

Die Wohnung lag in der 4. Etage bei Familie Drangmeister, sie Sekretärin im Schlachthof Halle und Genossin, er, ein braver, biederer Mann bei der Reichsbahn beschäftigt, der Sohn im Westen. Sie begrüßte mich mit folgenden Worten: „Wenn Sie katholisch sind, nehme ich Sie nicht!“ Mein Vorgänger in der Bude, auch ein Student, war katholisch und in den Westen gegangen, wodurch sie als Genossin Schwierigkeiten bekommen hatte. Sie schob ihre Probleme mit der Partei den Katholiken in die Schuhe. Nun, katholisch war ich wirklich nicht. Es gab oft eine gute Fleischportion zu essen (Deputat vom Schlachthof) und dienstags durfte ich „Soweit die Füße tragen" im Westfernsehen mit ansehen; sie klopften sogar bei Filmbeginn an meine Türe. In Halle sah man „Westfernsehen" eigentlich immer ganz gut. Die Wohnung lag nur wenige Schritte vom Chemischen und Physikalischen Institut entfernt. Trotzdem bekam ich kaum einmal einen Sitzplatz (außer auf einer Treppenstufe). Durch die Nachimmatrikulation hatte ich mich mit Rainer Hoell befreundet. Er hatte ein Motorrad. An der Ecke Große Steinstraße zur Großen Ulrichstraße aßen wir beinahe täglich an einem Stand eine Thüringer Bratwurst. Heute ist die kriegsbedingte Baulücke mit Geschäftshäusern geschlossen. (Ich fuhr nur zweckgebunden mit, immer ohne Helm, was ich heute nicht mehr tun würde.)

Die Woche begann mit der Vorlesung über den historischen und dialektischen Materialismus im Hörsaal der Chirurgischen Klinik, wo ich meist auf einer hinteren Bank einigermaßen ungestört das Sportecho lesen konnte. Donnerstags war dann nach „Studium der Klassiker" das GeWi-Seminar. Es wurden wieder und wieder inhaltsgleiche Antworten erwartet und brav aufgesagt, wozu ich mich kaum entschließen konnte, wenn der Gedanke oder das Gelernte schon vorgetragen waren. Deshalb war ich relativ stumm.

Die Reihenfolge der Vorlesungen war an mehreren Tagen identisch: Chemie, Physik, Freistunde, Anatomie, Biologie. Dazu kamen Sprachunterricht Russisch, Sport, später Praktika in Chemie, Physik, Verbandskurs bei OA Dr. Rockstroh. Das Institut für Gerichtsmedizin (jetzt Rechtsmedizin) hatte fähige Direktoren, darunter leider einen üblen Nazi. Damals aber habe ich immer nur ein Schild gelesen an der Anatomie in der Steinstraße mit Hinweis auf das Institut für Gerichtsmedizin im Franzosenweg um die Ecke, der Name des Direktors[47] war mit Pflaster verklebt. Er hatte gerade die DDR in Richtung Westen verlassen, um sich dann etwas später dort das Leben zu nehmen. Dazu schien mir der Ortswechsel nicht nötig.

Den Sportunterricht auf den Ziegelwiesen habe ich nie besucht und wurde von Seminargruppensekretär Peter Paucke, der später zum Studium an die Militärmedizinische Sektion nach Greifswald ging, gut vertreten und entschuldigt, denn ich hatte infolge des Asthma bronchiale ein schweres Handicap und konnte nicht mehr eine ganze Woche in Halle durchhalten. So spielte es sich ein, dass ich montags kam und dienstags nach Hause fuhr, den Mittwoch aussparte, um dann donnerstags und freitags bzw. für das Chemiepraktikum auch am Sonnabend (bis mittags) am Studienort zu bleiben. Das führte dazu, dass ich in Halle bei den wenigen, die mich

[47] Rudolf Koch, Prof. Dr. med., 1909–1963

kannten, als besonders faul galt. Zu Hause in E. war das nicht viel anders. Aber eigentlich war ich krank.

Das Chemiepraktikum war schon in dem neuen Institut in Kröllwitz. Ich erinnere mich quälend langer Analysen, die nie richtig stimmen wollten. Wir gingen dann im Saale von einem Assistenten zum anderen und verkündeten immer andere Ergebnisse, in der Hoffnung, so die Fehler zu finden bzw. die richtigen Resultate mehr indirekt als durch Analyse zu bekommen. (Ein späterer Freund berichtete aus dieser Zeit seines Studiums in Berlin völlig anders: Sie hatten alle Proben in einen Topf verbracht, gut gemischt und neu verteilt. Daraufhin war in jeder Probe alles. Die Assistenten verzweifelten, prüften nach und fanden alles! Damit war das Testat erledigt.) Die wöchentlichen Physikpraktika hatten in jeder Woche ein Testat zur Folge. Ich – nicht allein – bin bald aus dem Rhythmus gekommen und hatte Rückstand. Irgendwie fehlten der Mut (und die Kenntnisse) und statt uns prüfen zu lassen, zogen wir in eine Kneipe am Hallmarkt (heute: Mönchshof), eine reine Bierkneipe mit gescheuerten Holztischen, in der es donnerstags Speckkuchen gab. Damals lähmten mich fünf Gläser Bier vollständig. Das wurde später nach und nach „besser".

Auch in der Anatomie habe ich nur sehr selten einen richtigen Sitzplatz gehabt. An die übersichtlichen Vorlesungen der Oberärztin Dr. Weiß erinnere ich mich noch gut, sie war eine charmante Frau. Wenn die Anatomie nicht gewesen wäre und der Verbandskurs, hätte man auch denken können, man studiert Naturwissenschaften. Anatomie war nicht einfach, die Person des (höchstintelligenten) Institutsdirektors[48] war noch wesentlich komplizierter. Die kleine rundliche Professorin Paula Hertwig (1889–1983) stammte aus der berühmten Familie von Naturwissenschaftlern und vertrat das Fach Biologie. Der Hörsaal der Anatomie war für Mediziner und Zahnmediziner zusammen zu klein, was bedingte, dass Treppenstufen und Fensternischen besetzt und hinter der letzten Sitzplatzreihe alle Stehplätze eingenommen wurden. Ich erinnere mich, im Präparationskurs ab 2. Semester „nur" nach dem kleinen Voß/Herrlinger unendlich viel für die Testate, die in dichter Folge auf uns zurollten, gepaukt zu haben.

Die Mensa lag in der kleinen Straße mit Namen *Harz.* Man kaufte Essensmarken, die loszuwerden nur ante hoc möglich war, also verfielen sie dann meist. Mein erstes Essen war abscheulich, die Umgebung stark gewöhnungsbedürftig. So spielte sich das mit den Bratwürsten (s. o.) ein, oder wir besuchten eine kleine Ladengaststätte in der Gr. Steinstr. und aßen für 40 Pfennig einen Teller Suppe oder man ging in eine „Ponnydiele" in der Nähe des Universitätsringes und aß Pferdebuletten, 2 Stück mit Sauerkraut und vorzüglichen Salzkartoffeln für 90 Pfennig.

Die kulturellen Angebote habe ich in Halle mangels Gelegenheit nicht genutzt, und ich habe fakultativ auch nur einige Vorlesungen in Geschichte der Medizin bei

[48] Joachim-Hermann Scharf, Prof. Dr. med. Dr. rer. nat., 1921–2014

Professor Zaunick[49] gehört, diese immerhin sehr interessant. Sonst las man außer *Sportecho* die *Freiheit* und war genauso informiert wie jeder andere im Land, der die gleichgeschaltete Parteipresse las.

In dem engen und überfüllten Hörsaal für Anatomie sah man erst, dass es sehr hübsche Mädchen im Semester gab. Die meisten studierten wohl Zahnmedizin. Für eine Freundin aber hatte ich keine Zeit und war durch die Krankheit behindert. Ich erinnere mich aber, dass wir uns gegenseitig erzählten, wenn die Hübschen im Studienjahr bis zum Physikum keinen Doktor hätten, müssten sie den Dr. wohl selbst machen.

Eines Tages im 2. Semester hatte mich die Not zum Studentenarzt getrieben, einem HNO-Arzt, der mir dringend empfahl, den Studienort nach Berlin zu wechseln wegen der bekannt besseren Luft für Asthmatiker. Er hat dadurch die Weichen nach Berlin gestellt. Ich habe nie darüber nachgedacht, was aus mir ohne ihn geworden wäre. Aber nach Berlin wollte ich eigentlich nicht; schließlich war ich immer noch ein „Landei". Schweren Herzens beantragte ich den Hochschulwechsel. Das kam so an wie „versuchte Republikflucht mit staatlicher Genehmigung", einfach so nach Berlin, in die Frontstadt, in die Nähe des Klassenfeindes? Schließlich wurde nach einer gewissen Bearbeitungszeit (vermutlich durch eine geheime Spezialabteilung) „unter dem Vorbehalt des bestandenen Vorphysikums" der Wechsel genehmigt. Ich erinnere mich der Prüfungen vage. Chemie war mühsam, Physik durchschnittlich. In Biologie wurde ich in Genetik geprüft. Ich hatte nicht viel Ahnung und das Oberschulwissen des stalinistischen Biologielehrers (er war ja zuvor in der NSDAP gewesen und hatte einiges gut zu machen!) noch gut in Erinnerung. So berief ich mich auf Lyssenko[50], der Umwelt für wichtiger als die Vererbung hielt, was natürlich in einem „genetisch" geprägten Institut schlecht ankam. Da aber die Prüferin sich auch nicht in den Gegensatz zur Staatsdoktrin setzen wollte – in der DDR hatten wir den Stalinismus damals noch nicht überwunden! –, brach sie schließlich sichtlich genervt, enttäuscht und wohl auch gekränkt die Prüfung ab, ich aber hatte bestanden! Noch kurioser war die „Gewi-Prüfung". Ich hatte eigentlich keinen rechten Durchblick und es interessierte mich auch nicht (sonst hätte ich ja Philosophie studiert!). Die Frage kam, wie mich das 1. Jahr des Philosophiestudiums beim Medizinstudium vorwärts gebracht hätte. Als hätte ich es geahnt, hatte ich eine Antwort auf diese mögliche Frage vorbereitet. Natürlich konnte ich in wohlgesetzten Worten, fast geschliffen, antworten und ... erntete sprachlose Gesichter bei den Prüfern, was mich verwirrte. Lag ich so daneben? Schließlich meinten die beiden Prüfer überrascht: „Sie können ja reden!". Also Sieger nach Punkten ... und Prüfung bestanden, auf nach Berlin!

[49] Rudolp Zaunick, Prof. Dr. med. h.c., 1893–1967

[50] Trofim Denissowitsch Lyssenko, sowjetischer Biologe und Agronom, 1898–1976

Ich bekam ein postkartengroßes Zettelchen, das mir mit Stempel und Unterschrift bestätigte, das Studium in Berlin fortsetzen zu dürfen. Wie gut, denn ich kam in eine Kontrolle (diese Kontrollen sollten Republikflucht im Vorfeld verhindern) im Zug nach Berlin und musste den von der Mutter umsichtig und sehr ordentlich gepackten Koffer öffnen. So sahen die Koffer von Fluchtwilligen aus: alles Wichtige war bedacht. Aber das Zettelchen der Uni legitimierte mich und ich kam gut in Berlin an. Meine Studentenakte aber nicht. Sie war wochenlang unterwegs und ich konnte nicht immatrikuliert werden. Meine Gedanken waren: Da haben sie dich nicht im Vorphysikum herausprüfen können und nun erledigt die Deutsche Post die Fortsetzung des Studiums. Aber nach Wochen bangen Wartens trudelten die Akten doch noch in Berlin ein. Aus meiner bis dahin „ungesetzlichen" Fortsetzung des Studiums wurde eine legitimierte.

Halle hatte ich als stark zerstörte Stadt in Erinnerung, schmutzig und oft neblig. Erst nach dem Fall der Mauer habe ich bemerkt, dass die Stadt eigentlich nicht wesentlich kriegszerstört gewesen ist, ganz im Gegenteil, sie hat wunderschöne Bezirke mit herrlichen Wohnbauten und Parks und auch Schwimmbäder, ein Theater u. v. a. m. Durch den Wegfall oder die Reduzierung der Chemieindustrie (und bessere Filteranlagen) ist Halle im Vergleich zu unserer Studienzeit fast ein Luftkurort; ich bin später häufiger da gewesen und hatte nie wieder Atembeschwerden. Und fast, aber nur fast, wäre ich auf dem Lehrstuhl für Rechtsmedizin gelandet, denn ich hatte einen 2. Listenplatz.

Bei meinem ersten Besuch eines Studienjahrestreffens im Jahr 2007 in Halle kehrte manche Erinnerung zurück, aber die Lücken blieben groß. Alles hat sich zu einem schönen Komplex verklärt. Und dabei wollen wir es belassen.

In Halle war ich nur 1 Jahr (= 2 Semester); ich war nicht viel anwesend, weil häufig krank; es reichte aber, um einen bleibenden Freund aus dieser Zeit zu requirieren.

Kapitel 4

Studium in Berlin

Seit 1959 studierte ich in Berlin. Von einem, der sich „entwestet" hatte, übernahm ich die „Bude" in der Nähe des Alexanderplatzes. Es war ein schönes, großes Zimmer mit Parkettfußboden. Zwei Buslinien führten von da aus in die Nähe der Charité (Kurt Böwe beschreibt heute die moderne Charité als „gigantisches Menschenausbesserungswerk" und stellt sie der alten Charité (an der ich studierte), die er wenigstens als „wohnlich" bezeichnet[51]) und der umliegenden Institute gegenüber. Die S-Bahn und die U-Bahn führten wenigstens in deren Nähe. Die Bude war sauber, teuer (60 M monatlich) und kalt, aber das Haus wurde alsbald abgerissen und verschwand mit der ganzen Straße. Der Straßenzug (Elisabethkirchstraße) fiel nämlich den Baumaßnahmen um das neue Haus des Lehrers zum Opfer. So landete ich in der Dimitroffstraße, zeitgemäß umbenannt – jetzt wieder *rückumbenannt* in Danziger Straße –, in einem kleinen Zimmer (für 25 M monatlich; meist schmutzig, mit Bett, Tisch, Stuhl, Sessel, Kleiderschrank, Regal) anfangs zum tristen Hof, später nach Umzug innerhalb der Wohnung zur Straße gelegen, die damals ein Kopfsteinpflaster bedeckte, sodass jedes Milchfahrzeug mich zeitig früh durch großes Geklapper weckte. Im sog. Badezimmer stand ein kleines Handwaschbecken mit fließendem kaltem Wasser zur Verfügung. Die Wirtin war eine Berlinerin, deren Deutsch grob fehlerhaft war. Sie hatte eine Katze und sagte: *Dat Tier liebt mir!* Sie machte nur sporadisch sauber. Ich blieb ein Jahr.

Jahrelang waren Besuche in Westberlin (für Studenten eigentlich) verboten, was aber kein Hinderungsgrund war, dahin zu fahren, zumindest war es unerwünscht und Besuche in Westdeutschland waren gänzlich unmöglich. An die Westberlin-Verbote haben wir uns nicht gehalten. Selbst in intensiven Lernphasen fuhr ich oft am Morgen

[51] Kurt Böwe, Mein Leben, S. 256

nach Gesundbrunnen, um mir eine der Sensationszeitungen zu kaufen, die gut ins Bild setzten. Manchen Kommilitonen traf man häufiger in den Uraufführungskinos in der Umgebung von Bahnhof Zoo und Kurfürstendamm als im Hörsaal. Und außerdem lebten Onkel und Tante – beide Geschwister meines Vaters – dort, allerdings in einem vollkommen anderen Lebensstil als zu Hause gewohnt. Also teilte ich mein Leben zwischen diesen Polen auf. Ein Wochenende war ich bei meiner Mutter, eines bei der Tante und eines beim Onkel, der einzigen Schwester und dem jüngsten Bruder meines Vaters. Er hatte eine eigene Lebensauffassung, lebte auch sein eigenes Leben, war durchaus auch familiär, hatte sich aber eigene Rückzugswege erschlossen. Erst Jahre später zeigte er mir eine kleine aufklappbare Karte, eine Art Visitenkarte, die er stets bei sich trug. Auf der Vorderseite stand: Mit jedem Tag meines Lebens erhöht sich zwangsläufig die Zahl derer, die mich am A... lecken können ... und auf der Innenseite stand: ... und Sie gehören auch dazu! Und er zeigte sie auch wortlos diesem und jenem Zeitgenossen. Ich habe kein Exemplar davon, wüsste aber wohl, wem ich es zeigen könnte. Und außerdem hatte er in der Brieftasche eine aufgeschriebene Information eines türkischen Patienten, der kein Deutsch konnte und dem ein anderer Türke in seinem seinerseits schlechten Deutsch folgendes aufgeschrieben hatte: Armer meini Pipi, viele Simerse – er hatte eine frische Tripperinfektion. Das war in den frühen 60er Jahren. Viele Migranten sprechen heute besseres Deutsch, viele auch nicht. Und gonorrhoische Infektionen gibt es immer noch[52].

Ebenfalls in den frühen 60er Jahren arbeitete mein Bruder als Arzt in West-Berlin, vermied es aber, den „Osten“ zu betreten. Dafür gab es eigentlich keinen Grund. Es war die undefinierte „Russenangst“. Wir trafen uns regelmäßig und lebten so ganz aktiv „geteilte“ Familie. 1960 war es auch, als wir im Olympiastadion die westdeutsche Leichtathletik-Meisterschaft besuchten und viele der Kandidaten sahen, die später in Rom Olympiasieger wurden. Ob wir nicht nach Rom zu den Olympischen Spielen fahren sollten, war eine nicht ganz ernsthaft diskutierte Frage. Und so „nahe“ sollten die Olympischen Spiele auch nie wieder kommen. Denn 1964 waren sie in Tokio und 1968 in Mexiko – unerreichbar bei längst geschlossener Grenze und auch damals unüberbrückbarer Entfernung. Dass ich „nur“ 23 Jahre später trotz Grenze ¼ Jahr in Tokio arbeiten würde, erschien völlig illusorisch.

Am 1. Mai 1960 demonstrierten wir beide in Berlin, er vor dem Reichstag, ich (pflichtgemäß) auf dem Marx-Engels-Platz, ich für den Frieden, er auch. Jeder für einen anderen Frieden? Eigentlich herrschte Kalter Krieg, der jederzeit wieder entflammen und ein heißer werden konnte. Aber das haben wir erst Jahrzehnte später gemerkt,

[52] Mein Bruder schrieb als Schiffsarzt der Hamburg-Amerika-Linie (Hamburg-Süd) die Diagnose als Morbus Neisser in sein Tagebuch, um sie bzw. den Namen des Patienten, ein Matrose, vor den neugierigen Augen des Kapitäns zu verbergen. Den Erreger hatte Albert Neisser (1855–1916) entdeckt

eigentlich erst, als der Kalte Krieg (eine Zeit lang?) beendet war. Nun kommt er wieder mit allen Gefahren.

Zu Hause war alles (klein-)bürgerlich geregelt. Onkel und Tante (in Berlin W) dagegen machten die Nacht zum Tage, es wurde getrunken und geraucht. Später habe ich einen 4-Wochen-Rhythmus eingeführt und hatte so auch ein Wochenende für mich. Im Sommer 1961 fuhr meine Mutter nach Rendsburg und begab sich mit dem Bruder, der dort arbeitete, auf eine Rundreise in dessen erstem Auto, einem Käfer (für damals ca. 4 000 DM) zur (noch) großen Familie, die ganz überwiegend in Westdeutschland siedelte. Ich bekam von meinem einzigen aus der Zeit in Halle verbliebenen Freund eine Karte aus Bad Reichenhall mit dem Bemerken: es ist ja gerade leicht, einen Passierschein zu bekommen und da bin ich gleich gestartet. Das regte mich an. Ich meldete mich in Berlin polizeilich ab, weil ich glaubte, in der Masse von Antragstellern unterzugehen und in Eilenburg wieder an und beantragte sofort eine Westreise und bekam sie auch. Sogleich bin ich, als meine Mutter schon zurück war, auch nach Rendsburg zum Bruder gefahren (u. a. mit Zelt und Überzelt, was wir dann nicht gebrauchten). Für den Frühstückstisch kaufte ich dort Honig und für den Abendtisch Harzer Käse, einfache Produkte, aber zu Hause im Osten lange vermisst und kaum zu haben. So harmlos waren die Ansprüche. Der Bruder wurde krank und lag auf seiner „eigenen" Station. So war ich auf mich gestellt und folgte den harmlosen Vergnügungen wie Kinobesuchen, oder wir machten, als der Bruder wieder hergestellt war, Ausflüge nach Kiel, wo ich das erste Mal Hähnchen vom Grillspieß aß, und Schleswig, wo ich mir ganz bestimmte Schuhe kaufte. Die ersten Grundzüge des Autofahrens habe ich dort auch gelernt. Wir fuhren auf schmaler, aber autofreier Straße neben dem Nord-Ostsee-Kanal (Kaiser-Wilhelm-Kanal), mein Bruder fuhr und lenkte, ich schaltete nach Gehör oder auf seinen Hinweis. Die Eröffnung des Straßentunnels von Rendsburg war auch in dieser Zeit. Anderntags entdeckte ich mich auf einem Foto zum Eröffnungsbericht in der „*Welt*". Wir waren dann gemeinsam mit der frisch verheirateten Berliner Cousine in St. Peter-Ording und einen Tag auf Helgoland, das ich Jahrzehnte später noch 4x besuchte. Einmal habe ich dort sogar wenige Tage Urlaub gemacht, den ich als sehr interessant und wiederholenswert in Erinnerung behalten habe. Täglich stand in der BILD-Zeitung, wie viele DDR-Bürger am Vortag wieder das Land verlassen hatten. Schneller als durch diese Zeitung erfuhr die Staatsführung der DDR die Zahl der Geflüchteten auch nicht. Es waren täglich Tausende. Einmal war es die Zahl 2 800! Und ich betrachtete das mit Sorge. Die letzte Staatskrise war erst wenige Jahre her. Da war klar, dass etwas geschehen musste. Und es geschah etwas. Wenn man es ganz mechanisch betrachtet: ein defekter Eimer läuft aus und muss gelötet werden. Die Lötstelle war die Mauer. Es hängen natürlich Schicksale dran und die Art und Weise der Trennung und die Behandlung des eingemauerten Restes, wenn er sich nicht als staatstragend erwies, war oft unmenschlich. Die offizielle politische Begründung für die Grenzschließung war lächerlich. Wir waren stets vorsichtig und verhielten uns nicht anders als in der NS-Zeit! Im Gegensatz zu vielen in der Familie konnte ich mir gut vorstellen, dass man auch eine Stadt wie Berlin teilen kann, so wie es dann geschah. Als wir am 13. August in der Familie eines Cousins meiner Mutter im Holsteinischen frühstückten, hörten wir im Radio, dass in Berlin die Grenzen geschlossen worden waren. Berlin war das letzte Loch zur Flucht aus dem Ostblock in den Westen. Sogleich wurde ich gewarnt, zurück zu gehen. Die nun zementierte (das war ganz wörtlich zu nehmen) Trennung des Landes machte uns sehr betroffen. Da ich das Physikum in der Tasche hatte, hätte ich sogleich weiter studieren können, ohne noch einmal Abitur machen zu müssen. Lange nachgedacht habe ich nicht, für mich war die Rückkehr klar. Aber es waren noch mehr Eilenburger Familien betroffen. Unser Hausarzt war mit der ganzen Familie „im Westen“ im Urlaub und blieb. Der Sohn des Nachfolgers meines Vaters blieb auch. Wir haben uns gegenseitig am Telefon informiert. Später fiel mir auf, dass zwar viele mich zum Bleiben anregten, aber keiner andeutete, wie das finanziell gestaltet werden könnte (sprachlich hieß das schon: wie das zu finanzieren sei!).

Aus der Retrospektive waren die staatlichen Maßnahmen des Ostens logisch, sogar verständlich, die Begründung („antifaschistischer Schutzwall“) aber kläglich. Die aktuelle Betroffenheit überwog aber alles. Als dann später Rentner (sie waren ökonomisch unwichtig, eher störend) in den Westen reisen konnten, brachte ich meine Mutter 1964 zum Berliner Ostbahnhof an den Zug und dachte, in 41 Jahren kannst du auch reisen. Ich durfte es dann schon 12 Jahre später. Aber, wie oben beschrieben, Bodenständigkeit war uns in die Wiege gelegt und über „Abhauen“ habe ich nie ernsthaft nachgedacht. Schon 1955 schreibt Scholz allerdings[53]: *„ Möcht ´mal den sehen in der DDR, der daran nich schon bei passender Gelegenheit jedacht hätte! . . . Aber sehn Se, Staatsbürger von irgendeinem Staat sind Se immer, ooch auf´n Jalapagos; . . . Und die Staatsmacht aufhalten, wenn die mit'm Mal anfängt, alles in Grund und Boden zu regieren, könn'n Sie nich und keiner . . .* “ Die Bedeutung von Bodenständigkeit oder nennen wir es Heimatliebe verstanden die Mächtigen nicht, hielten das wahrscheinlich nicht für möglich. Ihnen ging es immer nur um Machtbesitz und -ausübung und Ideologie. Misstrauen gegen jedermann, der nicht eindeutig klassifiziert war, war das Übliche.

Die dominierenden Lehrer an der Universität waren Waldeyer (Anatomie, 1901–1970), ein bürgerlicher Mann mit interessantem Lebensweg, Rapoport (physiologische Chemie, 1912–2004), der höchstintelligente Linksintellektuelle, aber so schwierige Mensch, ebenfalls mit interessantem Lebensweg und Pichotka (Physiologie, 1911–1991), eine ebenso hochbegabte und anders schwierige Persönlichkeit. Politisch waren sie

[53] Hanns Scholz, Am grünen Strand der Spree, Hoffmann und Campe, Hamburg, 1978, 12. Aufl., S. 257

Antipoden. Eigentlich konnte man nicht bei allen gleichzeitig anecken. Ich schaffte das bei Zweien und die Poren im Filter Physikum waren eng. Es hatte eine Verschiebung beim erfolgreichen Bestehen schwieriger Prüfungen in der Familie gegeben. Ob das bereits ein Ausdruck heutzutage beobachteter Noteninflation war, wäre eine Betrachtung wert. Während der Vater und seine Brüder aus den unterschiedlichsten Gründen Probleme beim Erwerb des Abiturs hatten, trat dieser Fall bei meinem Bruder und mir erst im Physikum auf. Gleichviel – mit einer kleinen Hängepartie wurde auch das ausgeglichen. Das Physikum war bestanden, die Grenze geschlossen, mit der Wirtin ging es so nicht mehr weiter. Auf einen Tipp hin lief ich zum Wohnungsamt, um mir die Zuweisung zu einer bestimmten, schwer vermietbaren Wohnung zu besorgen. Ich musste nach harscher Belehrung auf dem Wohnungsamt lernen, dass man keinen Anspruch auf einen bestimmten Wohnraum hat. Dafür musste ich mir zunächst 3 andere elende Wohnungen, eigentlich „Löcher", ansehen. Ich wurde behandelt, wie man auf Ämtern eben behandelt wird! Durch Hartnäckigkeit und nur weil auch in diese Bude keiner wollte, bekam ich schließlich die Zuweisung, was als großer Sieg gefeiert wurde. Sie lag in der Choriner Straße, im Stadtteil Prenzlauer Berg, ziemlich zentral in (Ost-)Berlin, nicht allzu weit von der Charité entfernt und noch viel näher an der Zionskirche, die viel später als Sitz der Umweltbibliothek und „Kirche von unten" sehr bekannt wurde. Auch nicht allzu weit entfernt von zwei meiner Freunde, die dann auch die Prüfungsgruppe im Staatsexamen bildeten. Der Vierte wohnte über mir, eine Etage höher, im Hinterhaus.

Die hygienischen und sonstigen Verhältnisse waren kaum besser: Fließend kaltes Wasser, Hoftoilette, Ausguss, zweiflammiger Gasherd – ein Gaskocher ältester Bauart –, einfache Fenster, Ofenheizung. Die Braunkohlebriketts wurden im Keller gelagert. Der nächste Kohlenhändler war nicht weit, zum Glück, denn in einem der folgenden strengen Winter konnten wir die Kohle Zentner für Zentner, denn mehr gab es nicht, auf dem Rücken zur Wohnung tragen. Die Hoftoilette mit Wasserspülung fror im Winter zu, sodass im Ernstfall immer ein Teekessel kochendes Wasser mitgeführt werden musste. Das erregte die Heiterkeit der Bewohner des Vorderhauses, die ihre (Außen-)Toiletten auch nur auf halber Treppe hatten, das aber als Vorteil ansahen. Als aber ein erkennbar strenger und langer Winter eintrat, deren Toiletten einfroren und wir unsere Toilette schon abgeschlossen hatten, standen sie davor mit dicken Augen und baten um Einlass (Benutzung). Mein Freund ließ sich nicht erweichen, die Toilette im Notfall aufzuschließen. Sauber gemacht habe ich die Bude nur, wenn es unbedingt nötig war oder Besuch angekündigt war. Die einfachen Fenster hing ich aus, trug sie ins Vorderhaus in die Waschküche und seifte sie hier ab. Mehrfach habe ich geschrieben: wir. In dem Hause wohnten noch 2 Studenten, mit einem war ich jahrelang befreundet, bis er 2010 starb. Die dritte Wohnung belegte eine Dame vom leichten Gewerbe. Sie entschuldigte sich bei uns, dass sie manchmal etwas zu laut sei.

Wir haben das nicht bemerkt, denn wir waren eigentlich immer lauter. Der Bäcker war nicht weit; es standen immer Menschenschlangen vor dem Geschäft, das „Tägliche" kauften wir bei Herrn und Frau Ollmann, den Besitzern eines Tante-Emma-Ladens im Nachbargrundstück. Besonders er hatte viel Verständnis für uns. Wir bekamen Butter auch, als sie wieder einmal rationiert war und Bier selbst nach Ladenschluss. Kneipen waren an jeder Ecke, so wie heute nur noch in Gelsenkirchen. Oft waren sie namenlos, wir gingen zu „Erna", eine Kneipe, in der zwei Schlampen niedrigsten Bildungsgrades wirkten, die selbst ihre besten Gäste waren und deren Umgangssprache ausschließlich zotig war. Das helle Bier kostete nur 35 Pfennige, für 10 Bier gab man also nicht viel aus, selbst mit dem dazwischen getrunkenen Kartoffelschnaps wurde es nicht wesentlich teurer, man hatte aber etwas „mehr" davon und zusätzlich einen Kater! Wir waren in gewisser Weise „tierlieb", denn wir hatten oft einen Kater. Oder wir gingen ins Café Hirsch, direkt neben den Ausgängen der U-Bahn-Station Senefelder Platz[54] und des Polizeireviers Prenzlauer Berg, was gelegentliche Verwicklung bedeutete. Im Café Hirsch war ab und zu Tanz. Eine halbwegs attraktive Dame, die in Begleitung ihres Mackers da war, wurde von meinem Freund zum Tanz aufgefordert, gestattete das auch, und als sie zum Tisch zurück kam, bekam sie vom Macker eine Ohrfeige. Meinen Freund interessierte das. „Mal sehen, ob er das noch 'mal macht?". Er tanzte wieder mit ihr und sie bekam wieder eine Ohrfeige. „Das mache ich nicht noch einmal", sagte er, „sonst schlägt der sie tot". 1964, bei der ersten Besuchsmöglichkeit für Westberliner, dem sog. Passierscheinabkommen[55], habe ich in wenigen Tagen wohl 50 Personen, ganz verschiedene Teile der Familie, durch diese Wohnung geschleust – und es war nie ungemütlich! Das Klo fand der Besuch mit einer Taschenlampe.

So nach und nach leerte sich das Hinterhaus. Ich hatte die Adresse beibehalten und wohnte noch einmal dort, als ich meine erste Stelle in Berlin antrat. 1967 bin ich als letzter Mieter ausgezogen und war nur noch einmal dort, ohne mich richtig zu erinnern, es war an einem 1. Mai; ein Frühschoppen war aus dem Ruder gelaufen und die Polizei begleitete meinen Heimweg; der späteren Rechnung entnahm ich, wo sie mich aufgegriffen hatte. Heute ist die Gegend saniert, durchaus schön, alles gut geregelt, das Vorderhaus ist immer ordentlich verschlossen, das Hinterhaus steht nicht mehr. Der Freund zog vor mir aus. Ich habe ihm später eine Trauerrede gewidmet (**Anhang** S. 181).

In der Klinik waren die führenden Persönlichkeiten die Internisten Schulz († 1982) und Dutz, der Pathologe Kettler, dessen längere Mitgliedschaft in der Marine (des „dritten" Reiches) man nicht übersehen oder überhören konnte, der Chirurg Serfling,

[54] Alois Senefelder, 1771–1834; auf ihn geht der spätere Offsetdruck zurück

[55] Es gab 4 Passierscheinabkommen. Das erste galt vom 19.12.1963–5.1.1964; es war zwischen dem Senat von (West-)Berlin und der Regierung der DDR beschlossen worden; 28 Monate nach dem „Mauerbau"

der aus Greifswald kommend dem Sauerbruch-Schüler Felix nachfolgte und der Neurologe und Psychiater Leonhard, dessen hessisches Nuscheln man höchstens in der 1. Reihe des Hörsaales verstand. Er hatte die endogenen Psychosen eingeteilt. Sie alle hatten namhafte Oberärzte bzw. Oberärztinnen, die später die Lehrstühle im Lande besiedelten, Chefärzte von Kliniken wurden und mindestens „Typen" waren.[56]

Eine Story muss ich hier erwähnen: Pichotka, der Physiologe, hatte häufig einen geöffneten Hosenschlitz, z. B. während unserer (wenig erfolgreichen) Physikumsprüfung. Etwa 20 Jahre später traf ich ihn wieder. Unverwechselbar seine männlichen Züge. Er war voller geworden, breiter, aber sofort zu erkennen und freute sich sichtlich, als ich ihn mit Namen beim Verlassen von Prokops Arbeitszimmer ansprach. Ich erkannte ihn sofort. Ich hätte ihn auch am geöffneten Hosenschlitz erkannt.

Nach dem vergeigten und erfolgreich nachgeholtem Physikum war ich (nicht nur ich – wir alle) sogar Hilfsassistent („Hilfsbremser" genannt) im Praktikum für Physiologie an einem Tisch mit Froschversuchen. Mit den Fröschen wurde außerhalb der Versuche auch Unsinn getrieben. In Erinnerung ist mir eine Mädchengruppe (Rosi, Heidi, Brigitte und Yelka), alle hübsch, intelligent, immer gut vorbereitet und in Teilen trinkfest, denn wir gingen nach dem Praktikum gerne in das Restaurant „116" in der Friedrichstraße, unweit des Praktikums, und eine, auf die ich ein Auge geworfen hatte, vertrug immer ein Glas Bier mehr als ich, also 9, denn ich vertrug 8 und es war Bockbierzeit! So wurde das nichts. R. gefiel mir noch besser, aber sie hatte wohl einen Freund (ihn hat sie später geheiratet – für einige Jahre!), gegen den ich keinen Stich bekam. Unsere Wege gingen weit auseinander. Erst Jahrzehnte später bin ich ihr wieder begegnet.

Jahrzehnte später war es auch, als ich einmal Wolf Biermann in dem Lokal sah; er aß Kartoffelsuppe und las, das war das Auffallendste, den Spiegel, ganz offen sichtbar im Lokal. Das fiel natürlich der Stasi auf, die, wenn nicht das ganze Lokal wegen seiner Lage (gegenüber der Westdeutschen Vertretung) und wegen seines Publikums (überwiegend Studenten), auf jeden Fall aber wegen Biermanns gelegentlicher Anwesenheit das Lokal im Blick hatte. Die Wirtin erzählte mir einmal von einer Befragung durch eine „Sicherheitsnadel": *Sie kennen doch Biermann?* Die Wirtin: *Nein.* Der Stasi-Mann: *Na, der sitzt doch immer gleich hier* (auf den Mittelgang gegenüber der Theke zeigend) *und isst Kartoffelsuppe.* Wirtin: *Was soll er denn sonst essen, ich habe ja nicht viel auf der Speisekarte.* Stasi-Befrager: *Und wenn der isst, dann hängt immer die Kartoffelsuppe in seinem Bart* (auf einen fiktiven Schnurrbart zeigend). Wirtin: *Mein Herr, ich sehe Ihnen auch nicht beim Essen zu!* Und nachdem

[56] Meine akademischen Lehrer in Berlin waren die Professoren: Waldeyer, Kirsche, Pichotka, Rapoport, Felix/Serfling, Flemming, Schulz, Stobbe, Mohnicke, Dutz, Renger, Kettler, David, Dyckhoff/Großmann, Linser/Sönnichsen, Kraatz, Leonhard, Szewczyk, Oesterlen, Kayser-Meinhard, Jung, Winter, Kayser, Prokop, Gietzelt/Liess, Dörner, Velhagen

sie mir das erzählt hatte, fragte sie mich: *Kennst Du schon die neue Langspielplatte von Wolf B.?* Und hat sie mir sogleich geborgt, den er hatte sie ihr geschenkt. Trude Borschel († 1977), die Wirtin, war eine herzensgute Frau. Zu Hause hörte ich dann einen Teil der Lieder, die Biermann vor seiner Ausbürgerung, die eigentlich am Anfang vom Ende der DDR gestanden hatte – auch wenn es ein jahrelanger Prozess war –, in Köln gesungen hat. Die Kneipe „116" hatte eine „neuralgische" Lage. Die Haltestelle der Straßenbahnen 46, 49 und 70, an der die Kneipe ursprünglich lag, war bereits verlegt worden. Die ganze Gegend war „neuralgisch", denn Biermann wohnte schräg gegenüber auf der anderen Seite der Kreuzung und des Lokals, seinerseits gegenüber der westdeutschen Vertretung, die eng beschattet wurde. Dort patrouillierende Volkspolizei kontrollierte auf Funkhinweis aus einer Beobachtungswohnung dieses Wohnhauses Passanten, kontrollierte deren Pässe, las die Namen der Vorübergehenden zum Mitschreiben vor („Sind Sie Herr/Frau XYZ?"). Das Institut für gerichtliche Medizin lag wenige Meter davon entfernt. Nie wurde ein Mitarbeiter überprüft. Sie schienen uns zu kennen. Aber, abgeleitet aus dieser Situation, erzählte man sich im Institut folgenden Witz: Frage: Können Sie sich ausweisen? Antwort: Muss man das jetzt schon selbst? Als die Wirtin überraschend 1977 verstarb, brannte – einige Jahre später – das Haus ab (und ist trotz hervorragender Lage bis heute – 2021 – nicht wieder aufgebaut). Das Problem war gelöst. Ich habe einen jungen Bauarbeiter, der mit dem Abriss der Ruine beschäftigt war, nach dem Grund für das Feuer in dem unbewohnten Haus befragt. Er sagte mir wörtlich: *Einen Brand, der nicht einmal die Wand des Nachbarhauses berußt, nennt man Brandstiftung!*

Famuliert habe ich in Eilenburg (Chirurgie), Koserow (damals Außenstelle des Kreiskrankenhauses Wolgast) und Berlin (Innere Medizin, I. Medizinische Klinik der Charité), Eberswalde (Gynäkologie); der sog. Ruhr-Einsatz im April 1962[57] wurde als sozialmedizinisches Praktikum gewertet. Der später sehr angepasste 1. Oberarzt im Institut für Pathologie der Charitè nannte in der Vorlesung zur nicht geringen Freude vieler Studenten diese infektiöse Darmerkrankung die „Krankheit der Gefängnisse und Konzentrationslager". Später waren solche „lockeren" Bemerkungen von ihm nicht mehr zu hören. Aber bald kursierte der Witz: „Alles wird besser, Ostberlin ist Ruhrgebiet".

Das Staatsexamen wurde fraktioniert abgelegt. 1964 hatten wir alle bestanden. Wir haben es noch ausführlich gefeiert. Aber dann liefen alle auseinander. Zunächst auch diejenigen, die sich als Freundeskreis bis in die Gegenwart treffen.

[57] Spiegel 15/1962

Kapitel 5

Einige Erlebnisse im Studium

Die Internate (Geburtshilfepraktika während des Studiums)

Klinikum Friedrichshain: In der Frauenklinik hatte ich nur als Student zu tun, das war ca. 1962/63, ein halbes Jahrhundert ist das her. Wir mussten 4 Geburtshilfepraktika absolvieren, zwei in der Charité, zwei im Friedrichshain. Daran knüpfen sich verschiedene Erinnerungen. Wir nannten das ganze Internat, denn es ging abends los und endete morgens 7 Uhr, sodass wir dann wieder zur Vorlesung gehen konnten (grundsätzlich, wohl nie praktisch!). Im Friedrichshain hatten wir (immer 5 Studenten oder 5 Studentinnen – natürlich streng getrennt) ein ganzes Zimmer mit 5 Betten für uns. Da spielten wir dann Karten oder schliefen sogleich. Ein stattliches Schlafbedürfnis war immer vorhanden. Die Klinik war mit der Poliklinik (vorn an der Straße Leninallee, die jetzt wieder Landsberger Allee heißt), mit einem hunderte Meter langen Tunnel verbunden. Hier ist die Gynäkologie (in Wahrheit war es die Poliklinik, nachts natürlich nicht besetzt), sagte einer. Als dann der Telefonanruf kam: kommen Sie alle in den Kreißsaal, liefen wir durch den Tunnel wie eine Herde blöder Lämmer der Fehlinformation folgend. Dort war alles dunkel. Und als wir zurückkamen, war das Kind, dessen Geburt wir erleben sollten, geboren. Anschiss! Beim 2. Anruf mussten wir dann bei einer Schwangeren rektal fühlen, wie das Kind im Becken liegt. Ich hatte Sorge, mich in den „Etagen" am Unterleib zu verfransen. Es klappte aber. Mein Vorgänger machte das falsch und griff der Dame „ins volle Menschenleben", Folge: Anschiss. Wir wurden eigentlich nur angeschissen. Da wir nun nur schliefen oder abends über eine Mauer das Krankenhaus verließen, um ein nahes Kino zu besuchen, was natürlich so nicht vorgesehen und damit verboten war, ordnete der

Professor an, drei Betten aus dem Zimmer zu nehmen und dafür eine Lederhure hineinzustellen. Eine Lederhure ist ein weiblicher Unterleib, zum Bauch hin offen und nach unten natürlich auch, dahinein wurde ein Foet gestopft, der ebenfalls aus Leder dann entsprechend seiner Lage mittels Zange zu entbinden war. Wir fühlten per Ledervagina, wie das Kind lag und legten die Zange entsprechend an. Im Allgemeinen wurde dazu der Spruch aufgesagt: Ich halte die Zange pendelnd schreibfederartig vor die Vulva ... Wir sagten: Ich stelle mich pendelnd vor die Vulva ... Das sollten wir üben. Wir schoben aber die Betten zusammen, so dass drei von uns schlafen konnten. An der Lederhure hat kaum einer geübt. Das lernten wir kurz vor dem Examen bei einem Vorlesungsgehilfen in der Charité in dessen Wohnung an einem Pappkarton gegen eine Geldzahlung. Er besserte sein Einkommen erheblich auf, denn von jeder Gruppe bekam er 100 M (und wir waren ca. 400 Studenten!). Er hielt im Examen meist den Foeten, und wenn wir nicht bei ihm im Kurs waren, hielt er ihn fest. Wenn wir bei ihm gewesen waren, half er. Um diesem Problem zu entgehen, bezahlten wir ihn u. a. Der Chef in der Klinik der Charité (Prof. Kraatz[58] – kein wirklich guter Name für einen Gynäkologen; es hatte aber auch einen gegeben, der Zangemeister[59] hieß!) hatte nur einen Haarkranz als Frisur, der Chef der Frauenklinik im Krankenhaus Friedrichshain, der zuvor 1. Oberarzt in der Charité war, auch, und der genannte Vorlesungsgehilfe ebenfalls. Alle sahen aus wie „Portio mit Brille". Der Chef in der Frauenklinik im Friedrichshain war Prof. Mosler[60], von uns nicht sehr geschätzt. Er ahmte seinen Meister in der Charité, den er nie erreichte, zu sehr nach, hatte wenig Eigenes. Er biederte sich bei der Partei an, als diese ihm etwas zum Geburtstag schenken wollte. Er wünschte sich eine FDJ-Bluse für seine Tochter, weil es die gerade in Geschäften nicht gab. Sein Vorgänger, allerdings in der Klinik im Friedrichshain, war ein ganz Berühmter. Es war Professor Willibald Pschyrembel (der in Lüdenscheid aufgewachsen ist!). Er hat sehr prägnante Bücher über Gynäkologie und Geburtshilfe für Studenten geschrieben und für alle in der Medizin sein berühmtes, fast in 300 Auflagen erschienenes ***Klinisches Wörterbuch***, das schon auf dem Schreibtisch meines Vaters stand und später in der Praxis meines Bruders. Ich habe jetzt die 257. Auflage. U. a. hat Pschyrembel geschrieben: Man muss in der Geburtshilfe viel wissen, um wenig zu machen! Ein einfacher und sehr zutreffender Satz. Er wohnte in West-Berlin und musste seinen Posten nach dem 13. August wegen der Schließung der Grenze für Westberliner Ärzte, die im Osten arbeiteten, aufgeben. So wurde Mosler, der uns die Betten stahl, sein Nachfolger!

Ein anderes Internat in der Charité ist mir in Erinnerung. Es war an einem Sonnabend im Sommer und ging schon vormittags los. Am Nachmittag war das

[58] Helmut Kraatz, o. Prof. Dr. med. Dr. med. h.c., 1902–1983

[59] Wilhelm Zangemeister, ab 1925 o. Prof. Dr. med. in Königsberg, 1871–1930

[60] Wolfgang Mosler, Prof. Dr. med., 6.12.1918–20.3.2004, Chef der Klinik 1961–1985

Endspiel der westdeutschen Fußballmeisterschaft. Im Ärztekasino stand ein Fernseher, der für uns unerreichbar war. Einer der Assistenten sah meinem Bruder etwas ähnlich. Ich nahm allen Mut zusammen und fragte ihn, ob ich zusammen mit einem Freund das (westdeutsche) Endspiel sehen könne. Vorher war allerdings klar, dass er es selbst sehen wollte. Wir durften. Es dauerte nicht lange, bis das Telefon klingelte und wir zu einer Hausgeburt eingeteilt wurden. An der Pforte fragte ich die (durchaus hübsche) Assistentin, ob sie wirklich zwei Studenten dafür brauche. Nein. Also blieb ich und sah das Fußballspiel bis zum Ende an (Dortmund gegen Köln 3:1; es waren noch richtige Endspiele, die heutige Bundesliga kam erst 1 Jahr später). Dem netten Assistenten sagte ich, ich wäre überflüssig gewesen. Mein Freund kam und kam nicht wieder. Gegen Morgen, kurz vor dem Ende des Praktikums, kam er wieder – volltrunken. Mit schwerer Zunge sagte er mir, „wenn Du mich fragst, war das keine Entbindung, sondern eine Abtreibung, in einem Künstlerhaushalt. Nebenan wurde gefeiert und reichlich getrunken“. Dem schlossen sich dann nach der „ärztlichen Maßnahme“ alle an, auch der Krankenwagenfahrer und dieser fuhr später mit Blaulicht zur Klinik zurück und die Assistentin lud meinen Freund zu sich auf ihre Bude ein. Was dann folgte, war jedenfalls keine geburtshilfliche Unterweisung. In herrlicher Morgensonne fuhren wir dann sonntags früh mit der Straßenbahn nach Hause, es war die „70“, die noch keine Türen hatte. Die Friedrichstraße war noch beinahe menschenleer. Ich hatte alle Hände voll zu tun, denn der Freund wollte in seinem unkoordinierten Bewegungsdrang immer die fahrende Straßenbahn „verlassen“.

Bei einem anderen Praktikum in der Univ.-Frauenklinik guckte mich die leitende Oberhebamme aus, und befahl mir, mich für die Assistenz bei einer Geburt zu waschen. Ich tat es und saß stundenlang mit Armvorhalte häschenartig herum, um die Sterilität zu schützen. Dann kam erst noch der Chef, der im Hause wohnte und gerne nachts über die Stationen ging. Und als es endlich losging, meinte sie: *„Sie sind längst unsteril, waschen Sie sich noch einmal“.* Ich habe sie nicht in mein Herz geschlossen. Sie war fachlich hervorragend, aber den Studenten gegenüber ein Ekel. Wir waren alle „Herr oder Frau Doktor“. Also hieß es: Herr Doktor, waschen Sie sich einmal. Ich habe, glaube ich, nach der Geburt nur das Kind auf den Wickelplatz legen dürfen.

Manche Professoren hatten Eigenarten, z. B. der Diabetologe M. Er kam stets mit geschlossenem weißem Kittel in den Hörsaal und öffnete ihn sofort. Und wenn ein Patient hereingerollt wurde, stand er bündig „geschlossen“ an der Flanke der Trage... d. h. er hatte in Hüfthöhe Kontakt zur fahrbaren Liege des Patienten. Zwei meiner Freunde taten es auch so, als die zum Praktizieren aufgerufen wurden. Es hatte aber Stipendium an diesem Tag gegeben und vor der Vorlesung gab es noch einen kräftigen Frühschoppen. Jetzt standen sie sich gegenüber, der Professor und die beiden Freunde, von dem Patienten sah man inzwischen kaum noch etwas. Als der Professor die Alkoholfahne roch, trat er mehrere Schritte zurück und sagte nur: Sprechen Sie weiter!

Nichts sonst. Niemand bemerkte etwas. Was eine „Fahne" war, wusste er nur zu gut! Er hatte in der Weihnachtszeit Geburtstag und seine ärztlichen Kollegen schenkten ihm eine große böhmische Kristallschale als Aschenbecher und meinten zuvor: „Den raucht auch M. nur zweimal am Tage voll!" Nach der Geburtstagsfeier bei M. zu Hause, erzählten sie: „Es war wie immer, der Gastgeber brachte uns – seine Gäste – auf allen Vieren zur Haustür!" Und die Jacke trug Brandspuren, denn er hatte „in the mood" die Kerzen am Weihnachtsbaum von unten nach oben angezündet und sich selbst dabei angebrannt.

In einem ganz ähnlich gelagerten Fall wurden wir im Fach Orthopädie aufgerufen. Wir sagten dem Assistenten: Wir sind hier, aber wir haben zu viel getrunken und sollten besser nicht praktizieren. Ob er uns nicht eine Woche später aufrufen könne? Nein, meinte er, solange Sie nicht einschlafen oder dem „Alten" vor die Füße kotzen (seine Worte!), ist alles in Ordnung. Wir schliefen nicht ein und behielten alles bei uns. Wir hatten aber die Beine ungehörig weit ausgestreckt und ich sehe heute noch, wie der „Alte" immer über unsere ausgestreckten Beine stieg – ohne etwas zu sagen! Ich kann mir aber vorstellen, was er über uns gedacht hat.

Eine Geschichte fällt mir noch ein, ganz am Rande der Anatomieausbildung. Wir präparierten ja noch viel, ich mit dem Präparationsbesteck meines Vaters, Skalpelle mit Ebenholzgriffen in einem Kästchen, ausgeschlagen mit rotem Samt (ich habe es noch). Ob nun wegen Ungeschicklichkeit oder wegen Unkenntnis, jedenfalls lagen (nicht nur) wir zurück und nahmen die freiwilligen Präparationsstunden sonnabends vormittags gerne an. Ein Assistent, es war Dr. Ö., hatte Aufsicht, stand für Fragen zur Verfügung. Kurzum: in meinem Rücken an einem anderen Tisch, an dem ebenfalls fleißig präpariert wurde, entwickelte sich ein Disput zwischen Student(en?) und Dr. Ö. Es artete in eine Befragung aus und schließlich sagte Dr. Ö. laut und erregt etwas – für meine Ohren – furchtbar Blödes, nämlich: „Ich werde noch dafür sorgen, dass Sie unter Wasser schwitzen." Ich war ja nicht betroffen, aber der Mann war „durch bei mir" und tatsächlich sahen wir ihn nie wieder, denn nach den Ferien hatte er das Land gen Westen verlassen. Jahrzehnte vergingen. Bald nach der Wiedervereinigung, ich hatte Berlin schon nach Essen verlassen, war eine Tagung der Rechtsmedizin in Gießen, ich glaube es war eine Regionaltagung. Und dort in der Anatomie arbeitete Dr. Ö., inzwischen Prof. Dr. Ö., er besuchte die Tagung, weil er im Institut für Rechtsmedizin gegen Geld (und vermutlich nur wegen des Geldes!) sezierte. Der schnöde Gelderwerb war sicher durch wissenschaftliches Interesse verbrämt. Abends beim Bierchen war er da, mit seiner Frau, ich erkannte ihn trotz der vielen Jahre dazwischen wieder (– mit Wiedererkennen habe ich schließlich mein Brot verdient –) und sagte ihm, dass ich ihn wegen oben geschilderter Geschichte in denkbar schlechtester Erinnerung behalten hätte und erzählte die Geschichte. An seine Reaktion kann ich mich nicht mehr erinnern, aber an die seiner Frau. Die rief erregt: *„Das bist Du gewesen, das bist*

Du gewesen, so bist Du!" Man sieht sich immer zweimal im Leben, sagt man. Ich habe Ö. auch nur noch dieses eine Mal gesehen!

Ein Seminar in Forensischer Psychiatrie hatten wir bei einem Meister im Fach, Hans Szewczyk[61], der uns auch manche Fälle aus seiner Praxis als Gutachter vorstellte, so einen Brutalmörder aus Eberswalde, der stets im Zusammenhang mit Kneipen-Billard unter Alkoholeinfluss tötete. Das galt es herauszufragen. Damit war ein Geistesriese (L. W.) aus der Seminargruppe beauftragt, der nebenher noch Psychologie studierte (studieren durfte!). Er war nicht in der Lage, Alkohol als Ursache des Übels zu ermitteln, denn er war nicht lebenstüchtig, in eine Kneipe ging er vermutlich nie. Das hat meine Erfurcht vor einem Doppelstudium erheblich reduziert.

Kneipenbesuche können auch lehrreich sein: Mein Freund J. H. und ich waren in einer solchen und saßen einem Zitterer mit schwerem alkoholbedingtem Tremor gegenüber. Er hatte schon bestellt und der Kellner brachte ihm einen großen Schnaps. Wir dachten beide, wie mag er den wohl verlustfrei zum Munde führen. Aber nun sollten wir lernen. Der gegenüber sitzende Gast legte einen Schnürsenkel in seinen Nacken. Die beiden Enden hingen vor seiner Brust. Ein Ende fasste er zusammen mit einer Hand und dem Schnapsglas und zog das andere Ende mit der anderen Hand geschwind fahrstuhlartig in die Höhe und der Inhalt des Glases verschwand im Mund ohne dass ein Tropfen vorbei gegangen wäre. Das hatten wir noch nie gesehen, wir haben es auch nie wieder gesehen und keiner hat es vergessen. Noch Jahrzehnte später erzählen wir davon.

Die Pferderennbahn Karlshorst gehörte zu den beworbenen Ereignisorten in Ost-Berlin. Also gingen wir eines Tages in der Woche als Studenten dahin, wahrscheinlich mittwochs, ohne „Pferdeverstand", ohne Geld, ohne Wetterfahrung, nur so, mein Freund E. R. und ich. An einer Balustrade lungerte ein heruntergekommener alter Mensch herum, rauchend, d. h. an den Resten einer Kippe gierig saugend. Weit hinten war ein dunkler Punkt zu sehen und da sagte er: *„da kommt ja Havelbube"*. Als wir den dunklen Punkt als Pferd erkannten, sagte er: *„Havelbube lahmt ja"* und gleich danach: *„wenn Havelbube so früh kommt, hat er etwas vor"*. Wohl gemerkt, er sprach mit sich, nicht mit uns. Beim Aufgalopp der Jockeys im Sulki vor unseren Augen lahmte Havelbube tatsächlich. Dann kam der Start und Havelbube lief an der Spitze und gewann das Rennen von der Spitze, nicht lahmend! Der Pferdeversteher hatte kein Geld für eine Wette, wir hatten keine Ahnung und zudem kein Geld, der Lauf blieb unbewettet, jedenfalls von uns. In einem anderen Rennen lief dann Havelmaid. Erst Jahrzehnte später besuchte ich (als Höhepunkt einer wissenschaftlichen Veranstaltung im ehemaligen West-Berlin, in Mariendorf, dem Westpendant zu Karlshorst) ein Trabrennen. Es war ganz ähnlich. Auch da hatte ich kein (West-)Geld für Wetten und noch immer keinen Pferdeverstand. Auf der Flachrennbahn in Hirschgarten war ich

[61] Hans Szweczyk 1923–1995, vermutlich erster medizinischer Profiler

häufiger, es war jedes Mal ein Erlebnis der Natur mit wunderschönen Laubbäumen um die Anlage herum; gewettet, weiter ohne Kenntnisse von der Rennszene habe ich manchmal und nur in kleinen Beträgen und wohl nie gewonnen. Der VEB Zentralzirkus hatte in der Nähe der Landstraße seine Quartiere. Als die DDR 20 Jahre alt wurde, las man dort eine Parole: „20 Jahre DDR – 20 Jahre volkseigener Zirkus" und konnte ein Lächeln nicht verbergen.

Und noch ein Erlebnis:[62] Wir hörten Innere Medizin bei Prof. Heinrich in der I. Med. Klinik; der Hörsaal war bis beinahe auf den letzten Platz gefüllt. Nur in der 1. Reihe war in der Mitte noch etwas Platz. Mein Freund H. M. kam zu spät, sah den Platz in der Mitte der 1. Reihe, stieg die Treppe herunter; bei jedem seiner Schritte klapperten die Metallkanten der Stufen laut. Er ging auf den freien Platz zu, alle, die davor saßen, mussten aufstehen, die Sitze klapperten und er setzte sich wortlos. Der Professor war empört, erwartete eine Entschuldigung, die ausblieb und fragte ihn wütend: „Was wollen Sie eigentlich einmal werden?" H.M. antwortete: „Direktor der Charité!". „Raus", brüllte Heinrich. Wortlos ging er wieder, jedenfalls ohne Entschuldigung. Alle standen wieder auf, Sitze und Stufen klapperten erneut. H. M. ging. Jahre später, nach der sog. Wende, als die Charité einen (ehemals) parteilosen Dekan suchte, wurde er Dekan. Und er erzählte uns: Ihr glaubt nicht, wie oft ich angerufen wurde und an die inzwischen Jahrzehnte zurückliegende Episode erinnert wurde.

Gemessen an der ungeheuren Zahl von Vorlesungs- und Seminarstunden sind hier nur wenige herausgegriffen. Die meiste Zeit war ernsthaftes Studium und fleißiges Lernen! Nicht jede Anekdote ist „meine" Anekdote; andere sind anders lustig; ich habe weder alle erlebt noch von allen gehört.

[62] Ebenfalls aufgeschrieben in „Uneigentliche, atypisch typische Festschrift für H. M., März 2001, Privatdruck und am 3.3.2006 in einer Festrede in der Ruine des Pathologischen Museums in der Charité verwendet

Kapitel 6

Erlebnisse im Staatsexamen

Für das Staatsexamen mussten wir alle eine Geburt „machen". Ich hatte eine Zweitgebärende zugeteilt bekommen und war nur 9 Stunden in der Klinik. Andere brauchten 18 und mehr Stunden. Darüber mussten wir einen Bericht schreiben, den ein Oberarzt kontrollierte. Wir haben die Berichte wochenlang nicht abgeholt. Als wir dann zum Examen gingen, habe ich die Berichte meiner Prüfungsgruppe – nichts ahnend – abgeholt. Der Oberarzt war wegen unseres offensichtlichen Desinteresses mürrisch, guckte sich die Berichte noch einmal an und sagte, alle in Ordnung, nur der hier von L. geht so nicht. Dumme Situation. Ich konnte ihm doch nicht sagen, dass ich der L. bin. Das wäre doch in eine Vorprüfung ausgeartet. Also sagte ich: ich werde es *ihm* sagen. In der Prüfung hatten wir den jüngsten Oberarzt, später sogar Chef der Klinik, der es sehr genau nahm. Schließlich hatten wir alle bestanden. Und nun gab es für mich noch die Hürde mit dem Protokoll. Ich hatte inzwischen alles wunschgemäß geändert und ging wieder zu dem Kontrolleur. Er erkannte mich und sagte bedeutungsvoll: Ach *Sie* sind das! Ich: „Na das konnte ich ihnen doch vor dem Examen nicht sagen. Inzwischen haben wir alle bestanden". Das schluckte er. Am Tage vor der Prüfung mussten wir uns im dunklen Anzug morgens 7 Uhr im Vorraum des Operationssaals dem Chef vorstellen. Er stellte nur eine Frage: Wo haben Sie gehört? Antwort: Bei Ihnen (natürlich!). Dann war alles gut, reine Formalität, die nur der Selbstverliebtheit des Chefs galt. Wo sollten wir denn sonst gehört haben? Hochschulwechsel gab es ja praktisch nicht. In der Politik hieß das Personenkult.

Gynäkologie war nicht mein Fach, der Stil des Hauses war moralisierend. „Ich dulde in diesem Haus keinen Pferdeschwanz, keine kurze Hosen und keine Zoten", waren die Worte des Direktors. Gut gemeint, aber wir erlebten es auch anders!

Es gab so manche andere Situation, die mir erzählenswert erscheint, z. B. dass ich in der Inneren Medizin eine junge 14-jährige Patientin im Examen hatte, die immer wieder als Examenspatientin bemüht wurde. Sie hatte eine Glomerulonephritis in der Endphase, wusste das und war angesichts ihres Schicksals deutlich bedrückt. Das traurige Gesicht des Kindes werde ich nie vergessen. Nierentransplantationen kamen erst Jahrzehnte später!

In der Psychiatrie hatte ich einen jungen Mann als Patienten, etwa so alt wie ich, und er schien mir völlig normal. Er ging gerne aus, gab (zu viel) Geld aus, war leichtlebig, heiter, sorglos, eigentlich wie ich selbst. Aber er war der Patient und ich der Prüfling. Irgendetwas musste also anders sein. Schließlich fragte ich ihn: was haben Sie eigentlich. Er sagte mir eine Diagnose aus dem Formenkreis der endogenen Psychosen und beendete den Satz mit den Worten: „... meint die Oberärztin". Ich konnte gut hören, hinhören. Und fragte ihn: Und was meint der Chef? Der sagt, ich hätte eine läppische Hebephrenie. Daraufhin ich: Na dann werde ich mich dieser Diagnose anschließen (der Chef war Prof. Leonhard, von dem als Kleist-Schüler eine Einteilung der endogenen Psychosen vorlag, er war auch der Prüfer!). Und nun wieder mein augenfällig „normaler" Patient: *Wenn Sie es genauer wissen wollen, im Zimmer gegenüber (über den Flur) steht ein Metallspind, da liegen unsere ganzen Krankengeschichten, meine hat einen grünen Einband, ich passe solange auf.* Und dann habe ich die Einzelheiten erfahren. Ich machte ein sehr gutes Examen! Aber schwierig war die Prüfung trotzdem, denn der Professor war ein Nuschler, sehr schlecht zu verstehen, er fragte dauernd irgendwelche Definitionen. Als wir ihm alle nicht erklären konnten, z. B wollte er wissen, was *traurig* ist, sagte er: dann können sie ihren Frauen ja nicht erklären, wenn sie einmal traurig sind. Nur einer von uns war damals schon verheiratet. Das irritierte mich mehr als das Nichtwissen seiner gewünschten Definitionen. Die Prüfung war nach 21 Uhr erfolgreich beendet. Wir kamen gerade noch in unsere Kneipe.

Zum Pathologie Staatsexamen gehörte eine Sektion. Ich musste Beckenorgane präparieren und den Darm. Ich hatte gehört, dass in einer Prüfung, Tage zuvor, der ganze Darm wegen des großen Sogs in der Spüle einer Studentin entglitten war und im Abwassersystem Berlins verschwand. Gut, dass ich sehr vorsichtig war, denn der Darm hatte sich schon auf den Weg gemacht und ich bekam ihn gerade noch zu fassen. Ein anderer Teil der Prüfung war, an zehn Feuchtpräparaten (in beschrifteten Gläsern) eine Diagnose zu machen. Der Assistent hielt die Etiketten zu und zeigte mir ein Magenpräparat, eine Gastromalacia acida, also eigentlich eine Leichenveränderung, und ich erkannte das nicht (später habe ich das hundertfach gesehen). Er meinte, aber das müssen Sie doch kennen. Als ich sagte, ja, wenn Sie den Finger vom Etikett nehmen würden... Er war derartig angesäuert, dass er mir alle Folgepräparate nur blitzlichtartig zeigte. Trotzdem habe ich 8 von 10 erkannt. Andere

Examensgruppen hatten wochenlang die Makropräparate studiert. Wir waren nur am Tag vor der Prüfung dort. Der leitende Präparator war „beleidigt", entsprechend kurz angebunden. So halfen wir uns mit Eselbrücken weiter, z. B. „Weiß wo nicht hingehört, ist Metastase oder Narbe!" Die Prüfung selbst war dann ganz gut. Uns prüfte der Oberarzt, der später auch einmal Chef des Institutes wurde. Er war ein Oberstreber (damals jüngster Professor an der Charité) und wollte aus uns sehr gute Leistungen herausprüfen. Es wurden aber nur gute. Mein Weltbild von der Pathologie hatte viele weiße Flecke. Beispielsweise hielt ich die Pyelonephritis für eine im amerikanischen Schrifttum selten erwähnte Krankheit. Ich erinnere mich nicht, woher diese blöde Meinung stammte. Auch Hepatitis konnte ich „pathologisch" nicht gut, wurde das aber geprüft. Ich habe ewig von der Klinik erzählt (man muss immer reden, denn Schweigen bedeutet Nicht-Wissen!), bis der Prüfer sagte, wir hätten jetzt aber Pathologie-Examen. Er hat es mehr bedauert, als wir selbst: Jetzt haben Sie sich die „Eins" verdorben. Antwort: *„Zwei bedeutet gut und ein ‚Einser-Examen' mache ich sowieso nicht."*

Es war allgemeines Wissen, dass man Typhus gefragt wurde, wenn das Examen in die Hose zu gehen drohte. Kettler liebte Typhus und machte das so, daraufhin machten es alle Prüfer so (gelebter Opportunismus!). Typhus konnten wir also alle. Und einer in der Gruppe wurde schließlich sogar Typhus gefragt und konnte antworten. Nach der mündlichen Prüfung, wir waren im Vorraum mit dem sicheren Gefühl, bestanden zu haben, freudig erregt, warteten auf unsere Prüfungsbögen, bis die blöde Sekretärin meinte, hier haben sich schon viele zu früh gefreut. Sie lebte mit einem Schäferhund zusammen (wurde erzählt), was auf Dauer wenig befriedigend war. Sie hatte von ihrem Hund die Bissigkeit (gegen Studenten) übernommen. Unser Gefühl täuschte nicht. Wir hatten alle bestanden.

In der Hautklinik hatte ich einen Patienten mit Lupus erythematodes. Ich wusste, dass man da LE-Zellen nachweisen kann, wusste aber nicht wo – und wie die aussehen. Ein Freund wollte Dermatologe werden, ich fragte ihn. Er: Das ist Facharztwissen, brauchst du nicht. Erste Frage in der Prüfung: Was sind LE-Zellen, wie sehen sie aus, wo findet man sie? Kein guter Start. Uns kam entgegen, dass der Prüfer selbst ein endogenes Ekzem hatte, immer mit tomatenrotem Kopf herumlief und deshalb in abgedunkelten Räumen prüfte. Das war gut, denn wir hatten am Vortag heftig getrunken und so erkannte er unsere fahlen Gesichter in dem abgedunkelten Raum auch nicht richtig. Ich musste über Hautpilzerkrankungen erzählen und eröffnete: *es gibt Kopf- und Fußpilz.* Er fragte dazwischen: geht es u. U. etwas genauer? Ich nahm mich zusammen und es ging. Auch hier bestanden wir alle. [Wir haben immer behauptet, dass unser Freund nur deshalb Hautarzt wurde, weil es ein kleines Lehrbuch der Firma Tropon gab, keine 300 Seiten dick, was ihm gerade recht war.] Mir hat es bestimmt etwas geholfen, dass ich Patient der Hautklinik war, erkrankt und behandelt, trotzdem mit sehr fragwürdiger Prognose belastet. Wenn sich diese Krankheit bestätigt hätte (oder anders verlaufen wäre) hätte ich das Ende des Examens nicht erlebt. Narben „auf der Seele" sind doch zurück geblieben.

Eigentlich haben wir immer alle bestanden, bis auf Gesellschaftswissenschaften. Hier gab es „Verluste". Auch meine Prüfung war nicht lustig. So sollte ich etwas über den XXII. Parteitag der KPdSU erzählen, über die führende Rolle der Partei **im** Kommunismus. Das war mühsam. Ob ich das nicht gelesen hätte, wurde ich gefragt. Doch, so meine Antwort, aber die „Materialien" (ein Zauberwort in diesem Fach; in Berlin sagte man gerne: „Materalien") sind so umfangreich und schwierig, dass ich es vielleicht nicht richtig verstanden hätte. Ich musste den Raum verlassen, bekam nach Beratung der Prüfer dann eine weitere Frage: über das Wesen von Nationalstaaten. Ich wusste nur, das Kuba ein Nationalstaat ist, aber nicht, ob sie das Zuckerrohr vor der Ernte vernichteten oder ob es erst später durch Misswirtschaft vernichtet wurde, denn es gab nie genug. Ich stammelte mich durch die Prüfung. Das waren alles Einzelprüfungen. So sind mir nur wenige Einzelheiten aus den Prüfungen anderer Freunde bekannt. Einer bestand zweimal nicht. Ein Leben lang wies er darauf hin, alle medizinischen Fächer gut bestanden zu haben, bei Gesellschaftswissenschaften stand aber: 5/5/bestanden. Das war bei späteren Bewerbungen eher günstig! Einer fiel unmittelbar vor mir durch. Ich sehe noch sein entsetztes Gesicht, als er nach 1 Minute wieder draußen war – durchgefallen. Als er sich etwas gesammelt hatte, erzählte er, dass er über die sozialistische Landwirtschaft reden sollte (ein Redethema) und sagte: ... *„als im Jahr 1961 die Zwangskollektivierung abgeschlossen war ...* " und da war die Prüfung auch schon beendet. Das war RIAS[63]-Jargon und konnte nicht gut gehen.

In der Pädiatrie musste ich auf die Station mit den Herzfehlerkindern. Und die akustisch zu trennen, ist nichts für Studenten, trotz Übens nichts. Es gab zwei wahre Meister der akustischen Wahrnehmung auf der Station. Also ahnte ich eine schwere Prüfung und ging voller Sorgen auf die Station. Dort aber nahm man mich eine Zeit lang nicht wahr. Das nahm ich zum Anlass, auf eine andere Station zu gehen und dort zu behaupten, man hätte auf der Herzstation heute keine Zeit für mich. Den anderen Stationsarzt kannte ich, ich hatte dort Praktikum gehabt. Sie gaben mir ein Kind mit frühkindlichem Hirnschaden infolge Toxoplasmose. Die Fallprüfung vereinfachte sich. Die theoretische Prüfung selbst war kein Problem, wir hatten aber auch einen guten Prüfer; es war ein OA, der später Chef werden sollte und eine noch steilere Karriere vor sich hatte.

Und nun füge ich noch an, was wir im Examen „Innere Medizin" erlebt und einmal für eine Scripte zum Absolvententreffen aufgeschrieben haben:

[63] RIAS: Rundfunkanstalt, Rundfunk im amerikanischen Sektor, 1946–1993

Alles Mumpitz" – Eine Anekdote aus dem Staatsexamen „Innere Medizin"[64]

Die mitspielenden Personen sind seit fast 50 Jahren, nämlich durch das Studium, eng befreundet. Gemeinsam als eine Prüfungsgruppe haben wir das in Etappen gestaffelte Staatsexamen absolviert und dabei einiges erlebt, was anekdotenhaft in der Erinnerung geblieben ist. Hier werden Erlebnisse aus der Prüfung in „Innerer Medizin" beschrieben, die in beiden Medizinischen Kliniken an aufeinanderfolgenden Tagen erfolgte. Nun: Am ersten Tag sagte uns eine Mitarbeiterin der II. Medizinischen Klinik mit Berliner Schnauze: Wundern Sie sich nicht, wenn der Professor einschläft. Es war ein warmer Spätsommertag, wir wurden bei dem schläfrigen Professor A. geprüft – und er schlief ein, unverkennbar (andere berichteten ähnlich!) Für diesen an sich unwahrscheinlichen Fall hatten wir verabredet, immer weiter zu sprechen, der Monotonie wegen, eigentlich egal was, Hauptsache, er schläft lange. Als er sich seine Pause gönnte, musste einer gerade über die Therapie des diabetischen Coma referieren. Aufwachend meinte A.: „Nun ist der Patient tot". Antwort des Geprüften: „Dann ändere ich eben die Therapie". „Tun Sie das". Na kurzum, wir waren im wörtlichen Sinne „gut" bedient und einer ging „befriedigt" nach Hause. Anderntags sollte in der I. Medizinischen Klinik unser Prüfer Horst Stobbe[65] sein, der gerade zum Professor ernannt worden war (ebenso Hans-Georg Heinrich, später Chefarzt der Inneren Klinik im Oskar-Ziethen-Krankenhaus) und Gratulanten zu empfangen hatte (später hörten wir ihre Gesänge in „gehobener" Stimmung). Er konnte (oder wollte?) deshalb nicht prüfen und ließ sich von Gerhard Volkheimer, meinem Doktorvater, vertreten, d. h. Volkheimer sollte prüfen und Stobbe wollte das Prüfungsprotokoll unterschreiben. Wir hatten uns natürlich vorher persönlich vorgestellt und den Prüfungstermin besprochen. Volkheimer hielt es nicht für möglich, dass er prüfen solle. Er durfte es eigentlich nicht, denn sein Wohnort war West-Berlin und er war einer der letzten, die täglich kamen. Über seine Erlebnisse bei den täglichen Grenzpassagen erzählte er gelegentlich sehr amüsant. Der Staat nahm seine Dienste gern entgegen, so z. B. fuhr er (auf eigene Kosten!) um die Welt, besuchte und sprach auf Kongressen und mehrte den Ruhm der Charité. Er hatte es aber schriftlich, dass er Studenten nicht im Sinne des Sozialismus erziehen könne, wie er schmunzelnd und über dieses Schriftstück keineswegs böse, ja hochzufrieden, mitteilte. Allen Mut zusammennehmend, erkundigten wir uns, was er denn so fragen würde? „Na das kann ich Ihnen natürlich nicht sagen", war die Antwort. Schade, aber nachdem alle Imponderabilien aufgeklärt waren, verabschiedet er sich von uns, jedem die Hand gebend mit dem Bemerken „also Magen". Viermal hat er das gesagt. Das war nun

[64] enthalten in der Scripte 2008 des Studienjahrestreffens des Absolventenjahrganges 1964, hier geringfügig ergänzt

[65] Horst Stobbe 1920–2015

nicht falsch zu verstehen, denn schließlich war er der Gastroenterologe schlechthin. Wir lernten also in der wenigen zur Verfügung stehenden Zeit aus dem damaligen Lehrbuch *(Wolf H: Einführung in die Innere Medizin, Thieme Stuttgart, 1960)* Magen und etwas Darm – und erlebten eine Überraschung nach der anderen. Was wir noch nicht so richtig perzipiert hatten, war, dass neue Lehrbücher mit ihrem Erscheinen eigentlich schon wieder „veraltet" auf den Markt kommen und die Wissenschaft sich schneller entwickelt, als Autoren und Verlage arbeiten können. Zuerst, und daran erinnert sich nur der Raucher unter uns, legte Volkheimer Zigaretten zur freien Verfügung auf den Tisch. Die Prüfung hatte nur Sachverhalte zum Gegenstand, die für Facharztprüfungen geeignet gewesen wären, so empfanden wir das und die Antworten lagen außerhalb unserer bescheidenen Möglichkeiten. Wir konnten nur – wenn überhaupt – auf dem Niveau des *Wolf* antworten. So sagte er regelmäßig nach beinahe jeder unserer Antworten „das ist alles Mum. . . " und erwartete, das einer mit der Silbe „. . . pitz" vollendete. Selbst das klappte erst beim zweiten Mal. In der Erinnerung aller hat sich der Eindruck erhalten, dass einer von uns nur „. . . pitz" zu sagen hatte, weil der Prüfer bei jeder Antwort „Mum. . . " sagte und auf immer denselben zeigte. Volkheimer meinte das aus dem *Wolf* Gelernte, was nun wohl nicht mehr stimmte; wir aber dachten, er meint uns. Feuchte Hände haben wir wohl alle gehabt. Na ja, irgendetwas Verwertbares werden wir schon gesagt haben. Nun ging es an die Zensuren. Wir sollten alle „gut" bekommen. Fragend sprach Volkheimer: „Nützt Ihnen das etwas?". Daraufhin wir: „uns ja, ihm nicht" (mit Hinweis auf den, der am Vortag nur „befriedigend" bekommen hatte). Das verstand nun er nicht – jedenfalls nicht sofort.

Wir erklärten ihm, dass sich die Gesamtzensur aus zwei Prüfungen ergibt und bei der Konstellation „gut/befriedigend" am Ende nur „befriedigend" heraus kommen könne. Das war ihm dann klar und er sagte, *„ja natürlich, das war euer Bester, der bekommt eine „Eins"*, sprach's und schrieb es nieder. Bei der Unterschrift des Prüfungsbogens wunderte sich der frischgebackene Professor Stobbe zwar über die sprunghafte Leistungsverbesserung von einem Tag zum anderen und ließ es uns über seine Sekretärin wissen, was wir mit Hinweis auf die Tagesform murmelnd erklärten. Kurzum, wir hatten „Innere" im Sack. Niemals hat später irgendwer nach einer Zensur gefragt. Wenn wir das geahnt hätten, hätten wir die Bemühungen um „Gleichbehandlung" sicher nicht gemacht. Und heute, im Zeitalter zertifizierter Prüfungen vom Typ „multiple choice", geht so etwas Menschliches verloren. Ist aber nicht so schlimm – wir bilden ja nicht mehr Ärzte aus, sondern Mediziner!

Volkheimer (im Jahre 2021 beinahe 100-jährig verstorben) hatte einfach zu viele Doktoranden (ich selbst war einer davon und zwei meiner Freunde ebenso). Das machte ihn in den Augen der Charité-Oberen angreifbar, wo er doch wegen seines Wohnsitzes schon angreifbar war. Eines Tages durfte er nicht mehr kommen. Wir sahen ihn nach Jahrzehnten bei den Studienjahrestreffen wieder, gut erkennbar, älter geworden (wie wir alle). Als er schon 90-jährig war, fragte ich ihn, was er denn so mache. Seine Antwort: *Nichts mehr – ich zähle nur noch die Spatzen.*

Und nun noch Sozialhygiene/Hygiene. Es war frühmorgens noch dunkel und es lag junger Schnee, die Straße vor dem Institut war „angezuckert". Wir hatten den 4. Mann der Gruppe von seiner Wohnung abgeholt, er hatte sich mit (oder bei) einer Freundin des nachts übernommen und erzählte uns unentwegt, er käme nicht mit, ihm wäre übel. Mit dieser Geschichte im Ohr wurde der Weg von der Gartenstraße zur Zetkinstraße lang. Aber wie zum Beweis seiner Behauptung erbrach er gallig grün unmittelbar vor dem Institut im Schein einer der damals spärlichen Straßenlampen in den jungen Schnee. Wir nahmen ihn trotzdem mit. Er schaffte auch alles gut, denn die Führung übernahm nun einer mit sonst ungeheurer Begriffsstutzigkeit. Im Prüfungsraum, der durch eine relativ niedrige Tür betreten wurde (ich glaube, es war die Tür zur Bibliothek, von Büchern eingerahmt und deshalb so klein wirkend), saßen bereits drei Prüferinnen, die allgemeine Hygiene, Arbeitshygiene, Kinder- und Jugendhygiene und Sozialhygiene vertraten. Nun sagte der Begriffsstutzige: *„Sie ist die Chefin einer Abteilung des Institutes!"* Der Vorlesungsbesuch war in diesem Fach eher spärlich. Es war aber nicht nachteilig, die Führungspersonen der Institute wenigsten einmal gesehen zu haben. Der Freund war nie anwesend. Wir kamen so langsam ins Gespräch und es lief ganz zufriedenstellend. Die Fragen waren überschaubar, nicht belanglos. Z. B. die Frage nach der medizinischen Haltung zur Nachtschichtarbeit. Da erschien es mir angesichts der gesellschaftlichen Stellung der Prüferinnen, die rotglühende Genossinnen waren, zweckmäßig zuerst auf die gesellschaftliche Notwendigkeit der Schichtarbeit zu verweisen, um sie dann medizinisch zu verdammen. Der Plan ging auf. Und nun unser Begriffsstutziger. Er bekam die Aufgabe, über die Versorgung alter Menschen in der DDR zu reden. Auch ein „Redethema": Und er kam nicht auf das Naheliegende. Er kam nicht auf den Begriff DFD, *Demokratischer Frauenbund Deutschlands,* in dem die Prüferinnen alle organisiert waren und eine Rolle spielten; er kam auch nicht auf die *Volkssolidarität* und sagte stattdessen, *„ich komme gerade nicht drauf, aber bei der Kirche ist das die Innere Mission"* (mit dem Zusatz: entschuldigen Sie, meine Damen! Und für sie war Kirche ein Fremdwort!). Wir haben uns tot gelacht in dieser Prüfung, auch die Prüferinnen! So lustig war es nie wieder.

Kapitel 7

Pflichtassistent in Eberswalde

Nach Eilenburg wollte ich nicht gehen. Mein Vater hatte dort einen guten Ruf gehabt, und ich fürchtete, dem nicht gerecht zu werden. In Eberswalde hatte ich einen Freund vom Studium her. Er war schon verheiratet und Vater einer Tochter, wohnte aber mit seiner Familie noch bei seinen Eltern. Die Familie war ohnehin kinderreich, gebildet und an allem interessiert. Ich bekam, ohne mich darauf beworben zu haben, von der Krankenhausleitung gleich einen Vertrag für 2 Jahre, eines davon sollte ich in einem Landambulatorium ableisten, wo schon damals keine Ärzte freiwillig hingingen. Ich aber wollte nur die Pflichtstationen ableisten, die ich zwischen Innerer Medizin und Chirurgie aufgeteilt hatte. Damals wollte ich noch Internist werden (und ein guter dazu), weshalb ich unbedingt in die Pathologie wollte. Da gab es Familienerfahrungen. Der Vater hatte in Berlin in den 20er Jahren in einem Institut für Pathologie[66] gearbeitet, der Bruder sogar 2½ Jahre in Würzburg[67]. Der Freund promovierte bald, wir hatten denselben Doktorvater. Als dann eines Tages seine stets wissbegierige Mutter sagte: „Eberhard, wollen Sie denn gar nicht promovieren", ging ich da erst einmal nicht mehr hin und intensivierte meinen Einsatz an meinem Thema, was durch die Entfernung von Berlin nicht einfacher geworden war. Erst 1967 war die Arbeit abgeschlossen. Der Vater des Freundes war Direktor der Forstakademie[68] (und Direktor eines Institutes dort). Er lud oft interessante Gäste ein, z. B. den Direktor des Berliner Tierparks, Prof. Dathe[69], der spannend vortrug (im Leipziger

[66] Pathologisches Institut Westendkrankenhaus Berlin. Direktor Prof. Dr. med. Max August Versé, 1877–1947, aus Leipzig stammend

[67] Pathologisches Institut der Universität Würzburg, Direktor Prof. Dr. med. Eugen Kirch, 1888–1973

[68] Prof. Dr. ing. habil. Albert Richter, 1909–2007

[69] Prof. Dr. rer. nat. Heinrich Dathe, 1910–1991

Sächsisch). Dathe war der Grzimek[70] des Ostens[71]. Viele einzelne Vorgänge könnten aus der Eberswalder Zeit berichtet werden. Einige greife ich heraus. 1929 hatte Werner Forßmann[72] im Selbstversuch die Grundlagen für das Katheterisieren des Herzens geschaffen und 1956 – wohl zur eigenen Überraschung – dafür den Nobelpreis bekommen. In der Oberschule habe ich ihn, sobald das nur einigermaßen zu einem freien Thema passte, als Beispiel von persönlichem Mut zitiert. Er besuchte seine frühere Wirkungsstätte mit einem Sohn 1965 und erzählte, dass er nach einem Kneipenbesuch in der Stadt (das Krankenhaus liegt eigentlich vor der Stadt) die Breite der Straße nutzen musste, um seine Gangabweichungen auszugleichen. Die Breite der Straße hatte ich auch durchmessen müssen, als die Verkostung in der Brauerei nach einer betriebsärztlichen Untersuchung des Personals ausartete.

Einen Doktortitel hatten wir noch nicht (s. o.), aber natürlich redeten die Patienten den Arzt/die Ärztin mit Herr oder Frau Doktor an, auch uns, die Pflichtassistenten. Die DDR suchte damals gemäß ihrer selbstverordneten Solidarität Ärzte für Afrika. Einige bewarben sich (einer war dann auch tatsächlich lange in Tansania), bei einem anderen, dem Chefarzt der Gynäkologie, ergab die „Durchleuchtung“ seiner Akten, dass er nicht promoviert war und den Doktor-Titel unberechtigt führte (so wie das im 21. Jahrhundert mehrfach vorkam, in Politikerkreisen beinahe üblich wurde. So ein Doktor-Titel scheint doch gewaltig zu schmücken!) Das wusste der Chirurg, sagte es aber nicht, weil auch der Gynäkologe, der ein guter Operateur war, ihn in seiner Hand hatte: Der Chirurg betrieb nebenher eine Privatpraxis. Er hatte auch einmal, wie es früher üblich war, gynäkologisch gearbeitet. Um es kurz zu machen: die misslungenen Abtreibungen (nicht aus Gründen der Nächstenliebe, sondern vielmehr aus finanziellem Interesse gemacht) aus seiner Praxis, „reparierte“ der Gynäkologe im Krankenhaus – schweigend. Geben und Nehmen auf einem Level, das kriminell war. Eines Tages kollabierte eine junge Frau aus Mitteldeutschland nach einer vom Chirurgen durchgeführten Abtreibung in einer bereits späten Schwangerschaftsphase im Zug in Berlin und kam dort ins Krankenhaus. Damit wurde alles ruchbar. Der Chirurg wurde bestraft, der Gynäkologe gekündigt (und in einem anderen Teil des Berliner Umlandes wieder Chefarzt!). Das Ganze habe ich erfahren, als in der Berliner Gerichtsmedizin ein Gutachten geschrieben wurde, das ich lesen konnte. Ich staunte nicht schlecht, kannte ich doch alle Beteiligten und verstand manchen Zusammenhang. Für uns war das Ergebnis ein anderes: Wir haben viel Zeit verwendet, den Patienten zu erklären, dass wir nicht Doktoren, sehr wohl aber Ärzte sind. Und

[70] Prof. Dr. med. vet. Bernhard Grzimek, 1909–1987

[71] Jan Mohnhaupt, Der Zoo der Anderen, Hanser Verlag München 2017. M. (S. 272) bezeichnet Dathe auch als „Grzimek des Ostens“.

[72] Prof. Dr. med. Werner Forßmann, 1904–1979, Nobelpreis 1956

was sagten die in aller Regel: Ist gut, Herr „Doktor"! Promoviert habe ich dann 1967 (und „golden" promoviert 2017; dazu später).

Ärztlicher Direktor war ein sog. „Verdienter Arzt des Volkes"[73]. Das war ein hoher Staatstitel. Am Rosenmontag 1965 (1.3.1965 – mein Freund beging seinen 25. Geburtstag) gab es plötzlich Glatteis, ich hatte Dienst in der Chirurgie und wir hatten bereits 7 Radiusfrakturen versorgt, kam abends noch eine Frau mit beidseitigen Radiusfrakturen, sie war nach Gipsverbänden beider Unterarme handlungsunfähig und musste aufgenommen werden. Es gab aber kein freies Bett mehr. Als Diensthabender suchte ich eines und fand dafür einen älteren Mann als Kandidaten zur schnellen Entlassung, der angeblich wegen Varizenblutung aufgenommen worden war. Er hatte zwar eine Varikosis der Unterschenkel, hatte aber wohl nie im Krankenhaus geblutet, selbst bei der Aufnahme nicht. Ihn wollte ich entlassen, stieß aber auf den Protest des Personals, das wusste, dass der Mann unter schwierigsten sozialen Verhältnissen (quasi obdachlos) in einer unbeheizten Behausung lebte und ich ihn dem Kältetod ausgesetzt hätte. Daraufhin, weil ich ein freies Bett dringend brauchte, versuchte ich ihn in einem Heim unterzubringen. Ich rief verschiedene Altenheime an, meine Bemühungen waren sämtlich negativ. Der Ärztliche Direktor, zugleich Kreisarzt, war nicht zu sprechen und als er endlich zu Hause war, ließ er sich verleugnen. Da habe ich kurz entschlossen die Kreisleitung der SED angerufen und den Notfall geschildert. Nach wenigen Minuten nahm ein Heim den Mann auf, übrigens eines, das kurz zuvor meine Bitte wegen Bettenmangels abgelehnt hatte. Einige Tage später schrieb mir der Kreisarzt und verbot mir Verlegungen in Alters- Pflege- und konfessionellen Heimen vorzunehmen, da das nur ihm obläge. Zufällig hatte ich alle Arten von Heimen angerufen. Das war mir dann doch zu viel. Da hatte ich mich redlich im eigentlichen ärztlichen Sinne bemüht und dafür einen Rüffel erhalten. Ich suchte Rat beim Vater meines Freundes, der mit dem größten Vergnügen einen Antwortbrief mit Darstellung des tatsächlichen Sachverhaltes formulierte (mit Durchschlag für die SED-Kreisleitung!). Daraufhin bekam ich nun vom Kreisarzt, der natürlich Genosse war, einen Dankesbrief. Sein zuvor ausgesprochenes Verbot erwähnte er nun nicht mehr. Er aber war nicht mehr lange Ärztlicher Direktor und Kreisarzt, offenbar war „mein Fall" nur der Punkt aufs „i". Seine ärztlichen Fähigkeiten waren ohnehin am unteren Ende einer (nach unten offenen) Wissensskala anzusiedeln, seine „qualifizierten" Diagnosen waren schon stadtbekannt, sodass hinter vorgehaltener Hand üblicherweise eher vom „Facharzt für Einlauf und offene Wunden" oder vom „Facharzt für leichte Fälle" gesprochen wurde.

Mit jedem Abteilungsleiter (Chefarzt) gab es Auseinandersetzungen und ich konnte mich dabei – begründet – einigermaßen behaupten. Es gab viele Nachtdienste, sehr schnell musste man ganze Stationen leiten, einige vorgesetzte Ärzte waren sehr nett und halfen auch, wenn man ihren Rat suchte. Die Krankenhausbibliothek war einigermaßen

[73] Lt. Wikipedia wurde die Auszeichnung bereits am 31.3.1949 gestiftet

leistungsfähig, die Sekretärinnen alle nett und manche (junge) Krankenschwester auch. Es gab aber auch Dragoner, mit denen man um die Vorherrschaft auf der Station erst kämpfen musste, z. B. mit der Stationsschwester der chirurgischen Infektionsstation, die bei einem internen „Wettbewerb“ – einer Stationsfeier – erst vom Hocker fiel, als sie eine große Flasche Schnaps beinahe bis auf den Boden geleert hatte. Danach „widersprach“ sie nicht mehr, denn ich war noch auf den eigenen Beinen, wenn auch angeschlagen von dieser Trinkmenge, von der Station gegangen, während sie unmittelbar als Patientin aufgenommen wurde. Obwohl ich eigentlich nur Innere Medizin und Chirurgie betreiben wollte, habe ich in der Gynäkologie oft nachts und am Wochenende mit operiert, d. h. mehr als Hakenhalten und manchmal Knoten knüpfen war es ja nicht. Ich wohnte im Haus und das brachte es u. a. mit sich.

Es gab noch andere Berührungspunkte zur Forstakademie. Bei deren Skatturnieren waren die Krankenhausärzte immer eingeladen (und oft Sieger!). Viele der jungen Förster hatten Krankenschwestern geheiratet und so war der Kontakt hergestellt. Aber auch die Blicke der jungen Ärzte wurden von Krankenschwestern durchaus erwidert. Sie waren aber auch imstande, selbst werbende Blicke zu werfen.

Nach einem kurzen Intermezzo im Betriebsgesundheitswesen ging es Anfang 1967 nach Berlin zur Ausbildung in die Pathologie, denn das wollte ich – auch gemäß Familientradition – nicht missen und jeder klinischen Ausbildung vorausschicken.

Kapitel 8

Der Beruf des Pathologen und der Beruf des Gerichtsmediziners (Rechtsmediziners)

Von beiden Berufen wusste ich nicht allzu viel. Im Studium hatten wir sie, die Pathologen und die Gerichtsmediziner, nie praktisch arbeiten sehen. Ich wusste aber wohl, dass die Pathologie, das Mutterfach, beinahe ein naturwissenschaftliches Grundlagenfach für alle medizinischen Spezialgebiete war und dass die Gerichtsmedizin, eine Tochter dieser Mutter, sich vorzugsweise mit dem nicht natürlichen Tod befasste. Die Fächer entwickelten sich divergierend. Später merkte ich dann, dass sich die Gerichtsmedizin oft mit dem plötzlichen Tod aus natürlicher Ursache auseinandersetzen musste, was ohne Kenntnisse der Pathologie nicht gut ging. Nur die Umstände bzw. die Begleitmusik war anders: Tod unterwegs, Tod bei der Berufsausübung, Tod in Abwesenheit anderer Personen, plötzlicher, unerwarteter Tod bei medizinischer Behandlung (z. B. intraoperativ), was den Ausschluss von Fremdeinwirkung voraussetzte, unerwarteter Tod beim (meist außerehelichen) Geschlechtsverkehr. Ob dafür die Überkreuzausbildungen, die damals noch übliche Pflicht waren, in der einen und in der anderen Fachrichtung für eine kompetente Tätigkeit der jeweiligen Spezialisten in ihren Fachrichtungen ausreichten, sei sehr dahingestellt. Ich persönlich hätte mich ohne subtile Kenntnisse der pathologischen Anatomie in der anderen Fachrichtung Gerichtsmedizin nur befangen bewegen können. Viele störte ihr Halbwissen im jeweils anderen Fach keineswegs; übrigens bis heute nicht.

Bis heute werden im allgemeinen Sprachgebrauch die Fachbezeichnungen wie Synonyma verwendet, z. B. meist im Kriminalfilm. Da wird am wenigsten genau zwischen Pathologie und Rechtsmedizin unterschieden, so wenig genau, dass es rechtsmedizinische Autoren bereits anmerken[74,75].

An einigen Stellen Deutschlands gibt es Morphologische Zentren, in denen Pathologie und Rechtsmedizin, benachbart oder in einem Gebäude als Institute der Universität separat untergebracht, nebeneinander arbeiten, selten zusammen. In Leipzig gab es den Fall, dass der Gerichtsarzt-Professor einen Verbindungsgang zwischen den Instituten zumauern ließ, um seine Eigenständigkeit zu betonen und die Beeinflussung zu unterbinden. In Essen, wo es ebenfalls so war, gestaltete sich in den 90er Jahren die Zusammenarbeit unterkühlt. Hier war die „Verstimmung" – wie unschwer von älteren Mitarbeitern zu hören war – von rechtsmedizinischer Seite ausgegangen. Es dauerte Jahre, um ein Normalniveau gegenseitigen Respekts und gegenseitiger Konsultation wieder einzuführen. 1993, als ich Essen wieder verließ, war das gelungen.

Methodisch klafften in der DDR keine so großen Lücken zwischen den Fächern, wie sie später offenbar wurden. Zwischen Pathologie Ost und Pathologie West sowie zwischen Gerichtsmedizin Ost und Rechtsmedizin West waren die Unterschiede nicht zu übersehen. In der subtilen Ausbildung und ihrer gesetzlichen Regelung lag der Osten vor dem Westen. Die Fachkollegen, die sich im Laufe der Jahre „entwestet"[76] hatten, wurden dort gerne genommen. Sie waren gut ausgebildet. Der fachliche Aufstieg in Berlin Ost war nicht auffällig vom gesellschaftspolitischen Engagement abhängig, sondern viel eher von der fachlichen Entwicklung, immer streng nach der Anciennität der akademischen Entwicklung, also der mit dem Dienstalter erreichten Qualitätsstufe. Mir zumindest ging es nicht um irgendeinen Aufstieg im Fach, sondern immer nur um die Zunahme des wissenschaftlichen und praktischen Inputs. Jedenfalls kannten wir im Osten keine Habilitierten, die die Facharztprüfung erst noch machen mussten.

In Anlehnung an Egon Bahr lässt sich hier schreiben: Ich war nicht sicher, ob ich es schaffe, aber ich war sicher, es schaffen zu können, ein großes Ziel verlangt Leidenschaft, der Weg dorthin Nüchternheit[77]. Und Bahrmanns Regel, der sich

[74] Michael Tsokos, Sind Tote immer leichenblass? Droemer, München 2016

[75] Wolfgang Mattig: Pathologie und Rechtsmedizin, Gemeinsamkeiten/Differentes. Vortrag, Berliner Pathologen, März 2008

[76] „Entwesten": Eigentlich müsste es „entosten" heißen („abhauen" war gemeint), ich habe es erstmalig in einem Büchlein von Karl-Otto Kagel: Fluchtgedanken – Gedankenflucht gelesen, obwohl ich es schon seit Jahren so verwende (S. 35; Karl Lappe-Verlag, Greifswald 2019)

[77] Egon Bahr: Zu meiner Zeit, Karl Blessing Verlag, München 1996, S.149, S. 169

stets schlicht und verständlich auszudrücken pflegte, „Nur selber fressen macht fett“, bestätigte sich durchaus; Erfahrungen selbst machen war das Geheimnis des persönlichen Wissens.

Kapitel 9

Berlin zum Zweiten

Pathologie im Krankenhaus Friedrichshain – auch eine Erinnerung an Erich Bahrmann[78]

Wer will schon Pathologe werden, wenn er endlich das Medizinstudium hinter sich hat oder noch genauer: Wer studiert Medizin nur deshalb, weil er/sie Pathologe/Pathologin werden möchte? Es gibt inzwischen diese Typen, und ich begegne ihnen mit allergrößter Skepsis. Noch häufiger wollen sie Rechtsmediziner werden. Die viel schönere Berufsbezeichnung *Gerichtsmediziner* oder auch *Gerichtsarzt* ist nicht mehr üblich, wofür es ernsthafte Gründe gegeben hat. Damals, Ende der 60er Jahre, wurde das Fach im universitären Spektrum (westdeutscher) Universitäten in Frage gestellt; heute ist es nicht viel anders: Das Fach ist gesamtdeutsch in eine Schieflage gekommen, trotz des medialen Trubels – das nur nebenbei. Über die Gründe ließe sich trefflich spekulieren! Wie oft habe ich es erlebt, dass junge Leute, meist Mädchen (oft mit ihren Müttern!), kamen und fragten, wie kann ich Rechtsmedizin studieren – nicht einmal wissend, dass das ein vollständiges Medizinstudium voraussetzt und Abitur natürlich! Die Frage- bzw. Bittsteller dachten wohl mehr an eine „Schnellbesohlung" durch Kurse von 2 bis 3 Wochen Dauer. Ist auch kein Wunder bei dem heutigen Fernsehangebot (und Bildungsgrad!). Von einem bestimmten Zeitpunkt an muss ja auf allen (Privat-)Sendern Blut fließen. Manche Sendungen sind sogar ganz gut, manchmal nur komisch und wollen das sein, die meisten fehlerhaft, gelegentlich sogar trotz Fachberatung. Und kaum einer (s. o.) verwendet die Begriffe *Pathologe* und *Rechtsmediziner* richtig. Die ach so schlaue Öffentlichkeit lernt das ohnehin nicht.

[78] teilweise geschrieben für eine Scripte aus Anlass der 50. Wiederkehr des Tages der Immatrikulation

Nach meinem Empfinden führt der (natürliche) Weg in die Pathologie über eine gewisse klinische Tätigkeit, aus Interesse an einem klinischen Fach, für das eine zeitweilige Tätigkeit in der Pathologie nur förderlich sein kann. So war es jedenfalls bei mir. Ich wollte eigentlich Internist werden, das gab es in der Familie schon, das war mir geläufig und alle, die es wurden, waren viele Monate bis einige Jahre in der Pathologie. Es hatte ihnen gut getan. Durch eine Reihe von Zufällen stellte ich mich als Bewerber im Pathologischen Institut des Krankenhauses im Friedrichshain Berlin vor.

Es hatte schon berühmte Pathologen als Direktoren gesehen: Carl Friedländer (1847–1887), David von Hansemann (1858–1920), Ludwig Pick (1868–1944) und Franz Büchner (1895–1991). Seit 1950 war Erich Bahrmann (1906–1977) Direktor des Institutes für Pathologie am Friedrichshain, Professor mit Lehrauftrag für Pathologie; und diesen Lehrauftrag nahm er sehr ernst. Der Begriff ‚***BBB – Bahrmanns bunte Bühne***' hatte sich für seine fakultativen Vorlesungen und Demonstrationskurse bei Studenten eingebürgert, viele besuchten sie, ich z. B. nicht. Getreu seinem Ruf und getreu seiner Überzeugung von der Schädlichkeit des Nikotins fragte er mich bei der Vorstellung sofort: *„Rauchen Sie?"*. Ich rauchte nicht, die Voraussetzungen für die Anstellung waren gut.

Ich will hier nicht von den enormen Fähigkeiten Bahrmanns als Klinik-Pathologe berichten; er war überaus fleißig, gewissenhaft, entscheidungsfreudig (*„Gut oder böse – ein Drittes gibt es nicht"* – nach heutigem Wissen stimmt das nicht mehr), pünktlich, präsent, kämpferisch (*„Man kann nichts Gutes im Guten erreichen"* oder auch: *„Es geht nur mit Feuer und Schwert")*, gegen Nikotin fanatisch und immer höchst konzentriert, befähigt, simultan die unterschiedlichsten Aufgaben zu lösen – kurzum: ein hochbefähigter Fachmann, ein Klinikpathologe im besten Sinne, stets war das Wohl der Patienten sein höchstes Anliegen, dem sich alles unterzuordnen hatte. Bahrmanns Ruf ging weit über die Grenzen Berlins hinaus; in Fachkreisen war er zu seiner Zeit deutschlandweit als Experte bekannt. Schließlich war er auch etwas weltfremd, er konnte kaum glauben, dass nicht alle so arbeiten und leben würden oder wollten, wie er es vorlebte. Als Chef war er streng und deutlich, gelegentlich bis zur Kränkung (so z. B. sagte er über mich – nicht zu mir!: *„Kind in dritter Ärzte***de***generation"*), aber auch fürsorglich (besonders im Krankheitsfalle) und hilfreich (in finanzieller Hinsicht oder bei Wohnungs-, Telefon- und Autobeschaffung, in der DDR nicht unwichtig). Bei den üblichen Versorgungsengpässen der DDR redete Bahrmann einen uneinsichtigen Minister, der auf die (Vorzüge der?) Planwirtschaft verwiesen hatte, folgendermaßen am Telefon an: *„Herr. . . , ich will Sie nicht sehr beleidigen, aber Halbaffe muss ich zu Ihnen sagen. . .* " Und bei der Anforderung von 10 000 Objektträgern für den nächsten Tag sagte er, weil es der Minister nicht einsehen wollte (oder konnte?): *„Sie denken wohl, wir gucken da durch, ob sich* *das Wetter ändert. Dann wünsche ich Ihrer Frau ein Gebärmutterhalskarzinom, dann werden Sie schon wissen, was wir damit machen.*" – Und am anderen Tage wurden die Objektträger geliefert. Jahrelang hatte er sicherheitshalber immer Zwieback (!) im Schrank „*für den Fall einer plötzlichen Verhaftung*", wie er uns erzählte. Zwieback gegen Staatsmacht – wie kindlich naiv! Bahrmanns entwaffnende, direkte Art war im Klinikum und im Berliner Gesundheitswesen durchaus bekannt. In einem Schreiben der Krankenhausleitung heißt es einmal „*... Durch die ständig zunehmende Vermehrung seiner Tätigkeit, durch seinen Einsatz auch für andere Krankenhäuser, hat sich eine starke Überbelastung ergeben, die sich in nervösen Erscheinungen bemerkbar macht...* "[79]

Für die viele Arbeit, u. a. knapp 2 000 Sektionen an verschiedenen Berliner Krankenhäusern – und er kontrollierte alle Fälle, so wie er auch den Zuschnitt der Operationspräparate stets selbst machte, – gab es nie genug Leute. Die histologischen Untersuchungen des hauseigenen und des eingesandten Biopsie- und Operationsmaterials gingen alle über seinen Tisch (nicht nur die – wie es noch heute sehr verbreitet ist – privat liquidierte Histologie!). Selbstverständlich bekam sein Oberarzt für die Vertretung während seines Urlaubs sofort einen Scheck für die Privateingänge nach dem Prinzip „bwg" („bezahlt wie gesehen"). Und die Assistenten bekamen den vollen Betrag für die auswärtigen Sektionen, für die er mit seiner Unterschrift die Verantwortung übernahm. Das alles ist heute eher eine Seltenheit. Bei den „Berliner Rätselecken" war er häufiger Diskussionsredner oder stellte selbst Fälle aus dem beinahe unerschöpflichen Material vor. Unsere Tagesarbeit war ritualisiert (heute nennt man das standardisiert, zertifiziert – was an der Qualität nichts geändert hat!). So waren bereits 07.45 Uhr alle Leichen geöffnet und Bahrmann machte den „Situs", so wie es bei Rössle, seinem Lehrer, üblich war. Nicht ohne Stolz berichtete er, dass er an der Charité unter Rössle[80] bei Abwesenheit des Prosektors Hamperl[81] diesen bei den Befundabnahmen der Sektionen vertreten durfte. Eigentlich wusste der Meister nach dem „Situs" alles über den Fall, was wir anschließend einigermaßen „vertieften". 11.45 Uhr wurden alle Schnellschnitte der Sektionen angesehen, ab 12.00 Uhr folgten dann die „Abnahmen", eine mitunter hoch emotionale Angelegenheit und eine oft stundenlange Prozedur.

Dank des ausgezeichneten, ehrlichen, offenen, kollegialen Verhältnisses zu Prof. Prokop, meinem späteren Chef, wurden auch dessen Assistenten im Ausbildungsgang Gerichtsmedizin ½ Jahr in Pathologie im Friedrichshain geschult. Die da waren, haben es nie vergessen und nie bedauert. Bahrmann und Prokop redeten sich gegenseitig

[79] Stürzbecher M (2001) Prof. Dr. med. Erich Bahrmann – Pathologe, 1906–1977 Hainblick, 15, S. 2–5

[80] Robert Rössle, deutscher Pathologe, 1876–1956; o. Prof. in Jena, Basel, Berlin

[81] Herwig Hamperl, deutscher Pathologe, 1899–1976; o. Prof. in Prag, Marburg und Bonn

voller Respekt mit „Herr Professor" an und konsultierten einander. Später empfand man diese Regelung der Ausbildung in der Charité als „unangebracht", Prokops Assistenten mussten fortan zur Weiterbildung in die Charité-Pathologie und machten aus der Halbtagsarbeit eine halbe Sache.

Wir, die wir zeitweilig aus diesem Studienjahr (so auch Bernd Arlt[82], Antje Kirsch, Margrit Irmer) und aus anderen Jahrgängen (Dieter May, Wolfgang Rahn†, Dieter Neuser, Valeria Prothmann u. a.) Bahrmanns Assistenten waren, haben schließlich viel gelernt, u. a. solche banalen Dinge wie: *Häufiges ist häufig und Seltenes ist selten und Mögliches kann vorkommen* (das zu vermitteln war die Uni zu fein und hatte dafür keine Zeit) oder hinsichtlich des gleichzeitigen Auftretens verschiedener Krankheiten: *Merken Sie sich, man kann Läuse und Flöhe haben* – einfach, deutlich und ein für alle Mal begriffen!

Als 1965 Kettlers[83] Lehrbuch[84] erschien und endlich einen Lehrbuchengpass in der DDR beseitigte, wurde Bahrmann um kritische Durchsicht gebeten, was er prompt machte. Er bereitete sich gründlich vor, fuhr dann zur Charité und wurde stundenlang nicht mehr gesehen. Die Gespräche müssen sehr kämpferisch gewesen sein, denn eines Tages sagte er – freilich etwas übertrieben – zu uns: *„Sie müssen sich das so vorstellen: Prof. Kettler und ich sind in sicherer Entfernung voneinander, sodass wir uns nicht bespucken können, an Säulen gefesselt und Trudchen,* (Kettler´s Sekretärin), *hält eine ständige Telefonverbindung mit dem Duden-Institut in Leipzig aufrecht. . .* " Nach meiner Erinnerung wurden diese Gespräche nach den ersten Kapiteln Herz und Gefäße, Leber und Niere einvernehmlich (?) beendet.

Nur eine Fähigkeit hatte Bahrmann nicht, die des Pädagogen. Wir haben nur unter ständiger Beschimpfung gelernt: *Sie trauriger Mond, Sie sollen gucken und nicht glotzen.* Oder: *Sie haben doch nur braune Soße, wo andere ein Gehirn haben.* Am Mikroskop: *Sagen Sie endlich was, ein Stück Holz oder eine tote Maus, irgendetwas müssen Sie doch sehen. Haben Sie Glaskugeln statt Augen im Kopf?* Gegenüber den Klinikern waren wir geschützt, wenn etwas daneben gegangen war. Wir haben hochexplosive Temperamentsausbrüche (mit fliegenden Instrumenten und splitternder Emaille) erlebt und später meist, nicht immer, die betretenen Entschuldigungen des Meisters, was heutzutage auch keiner mehr kann. Einmal allerdings hat er mir einen Schnellschnitt ausführlich und liebevoll erklärt, meinen ersten, das war nämlich gleich eine Fehldiagnose (glücklicherweise ohne besondere Tragweite!). Natürlich lernten wir, etwa nach dem Motto: Steter Tropfen höhlt den Stein, wenn der nicht zu hart ist. Aber wir waren formbar. Unsere Diktiersysteme waren stationär. Wenn ein Befund

[82] Bernd Arlt, 1938–2016, Begründer und 1. Präsident des Alumni-Clubs der Humboldt-Universität

[83] Louis Heinz Kettler, 1910–1976

[84] Kettler, L.-H. (Hrsg): Lehrbuch der speziellen Pathologie. Fischer Jena, 1965

schwierig war, diktierte ihn der Chef uns in die Feder, unterbrach sich dabei und sagte wie nebenher: *Merken Sie sich: Je länger der Befund, umso schwieriger die Diagnose.* Und sonst war es wie bei Holle[85]/Leipzig, von dem Karin Sorger[86] berichtet: Die Beschreibung (des Präparats) muss stimmen, die Deutung kann sich ändern.

Als wir, Dieter May und ich, 1969 in Magdeburg zur Facharztprüfung antraten, da haben uns die Prüfer (Eßbach, Kettler, Bauke, Güttner, Möbius) angesehen, als kämen wir vom Mars. Noch nie hatte jemand 5 Ausbildungsjahre bei Bahrmann bis zur Facharztprüfung durchgehalten; wir waren die Ersten. Die akademischen Lehrer hätten der Prüfung beiwohnen können. Unserer tat das nicht und ich kann nicht sagen, dass wir darüber unfroh waren. Im Gegensatz zu einigen, die von den Universitäten kamen, haben wir bestanden. Ohne Bahrmann-typische Bemerkung ging das vorher nicht ab. Zum Lernen hat er uns schon angehalten. Mir sagte er: „*... sonst schreibe ich in ihre Beurteilung: ... er arbeitete zu* ***seiner*** *vollsten Zufriedenheit...*"

Und Erich Bahrmann war stolz auf unseren Erfolg Am Telefon kündigte er uns 50,- M für die Abendzeche an, die er uns anderntags gab. Wir waren gerührt und haben ihm verschwiegen, dass die Zeche größer war. Aber auf sein Wohl (und unseren Kater) haben wir getrunken.

Erich Bahrmann hätte heutzutage überhaupt kein Verständnis für die medialen Aktivitäten bestimmter Ärzte bestimmter Fachrichtungen. Überzufällig häufig kommen sie aus der Rechtsmedizin! Er vertrat folgenden vorbildlichen Standpunkt: ***Als Pathologen sind wir Ärzte, die im Hintergrund arbeiten und dabei Hervorragendes leisten können!*** Ceelen[87] hat über Orth[88] etwas formuliert, was auch für Bahrmann gelten konnte: ... in steter, gleichmäßiger, stiller Arbeit hat er Bleibendes geschaffen[89].

1967 ging es also in Berlin weiter. Es ging stürmisch los, am ersten Tag gab es 19 Sektionen. Es wurde jeder Todesfall im Krankenhaus, und zwar immer sofort, seziert. Nach einem Jahr hatte ich bereits 356 Sektionen gemacht, so viel wie heute nicht einmal jedes Universitätsinstitut in einem Jahr macht, zur Facharztprüfung ging ich mit über 1 500 absolvierten Sektionen, knapp 8 000 andere Fälle hatte ich zusätzlich gesehen. Die Weichenstellung zur Pathologie und weg von der Klinik erfolgte ganz allmählich, tropfenweise. Das erste Jahr verging schnell, ich kam ganz gut zurecht, fühlte mich in dem Fach wohl und so wurde „lebenslänglich" daraus. Es war reine Formsache, den Arbeitsvertrag zu ändern. Im Übrigen hatte ich in meinem

[85] Gottfried Holle, deutscher Pathologe, 1912–1991, o. Prof. für Pathologie in Greifswald und Leipzig

[86] Karin Sorger: Das Geheimnis des Glücks ist die Freiheit. Der lange Weg von Ost nach West. Helios, Aachen, 2016; S. 89

[87] Ceelen Wilhelm, deutscher Pathologe, zuletzt o. Prof. für Pathologie in Bonn, 1983–1964

[88] Johannes Orth, deutscher Pathologe, u. a. Nachfolger von Virchow, 1847–1923

[89] Ceelen W: Johannes Orth. Z für ärztl. Fortb. 20 (1923) S. 122–123

Arbeitsleben nie zeitlich begrenzte Arbeitsverträge! Ich hatte auch nur 5 verschiedene Arbeitgeber.

Die Studentenwohnung hatte ich ja behalten, sodass ich ohne besonderen Zuzug wieder in Berlin auftauchte. Der Kaderleiter des Krankenhauses (heute ist das der Personaldezernent) wollte aber einen Zuzug nach Berlin in Schriftform sehen. Also griff der Institutsdirektor, Prof. Dr. Erich Bahrmann[90], zum Telefonhörer und bedeutete dem Kaderleiter lautstark, er solle nicht Mitarbeiter verhindern, sondern ihm die Arbeit erleichtern. Es fragte nie wieder jemand nach einem Zuzug. Mit dieser Methode erlangte Bahrmann auch eine bessere Vergütung seiner „Sektionsgehilfen", indem er sagte, „*Sie* (der Kaderleiter) *glauben wohl, hier verlassen alle Patienten (geheilt) zu Fuß die Klinik. Ich kann ja die Leichen an Ihrem Zimmer vorbeifahren lassen! Dann kapieren Sie das vielleicht.*" – Die Gehilfen wurden besser bezahlt.

Nach etwa 1–1½ Jahren wurde man in die Eingangshistologie „geworfen". Alle Präparate sah auch der Chef an! Und er übernahm den Zuschnitt selbst! Anfangs wunderte ich mich noch, woher der Chef immer schon alles wusste. Sicher haben wir manchen wertvollen diagnostischen Tipp bekommen, aber systematisch war das nicht. Als wir mehrere Assistenten in ähnlicher Ausbildungsstufe waren, wechselten wir den Eingang wöchentlich. Dabei saß ich in der Dienstwoche häufig 22 Uhr noch im Institut. Das war selbstverständlich. Niemand fragte nach der Dienstzeit, die normalerweise nur bis 17 Uhr ging. Ständige Rede des Chefs war, dass man für seine Ausbildung selbst Verantwortung trüge. Später stellten wir fest, dass wir in spezieller Pathologie gut und in allgemeiner Pathologie weniger gut ausgebildet waren. Was früher eher die Ausnahme war. Die Assistenten nach 1967 sind fast alle im Fach geblieben oder haben fachverwandt gearbeitet. Zwei blieben mir lebenslange Freunde. Die Oberärzte wechselten, einer wurde Chef, ein anderer (M.) kam aus dem eigenen Stall und wurde später auch Chef. Von ihm erinnere ich ein Zitat: *Warum soll ich wechseln? Es stinkt in jedem Institut und im eigenen Institut kenne ich die Ecke, aus der es stinkt! Im anderen Institut muss ich die Ecke erst suchen.* Wie wahr!

Zur Ausbildung gehörten 6 Monate Tätigkeit in der Gerichtsmedizin. Als ich 1969 dann Facharzt war und 29 Jahre alt, schien mir die Zeit bis zum Berufsende zu lang, um „nur" Pathologie zu machen, was ich heute ganz anders sehe. „Wissenschaftlich" haben wir in der Prosektur natürlich die Pathologie nicht betrieben. Das war Sache der Universitätsinstitute. Dabei hätten wir manche Arbeit schreiben können, zumindest manche Kasuistik! Auch das Angebot einer Oberarztstelle in einem kleineren Institut konnte mich nicht locken. Gerichtsmedizin hatte mir gefallen und die Atmosphäre dort auch. Als eine Stelle frei wurde – ich hatte rechtzeitig Witterung davon – wollte ich mich bewerben, aber in Kenntnis meines Chefs. Ich ging also zu ihm, 17.45 Uhr,

[90] Prof. Dr. med. Erich Bahrmann, 1906–1977, Direktor des Institutes für Pathologie im Krankenhaus Friedrichshain Berlin von 1950 bis 1975

das war die Zeit für private Anliegen. Prokop hatte mir gesagt, er würde mich nehmen, wenn mein Abschied im Friedrichshain „im Guten" erfolgte. Der „Schwarze Peter" lag bei mir, was ich eigentlich erst später erkannte. Also sagte ich mein Sprüchlein bei Bahrmann auf. Der sprang vom Mikroskop abrupt auf, warf seinen Stuhl um, rannte zum Telefon – ich sah alle meine Felle davon schwimmen – rief Prokop an, den er auch sofort erreichte und sagte wörtlich: *„Vor mir steht der Ihnen bekannte Herr L. und sagt, er wolle zu Ihnen wechseln. Ich gratuliere Ihnen, Sie bekommen einen guten Mann"*. Wie weit war mein Herzschlag wohl zu hören? Blitzschnell hatte er erkannt, dass man Reisende nicht aufhalten soll. Später hatte ich nur noch gelegentlichen Kontakt zu Prof. Bahrmann und mit wohlgemeinten Hinweisen für meine akademische Karriere hat er nicht gespart. Er starb wenige Jahre später an einem Coloncarcinom.

Natürlich haben wir nicht nur gearbeitet. Wir verstanden es auch zu feiern. Und es gab manche kleine Geschichte, z. B. die von meinem verschwundenen Fahrrad und den dadurch ausgelösten Polizeieinsatz und Bahrmanns Reaktion auf die Mitteilung, dass mein Fahrrad vor einem „Geschäft" abhanden gekommen war. Als er aber langsam mitbekam, dass das Ganze gegen Mitternacht passiert sei, stutzte er etwas. Arglos fragte er nach der Art des Geschäftes und bekam von einem Assistenten die Antwort: *„Es war eine Kneipe." „Wieso Kneipe?"*, fragte er zurück, *„ich denke ein Geschäft"*. *„Na ja,"* hieß es, *„ein Glas-Bier-Geschäft"*. Er hatte uns einfach nicht zugetraut, dass wir abends ausrückten, nur um Bier zu trinken. Er hatte das nie gemacht.

Man könnte noch über Betriebsausflüge und Weihnachtsfeiern berichten, über Aprilscherze u. v. a., und darüber, dass mich 1969 eine heiraten wollte – aber das will ich einmal lassen. Im Institut jedenfalls hatte er *„jeden Flirt und jede Tändelei"* verboten.

Institut für Gerichtliche Medizin

Hier war alles anders. Ich war ja zweimal da, erst als Gast und dann als Festangestellter. Von der bisherigen, sehr preußischen Atmosphäre in der Pathologie war nur wenig zu spüren. Alles wurde (österreichisch) an langer Leine geführt, nie so ganz direkt. Neue Leute wurden auch da eher kritisch gesehen und nicht immer fair behandelt. Bei mir war das anders. Ich kam als Facharzt, wusste etwas und erkannte infolge dieses speziellen Wissens auch die Schwächen der anderen. Insoweit waren sie mit mir vorsichtiger. Arbeitsbesprechungen gab es so gut wie nie, es sei denn, man sah die morgendlichen Zusammenkünfte der Ärzte im Sektionssaal als solche an. Oft aber waren sie mehr ein dekoratives Herumstehen. Es wusste jeder, was er zu tun hatte, und man tat das auch. Die Arbeit war wichtiger als die Besprechungen (heute ist das oft anders – in Greifswald lechzten die Leute nach Dienstbesprechungen, protokollierten alles; einen Vorteil habe ich darin nie gesehen). Der jeweilige diensthabende Oberarzt (Prosektor) verteilte die Sektionen (schrieb sie in ein Buch ein, sodass man immer einen Überblick haben konnte) und kontrollierte die Ergebnisse, bevor der Chef gerufen wurde. Oft verzichtete dieser auf die zweite Runde von Abnahmen – es hingen ja auch Gebühren daran (trotzdem waren wir billiger als es in der DDR sonst üblich war), also Prinzip „teile und herrsche" – so wird es gelebt. Der Prosektor wechselte alle 4 Wochen (damit waren schon weitere 4 Personen an die Fetttöpfe herangeführt!), das diente zwar dem genannten Prinzip, fachlich sah ich darin keinen Gewinn. Die Ansichten und das jeweilige Procedere der „Prosectoren" waren zu unterschiedlich.

Die Facharztprüfung 1974 war erfolgreich. Die Prüfer waren die Professoren Prokop, Dürwald und Göhler (beide Leipzig), Simon (Halle) und Reimann (Dresden); der Prüfungsort war Berlin. Ich war nun Facharzt für alle Todesarten, wie wir das lustigerweise nannten. Mir wurde gratuliert und ich wurde beschenkt – 1975 habe ich dann geheiratet, die Ehe lockerte sich nach 10 Jahren und ist dann völlig zerfallen.

In den 80er Jahren hatte ich mich endlich entschlossen, der akademischen Laufbahn weiter zu folgen. Hin und wieder hatte die praktische Tätigkeit zu wissenschaftlichen Publikationen geführt. Ein „Multiscripent" war ich nie. Bereits an der 3. Lehrbuchauflage meines Chefs „durfte" ich (wir waren zwei Autoren) 1975 mitschreiben. Zu dieser Tätigkeit wurden wir „verurteilt", sonst aber nie gedrängt, etwas zu publizieren. Man konnte „unbeeilt" arbeiten. Trotzdem flossen aus dem Institut unaufhörlich wissenschaftliche Publikationen, auch eigene. Dieses und jenes war also zusammengekommen und nun sollte eine Schrift über iatrogene Schäden entstehen. Das war naheliegend, und es lag mir, weil immer wieder Gutachten angefordert wurden aus dem Grenzgebiet zwischen Klinik, Pathologie und Gerichtsmedizin, bei denen es um Behandlungsfehler ging, so wie es heute heißt, damals hieß es eher Sorgfaltspflichtverletzungen. Kenntnisse der Pathologie waren da vorteilhaft. Viele Auftritte als Sachverständiger vor Gericht waren damit verbunden. Groteske Fälle ärztlichen Versagens haben wir gesehen, die bis heute insoweit wirksam sind, als ich nicht gerne zum Arzt gehe. Jedenfalls saß ich oft im Institut, ganze Wochenenden, um das Material auszuwerten. Es war so viel, dass wir das zu zweit (gemeinsam mit Wolfgang Mattig, der bereits über die Komplikationsdichte medizinischer Eingriffe zwei Bücher geschrieben hatte) machten, was die Habilitationsordnung auch zuließ. Die Sektionsgehilfen des Institutes mussten einen Wochenenddienst machen. Ein Gehilfe stammte aus Dessau in Sachsen-Anhalt, mit ihm konnte ich anhaltinisches Sächsisch reden. Er guckte immer mal in meinem Zimmer vorbei, auch weil ich immer ein frisches Bier im Kühlschrank hatte. An einem Sonnabend fragte er: *„Doktor, was machen ´se echentlich [eigentlich] immer hier?"*. Was sollte ich erklären? *„Ich schreibe ein Buch"*. Er: *„Worüber denn?", ich: „Was Ärzte so alles falsch machen"*. Er, nachdenklich: *„Soll wohl een mährbändsches [mehrbändiges] Werk wer´n"* – und fügte nach einer Pause hinzu: *„oder schreim ´Se nur über die Charité?"* Gerade eben (wir stehen auch nach 30 Jahren noch in Verbindung) fragte er mich am Telefon etwas Medizinisches und sagte: *„Ich frache [frage] immer erscht [zuerst] den Pathaloochen (Pathologen) und gehe erscht (erst) dann zum Arzt!"* (inzwischen ist er elend gestorben). Zugegeben: Der Blick auf die klinische Medizin, ihre ungeheure Entwicklung und ihre Erfolge und Möglichkeiten, wird durch Tätigkeit in der Gerichtsmedizin schon etwas verschoben. Vielleicht das noch: keiner der angeklagten Ärzte, denen Sorgfaltspflichtverletzungen nachgewiesen wurden, hatte den Mut zu sagen, dass er etwas falsch gemacht hatte! Keiner! Und das hat sich über Jahrzehnte nicht geändert, da waren sich Ost und West sehr gleich! Der Mut zur dürftigen Entschuldigung bzw. Erklärung war stets größer als zum mutigen Bekenntnis der Wahrheit und peinlich dazu. Heute werben Rechtsanwälte mit der Spezialität „Medizinrecht" (und gegen Gebühr sind sie bereit, auch offensichtlich falsche Behandlungen gegenteilig zu verteidigen). Im **Anhang** S. 270 ist mehr darüber geschrieben.

Die Todesfälle durch anatomische Unkenntnis habe ich einmal publiziert. Dadurch wurden die Anatomen aufmerksam und luden mich zu einer Tagung in Greifswald ein – und erschraken. Sie wollten den „Erfolg" ihrer zweifellos intensiven Ausbildung nicht glauben. Etwas später luden mich die Chirurgen nach München ein und gleich anschließend nach Warnemünde. Gegen die Fakten konnten sie nichts sagen. Ob das andernorts auch so war, kann ich nicht sagen, Publikationen gab es nicht. Ein Wanderprediger wurde ich nicht. Dabei wird an allen Universitäten großer Wert auf die Ausbildung in Anatomie gelegt. Noch unverständlicher ist die nachlassende Obduktionsfrequenz. Heute werden in einer Krankenhauspathologie 30–40 Fälle im Jahr obduziert, etwa so viel, wie wir in einer Woche untersuchten. Die Sektionszahlen (nicht die Sterbezahlen!) haben allgemein stark nachgelasssen (trotz beträchtlicher finanzieller Nachbesserungen!). Und sie werden trotz vieler Bemühungen auch niedrig bleiben, weil die Direktoren der Institute selbst nicht mehr seziert haben, – es einfach nicht können!

Die öffentliche Verteidigung der Habilitation fand im Hörsaal der HNO-Klinik statt. Das war immer so, immer mittwochs, 14-tägig gab es eine solche Veranstaltung. Das war sicher eine gute Idee der Veranstalter. Es entwickelte sich eine gewisse Tradition. Als „bald Betroffener" konnte man im Vorfeld Art und Weise der Verteidigungen verfolgen. Die Verteidigungen waren themenabhängig meist gut oder wenigstens einigermaßen besucht. Unsere war brechend voll und es ging stellenweise auch kämpferisch zu. Jeder sagte sein Sprüchlein auf, gemeinsam haben wir die Diskussion bestritten, die Prokop leitete und lateinisch einleitete. Die Diskussion war tiefgreifend und nicht ohne persönliche Attacken! – letztendlich erfolgreich. Die Verteidigung ebenso. Anschließend haben wir das im Institut gefeiert. Dazu hatte Prokop eine Überraschung bereit. Er hatte eine Pianistin, die er freilich sehr mochte, eingeladen, die auf dem im Hörsaal stehenden Flügel, Prokops Flügel, Chopin spielte. Ein Professor, Gutachter unserer Arbeit, sagte leise zu mir: *So etwas habe ich ja noch nie erlebt.* Und ich antwortete, angefeuert vom Erfolg und losgelöst von der Wahrheit: *das ist hier immer so.* Es war nie so, vorher nicht und nachher nicht, gefeiert wurde aber immer.

Die „Beschäftigung" mit iatrogenen Schäden führt zu einer zeitweiligen („gut" bezahlten) Nebentätigkeit bei der Zentralstelle für Ärztliches Begutachtungswesen.

Prokop wollte, dass seine Leute einen gewissen Horizont haben. So sorgte er, anfangs kämpferisch, später „nervend" dafür, dass viele von uns reisen durften. Bei mir war das ab 1977 der Fall. Es verselbständigte sich, ich bekam einen Dienstpass, anfangs mit Ausreisevisa für einzelne Reisen, später mit mehrmals gültigem Ausreisevisum, und noch etwas später ergänzt um „Ausreise mit PKW" und ich durfte oft davon Gebrauch machen. U. a. bin ich zu einer Hospitation nach Hamburg mit dem eigenen Auto gefahren. Immerhin war ich so mehrmals in Finnland, dreimal in Westdeutschland, in den Niederlanden und Belgien, in Schweden (auf der Rückreise von Finnland), zweimal in Österreich und einmal in Japan und sehr oft in Westberlin. Ich bin mit offenen Augen gereist und stellte fest: Alle kochen nur mit Wasser. Mir kam es so vor, als ob man im Westen mit Geld und neuem Gerät habilitierte, im Osten mit neuen Ideen. Sicher gab es hier wie da Ausnahmen. Politische Zugeständnisse habe ich wegen dieser Reisemöglichkeit nicht gemacht.

Ideologische Einflüsse gab es natürlich auch. Eigentlich wollten wir nicht habilitieren, denn wozu auch, persönliche Entwicklungen „ohne" (Parteimitgliedschaft) waren im Allgemeinen kaum drin. Auch von dieser Erfahrungsregel gab es Ausnahmen. Ein Freund aber sagte, man muss habilitieren. ***Die*** wollen doch nur, dass wir nicht habilitiert sind. Immer wenn es vorwärts gehen könnte, bekommt man gesagt, sie sind ja nicht einmal habilitiert.

Eine Reise habe ich nicht angetreten, die nach Äthiopien. Sie hatte praktische, gerichtsmedizinische Gründe, gute Gründe. Innerhalb weniger Stunden waren die Voraussetzungen dafür geschaffen worden. Der Anlass war ein politischer und die Gründe des Nicht-Reisens waren auch politische, ich war aber nicht deren Begründung.

Ich bin danach später nie gefragt worden, kann mir aber vorstellen, dass es manchem auf den Nähten brennt zu wissen, ob ich als Träger von Informationen benutzt worden bin. Ich bin es nicht, nie und von keiner Seite. Mit einem Bruder im Westen war ich auch kein typischer „Reisekader". Ellen Thiemann[91] schreibt es ganz lapidar und richtig: *„Wer Westverwandtschaft hatte, machte sich von vornherein verdächtig"*. Historisch war es ja auch so. „Westemigranten" hatten es trotz stimmiger Ideologie auch schwerer im System. Mehr als Mitglied im Gewerkschaftsbund war ich auch nie. Aber wir hatten auch einen am Institut mit zwei Brüdern im Westen, der auch reisen durfte. Das Untypische war das Typische, so kommt mir das vor. Da wir am Institut

[91] Ellen Thiemann: Der Feind an meiner Seite. Herbig, München 2005

wenigstens 10 Leute mit Reisepässen waren (3 davon waren in der SED, einer war ein sog. „parteiloser" Genosse mit gut entwickeltem vorauseilendem Gehorsam), hatte der Begriff des „Reisebüro Prokop", von dem man in der Charité neidvoll sprach, eine gewisse Berechtigung.

Nebenbei: Von der 68er-Bewegung in Westdeutschland habe ich nicht viel mitbekommen. Damals befand ich mich in Vorbereitung auf die 2. Facharztprüfung, wir hatten alle gut zu tun, andere eigene Interessen und der Westen war nach 7 Jahren Mauer so weit weg, dass uns das weniger berührte. Und manches fanden wir schlicht komisch! Die Forderungen, die seitens dieser Bewegung gestellt wurden, waren einerseits verständlich (endlich saubere Aufarbeitung der Vergangenheit), andererseits – wie mein Lehrer Bahrmann gesagt hätte – waren einige Forderungen *kindisch, dumm und albern.* Kurzum: die Folgen der Bewegung sind bis heute erkennbar. Geblieben sind lediglich andere Formen der Vorteilnahme und andere Vorteilnehmende. Mitglied des Bundestages zu sein, ist ja unter Versorgungsaspekten immerhin interessant. Viele von damals sind es geworden, sog. Alt-68er. Alles und jedes wird heute unter dem Aspekt des Geldes gesehen! Und deshalb steht man ständig wechselnden Koalitionen gegenüber (bei Weitem nicht nur in der Politik). Früher war eindeutiger festzustellen, wer wo steht und man verständigte sich darüber meist nonverbal – oft durch Anzeige der linken Kragenecke, was so viel heißen sollte: da ist noch ein „Abzeichen" darunter.

Prokop konnte nicht NEIN sagen. Als eine Assistenzärztin, die schon lange am Institut war, endlich habilitieren wollte, Prokop das aber nicht wollte, sagte er im Wiener Dialekt; *„bittschön, nehmens* (nehmen Sie) *Tigerblut* (was es ja an allen Ecken gibt) *und immunisierens* (immunisieren Sie) *damit eine Giraffe in die Halsvene!* Das war ein Prokopsches NEIN!

Den Direktor habe ich nur aufgesucht, wenn er rief (mich rufen ließ) nach dem Motto, gehe nie zu deinem Fürst, wenn du nicht gerufen wirst. Als wir in große Raumnot gerieten und ich ein Konzept zur Lösung des Problems hatte, ihm das vorstellte und er es bestätigte und ich es sofort umsetzte, noch am Wochenende, meinte er montags: *„Sie san halt so direkt.*" Das liebte er als Österreicher nicht. Zwischen der Leitung des Institutes durch Prokop und Leitung der UNO durch Waldheim sah ich viele Ähnlichkeiten. Beide waren Österreicher! Probleme wurden lieber prolongiert als entschieden. Als er 50 Jahre alt wurde, feierten wir tagelang, als er 60 Jahre alt wurde, wurde auch noch gehörig gefeiert, später ließ das nach. Seine Ehrungen nahmen dafür zu. Er hatte eine ganz schlichte Visitenkarte, auf der Vorderseite stand **Otto Prokop**, aber auf der Rückseite waren alle Titel und Ehrungen in dichter Folge aufgezählt und sehr klein gedruckt, weil der Platz nicht reichte. Über Prokop ließe sich noch gehörig extemporieren: anerkennend, bewundernd, auch kritisch (und das ist wohl der

Grund, warum er nie richtig biographiert wurde, oder zu spät und dabei sehr einseitig betrachtet[92]). Der Filmbeitrag 2021[93] über ihn war jedoch gut, nach meiner Meinung.

So ging die Zeit über das Land. Der Chef wechselte, die Arbeit blieb. Der Abwärtstrend in der DDR war allenthalben spürbar[94] und 1989 war es dann vorbei. Wie oft haben wir uns den Witz erzählt von dem Büromenschen, der bei Sonnenschein ans Fenster ging und sagte: Heute könnte es passieren, immer wieder, bis einmal einer fragte, was denn passieren könne. Da sagte der Büromensch: Mein Vater hat immer gesagt, eines **schönen** Tages bricht hier alles zusammen. Und heute könnte es passieren.

Der schöne Tag kam und jeder hatte wohl seine eigenen Gedanken. Die anhaltenden Absatzbewegungen junger Menschen über die Botschaften in Warschau und Prag, der Massenabfluss über die sich plötzlich öffnende ungarische Grenze nach Österreich ließ mich denken: Sie laufen alle direkt in die Arbeitslosigkeit. Aber da war ich eben auch schon beinahe 50 Jahre alt (und den 50. Geburtstag habe ich dann schon in Essen gefeiert) und weit oberhalb des durchschnittlichen Alters der Fluchtbewegten. In einem bereits 1955 erschienenen Buch las ich jetzt (2017) im brandenburgischen Dialekt den Satz: *„Im Grunde nützt das ganze Gefliehe nischt und is immer bloß für ´n Augenblick“*.[95] Das ist sicher teilweise richtig. Die Grenze ging auf, die Möglichkeiten nahmen wieder zu. Die wesentlichen Freunde blieben Freunde. In meiner viel später eingesehenen Akte des Ministeriums für Staatssicherheit war keiner von ihnen genannt, schon gar nicht in negativer Sicht (s. u.). Dafür stand einiger Unsinn in der Akte. Immerhin waren wir einmal 10 Freunde (9 waren Ärzte geworden), eigentlich zu viel, um der Staatsaufsicht zu entgehen oder um keinen Informanten unter uns zu haben (man denke an den Witz vom Mielke-Beton: 4 Teile Sand und ein Mikrophon oder 4 Bürger und ein Informant). Es ist uns nicht entgangen, dass einige – vergeblich! – in diese Runde drängten!

Auch in eine Art Stammtisch ehemaliger Berliner Assistenzärzte in Instituten für Pathologie, von denen es zahlreiche gab ($n = 8$) gab und der sich erst 1988 bildete, drängte einer aus der Gerichtsmedizin, dessen Nähe zum System wenigstens bekannt war. Zufällig traf sich diese Runde am Abend der Maueröffnung vor Eröffnung einer Tagung in einem Weinlokal in Schwerin. Das Gesprächsthema des Abends kann man sich denken. Einige fuhren noch in der Nacht in das nahe Lübeck. Und am Morgen

[92] Mark Benecke: Seziert – Das Leben von Otto Prokop; Verlag Das Neue Berlin, 2013

[93] Fernsehaufzeichnung bzw. -ausstrahlung am 10.11.2021

[94] Hans Scholz schreibt in „Am grünen Strand der Spree“, Hoffmann und Campe, Hamburg 1955 auf S. 322: „Wird immer östlicher, der Osten“

[95] Hans Scholz: Am grünen Strand der Spree, Hofmann und Campe, Hamburg 1966, S. 257 in der 10. Aufl. von 1978

hörten wir eine denkwürdige Rede des Schweriner Pathologen Möbius[96], der auch schon die Wiedervereinigung thematisierte und begrüßte.

Trotz widriger Umstände hatte die Runde der Freunde im Wesentlichen Bestand – bis heute. Drei hatten ihren Wohnort nach dem Westen „verlegt“, von denen später einer starb und einer ausschied. 2 der „Entwesteten“ hatten lange Zeiten in den Haftanstalten von Cottbus und Bautzen verbracht (verbringen müssen!). Und noch einer schied aus. Er zog sich über 10 Jahre lang kommentarlos und nie begründet zurück, eine Erklärung blieb selbst dann aus (bis heute!), als wir sie haben wollten, und so zogen wir diesmal die Konsequenzen. Einer, der wichtigste und ärztlichste unter uns, ist inzwischen (2020) noch gestorben. Der Rest (z. Z. $n = 5$) hat sich wieder zusammengefunden bzw. ist beieinander geblieben, problemlos übrigens, so als hätte es die lange Trennung nie gegeben. Am eindrucksvollsten war das Wiedersehen mit dem Freund, der am längsten in Cottbus gesessen hatte und als erster von uns weg ging. Es war so, als hätten wir uns erst gestern gesehen und nicht über 10 Jahre auf diesen Tag gewartet. Dieser denkwürdige Tag lag noch Jahre vor der Wende. Da gab es keine Brüche und keine Verständigungsschwierigkeiten. So ist Leben. An einem Skatabend, 25 Jahre nach der „Wende“, kam die Rede auf einen der ehemaligen (bereits verstorbenen) Freunde (mit Namensnennung) und ein Beteiligter des Abends sagte: „na der war Stasi, das wusste doch jeder, siehe auch [97]. Ich wusste es nicht! – und war lange Zeit sehr betroffen.

Ist Leben so? Leben ist so! Natürlich gab es viel Unrecht, die Augen habe ich davor nie verschlossen. Man lebte gebückt und vorsichtig. Der aufrechte Gang fehlte vielen. Das war eine richtige Beobachtung im Westen. Aber die spätere Frage, nicht nur einmal gestellt (!), meist aber von Leuten nicht so prägender Geisteskraft, durfte man denn im Osten lachen, war lächerlich. Die politischen Druckphasen erkannte man u. a. auch an der Frequenz der erzählten politischen Witze. Witze haben Ventilfunktion. Aber zeitweilig öffneten sich die Ventile eben nicht, gerade wenn der Druck zu hoch war. Obwohl wir alle Arten Witze recht offen erzählten, gab es Phasen, das tunlichst zu unterlassen. Schießbefehl hin oder her, es wurde geschossen an der Grenze, und wir haben die Opfer gesehen und untersucht. Auch die, die durch „Freundeshand“, durch die eigenen Genossen, umkamen. Die Einschussregion war meist der Rücken! Das könnte bedeuten, dass die möglichen Folgen dieser Art Fluchten für jeden vorhersehbar waren und die Menschen das eigentlich wussten. Und nach der sog. Wende? Natürlich war ich empört, plötzlich mitgeteilt zu bekommen, dass man als

[96] Günter Möbius, deutscher Pathologe, 1921–2003, langjähriger Direktor des Pathologischen Institutes Schwerin

[97] F. Steger und M. Schochow: Traumatisierung durch politische Medizin, Medizinisch Wissenschaftliche Verlagsgesellschaft, Berlin 2016. Sein Name ist nicht genannt, wohl aber seine Arbeitsstelle

„Ossi" (hinter der Mauer!) eigentlich nichts kann, nichts taugt und eine neue Art von Bevormundung zu erleben. Nur als Arbeitskraft war man willkommen! Man musste nur geldwerten Vorteil bringen. Dass Beamte zur Verwaltung und Übernahme der Administration in den Osten geholt wurden, war vielleicht noch verständlich, aber sie wurden mit „Buschzulage" besonders vergütet. Wir lebten also „im Busch". Das war demütigend. West-Ost-Berufungen an Hochschulen wurden Alltag und oft waren es Kandidaten, die „dort" (im Westen) sonst keine Aussichten auf Ordinariate hatten. Ost-West-Berufungen blieben die seltene Ausnahme – ich war eine davon. Wir haben damals im Freundeskreis gesagt, eigentlich müsste man jetzt mit gestalten (neudeutsch: sich einbringen) und natürlich wussten wir, dass das nur über eine Partei geht. Aber keiner ist in eine Partei eingetreten. Und darüber bin ich (wieder ein neudeutsches Wort) nachhaltig froh.

Ganz anders war das noch mit der Gründung eines Ärztebundes – noch in der DDR. Das wurde „von oben" ernst genommen, denn es saßen die da und hörten zu oder schrieben mit, die das immer taten, die schon lange Systemträger waren. Ich habe sie selbst gesehen. Und wie immer haben sie das alles vergessen. Vergessen ist ja ein probates Mittel bei dem Verdrängen der eigenen Rolle, die man in Diktaturen eingenommen hat. Das hatte sich nach der NS-Zeit bewährt. Und warum sollte es sich nicht wieder bewähren? Nur: selektiven Alzheimer gibt es nicht! Ich bin immer noch der Meinung, das Ordinariat in Greifswald nur bekommen zu haben, weil sich kein wirklicher Interessent im Westen dafür fand. Greifswald war ihnen zu popelig! Dabei war Greifswald die älteste schwedische Universität, die älteste in Preußen und eine der älteren in Deutschland. Aber das war kein direkter geldwerter Vorteil!

Die Wiedervereinigung hatte ich mir als fern stehender Politikbeobachter auch ganz anders vorgestellt. Ich hatte gedacht und gewünscht, es solle langsam (und bedacht) geschehen und ein Land mit neuen Namen (und neuer Hymne) – auch als Zeichen einer tatsächlichen Vereinigung, die Gutes von beiden Seiten bewahren sollte –, entstehen, z. B. Republik Deutschland oder nur Deutschland. Vielleicht hätte es dann die sentimentale Erinnerung „es war ja nicht alles schlecht" nicht gegeben. Es ist nie alles nur schlecht, aber auf eine Diskussion auf dem Niveau der „Reichsautobahn" begebe ich mich nicht. Die politische Gegnerschaft in der Welt selbst gegen den „Beitritt" war schnell so groß und unübersehbar, dass eine langsame Geschwindigkeit falsch gewesen wäre. Da hatte Helmut Kohl[98] wohl recht. Der hatte anfangs selbst auch von einer Föderation gesprochen. Nun ist es so gekommen, wie es gekommen ist. Ein Berliner Taxifahrer soll gesagt haben: „Es hat sich ejentlich (eigentlich) nix jeändat, außer die gesellschaftlichen Vahältnisse."[99] Es ist friedlich abgelaufen, möge es so

[98] Helmut Kohl, 6. Bundeskanzler der Bundesrepublik Deutschland (1982–1998); 1930–2017

[99] in: Bernd Schirmer, Silberblick, Connewitzer Verlagsbuchhandlung Peter Hinke, Leipzig 2017, S. 397

bleiben. Denn was Krieg als Folge schneller politischer Umwälzungen bedeutet, zeigt uns heute die Ukraine. Und immer noch wächst zusammen, was zusammen gehört. Seit 25 Jahren schon. Wachstum ist eben ein langsamer Prozess.

20 Jahre habe ich bis zur Wende am Institut für gerichtliche Medizin in Berlin gearbeitet, die letzten 10 Jahre (unter Prokop[100] und unter Geserick[101]) waren die schönste Arbeitsperiode. Man konnte etwas, man wurde gebraucht, man konnte nicht so schnell in die Ecke gestellt werden, man hatte sogar Einfluss darauf, welche Arbeit man machen wollte (auch wissenschaftliche) und man stand nicht in der ersten Reihe der Verantwortung. Wissenschaftlich war ich freigeschwommen. Die venia legendi hatte ich offiziell erworben, die „venia scribendi" nebenbei. Das änderte sich, als ich dann Oberarzt wurde. Gefragt wurde ich nicht, ob ich Oberarzt werden wollte, und – das glaubt wieder keiner – es war mir auch nicht vollkommen recht. Das, was man tat und sagte, wurde wieder kritisch beäugt. Offene Diskussion konnten noch längst nicht alle. Außerdem gab es Neider. Und die Teilung der Verantwortung eines Prosektors, d. h. der monatliche Wechsel, wurde beibehalten. Aber lange sollte es für mich so nicht bleiben. Das Angebot aus Essen kam. Dass ich dort auch in den Planspielen anderer nur eine Rolle spielen sollte, habe ich erst viel später erkannt. Immerhin: So gut war ich also, dass ich eine Rolle spielen konnte.

Bis heute geht mir die NS-Zeit nicht aus dem Kopf. Ich habe viel darüber gelesen, kenne die historischen Zusammenhänge, habe über das Verhalten der Menschen in bestimmten Organisationen und Strukturen (z. B. Medizinische Fakultäten in der NS-Zeit, mein Fach Gerichtsmedizin/Rechtsmedizin in der NS-Zeit – **Anhang** ab S. 236) gelesen, studiert und später beobachtet. Über meiner kritischen Haltung schwebt immer die Unwägbarkeit, wie man sich wohl selbst in dieser Zeit verhalten hätte[102]. „Die Grenze zwischen Bösem und Gutem kann mitten durch uns hindurch verlaufen, ohne dass wir es merken"[103]. Ein Autor[104] in Leipzig meinte, die Gerichtsmedizin sei nicht nazistisch belastet. Ich sehe das ganz anders; sie war es sehr wohl. Erst sehr spät habe ich meine Mutter einmal gefragt, was sie, die Generation vor uns, denn im Allgemeinen wussten. Die Antworten waren sehr unscharf, im Ganzen nicht sehr

[100] Otto Prokop, Prof. Dr. med. Dr. med. h.c. mult, 29.9.1921–20.1.2009

[101] Gunther Geserick, Prof. Dr. med., deutscher Gerichtsmediziner, Nachfolger von Prokop, * 1938

[102] In Florian Huber: Kind versprich mir, dass du dich erschießt (Berlin Verlag, 2015, S. 37) lese ich: *Er war zu intelligent, um auf den Schwindel des Dritten Reiches hineinzufallen, andererseits war er zu ehrgeizig und zu jung, um beiseite stehen zu können und zu wollen.* – Ist das die Erklärung für Mitläufertum? Wie hätte man sich in der (früheren) Zeit verhalten? Nach dem Kriege schützte einen die Erfahrung anderer vor dem und aus dem Krieg. Man hatte es leichter! Aber die Entscheidungen waren bewusster – und die Zeit zeigt: Trotzdem waren sie oft falsch und nicht tragfähig

[103] zitiert nach F. Huber, S. 278

[104] Friedrich Herber: Gerichtsmedizin unterm Hakenkreuz. Militzke, Leipzig 2002. Herber 1939–2013

flüssig, nebelhaft, unergiebig[105]. Und ich war zu jung, um nachzusetzen. Und sie war alsbald zu alt, um das Thema erneut aufgreifen zu können. Das Verdrängen hatte gesiegt. (Mit der DDR-Zeit wird es nicht anders werden!) Die Methode wird auch *Hinschauen und Wegsehen* genannt. Und nun sind alle persönlichen Quellen versiegt. Und wie zur Beruhigung bleibt die Erinnerung, dass mein Vater den richtigen Durchblick hatte. Das galt nicht für alle in der Familie! Natürlich wussten sie viel. Sie hatten die Pogrome („Reichskristallnacht") erlebt, die Berufsverbote für Juden (und Kommunisten – die sich in der Bundesrepublik für die Kommunisten in den 50er Jahren wiederholten) etwa ab 1935, die Judenverfolgung, die Nürnberger Gesetze, und sie waren genügend eingeschüchtert, hatten schlicht Angst. Aber woher kommt Angst, wenn man nichts weiß? Es konnte jeden treffen, der aufmuckte (und so blieb es auch!). Sie kannten auch die Judenverfolgung in Eilenburg und im beruflichen Umfeld. Es gab einen jüdischen Arzt[106], fachlich sehr geschätzt (er hat mich manchmal behandelt), der erheblichen Beschränkungen unterlag. Er galt als „Halbjude", möglicherweise nur der Form halber, um etwas Druck von ihm zu nehmen, er wohnte elitär (das Haus ist heute noch eines der schönsten in der früheren Belian[107]-Straße am Mühlgraben) und im Wohlstand. Das alles schuf für sich schon Neider und die Staatsdoktrin stützte das. Mein Vater wusste, was er tat, als er diesen Kollegen in der Offiziersuniform der Wehrmacht (Stabsarzt, später Oberstabsarzt – aber in der Pistolentasche statt der Waffe stets ein Skatblatt!) zu Hause besuchte, am hellen Tage und weithin sichtbar. Die Möglichkeit der Information per Literatur und das Interesse und der Wunsch, dass es nie wieder so kommen möge, bestehen immer noch. Auch für die Jugend. Aber das Interesse und daher auch die Kenntnisse fehlen dieser Jugend.

Das erklärt auch die dumpfe Nachahmerei (u. a. dumpfer Antisemitismus) überwunden geglaubter Ansichten. Die Primitivität jener Nachahmer ist auch ohne Lupe zu erkennen und es gibt immer Rattenfänger, Verirrte und Verwirrte, selbsternannte Führer, Möchtegern-Ideologen mit Darstellungsdrang, die sich selbst verwirklichen wollen, nach vorn drängen, egal wie, wo, wann und wodurch. Und so läuft man durch seine Zeit, schwimmt neben dem Strom (und nur manchmal dagegen), versäumt vielleicht eigene Möglichkeiten, ist ängstlich im Gemüt, äußert Ansichten nur im Kreise Gleichgesinnter und fühlt sich nie „zugehörig".

Prokop hatte einen schönen Spruch: **Wer nicht mit der Zeit geht, geht mit der Zeit!** Über die Gerichtsmedizin in der NS-Zeit habe ich geschrieben (**Anhang** S. 236).

[105] Klaus Harpprecht (siehe auch Fußnote [12]) schreibt dazu (S. 119): ... „daß Leute meines Freundeskreises höchst engagiert über den Nazismus und seine Verbrechen diskutierten; es sei aber auch wahr, dass sich viele Ältere mit einem beharrlichen Schweigen abzuschirmen versuchten"

[106] Dr. med. Rudolf Laaser, 24.8.1893–8.7.1957

[107] Dr. Alfred Belian 23.8.1873–7.1.1946, 1904–1933 Bürgermeister und Oberbürgermeister von Eilenburg, 1918–1920 Präsident des Reichsverbandes Deutscher Städte, Jurist, Politiker

Mein Bruder hat mich einmal als Simon Wiesenthal[108] der deutschen Gerichtsmedizin bezeichnet. Die historische Bearbeitung der Medizin in der DDR würde ich gern noch erleben, aber das ist bei den Geschwindigkeiten der Bearbeitung historischer Prozesse (besonders in Deutschland!) vollkommen illusorisch. Aber: Vergangenheit bewältige jeder bei sich zuhause, nicht beim Nachbarn.[109] Es ist schon toll, Zeitzeuge einer bestimmten Entwicklungsperiode zu sein[110]

Ab 35 Jahre nach dem Staatsexamen, also beginnend 1999, gab es Studienjahrestreffen, die immer begleitet waren von kleinen Tagungen (wohl aus steuerlichen Gründen!). Nun sah man sich wieder und erkannte sich oft nur mit Hilfe der Namensschilder, die wir trugen. Die Totenliste war schon lang. Graues Haar („friedhofsblond") und bereits gebeugte Körperhaltung waren die dominierenden Eindrücke. Dicker geworden die einen, hager (manchmal geblieben) die anderen. Die, die man früher gut kannte, erkannte man auch jetzt. Da die Studienjahre zahlenmäßig sehr groß waren, waren ohnehin nie alle einander namentlich bekannt. Immer nahmen auch frühere Hochschullehrer an diesen Treffen teil und hielten auch Vorträge. 1999 sprach ich beispielsweise „unter den Augen und Ohren" meines alten Chefs Prokop. Er hat natürlich sofort erkannt, was wir, in dem Falle ich, alles von ihm übernommen hatten („wie er sich räuspert, wie er spuckt. . . "). Manch einer ist da mit großer Zurückhaltung hingegangen, da man auch die Kollegen der jeweils anderen Denkungsart wieder traf, die Migranten trafen auf die Sesshaften, die Nonkonfirmisten auf die Systemträger, Progressive und Mitläufer trafen auf Konservative, einfach war das sicher nicht. Manch einer kam auch nur einmal und nie wieder. Manch einer kam nie! Ich war immer dort und habe immer (auf jeweils intensive Bitte des Organisators) auch gesprochen. Und es gab sogar einige, die sich auf meine Beiträge freuten. Von denen, die aus diesem Studienjahr Professoren geworden waren, kamen 5, der weitaus größte Teil, aus dem ehemaligen Seminar 23. Das hatte uns niemand an der Wiege gesungen. Nun werden wir alle wirklich älter und (vermutlich) haben wir das letzte Treffen schon hinter uns.

Aber einen Gedanken darf ich nicht vergessen. In der heutigen Bundesrepublik werden politische Fehler gemacht und es gibt Situationen, die mich peinlich an „gewisse" positive Seiten der DDR erinnern. *Das ist es, was ich dem Land heute übel nehme.* Diesen Gedanken fand ich auch bei Kurt Böwe[111], dem alten Theatermann.

[108] Simon Wiesenthal, 1908–2005, Architekt, Publizist, Schriftsteller, leitete das Dokumentationszentrum des Bundes Jüdischer Verfolgter des Naziregimes

[109] Hans-Jürgen Perrey: Emil Ludwig (1881–1948) Dichter – Kämpfer – Menschenfreund, Ludwig Verlag, Kiel 2017, S. 242

[110] Siehe Charité-Filme 2021

[111] Kurt Böwe, Der lange kurze Atem, Verlag Das Neue Leben, Berlin 1996. S.237: „. . . wenn ich mich jetzt so reden höre! Ich entdecke an mir eine nahezu prosozialistische Verteidigungshaltung – daß es mich so weit treibt, das ist es, was ich dem Westen am meisten ankreide! Die Schrecklichkeiten

Und auch diesen Gedanken darf ich nicht vergessen: Aus der DDR konnte man nicht heraus, nicht im arbeitsfähigen Alter, nicht legal und wenn in diesem Alter legal, dann traf das wenige Menschen, die große Entbehrungen auf sich nehmen mussten. So muss es Reich-Ranicki[112] gegangen sein, denn er schrieb, was ihm an der Bundesrepublik eigentlich gefalle: *„Zunächst einmal: Daß man sie jederzeit verlassen kann"*. Das ist schwierig für all die zu verstehen, die nie in einem Land gelebt haben, das „seine Bürger wie Häftlinge behandelte". (Ranicki bekam bei seiner Anerkennung als Deutscher von einigen Freunden auch Beileidsbekundungen!). Wie zur Beruhigung noch das (aus Böwe, S. 264): „Ich war nie in der SED. Ich hing diesen Partei-Idealen nicht sehr nach. Man weiß ja: Ein Ideal kann man nicht vernichten – es sei denn, man gibt ihm Gelegenheit, verwirklicht zu werden. . . ". Und Prokop hat einen Satz in *seinem* Le Bon folgenden Satz dick unterstrichen: *„Die offenbare geistige Armut der sozialistischen Lehre der Gegenwart wird nicht verhindern, dass sie sich der Massenseele einpflanzt . . . da das sozialistische Glücksideal sich auf Erden verwirklichen soll, so wird die Nichtigkeit der Verheißung sogleich bei den ersten Verwirklichungsversuchen an den Tag treten, und der neue Glaube wird jeden Einfluß verlieren."*[113]

des Lebens in der DDR sind vorbei, aber ich muss auch sagen, daß ich während dieses Lebens im nun untergegangenen Staat viele jener Schrecklichkeiten verdrängt hatte, . . . Nun sind sie wieder da. Die Dinge des Lebens treten aus ihrer Zeit heraus; stattgefunden hat ein Wechsel der Schrecklichkeiten."

[112] Marcel Reich-Ranicki, Mein Leben, DVA, Stuttgart 1999, S. 402

[113] Gustave Le Bon, Psychologie der Massen, Kröner, Stuttgart, 15. Aufl., 1982, S.105

Kapitel 10

Essen

1990 bekam ich eine Anfrage aus Essen, ob ich wohl eine Professoren-Stelle vertreten könne? Ich dachte ganz zweckmäßig: Ich konnte ein neues Auto vertragen, was es hier immer noch nicht gab, und ich konnte einen größeren zusammenhängenden Zeitraum „im Westen" leben und arbeiten und ein Westgehalt stand mir ganz gut zu Gesicht. Also sagte ich: Ja. Als ich in der Abteilung für Kader und Qualifizierung (heute: Personaldezernat, von Prokop immer Abteilung für Quader und Kalzifizierung genannt) vorsprach, saßen da noch die Parteikader der Vergangenheit, sie sahen mich an, als würde ich mir nachträglich ihren Segen zur Republikflucht holen wollen. Aber ich bekam eine Beurlaubung für 1 Semester. Ich fuhr mit einem alten Auto, das mehr Öl als Benzin brauchte, dahin. Eine Bleibe fand ich in einem Schwesternwohnheim auf dem Gelände des Klinikums in Institutsnähe. Es gab viel Arbeit, und wir waren nur wenige Leute. Die Staatsanwälte und Polizisten waren hervorragend, ausgesprochen sachkundig und gut organisiert. Die ärztlichen Qualitäten waren schon nicht mehr so gut. Das Ruhrgebiet war von jeher ein Schmelztiegel für Arbeitswillige gewesen. Ich war arbeitswillig und so gab es keinerlei Animositäten. Nur die Sekretärin, die gut organisieren, aber nicht gut schreiben konnte, sagte wirklich ehrlich und besorgt (beinahe „mütterlich") im Tone von Mitleid und Bedauern: Sie müssen ja nun erst einmal arbeiten lernen! Das war so gegen 9 Uhr morgens. ich habe ihr den Arm um die Schulter gelegt, sie zum Fenster geführt, wo der Autoverkehr gerade seinen Höhepunkt erreichte und ihr gesagt: *„Das, was sie da sehen, nennen Sie rush hour! Oder? Und um diese Zeit hatten wir schon die ersten 4 Sektionen fertig, und zum Frühschwimmen war ich auch schon gewesen."* Sonst habe ich keine abfälligen Äußerungen vernommen über den Ossi, spitze Bemerkungen sehr wohl, z. B. von 2 Studentinnen auf dem Wege zu einem Tatort. Auf meine besorgte Frage, ob wir nicht schon vorbei wären, sagten sie: *„dann wenden Sie eben, wenden können Sie ja jetzt am besten!"*. „Wenden" im Wortsinn musste ich mich nie. Aus dem einen Semester wurden sieben, in Berlin „mendelte" ich langsam aus dem Institut, aus der Professoren-Vertretung wurde eine Festanstellung, dann eine kommissarische Institutsleitung mit Verbeamtung, Berufung und Ernennung zum Professor (C3), d. h. eigentlich bekam ich nur einen weiteren Vornamen, denn „Professor" wurde jeder.

Eigentlich hatte sich nur bewahrheitet, was Prokop uns immer vorausgesagt hatte: *Sie müssen schon silberne Löffel klauen, um nicht Professor zu werden, wenn Sie nur in der Gerichtsmedizin bleiben.* Schließlich hält das bis heute an. Wirkliche C4-Ordinarien nennen sich auch Universitätsprofessoren. Der Titel bedeutete mir auch nicht so viel, der „Dr. med." dagegen mehr, den hatte man schließlich erworben. Der Chemiker des Hauses sagte: *nun brauchen Sie ein neues Auto und eine neue Armbanduhr.* Ich habe ihn nur fragend angesehen. Nur auf´s Äußerliche wollte ich den Vorgang nicht reduzieren. Der Oberstaatsanwalt aus Bochum freute sich mit den Worten: *Junge, der Apfel ist erst mal geschält!* Akademischer Unterricht war in Bochum und in Essen abzuleisten. Eine Studentin aus Bochum habe ich allein durch meine Vorlesungen ins Fach gelockt (sie ist jetzt stellv. Institutsdirektorin in Köln). Es stellten sich Famulanten ein, darunter mein Neffe, auch Doktoranden, was bisher in Essen eher sparsam der Fall war.

Meine drei Doktoranden habe ich später nach Greifswald überführt (der Nachfolger wollte es so), wo sie alle abgeschlossen haben. Promotionsverfahren gab es bis dahin nicht viele am Institut. Sie hätten dem Institut gut zu Gesicht gestanden. Mit den Doktoranden stehe ich noch heute in guter Verbindung. Bei meiner Antrittsvorlesung in Greifswald waren mehrere Mitarbeiter der Staatsanwaltschaft Bochum anwesend. Und der Leitende Oberstaatsanwalt von Essen schrieb mir zu meiner Verabschiedung in Essen und bedankte sich für meine „überobligatorische Pflichterfüllung", was mich durchaus stolz machte.

Es gab ein hochinteressantes Untersuchungsgut. Die Exhumierungen nahmen zu (typisch für Länder mit niedriger Sektionsfrequenz). Die Problematik Fundort – Tatort und Leichenverbringung kamen häufiger vor, ebenso flüchtige Täter (2011 stand ich einem davon als Sachverständiger, fast 20 Jahre nach dessen Tat, beim Landgericht Essen gegenüber). Neu im Programm waren Drogentote. Den früheren Chef, Prof. Adebahr[114], konnte ich konsultieren, wenn neutraler Rat und Sachverstand notwendig waren. Er war gelegentlich im Institut, stets zurückhaltend, freundlich, zugewandt und kenntnisreich. Viele Emeriti könnten sich an ihm ein Beispiel nehmen.

Essen war viel grüner, als ich es gedacht hatte. Das Ruhrgebiet war gerade dabei, seine stillgelegten (Schrott-)Werke zu Industriekultur zu machen. Eine

[114] Gustav Adebahr, Prof. Dr. med. 3.6.1924–9.12.2008, Gründungsdirektor und Chef des Institutes 1972–1989

Leichenfundortbesichtigung führte mich ca. 900 m unter Tage. Aber: Kein einziger Fall(!) eines tödlichen, medizinischen Behandlungsfehlers, die es durchaus gab und die per Gutachten nachgewiesen waren, wurde angeklagt. Mit der Wasserschutzpolizei lernte ich die Seen, Flüsse und Kanäle kennen, aus eigenem Antrieb die Umgebung (Düsseldorf, Köln, Münster, Bonn, Wuppertal), durch Gerichtstätigkeit viele Amtsgerichte und 4 Landgerichte. Und natürlich viele Kneipen und Lokale, Museen, Polizeistationen (durch polizeiärztliche Nachtdienst-Tätigkeit), Kinos, Bahnhöfe, Flugplätze, Geschäfte – und Menschen. Ich bin derart viel herumgeflogen (Berlin, Leipzig, München, Zürich, London, Helsinki/Oulu, Wien), dass mich lustige Leute schon *Fli(e)gnitz* nannten.

Ich ging morgens schwimmen, wie früher in Berlin, und war da bald nicht mehr allein. Wir schwimmen heute noch oft gemeinsam, die „Mitschwimmerin" von damals, die meine Partnerin wurde, und ich. Mit ihr bin ich schließlich in Lüdenscheid angekommen. 1993 sollte das Institut in Essen wieder einen „ordentlichen" Professor als Chef bekommen. Den, der dann kam, kannte ich gut, wir waren früher Zimmernachbarn in Berlin gewesen, waren auch gemeinsam paddeln und hatten regelmäßig Skat gespielt. Jetzt klappte es nicht mehr mit uns und die notwendige Professoren-Vertretung in Greifswald, die später zu einer Berufung nach ordnungsgemäßer Bewerbung (C4) mit einiger Konkurrenz führte, war willkommener Anlass zu gehen.

Schon an meinem ersten Wochenende in Essen besuchte mich mein Bruder. Nach einem ausführlichen Spaziergang rund um und durch die Villa Hügel mit den wunderschönen Parkanlagen darum und dem gelegentlich freien Blick auf den Baldeneysee, wo heute mein Paddelboot liegt, suchten wir ermüdet ein Lokal und kehrten ein im „Rüttenscheider Stern" in der Alfredstraße beim „Kneiper" Pütz (heute ein Italiener). Das Lokal entsprach unserem schlichten Geschmack: einfache Speisekarte mit deutscher Hausmannskost, immer frisch zubereitet, schmackhaft, angenehme Portionsgröße und das gepflegte Bier aus den regionaltypisch kleinen Gläsern (Veltins 0,2 l) wurde laufend, auch ohne besondere Aufforderung nachgeschenkt. Nur wenn man eingangs sagte: *„heute mit Auto"* hörte der Bierfluss nach dem dritten Glas auf. Man saß an gescheuerten Holztischen. Das wurde mein Lieblingslokal. Was ich nicht wusste: Es lag in einer Art Bermuda-Dreieck unweit von Klinikum (Institut), Landgericht und Polizeidirektion. Dementsprechend traf man bekannte Polizisten, Richter und Staatsanwälte – und war schneller bekannt als gewollt. Und ich dachte eigentlich an ein stilles Refugium für mich. Später haben wir ganze Spieleabende mit Studenten, Famulanten, Doktoranden dort gemacht.

Den 50. Geburtstag habe ich schon in Essen gefeiert – unter Tage übrigens. Die Berliner Familie kam nicht mehr, war aber noch lange „Familie".

Kapitel 11

Greifswald

Die letzte Station wurde eingeläutet. Der Greifswalder Chef, den ich ablöste, auch ein ehemaliger Assistenten-Kollege aus Berlin, wurde nach Würzburg berufen [wir hatten uns beide dort beworben (er mit dem Ordinariats-Bonus); ich bekam den 2. Listenplatz]; beachtenswert die Reaktion des ausscheidenden Ordinarius in Würzburg: *„Was soll denn das, dass sich jetzt schon die aus dem Osten bei uns bewerben...“*. Das bedeutete: *„Die aus dem Osten“* können nichts und sind sowieso zweitklassig und *„bei uns“* bedeutete ganz eindeutig, wir sollten Kolonie bleiben. In Wahrheit ging es darum, dass er sein Monopol der Abstammungsbegutachtung weiter behalten wollte und jeden fürchtete, der das auch konnte. Er hatte seine Zeit hinter sich und verfiel alsbald in tiefe Demenz. (Ob diese sich schon an seiner diffamierenden Äußerung zeigte, kann ich schlecht beurteilen. Ein „Freund“ seines Nachfolgers wurde er jedenfalls nicht.)

Auch in Halle kam ich auf den zweiten Listenplatz. Ein Mitbewerber in Greifswald, aus Aachen stammend, erkundigte sich lediglich nach den Privateinnahmemöglichkeiten in Greifswald, ein anderer sollte aus Rostock weggelobt werden. Sich als Bewerber in Greifswald durchzusetzen, war nicht besonders schwierig. Unterstützung hatte ich auch. Viele Ideen über künftiges wissenschaftliches Arbeiten am Institut, die ich bei meinen Berufungsverhandlungen vortrug, wurden vom Dekan (er zog es nach wenigen Monaten vor, Minister zu werden, seine Direktorenstelle nicht von „ungefähr“ offen haltend, später kehrte er nach Greifswald zurück!) nur mit der Gegenfrage beantwortet: Wie wollen Sie das bezahlen? Geld, Geld, Geld – das war jetzt das beherrschende Thema (und ist es geblieben), der neue gemeinsame Nenner. Wissenschaft interessierte nicht. Dieselben Leute, die nach dem Geld fragten und denen die Wissenschaft eigentlich egal war, sprachen flüssig über Exzellenzzentren und Exzellenzinitiative, Leuchttürme und Cluster – wie die Modeausdrücke gerade immer hießen! Sie folgten ohne Probleme höher dotierten und einflussreicheren Posten. Da hatte ich Mühe, das intellektuell zu verarbeiten. Schlechte Sieger sind das größere Übel[115].

Das Personal in Greifswald war überwiegend noch von meinem Vor-Vor-Vorgänger ausgesucht worden. Das technische Personal war meist gut. Bei den Akademikern habe er keine Wahl gehabt und nehmen müssen, was gerade zur Verfügung stand, sagte er mir mehrmals und unaufgefordert, immer etwas entschuldigend. Einer, der auch loyal war, publizierte gern, eine nur notgedrungen, zwei höchst selten, lieber nicht. Einer davon, der mit der neuen Zeit haderte, meinte: Es sind so viele „Funktionsträger“[116] nicht mehr da, hatte aber kein Problem, die neuen gesellschaftlichen Möglichkeiten für sich und seine Familie gut zu nutzen. Als die molekulargenetische Abteilung eine Leiterin bekam, ging es wissenschaftlich vorwärts und die Zahl der Promotionen nahm zu.

Chef zu werden ist ein langer Weg, und nirgends lernt man Chef zu sein. Gesunder Menschenverstand ist in dem Geschäft kein Nachteil. Lediglich die Beispiele, wie man als Chef nicht sein sollte und nicht sein wollte, lernt man durch Betrachtung seiner Lehrer und Vorgesetzten. Zunächst war ich nur „Lehrstuhlvertreter“, damit es in Greifswald erst einmal weiterging. Als Vertreter in der Leitung des Lehrstuhles habe ich zunächst nichts an den Abläufen geändert, ich war Sachwalter und Vertreter, das Institut musste am Leben bleiben.

Es gab ja außerhalb Greifswalds jemanden (dessen Heimatinstitut eine DDR-Gründung und ca. 30 Jahre jünger als das in Greifswald war), der aus dem Institut gerne eine „Außenstelle von ... “ machen wollte. Vertretungsperioden dürfen nicht zu lange dauern. Das Institut ist eigentlich schutzlos und wird gern als „Steinbruch“ benutzt. Später nach der Berufung habe ich nur vorsichtig geändert. Das war teilweise richtig, teilweise falsch. Freundlichkeit und Menschlichkeit wird nur als Schwäche ausgelegt. Gelernt habe ich, dass man es immer nur falsch machen kann (und das bleibt so, bis ins Alter! „Schlucken“ ist die vornehmste Eigenschaft im Alter!). Immer aber habe ich voll am Routineprogramm teilgenommen. Zweimal in der Woche war ich morgens um 5 im Institut, häufig am Wochenende (und dabei allein!) und abends war ich auch nicht vor der Zeit fertig! „Frontschwein“ zu sein, hatte ich gut gelernt. Und immer war ich Bestandteil des gerichtsmedizinischen Dienstes. Umgerechnet habe ich 4 Jahre durchgehend Bereitschaftsdienst gemacht – unbezahlt versteht sich. „Auf die Uhr“ gesehen habe ich dabei auch nicht, nie! Weitaus das Schönste war der Kontakt mit jungen Leuten.

[115] S. 261 in J. Mohnhaupt, Der Zoo der Anderen. Hanser, München 2017

[116] Das konnte man auch nur als „gelernter“ DDR-Mensch richtig verstehen

Im Jahr 2001 haben wir erstmals eine Regionaltagung in Greifswald[117] durchgeführt mit regionaltypischen Themen: Wasser und Alkohol und Rechtsmedizin im Norden. Die einzelnen Tagungsabschnitte habe ich von jungen Kolleginnen leiten lassen (solange der „Vorrat" reichte), und zwar einer eigenen Idee folgend (nicht dem Zeitgeschmack der sog. Gleichstellung bzw. *„gendrifiziert"*), aus freien Stücken, nicht wegen der Quote! Allerdings habe ich durch Hinweise geregelt, dass jegliche Kommentierung eines gehaltenen Vortrages zu unterbleiben habe (wie z. B. „vielen Dank für den interessanten Vortrag" oder „danke für die Zeitdisziplin" – alles dumme Floskeln und leider nicht auszurotten – und dass das Präsidium nicht zum Podium der Selbstdarstellung wird, nicht die erste Frage in der Diskussion aus dem Präsidium kommt).

Die MTAs hatten sich aus eigenem Antrieb Kostüme der Fischerinnen der Region angezogen und sorgten in den Pausen für das Wohl der Teilnehmer. Sie boten ein optisch schönes Bild und es kam allgemein gut an. Der sog. Gesellschaftsabend fand auf einem Schiff statt, was Vorteile hat: es geht pünktlich los, niemand kann vorzeitig weg und nach Landung ist alles vorbei! 2001 war die Situation in Greifswald bereits so, dass alle in innerstädtischen Hotels unterkamen und die Tagung selbst fand in einem größeren Hörsaal der Juristischen Fakultät statt (früher Neubau der SED-Kreisleitung). Wir, Johanna Preuß (damals Doktorandin, jetzt, nur 14 Jahre später, Ordinaria in Kiel) und ich, haben ein Publikationsverzeichnis[118] des Institutes ab ovo zusammengestellt und unter die Leute gebracht, das es vorher noch nicht gab. Es endet 2001. Leider ist es nicht fortgesetzt worden.

Geburtstagssymposien wurden zu Ehren von Prof. Scheibe[119] (zum 75. Geburtstag) und Priv. Doz. Dr. Giebelmann (zum 65. Geburtstag) veranstaltet. Prof. Scheibe besuchte mich eines Tages im Institut und sagte: Ich werde 75, was gedenken Sie zu tun? Also organisierte ich ein Symposium – aus meinen und aus Mitteln des Institutes. An ein Dankeswort kann ich mich nicht erinnern, aber zu einem meiner späteren Geburtstage in Greifswald schenkte er mir, und das will bei seiner bekannten Sparsamkeit etwas heißen, einen Wandteller aus Meißen, geschmackvoll bemalt mit einer Lilie, der seither hinter meinem Schreibtisch die Wand schmückt.

Bereits vor mir waren Leute aus dem Westen an die Universität berufen worden; es sollten noch viele folgen. Sie hatten alsbald das Sagen, und es existierte das Gerücht, es gäbe einen Zettel, auf dem stehe, wann der letzte „überlebende" Ordinarius aus

[117] Einladung 10. Frühjahrstagung der Deutschen Gesellschaft für Rechtsmedizin, Region Nord, 18. und 19. Mai 2001 – mit einigen aphoristischen Anmerkungen zur Reise nach Greifswald

[118] Preuß J, Lignitz E: Gerichtsmedizin in Greifswald, Publikationsverzeichnis Institut für Rechtsmedizin, Privatdruck 2001

[119] Ernst Scheibe 1920–2017; o. Prof. für Gerichtliche Medizin

dem Osten abtritt. Ich habe den Zettel nie gesehen, aber es gibt ihn – s. o. – kein Rauch ohne Feuer!

Die, die da aus „alten" Zeiten übrig blieben, haben sich oft nach dem Wind gedreht, wie es Bäume an der Küste gerne tun (Windflüchter). Da ich aus Essen kam, galt ich vielen als Wessi. Sie sollten ihren Irrtum noch bemerken. Bei der Arbeit in der akademischen Selbstverwaltung gab es großes Gedränge in der Strukturkommission. Erst spät habe ich erkannt, dass dort die Weichen für Geld, Personal, Investitionen gestellt wurden (so wie früher in der Parteigruppe!).

Trotzdem war ich, von manchem beneidet, lange Mitglied des Fakultätsrates, dem engeren Leitungsgremium. Bei meinem Abschied 2005, nach 12 Jahren Tätigkeit in Greifswald, in denen ca. 20 Leute promoviert und 2 habilitiert (es waren die Habilitationen 4 und 5 seit Gründung des Institutes – im Verlaufe von 85 Jahren!) hatten und viele Lehrbuchbeiträge entstanden waren, bekam ich – ausnahmsweise – in der Fakultätssitzung nochmals das Wort (**Anhang** S. 306) und habe in einer kleinen Powerpointpräsentation dargestellt, was wir da so gemacht haben im Institut, dessen Mitarbeiterstab stets 50 % kleiner war als der des viel jüngeren Nachbarinstituts in Rostock bei gleichen Leistungsanforderungen und vergleichbar geleisteter Arbeit.

Eigentlich war das nicht vorgesehen zu reden, sich zu verabschieden, man hatte einen Blumenstrauß entgegenzunehmen und ein Buch mit Lokalbezug, das es jeweils gerade im Handel gab – und zu gehen. Im Allgemeinen bleibt das, was ein Institut für Gerichtsmedizin so macht, selbst in einer Fakultät weitgehend unbekannt. Das Institut war sofort nach der Wende – vor meiner Ankunft dort – in Institut für Rechtsmedizin umbenannt worden.

Es war nicht alles vergeblich. Eine frühere Doktorandin hat inzwischen den Ruf auf den Lehrstuhl für Rechtsmedizin der Universität Kiel bekommen und angenommen. Die Molekularbiologin ist apl.-Professorin in Essen. Eine Fachärztin/einen Facharzt konnte ich infolge meines sehr engen Stellenplanes nie ausbilden. Eine, die ich fördern wollte, ging „vor Schreck".

Als störend empfand ich die „Duzerei" zwischen den Ärzten des Institutes und der Polizei. Das kannte ich weder aus Berlin noch aus Essen. Da fehlten Feingefühl und Abstand. Montags lief einer zu den Rotariern. Ausgerechnet montags; da waren früher immer die Parteiversammlungen! Mein Vorgänger hatte mir in einem Privatissimum das Personal vorgestellt, mit dem ich es nun zu tun haben würde. Selten war die Trefferquote so hoch! Die Menschenkenntnis des Vorgängers habe ich stets bewundert. Da gab es die Pfennigfuchser, die Quatschsüchtigen (oder Mitteilsamen), die Verschwiegenen, die Belastbaren, die Freizeitbewussten, die Ideenreichen (die selbst die eigenen Ideen, darunter gute, nicht umsetzten), die Vorteilsbewussten und die, die sich ständig zurückgesetzt fühlten, auch die Charakterschweine wurden mir benannt. Die Vorhersagen stimmten. Später kannte ich auch die (wenigen) loyalen und die (vielen) illoyalen Mitarbeiter – alle.

Alle waren ortständig. Und dann kam eine Westdeutsche, die eigentlich unverstanden blieb. Sie war wissenschaftlich erfolgreich, bestens organisiert, hatte eigene Vorstellungen von ihrer Arbeitszeit, erledigte alles gut und sofort. Aber sie blieb – selbst als Mutter mehrerer Kinder – Fremdkörper und bekam nie einen unbefristeten Vertrag, bis sie schließlich – nach Jahren – ging (und in Essen apl. Professorin wurde). Ihr Talent wurde weder erkannt noch gefördert. Eine öffentliche Ausschreibung des Lehrstuhles nach meiner Emeritierung habe ich nie gesehen, freilich wurde die Institutsleitung wieder vergeben. Das Ordinariat ist ja nicht verschwunden, sondern nur in eine andere Richtung verschoben (über die Mehrdeutigkeit des Wortes könnte man nachdenken) worden.

Lange gab es die Überlegung, das Institut als GmbH zu führen; die Pläne dafür musste ich noch schreiben. Letztendlich hat man das Institut aber auf den Status einer apl-Professur zurückverwiesen, eigentlich um fast 100 Jahre zurückversetzt. **100** ist eine Zahl, die in Pommern eine große Rolle spielt: Eigentlich dauert alles (ungefähr) 100 Jahre länger. Und wenn es einmal nicht so ist, wird alles dafür getan, dass es so bleibt. Bei Vergleichen wissenschaftlicher Produktivität hat das Institut (in meiner Verantwortlichkeit) immer einen mittleren Platz eingenommen, unabhängig davon, ob alle Kliniken und Institute bewertet wurden oder nur die wissenschaftlich-theoretischen Institute.

Ein Rektor der Universität, mit dem ich mich stets gut verstand, sagte mir einmal seine Erfahrungen, die er (als ehemaliger „Wessi") vor Ort gemacht hatte. Es hieß wahlweise: Das haben wir noch nie so gemacht oder das haben wir immer schon so gemacht oder da könnte ja jeder kommen. Die Pommersche zähe Klebrigkeit hat manche Aktivität erstickt. Der Unterschied im loyalen und illoyalen Verhalten wurde mir hier nach und nach deutlich.

Ein von außen aus der Fakultät kommendes, harmloses Angebot, in bestimmten Angelegenheiten aushelfen zu wollen, war sicher nicht harmlos gedacht und nicht frei von Hintergedanken. Es war der Versuch, in ein bestimmtes Gutachtengeschäft einzudringen. Längst hatten sich Neuankommende nicht mehr vorgestellt, wie es lange üblich war. Als dann doch einer kam, galt dessen Interesse ausschließlich Untersuchungen, die er glaubte in seinem Institut auch durchführen zu können. Derart spontane Selbstlosigkeit war immer zielgerichtet! Über die „weitere gute Zusammenarbeit", die stets gleichförmig in der Weihnachtszeit in den Grußschreiben erwähnt wurde (2004 auch von mir), will ich nicht schreiben. Mit dem Institut gab es sie nicht. Meist habe ich auf entsprechende Wünsche nur lapidar geantwortet. Nur im Jahr 2003 habe ich „offensiv" als Weihnachts- und Neujahreswunsch einen Pfarrer (von St. Lamberti in Münster, 1883) zitiert, der 120 Jahre zuvor das folgende

Neujahrsgebet verfasste und verschickte, was allgemein gut ankam, auch weil es immer noch zutreffend war. Es lautet:

> Herr, setze dem Überfluss Grenzen
> und lasse die Grenzen überflüssig werden.
>
> Lasse die Leute kein falsches Geld machen,
> aber auch das Geld keine falschen Leute.
>
> Nimm den Ehefrauen das letzte Wort
> und erinnere die Ehemänner an ihr erstes.
>
> Schenke unseren Freunden mehr Wahrheit
> und der Wahrheit mehr Freunde.
>
> Bessere solche Beamten, Geschäfts- und Arbeitsleute,
> die wohl tätig, aber nicht wohltätig sind.
>
> Gib den Regierenden ein besseres Deutsch
> und den Deutschen eine bessere Regierung.
>
> Herr, sorge dafür, daß wir alle in den Himmel kommen.
> Aber nicht sofort.

Die Vorlesungen waren gut besucht, jedenfalls besser als die vieler klinischer Hauptfächer. Die latente Sensationsgier der Hörer konnte befriedigt werden, die Rechtsmedizin hat es da etwas leichter als andere Fächer. Das hing auch vom Thema ab und vom Vortragenden. Ich habe den Studenten gesagt: Hier lernen Sie das vom Fach, was Sie als Arzt einer jeden Spezialisierung in der Praxis später von diesem Fach wissen müssen – und nichts Kleingedrucktes, außerdem berichte ich über den interessanten Fall der Woche und seine Lösung, wenn wir sie haben und schließlich berichte ich auch über die Fehler, die **wir** gemacht haben. Und das ist unüblich an Universitäten. Mancher/manche Vortragende/r löste auch Fluchtbewegungen bei den Studenten aus, die ein feines Gespür haben, wann Weggehen zweckmäßiger ist (und wirklich Zeit spart), und keinerlei Hemmungen auch zu zeigen, was sie denken (Abstimmung mit den Füßen nennt man das).

Die Zusammenarbeit mit der Polizei war im Ganzen gut. Wir hatten mit 3 Polizeidirektionen (Stralsund, Anklam und Neubrandenburg) zu tun; natürlich waren sie unterschiedlich. Gelegentlich wurden Fälle nicht geklärt, denen man zunächst keine Problematik ansah, es gab auch überraschende und gute Lösungsansätze bei zunächst ungünstig gestarteten Untersuchungen und auch Versuche der Einflussnahme auf rechtsmedizinische Untersuchungsergebnisse habe ich bemerkt (und abgewehrt).

An den regionalen Gerichten begegnete man vielen jungen Richtern, die frisch im Geschäft waren und denen Lebenserfahrung fehlte. Gerade in Strafsachen, deren Wurzel im Alkoholmissbrauch lag, dachte ich manchmal: wenn der im Studium wenigstens einmal besoffen gewesen wäre ...

Es war nicht die Regel, dass die Staatsanwälte den Sektionen beiwohnten. Das machte regelmäßig nur die Staatsanwaltschaft Neubrandenburg, die immer einen Duzfreund der Oberärzte schickte, dem man leicht anmerkte, dass er früher Parteigenosse war.

Meine Gefühle am Ende der Zeit sind sehr gut in einem Zitat von Egon Bahr[120] zusammengefasst: „Wenn Ärger, Widrigkeiten, Hindernisse, Rückschläge so überhandnehmen, daß die Last die Lust tötet, wird es Zeit die Macht abzugeben".

Land und Leute habe ich positiv erlebt, das Land sofort, die Leute mussten „warm" werden bzw. mit den Leuten musste man warm werden. In Lubmin fanden wir Menschen (außerhalb des Universitätsbetriebes), die bis heute Freunde sind und eine Katze, die uns seither begleitet (inzwischen ist sie – nach vielen Umzügen – gestorben). Später in Greifswald war das nicht mehr so. Ich konnte einen Kindheitstraum verwirklichen. Wir wurden Winterschwimmer (Eisbader). In Greifswald war meist gutes Wetter, die Ostsee war nicht weit, das Bier war besser geworden, der frische Fisch bereicherte den Küchenplan, der vorzeitigen Vergreisung standen die Studenten entgegen, die man überall traf. Und schließlich brachten der Kontakt zu einer akademischen Studentenverbindung[121] und die (spätere) Mitgliedschaft darin Schwung ins Leben. In „Verbindungen" aktiv zu sein, war früher beinahe eine Familientradition; beide Großväter, mein Vater und seine Brüder, der Schwager des Vaters und später dessen Sohn, mein Cousin, der Mann einer Cousine und schließlich mein Bruder – alle waren aktive Waffenstudenten. Auf späten Bildern ist das immer noch gut zu erkennen! Gefochten habe ich (als beinahe 60-jähriger) natürlich nicht mehr. Eigentlich ist es ja albern, als alter Mensch etwas nachholen zu wollen, was man als junger Mensch verpasst hat. Ein Vetter, auch durch den Krieg verhindert, machte es so, und ich habe das belächelt. Und später habe ich im Stillen Abbitte getan, als ich es ebenso machte. Er konnte wegen des Krieges nicht „aktiv werden" und weil es in der NS-Zeit verboten war. Der Sozialismus hielt das Verbot aufrecht, also konnte ich es auch nicht.

Erst verhältnismäßig spät, nämlich im Ruhestand, fand ich Anschluss an einen Stammtisch, immer freitags, zunächst „bei Hänschen", eine Kneipe („Greifswalder Hof") mit gewisser Ost-Nostalgie („Ostalgie"), Vieles selbst gemacht, gesammelt, sehr gemütlich, völkisch im guten Sinne. Da erst lernte ich den Begriff „ich bin

[120] Bahr, Egon. Zu meiner Zeit. Karl Blessing Verlag, München 1996, S. 274

[121] Alte Greifswalder Turnerschaft Markomanno-Teutonia im CC, im Jahr 2018 bereits 150 Jahre alt!

vollkommen unterhopft“ kennen, wenn das neue Bier auf sich warten ließ. Die Runde war sehr gemischt: ein Baumensch, ein Zeltplatzbesitzer, ein Physiker, manchmal der frühere Bürgermeister (Westimport), ein hoher städtischer Beamter (Westimport), ein leitender Angestellter der Stadtwerke (Westimport), ein Antiquitätenhändler, ein Orchestermusiker und ehemalige Universitätsleute, die in die Politik bzw. Verwaltung gegangen waren oder noch – meist an anderer Stelle – an der Universität tätig waren. Der Wirt starb, die Kneipe schloss, die Runde zog um und fand ein neues Quartier und veränderte sich. Außerdem wurde ich an einen Stammtisch von Biologen eingeladen (1x monatlich), die alle einmal gemeinsam in Greifswald studiert hatten und die viele Gemeinsamkeiten bzw. vieles gemeinsam erlebt hatten. Ich war aber nicht der erste „Berufsfremde“. Da verkehrten auch eine Chemikerin und eine Mathematikerin, Jahrgangskolleginnen der Biologen. Nach der Wende hatten viele die Tätigkeitsfelder geändert, waren in der Universitätsverwaltung untergekommen, manche als Beamte, eine andere als Biologin auf dem Platz einer MTA in einem mikrobiologischen Privatlabor – unterbezahlt, versteht sich! Interessant waren immer die Erzählungen über Greifswald früher, die Universität früher, so wie man es in keinem Buch lesen kann.

Noch heute bin ich gerne gesehener Gast an beiden Stammtischen, wenn ich einmal zufällig in Greifswald bin.

Kapitel 12

Katze Erna

Unsere Katze Erna wurde etwas mehr als 18 Jahre alt. Wir fanden sie als ganz kleines, vermutlich zwei Wochen altes Tier Anfang Oktober 1997 in Lubmin. Gestorben ist sie eines natürlichen Todes in Lüdenscheid am 24.12.2015. In den frühen Morgenstunden hatte sie es geschafft. Als Eckpunkte ihres Lebens hat sie sich zwei unbedeutende Orte ausgesucht. Aber in unserem Leben hat sie eine bedeutende Rolle gespielt.

Und so ging es los: Eines Tages strich eine Katze um unser gemietetes Haus in Lubmin. Es wurde Herbst und damals noch langsam kälter. Im Souterrain lagen die Waschküche und eine Garage. Wir machten endlich die Außentüren zu, die im Sommer fast immer geöffnet waren. Nun waren sie geschlossen und zwar seit einigen Tagen. Und genau so lange strich diese fremde Katze um das Haus. Unsere Winterbadesaison in der Ostsee hatte gerade begonnen; es war Anfang Oktober. Als wir den Keller am Wochenende öffneten, um die Waschmaschine zu füllen, kamen uns drei sehr kleine Katzen entgegen, mehr taumelnd als laufend.

Nun war klar, dass die fremde Katze ein Muttertier war und ihre Jungen in unserem Keller geboren hatte, sie versorgen wollte und nicht konnte. Die Türen waren ja geschlossen und die Fenster auch. Töten konnten wir die kleinen Tiere nicht. Eine Katze wollten wir aber auch nicht haben. Es war draußen tagsüber noch warm und die Sonne schien. Wir setzten die Tiere in einen Karton, stellten diesen auf ein Rasenstück in die Sonne und kippten ihn so, dass die Öffnung seitlich und zur Sonne gerichtet war. Sonnabends sahen wir zufällig, wie die Mutterkatze mit ihren drei Jungen langsam in einer Hecke verschwand. Als wir sonntags vom ersten Baden der Wintersaison in der Ostsee, die in wenigen Hundert Meter Entfernung quasi vor der Haustür war, zurückkamen, haben wir mehr zufällig in die Hecke gesehen, wo die Tiere verschwunden waren. Und da lag eine der drei kleinen Katzen, offensichtlich die schwächste, die ihrer Mutter nicht mehr folgen konnte. Ein Bild des Jammers. Sie fror, war elend, ausgehungert und ausgetrocknet und nur so groß, dass sie gerade eine Handfläche von Véronique füllte.

Was tun? Eine Katze wollten wir ja eigentlich nicht haben, denn wir hatten schon einen Hasen, ein Kaninchen, genannt Mümmel. Aber unser Mitleid überwog, und so wurde sie aufgezogen, fuhr täglich im Auto mit nach Greifswald, wo Véronique sie an ihrer Arbeitsstelle, im Institut für Pathologie bzw. in dem zugehörenden kleinen Garten im 3-Stunden-Rhythmus mit Nahrungsmittel und Flüssigkeit versorgte.

„*Das vergisst die Katze nie*", sagte meine leitende MTA, die Katzenerfahrung hatte. Und das sollte sich bestätigen. Die Katze war immer mit uns, bei uns, um uns herum. Der erste Ausflug war wohl nach Koserow. Wir transportierten sie in einem Einkaufskorb und sie fühlte sich darin ganz geborgen. Am Strand von Koserow setzen wir sie heraus und das kleine Tier suchte Deckung, indem sie sich fortgesetzt Löcher und Höhlen scharrte. Alsbald schlief sie mit im Schlafzimmer, nicht im Bett. Als ich einmal im Schwarzwald bei einer Tagung junge Leute, die auch eine Katze hatten, fragte, wo diese denn schliefe, kam die Antwort: Na, im Bett, dazu haben wir sie ja.

Erna schlief nicht im Bett, viel später erst und keineswegs immer. Fast 1 Jahr haben wir sie fern von Katern gehalten und sie dann sterilisieren lassen, bevor noch mehr Katzen in unserer Wohnung waren. Danach durfte sie auch das Haus verlassen. Sie wurde zur Außenkatze. Eines Tages lief sie vor mir her durch den Flur, ganz bedächtig, beinahe schleichend, von einer Seite zur anderen schaukelnd und so bekam sie ihren ersten Namen: Schleich-Erna. Das sollte sich bald ändern, denn bald danach tobte sie durch die Räume und folgerichtig nannten wir sie: Erna Tobeteil. Sie verließ die Wohnung nur durch den offiziellen Eingang, den sie sich immer selbst öffnete. Meist dauerte es nicht lange, bis sie wieder über den Balkon zurückkam und am Fenster klopfte, um Einlass bittend bzw. diesen erheischend. Das lehrte uns, die Wohnungstür immer abzuschließen.

Sie schnurrte sich durchs Leben, miauen konnte sie nie richtig, dazu war sie nicht lange genug beim Muttertier. Sie hatte aber ein feines Gehör, denn sie erkannte die Motorgeräusche meines Autos und sprang wild auf dem Weg um das Auto herum, wenn ich abends aus Greifswald aus dem Institut kam. Eines Morgens im Frühjahr hörte ich ein klägliches Miauen, ihr nicht ganz katzentypisches Miauen, aber sie war nirgends zu sehen, bis ich sie in den Spitzen des Kirschbaums sah. Ein Zurück gab es für Erna nicht. Also legte ich eine Leiter an den Obstbaum und stieg ihr nach und hatte sie nach einiger Mühe erreicht. Nur brauchte ich meine Hände für den Abstieg. Also setzte ich mir das Tier auf die Schultern, in die sie sich mit allen Krallen ängstlich klammerte. Ich muss wie der Hexer aus dem Obstbaum ausgesehen haben.

Vollkommen zerkratzt erreichte ich den Boden. Das war Ernas letzter (und einziger) Aufstieg auf einen Baum, auch mein letzter. Monatelang saß sie pünktlich zu den

Abendnachrichten auf meinem Schoß. Mit dem „Hasen“ vertrug sie sich gut. Nur lebte der kaum drei Jahre, davon ¼ Jahr in Gesellschaft der Katze. Solange der Hase Geduld hatte, Ernas überfallartigen Spielen zu folgen, ging das auch ganz gut.

Wenn wir im Sommer verreisten und die Katze nicht mitnehmen konnten, kam sie zu einer lieben Familie in Lubmin, damals Badefreunde, längst richtige zuverlässige Freunde, die wir immer noch besuchen. Die Katzenpflegefamilie wurde eine Konstante in Ernas Leben. 1999 zogen wir nach Greifswald und konnten auch nicht immer da sein. Dann brachten wir sie nach Lubmin. Wegen der Lage der Wohnung an einer stark befahrenen Hauptstraße in Greifswald wurde Erna zur Wohnungskatze. Sie lernte aber schnell, sich ihren Wohnraum selbst zu gestalten, indem sie die Türklinken ansprang und solange daran schaukelte, bis sie sich öffneten. Diese Technik hatte sie so perfektioniert, dass wir die Türklinken ummontieren mussten, um wenigstens gelegentlich die Türen geschlossen halten zu können.

Eine Studentin, die selbst in Cottbus eine Katze hatte, versorgte sie in Greifswald liebevoll. Sie nannte unser Tier „Chefin“, weil sie schnell erkannt hatte, wer die Chefin im Hause war. *„Sie können aber nicht nur das Fressen hinstellen und das Katzenklo säubern“*, sagte ich, *„Sie müssen mit der Katze reden“*. *„Gut“*, meinte sie, *„dann lese ich ihr etwas vor“*.

Diese Art Humor war auch der meine. Mit der damaligen Studentin, inzwischen längst im Arztberuf tätig, stehen wir immer noch „auf gutem Fuß“.

Die Katze begleitete uns also so oft wie möglich. So war sie noch als kleines Tier in Koserow/Usedom, oft in Baden-Baden, in Leipzig und Eilenburg, in Oldenburg, in Albersdorf, in Bamberg, in Adorf (Nähe Bad Arolsen), in Halle, in Neuruppin, in München, in Coburg, in Dresden, in Berlin (um einige Orte zu nennen). Neugierig war sie immer. Sobald ein geöffneter Koffer bereit lag, um ihn für eine Reise zu packen, lag unsere Katze auch schon drin und signalisierte uns so, sie unbedingt mitzunehmen. Anfangs war das mühsam, bis wir erkannten, dass Erna den Transportkäfig ablehnte und lieber frei im Auto herum lief. Meist aber schlief sie.

Von da an war Reisen kein Problem. Und wenn die Reise noch so lang war und wenn sie noch so fest schlief, kurz vor der Wohnung wurde sie wach und aufmerksam. Tief im Inneren hat sie die Fahrerei im Auto vielleicht doch abgelehnt, denn manchmal entleerte sie sich schon 20 m nach dem Start. Wer weiß, was Katzen diesbezüglich leisten, versteht, dass das immer eine Fahrtunterbrechung bedeutete.

Gerne strebte sie unterwegs in den Fußraum auf der Fahrerseite, was natürlich nicht ging. Oft lag sie auf dem Beifahrersitz, da natürlich angeschnallt. Einmal besuchten wir gemeinsam mit meinem Bruder und seiner Frau Leipzig, unsere Geburtsstadt und waren dort auf dem Weihnachtsmarkt. Erna fror sichtlich und schließlich trug Véronique sie in ihrem Mantel vor der Brust. Wir ließen sie auch im Hotel allein und erschraken, als wir nachts die Zimmertür weit geöffnet vorfanden. Erna war aber im

Zimmer. Wenn sie im Fahrstuhl mit anderen Leuten in eine andere Etage gefahren wäre, was dann? In der Bahn hingegen fuhr sie immer gern, nur habe ich sie an der Leine belassen, denn als vollkommener Freigänger hatte ich meine Mühe, sie wieder zu finden und musste unterwegs an den Haltepunkten die Tür im Auge behalten.

Einmal reiste ich mit der Katze im Käfig von Greifswald nach Halle. Bereits auf dem Bahnsteig – früh im Dunkeln – traf ich den Dekan (der Medizinischen Fakultät), der sagte: *„Oh, Sie reisen mit Versuchstier ....“* und trug mir die Katze zu meinem Waggon.

Doris, Véroniques Schwester, schenkte ihr ein zusammenlegbares Stoffhaus. Das bekam ihr sehr gut. Einmal war sie darin in einer Art Höhle; sie konnte sich zurückziehen und uns erleichterte das den Transport. Wir stellten das Häuschen auf, setzten sie auf ihr Kissen auf den Boden, zogen das Kissen mit Katze herunter auf die Rückwand und konnten die andere Seite zuhalten und das Ganze leicht tragen. In der Wohnung bezog sie das Häuschen nur manchmal, unterwegs eigentlich immer.

Zu Hause bevorzugte sie immer wieder andere Plätze, u. a. Véroniques lederbezogenen Schreibtischstuhl. Wir dachten schon, dass sie Abitur machen wolle. Mal lag sie eingerollt auf dem Ecksofa, mal in einem Sessel, auf ihrer Decke, auf dem Teppich und inzwischen kam sie auch ins Bett und lag dort am Fußende. Aber wenn es kalt wurde und als sie alt geworden war, kroch sie auch unter die Decke.

Sie war ausgesprochen fresslustig und wurde ein dickes „Pommernmädel“. Viele Jahre später, noch in Greifswald, merkten wir erst gar nicht, dass sie weniger wurde. Vielleicht hat sie ja eine Hyperthyreose, meinte Véroniques Schwester in Florida am Telefon. Sie hatte damals schon und auch heute noch eine Katze (inzwischen sind zwei weitere alt geworden und gestorben). Und Hyperthyreose sei bei Katzen häufig. Also gingen wir in eine Tierarztpraxis und die stellten dann diese Diagnose. So bekam sie Vidalta, ein Carbimazol-Präparat. Gottlob war das Einnehmen der täglichen Tablette kein sehr großes Problem. Sie wurde in weichem (Lieblings-)Futter versteckt und meist sofort gefressen. Häufig war das grobe geräucherte Leberwurst, die wir in Lüdenscheid auf dem Wochenmarkt an einem polnischen Stand fanden und oft nur ihretwegen kauften. Nur manchmal packte Erna die Tablette aus und legte sie neben dem Fressnapf ab. Gegen die Blutabnahmen, die zeitweilig wiederholt werden mussten, hat sie sich immer tapfer gewehrt. So manchen Kratzer bekam man dabei ab.

Tiere sind ausgesprochen sprachbegabt. Sie konnte durchaus mitteilen, dass sie gestreichelt werden wollte oder lieber Futter haben. Sie war auch oft eine kurze Zeit beleidigt, wenn wir sie während einer Reise zurückließen. Noch dazu, wenn sie vor der Reise bekundet hatte, unbedingt mitfahren zu wollen. Und neugierig sind Katzen. Kein Winkel, in dem sie nicht irgendwann verschwand, kein Schrankfach war sicher und sie räumte es auch aus, wenn ihr danach war. Wo ist die Katze? war eine häufig gestellte Frage. Nur Silvester durfte sie in den Kleiderschrank von Véronique, weil sie sich vor der Knallerei so ängstigte. Später wurde sie schwerhörig und fast taub, da spielte das keine Rolle mehr.

Meist haben wir sie mitgenommen und in den Hotels für sie zusätzlich gezahlt. In Coburg waren Katzen im Hotel nicht erlaubt. Wir duften es trotzdem und bekommen noch heute, wo es die Katze nicht mehr gibt, ein großes „katzenfreundliches" Zimmer.

Ihre Fähigkeit, Türen öffnen zu können, hatten wir auch den Gasteltern in Lubmin mitgeteilt. Sie vergaßen es eines Tages. Und als sie nach Hause kamen, war ihr Haus weit geöffnet. Erna hatte Ausgang! Seither wird auch dort die Haustür abgeschlossen.

Erna machte ganz gerne einmal unerwartete Ausflüge: 2010 war sie in Lubmin verschwunden. Die Gasteltern hatten inzwischen selbst eine Katze adoptiert, Hilde (oder hatte Hilde die Gasteltern adoptiert?). Hilde jedenfalls war junge Mutter und entsprechend bewachte sie ihr Reich streng. Nun kam Erna besuchsweise. Bevor Hilde tragend wurde, hatten sich beide Katzen mit gegenseitiger Nichtachtung behandelt. Hilde hat sie verdrängt. Und als ich Erna abholen wollte, kam die stets befürchtete Antwort: Erna ist weg. Ich war in großer Sorge, Véronique war es viel weniger. Es gab nämlich die Beobachtung, dass Erna das Klo aufgesucht hatte und nachts gefressen hatte. Sie musste also in der Nähe sein. Trotzdem machten wir überall im Ort Plakate mit einer Suchanzeige an. Ein Nachbar hatte gesehen, dass eine ihm unbekannte schwarze Katze in seiner Scheune verschwand. Das musste sie sein. Véronique konnte sie anlocken und da war sie wieder.

Anders war es in Neuruppin, wo wir zeitweilig eine Dienstwohnung unter dem Dach eines Mehrfamilienhauses hatten, weil Véronique dort die Krankenhaus-Pathologie führte. Es war Sommer, die nicht sehr hohen schrägen Dachfenster waren gekippt und Erna hat sie vom Bett aus „ersprungen" und war zu einem Ausflug über die Dächer gestartet. Ich habe ein benachbartes Haus, das unter Rekonstruktion stand, durchsucht. Nichts. Erna kam nach einiger Zeit auf demselben Weg durch das Dachfenster zurück.

Ein ganz anderes Versteck hat sie in Lüdenscheid gefunden. Wir mieteten eine Wohnung an, in der zunächst praktisch nichts stand, aber Véronique wohnte schon da. Die Katze war weg und es gab im Bad ein unbekanntes Geräusch. Sie hatte einen Zugang unter die verkleidete Badewanne gefunden und glücklicherweise auch wieder zurück. Seither haben wir ihr den Zugang zum Bad verwehrt. „Duschen" konnte sie also nicht mehr! Aber das stört eine Katze weniger.

In Lüdenscheid hat manchmal eine MTA aus dem Institut für Pathologie die Katze gehütet, indem Sie während unserer Abwesenheit in unsere Wohnung zog. Sie hat selbst eine Katze, Kimba. Und natürlich hüteten wir Kimba ein, schließlich haben wir zwei Wohnetagen. Kimba ist ein Angsthase, aber sie kann laut erzählen, nicht miauen, denn auch sie hatte nur eine kurze Zeit in der Katzenkinderstube und lernte es nicht.

Wir haben es mit beiden Katzen in einem Raum probiert, aber es gab zwischen den Katzen ein heftiges Fauchen. Das hatte zur Folge, dass Kimba sogar vor ihrem Spiegelbild erschrak und wir eine Glasscheibe verhängen mussten, damit sich Kimba nicht an sich selbst störte.

Die Jahre vergingen, Erna war also auch mit nach Lüdenscheid gezogen. Als junge Katze hat sie sich die Türen geöffnet. An einigen Zimmertüren waren die Klinken so verstellt, dass sie die Türen nicht selbst öffnen konnte. Noch in Lüdenscheid, und da war sie schon eine (von der Tierärztin umgerechnet) 80-Jährige, sprang sie an die Türklinken. Und dabei ist es offenbar passiert. Eines Abends saß sie auf dem Teppich und als sie zur Küche gehen wollte, fiel sie einfach um. Zunächst dachte ich an eine Schlaganfallblutung. Aber sie hatte sich einen Hinterlauf gebrochen. Wir suchten die sehr fürsorgliche Tierärztin auf, bei der Erna schon Patientin war. Was tun? „*Wenn es meine wäre, ließe ich sie in Duisburg operieren*“, sagte die Tierärztin. Trotz des Alters! Wir ließen sie in Duisburg operieren, in einer Riesenklinik mit 54(!) Tierärzten. Die Verbände wechselte die Tierärztin in Lüdenscheid. Erna lief einigermaßen und sie sprang auch auf Stühle und das Sofa mit dem Verband oder trotz des Verbandes. Nur der Bruch verheilte nicht.

Nach mehreren Wochen zeigte sich auf dem Röntgenbild keinerlei Kallusbildung. Sie musste wieder in die Tierklinik nach Duisburg und wurde hoch amputiert. Das überstand sie knapp, d. h. sie war postoperativ ganz stoisch und offensichtlich depressiv. Und da hatten wir Erfahrung, denn im Oktober 2014 fanden wir keine Pflege für Erna und mussten eine Tierpension bemühen. Wir wählten eine aus, die tierärztlich kontrolliert wurde. Erna kam zu den alten Katzen. Dort fraß sie kaum, ging nicht auf´s Klo, sondern machte unter sich, sie spielte nicht und war ganz und gar heruntergekommen. Direkt vom Flughafen fuhren wir dorthin und holten sie ab. Sie hatte nie unter sich gemacht und machte es ab sofort auch nie wieder. Sie hatte offensichtlich nur auf uns gewartet.

„Unsere“ Tierärztin baute sie wieder auf. Aber dann kam im April 2015 die Fraktur, die wohl zu viel für sie war, zwei Operationen als altes Tier! Als ich im Sauerland mit Freunden meinen 75. Geburtstag feierte, schenkten mir die Berliner Freunde ein Bild von einer weißen Katze (Erna war beinahe durchgehend schwarz); einer sagte dazu: Es gäbe zwei Phasen in meinem Leben, die vor und die mit Erna. Da sollte sie noch ½ Jahr leben. Die Tierärztin sagte, in diesem Alter altern Katzen pro Monat um ein Jahr. Das konnte man auch sehen. Im Dezember wurde sie immer weniger, war leicht wie ein Vögelchen, fraß kaum, trank wenig und das Ende war absehbar. Von einer Euthanasie haben wir Abstand genommen. Bis zuletzt war sie zu Hause, sie war nie unbetreut oder unbehandelt. Aus der Reaktion der Tierärztin entnahmen wir, dass sie uns für gute Katzeneltern hielt. Nein, Angst sollte sie in der letzten Minute ihres Lebens nicht haben. Wir begruben sie im Hausgarten (so wie den Hasen in Lubmin);

auf dem Balkon brennt nachts eine Kerze für sie, schon fast ein Jahr lang. Und Erna ist lebhafter Bestandteil unserer Erinnerungen. Und nun leben wir in der Phase „nach Erna“ – aber gelegentlich mit Kimba (inzwischen auch verstorben).

Es war kein Zufall, dass bei einseitiger länger Abwesenheit mindestens die zweite Frage am Telefon lautete: Was macht Erna, wie geht es Erna, wo ist Erna? Sie hat unser Leben lange bestimmt, sie war der Mittelpunkt.

Kapitel 13

Vertretungstätigkeit in Island

2005 war Schluss mit den 41 aktiven Jahren im Beruf mit den Stationen Eberswalde, Berlin, Essen und Greifswald. Ich hatte nur 5 Arbeitsverträge. Und doch war es nicht ganz vorbei. Zunächst bat mich der Ordinarius für Rechtsmedizin der Universität in Bonn[122], ihn während seines Urlaubs zu vertreten: er brauchte einen Sturmerprobten, der bei schwieriger Fragestellung nicht gleich davonläuft, wie sein alter Lehrer. So habe ich ihn dann in drei Jahren (2006–2008) meist drei Wochen im Sommer vertreten, was jeweils eine schöne Zeit war.

Bonn ist überschaubar, die Unterkunft im Gästehaus der Universität gepflegt und fast am Rheinufer gelegen, fußläufig zum Institut (nebenbei: an diesem Institut hatte mein Lehrer Prokop seine Ausbildung gemacht, promoviert und habilitiert), gutes Frühstück inklusive. Und vor der Arbeit machte ich als Frühsport, beinahe täglich, eine Radtour am Rheinufer, meist 20–30 km. Selbst zum Orgelkonzert bin ich zweimal zum Kölner Dom geradelt – Köln ist am Rhein entlang circa 40 km entfernt.

Aber damit war der Höhepunkt noch nicht erreicht. Im Jahr 2010 entdeckte ich im Internet, dass in Island ein Gerichtsmediziner gesucht wird, da der dortige, den ich auch kannte, schon vor längerer Zeit in den Ruhestand getreten und Nachwuchs nicht ausgebildet worden war und wieder eine Vertretung benötigt wurde. Als ich das meiner Partnerin Véronique erzählte, sagte sie ganz spontan, „*wenn du es machen willst, dann aber bald!*", sicher im Hinblick auf mein Alter und ohne das Wort „Alter" in den Mund zu nehmen.

[122] Prof. Dr. Burkhard Madea. Er besuchte als junger Mann einst das Ostberliner Institut, weil er vernommen hatte, dass man da gewesen sein muss, wenn man Gerichtsmediziner werden will. Seitdem sind wir in guter Verbindung. Später hat er mich immer wieder angeregt, in seinen Lehrbüchern einzelne Kapitel zu übernehmen. So befinden wir uns seit langem in einem fruchtbaren geistigen Austausch

Ich wollte! Die Vertretervorgänger kamen aus (West-)Deutschland, Finnland und der Schweiz. Die Anzeige war ansprechend: Arbeiten, wo andere Urlaub machen! Also Papiere eingereicht, Besichtigung vor Ort, 3½ Stunden mit Icelandair ab Berlin, eine Woche Vorbesichtigung und ganz euphorisch 3½ Stunde im Flugzeug zurück.

Im Januar 2011 war es dann soweit und es ging für 6 Monate nach Island. Die Bürokratie in dem kleinen Land, das sich nach der Fast-Pleite (die Pleite fand unterschiedlich intensiv in ganz Europa statt; augenblicklich ist Griechenland immer noch dran und bald vielleicht Italien) langsam berappelte, war überwältigend, beinahe ein Teufelskreis: Ohne Wohnung kein Konto, ohne Konto keine Registrierung (Zuteilung der Personenkennzahl „Kennitala", ohne die nichts geht!), ohne Registrierung kein Gehalt, abgesehen davon, dass die Lizenz als Arzt in Island zu arbeiten, natürlich mit einer weiteren Kennzahl („1726"), nicht möglich gewesen wäre (z. B. für Unterschriften auf Totenscheinen und unter Protokollen). Das dauert gewöhnlich Monate, bei mir immerhin nur 10 Tage.

Die Wohnung in der 9. Etage mit Aussicht auf Berge, auf das Meer und auf das ca. 30 Minuten entfernte Stadtzentrum von Reykjavik übernahm ich von der Vorgängerin. Es war anfangs tagsüber meist dunkel, später nachts durchgehend hell. Der Busverkehr gut geregelt, aber frühestens ab 6 Uhr 50 möglich und sehr ausgedünnt, vor allem nach 22 Uhr; später ab Mai hatte ich mein eigenes Auto und mein Fahrrad dort (Fähre ab Hirtshals/Dänemark bis Seyðisfjörður im Osten von Island, ca. 700 km von Reykjavik entfernt). Jeden Tag gab es jedes denkbare Wetter, d. h. wirklich im 10-Minuten-Takt Regen, Schnee, Sonne und Wind (wer einen Schirm nimmt, ist ein Tourist!). Im Juli, während eines angeschlossenen Urlaubs, gab es tatsächlich 2 Wochen fast ohne Regen bei erträglichen 15 bis 20 °C. Die Wetterprognosen habe ich bei `vedur.is` im Internet verfolgt (und mache das heute noch manchmal). Der Schnee liegt auch im Sommer in den Bergen an manchen Stellen noch mannshoch!

Geld verdienen kann man in Island nicht, es reicht zum Leben. Wenn man Geld verdienen will, muss man nach Dubai oder Saudi Arabien gehen. Und wer nicht verstehen will, dass man den Job nur macht, weil man Freude an der Arbeit hat und nicht des Geldes wegen, wird das eben auch nie verstehen. Viele wollten zu Besuch kommen. Es kamen aber nur mein Bruder und meine Schwägerin, ein befreundetes Kollegenpaar aus Berliner Tagen und dreimal Véronique (einmal zeitgleich mit ihrer Schwester aus Florida). Ich war in der Zeit dreimal in Deutschland und einmal zu einem Treffen mit Freunden in Wien.

Die Tätigkeit war übersichtlich: anfangs waren es nur Sektionen, später auch Beurteilungen von Körperverletzungen an Lebenden, Fund- und Tatortbesichtigungen. Es gab viele natürliche Todesfälle unter unklaren Situationen, einige wenige (etwa 6 in dieser Zeit) tödliche Verkehrsunfälle, Arbeitsunfälle in der Fischindustrie (vom

Fangschiff bis zur Verarbeitung), viele Suizide (in der dunklen Jahreszeit Kopfschüsse mit Schrotgewehr oder Pumpgun (entsprechende Befunde!), Thoraxkompressionen in zusammenbrechenden Eishöhlen, Kältetodesfälle, Alkoholtodesfälle (Vergiftungen, Alkoholismusfolgeerkrankungen), alle davon Betroffenen mit Migrationshintergrund, aus Polen stammend.

Die 9 ortsständigen Fachpathologen, die das zweifellos auch gekonnt hätten, vermieden gerichtsärztliche Tätigkeit. Das Institut für Pathologie – mitten in der Stadt in der Nähe der Halgrimmskirche gelegen – gibt es seit 1929, die Rechtsmedizin ist als Abteilung im Institut für Pathologie untergebracht. Das kleine Land braucht auch kein eigenes Institut. Das Institut für Pathologie ist Teil der Klinikums und das wiederum Teil der Universität.

Die Zusammenarbeit mit einer qualifizierten und gut ausgerüsteten Polizei war gut, eigentlich erstaunlich, weil die Gewaltdelikte selten sind (etwa 1 Tötungsdelikt pro Jahr, der „Jahresmord" mit Einsatz am Leichenfundort von 2011 fiel in meine Zeit – gerade als mein Bruder und meine Schwägerin mich besuchten).

Der Mord war langweilig, ein Suizid dagegen war schwer zu beurteilen (und ich habe in Deutschland und Finnland auf Rückfrage meine Ansichten dazu bestätigt bekommen). Viele Isländer können deutsch, alle englisch. Einmal war ich Sachverständiger für ein Gericht, ohne den Gerichtssaal betreten zu haben, alle Aussagen erfolgten telefonisch von Deutschland aus unter Zwischenschaltung eines Übersetzers.

Die Sektionsgehilfen waren „angelernt" und gutwillig; alle Mitarbeiter freundlich und sehr hilfsbereit. Selbstverständlich wurde ich zu Institutsfesten immer eingeladen. In einem hochqualifizierten Institut für Veterinärpathologie am Ort wurde auch ein Hund unter meiner Mitwirkung „gerichtsmedizinisch" seziert, dessen Kadaver gefesselt in einem Hafen weit im Norden des Inselstaates gefunden wurde, und es galt die Frage zu klären, ob er tot oder lebend ins Wasser gelangt war; das Ergebnis „Ertränken", also lebend ins Wasser geraten, war Thema im ganzen Land.

Was ich erst dort erfahren habe, ist die Tatsache, dass die slow-virus-Infektionen im Wesentlichen vor Jahrzehnten in Island beforscht worden sind. Alle Toten, auch von entlegenen Inseln, wurden nach Reykjavik befördert, auch der Hundekadaver. Einige Sektionsbefunde, wie Augenhöhlenfrakturen als Contre-Coup-Verletzung oder Simon´sche Blutungen beim Erhängen (in Halle entdeckt!), die vor 4 und 2 Jahrzehnten im Osten Deutschlands beschrieben worden sind, waren völlig unbekannt, trotz zahlreicher westdeutscher Vertretungen dort. Die histologischen Untersuchungen (bei jeder Sektion!) gingen schnell. Die Zusammenarbeit mit dem Neuropathologen (Isländer; auch längst im Ruhestand) war hervorragend, die Dauer der Untersuchung war eigentlich nur durch die unvermeidliche Dauer der Fixierung der Gehirne bestimmt.

Die toxikologischen Untersuchungen (im Institut für Pharmakologie), die in jedem Falle gemacht wurden, dauerten Wochen bis Monate und verzögerten den

Protokollabschluss erheblich und brachten Sand ins Getriebe. Leider blieben meine Anregungen zu einer Änderung der Verfahrensabläufe unbeachtet.

Die Arbeitszeiten: Wenn ich mit dem ersten Bus zum Institut fuhr, war ich der Erste im Institut, wenn ich nach 17 Uhr ging, meist der Letzte. Ganz in der Nähe des Institutes lag das älteste Hallenbad Reykjaviks (1938 gegründet), was eine gute Gelegenheit für beinahe täglichen sportlichen Ausgleich bot; Hallenbäder gibt es in Island reichlich, fast 200! Eine Sozialleistung des Krankenhauses war die ständige Bereitstellung von Kaffee (eine anonyme Kaffeekasse habe ich anfangs dank meiner ostdeutschen Sozialisierung lange und vergeblich gesucht, bis ich das verstanden hatte). Frühmorgens wurde sogar im Schwimmbad Kaffee gereicht. Die Mensakost war „fischbestimmt". Die Kosten dafür wurden direkt über eine Karte vom Gehalt abgebucht; Gäste bezahlten mehr als Mitarbeiter.

Das kulturelle Angebot, vorzugsweise Konzerte u. a. in der neuen Konzerthalle an Hafen und Meer, habe ich viel genutzt. Zwischendurch an Wochenenden und vor allem nach der Tätigkeit, dann im eigenen Auto, führten mich Ausflüge und schließlich eine Rundreise in das Land, bis in ganz entlegene Gegenden, sodass ich wohl alle landestypischen Attraktionen, die Vulkane (u. a. Eyjafjallajökull), Wasserfälle, Inseln, Flora (6 Sorten Orchideen!) und Fauna (zweitgrößte Basstölpelkolonie dieser Welt) gesehen habe. Fazit: ein schöner Abschluss der Berufstätigkeit und ein schönes Gefühl, noch einmal gebraucht zu werden.

Über Island habe ich verschiedene Geschichten geschrieben, die ich im **Anhang** S. 190 anfüge.

Danach kam nichts Nennenswertes mehr: einige klinische Obduktionen als Hilfestellung für das Pathologische Institut im Krankenhaus Neuruppin, Betreuung zweier Promotionsverfahren, ganz wenige Gutachten und einige Lehrbuchkapitel für neue Lehrbücher (darunter ein neues Handbuch) und einige Publikationen in der *Rechtsmedizin* und im *Archiv für Kriminologie*. Das war's. Ich habe es gemacht, weil es Spaß gemacht hat. Arbeit kann Spaß machen! Dass man selbst schnell vergessen und nicht mehr zitiert wird, habe ich am Beispiel Otto Prokops gelernt. Dem sehe ich gelassen entgegen. Ein Umzug nach Lüdenscheid hat mich in die Diaspora verschlagen, d. h. die Kontakte dünnen aus, die Wege werden länger, die Kräfte schwinden. Es waren erst zwei entfernt wohnende Leute aus eigenem Antrieb hier. Einmal habe ich im Krankenhaus mit seziert. Umständlich und nicht nach dem Virchow-Standard, dessen Bildnisse aber in den Fluren hängen. Ich versuche immer noch auf meinen Wegen durch Deutschland, die ich wegen der Entfernungen ***Deutschlandquerungen*** nenne, Besuche zu machen, meist spontan. So habe ich schon mehrmals die Gräber meiner verstorbenen Freunde in Prerow und in Kühlungsborn aufgesucht (man trifft sie immer an!) und mich meinen Gedanken hingegeben (und mit ihnen Zwiesprache gehalten). Auf den Grabsteinen habe ich – statt Blumen – kleine Kiesel abgelegt. Ob das überhaupt aufgefallen ist? Steine fand ich auch kürzlich auf Gräbern des Dorotheenstädtischen Friedhofs in Berlin auf Grabsteinen berühmter Persönlichkeiten, die nicht Juden waren, z. B. auch auf Prokops Grab.

Wenn man alle Zeiten zusammenrechnet, die ich außerhalb der Landesgrenzen (bezogen auf die Grenzen der DDR) verbracht habe, dann hatte ich spätestens mit dem Arbeitsaufenthalt in Island (als 71-Jähriger!) mein Auslandsjahr zusammen: 3 Monate Japan, ca. 8 Monate Island, mehrmals 3 Wochen Hamburg und München, gut 2 Monate Finnland (verteilt auf mehrere Jahre) und die verschiedenen Kongressreisen (u. a. nach Antwerpen). Heutzutage absolvieren das junge Leute mit Anfang 20! Ich habe dazu über 70 Jahre gebraucht. Heute allerdings können die jungen Menschen spätestens nach dieser Zeit die Sprache ihrer Gastländer, meist ist es Englisch. Ich spreche weder japanisch noch isländisch und auch Englisch nur schlecht. Wenn ich gefragt werde, was würdest du in einem zweiten Leben anders machen, dann steht „Sprachen lernen“ ganz vorne. Allerdings hatte ich 9 Jahre Russisch-Unterricht. Das spreche ich zwar auch nicht, aber da spielt eben auch die Psychologie eine Rolle! Allerdings ist es so, dass mir das russische Wort einfällt, wenn ich eines im Englischen suche!

Aber Medizin studieren würde ich wohl wieder und die Fachrichtung Pathologie favorisieren – dann da aber bleiben!

Kapitel 14

Bereich und andere Untugenden

Ja, ich weiß es. Viele können es nicht mehr hören. Es ist eine Marotte von mir. Der Sprachverfall regt mich auf. Es geht um die kritiklose Verwendung des deutschen Wortes ***Bereich***. Und ich wäre vielleicht nie darauf gekommen, wenn ich nicht in Greifswald in den Sektionsprotokollen der Ärzte des Institutes, vorwiegend der Oberärzte, denn andere gab es kaum, auf nur 4 bis 5 Seiten langen Protokollen 30- bis 35-mal (nicht übertrieben) das Wort ***Bereich*** gelesen hätte. Vorweg: Bereich ist ein deutsches Wort, es steht im Duden und gehört dahin, wo es eben hingehört. Ein Synonymwörterbuch[123] gibt 33 Begriffe an, die für Bereich stehen könnten. Aber *Bereich* wird inzwischen als Carrier für jede Art Begriff verwendet, der einem gerade nicht einfällt, der bequem ist, weil es alle machen und niemand scheint zu merken, dass es sich letztendlich um ein asylum ignorantiae handelt, um sprachliches Unvermögen, das nur Unschärfen in unsere ausdrucksarme Zeit bringt.

Wenn also in einem Sektionsprotokoll im beschreibenden Teil zu lesen ist „im Bereich des Gesichtes ... " wird vollkommen vergessen, dass der Begriff „Gesicht" definiert ist. Es würde also vollkommen ausreichen „im Gesicht" zu schreiben, wenn es gemeint ist, andernfalls verwendet man die betroffenen Teile des Gesichtes wie Stirn, Schläfe, Auge, Wange, Ohr, Mund, Lippen, Augenbrauen, Augenlider, Kinn, Nase; jeder Begriff ist für sich definiert. Aber nein, *Bereich* scheint es zu treffen. Dabei ist es weitgehend vermeidbar.

Und nun höre man aufmerksam die allgemeine Sprachverschluderung. Da sagt ein junger Broker „wir sind im weltweiten Bereich tätig" und meint schlicht weltweit tätig. Ein Koch sagt, es gibt viele Kartoffeln „im mehligen Bereich", meint also: es gibt viele mehlige Kartoffelsorten. Eine Kindergärtnerin spricht von den Kindern im

[123] Brockhaus, Wahrig Synonymwörterbuch. 2013, wissenmedia in der inmedia ONE] GmbH

Vormittagsbereich und im Nachmittagsbereich und meint die Vormittagsgruppe und die Nachmittagsgruppe. In der Apotheke sagt eine Mitarbeiterin, ich kenne sie nicht, weil ich immer im „hinteren Bereich“ (im Lager? oder wo?) arbeite. Man ist nicht mehr „nierenkrank“, sondern man hat Probleme im „Nierenbereich“. Größere Verbreitung hat das Wort in Sportreportagen gefunden: der „Defensivbereich“ war nicht gut, statt die Verteidigung war schlecht. Wenn der Außenseiter hoch gewinnt, dann ist das für den Favoriten schnell im „demütigenden Bereich“, statt einfach demütigend. Der Fernsehmetereologe prophezeit Temperaturen im mittleren Bereich. Preisangaben sind selbstredend im „zwei- oder dreistelligen Bereich“. Es hört nicht auf. Intelligente und sprachbegabte Leute reden so. Ostern 2015 lese ich über eine Eierfärberei, in der die Eier im „Kochbereich“ platziert werden. Und sagen wir nicht schnell einmal „in meinem Bereich“, statt in meiner Verantwortung, Zuständigkeit usw. oder „alles im grünen Bereich“ und meinen schlicht alles in Ordnung. Arbeitet der Gynäkologe im „unteren Bereich“, der Proktologe im „hinteren Bereich“, der Internist im „inneren Bereich“? Man höre aufmerksam: In einer Filmszene in *Schtonk* heißt es: Blähungen im „Darmbereich“. Wo sonst, würde man denken. Ein Pleonasmus von besonderem Geruch? Hier hat der *Bereich* vielleicht sogar seine Berechtigung, denn mancher oder manche in der gehobenen Gesellschaft haben ja die Blähungen im Kopf (*flatus incarceratus in cerebro*). Die Beispiele sind inzwischen endlos.

Meinen Doktoranden in Greifswald habe ich von vornherein die Verwendung des Wortes Bereich in ihren Arbeiten verboten. Und es ging! So sind viele vollkommen „bereichsfreie“ Doktorarbeiten entstanden. Sie lesen sich gut! Bei kurzem Nachdenken fallen einem doch die Begriffe ein, die statt Bereich stehen könnten, wie z. B. Region, Gebiet, Fläche, Areal u. v. a. oder man sagt eben das, was eigentlich gemeint ist. Das macht auch die Protokolle kürzer und genauer, die Sprache bunter, es schafft Abwechslung und vermeidet sprachliche Langeweile. Wolf Schneider, der „Sprachpapst“, er leitete 16 Jahre lang die Henri-Nannen-Schule (Hamburger Journalistenschule, 1979 gegründet), meint, beim Schreiben müsse man an den Leser denken. „Er kämpft für ein redliches, farbiges, kraftvolles Deutsch in klar dahinströmenden Sätzen, weg von Watte, Wichtigtuerei und den griffigen Nebeln des Jargons“[124]. Sprache soll präzise, lebendig, abwechslungsreich, auch zeitgemäß sein. Sprache ist gegenwärtig jedoch eher gestelzt, abgehoben, pseudoakademisch, von Anglizismen durchsetzt, im günstigsten Fall *bemüht.*

In den genannten Protokollen habe ich „Bereich“ wortlos durch das ersetzt, was eigentlich gemeint war. Es war ohnehin sinnlos, die Untugend an der Wurzel ändern zu wollen. Und so scheint es mir, man muss die Welle „Bereich“ einfach aussitzen. Aber aufregen darf ich mich doch?

[124] Lüdenscheider Nachrichten vom 7.5.2015

Der Missbrauch des Begriffes Bereich lässt sich beliebig fortsetzen; man muss nur zuhören: Im Fernsehen las der spanische Fußballtrainer von Bayern München aus einem Buch eines berühmten spanischen Lyrikers mit dem Titel: „Der Bereich der Bereiche" – habe es bei *amazon* bisher nicht gefunden. Und von einem „bereichsinfizierten" Griechen, der im Übrigen gut deutsch sprach, hörte ich im Fernsehen den Begriff „Bereich der Fischspedition" ... Im Rundfunk sprach jemand über eine weitere Schulreform und sagte „im Mittelbaubereich", wo doch Mittelbau alles aussagt.

Und in einem Befund eines Pathologen aus Nordrhein-Westfalen heißt es: „Es handelt sich um die Wucherung eines mittelgroßzelligen, wenig differenzierten Carcinoms im Bereich der Lymphknoten aus dem Bereich der Axilla ... im Sinne einer Metastase. Als Primärtuor ziehen wir in abnehmender Frequenz in Erwägung: 1 ..., 2. Ein wenig differenziertes Plattenepithelcarcinom aus dem HNO- bzw. Bronchusbereich (vom 8.12.1998). Das ist hölzern, unbeholfen, eintönig, unpräzise (genauer ist z. B. Lymphknotenmetastase eines ...), sprachlich miserabel. Es lässt sich wohl beliebig fortsetzen. Es geht weiter: Bereich wächst verdrängend bis infiltierend (und hat damit ein Malignitätskriterium erfüllt!) und ist tief in die deutsche Sprache eingedrungen. Auch der Geistesriese und Wortakrobat Reich-Ranicki ist nicht davor geschützt[125], modernere Autoren noch viel weniger.

Und wieder im Fernsehen: Schöne Gärten werden gesucht und vorgestellt. Einer ist 4 800 m^2 – und die Besitzerin hält sich am liebsten „im Frischluftbereich" auf (früher hieß das: an der frischen Luft oder noch einfacher: „draußen", heutzutage: im Außen- oder Innenbereich?). In einem Bericht über die First Ladies, die Frauen der deutschen Präsidenten, spricht man von gesellschaftlichen und zeremoniellen Bereich! In der Fernsehserie „Mord mit Aussicht" nennt man einen Ereignisort Vorgartenbereich! [H3 am 7.1.2016]. Der Regionalhandball beklagt eine „Flaute im Mädchenbereich" (LN vom 19.4.2016) – gut, dass es sonst keine Flaute gibt: im Handball? oder bei den Mädchen, im „Mädchen*bereich*"?

Eines Tages hieß es in einer Sitzung an der Universität, etwas sei nicht *kommuniziert* worden oder dies und das müsse nur rechtzeitig *kommuniziert* werden. Warum sagt niemand mehr: etwas mitteilen, verbreiten? Kommunizieren bedeutet sich verständigen, miteinander sprechen, in Verbindung stehen. Aber *kommunizieren* klingt natürlich sehr gebildet, es passt gut in die universitäre Sprachlandschaft (der heutigen Zeit).

Es gibt noch andere Modewendungen wie: *Wir sind gut* (oder breit) *aufgestellt.* Es wird so häufig gebraucht (ohne nachzudenken), dass ich einmal in einer Fakultätssitzung darauf hinwies, dass die kritiklose Verwendung dieser Floskel suggerieren könnte, an breitbeiniges Herumstehen zu denken, dass die Personen, die diese Floskel

125 Marcel Reich-Ranicki: Mein Leben, DVA, Stuttgart 1999, u. a. S. 478

immer im Munde führten, besser zu proktoskopieren als zu prognostizieren sind! Freude hat das nicht gemacht. Geändert hat es auch nichts. Und da fällt mir wieder ein, dass ich eigentlich einmal einen Essay schreiben wollte mit dem Titel „Über die Sinnlosigkeit jedweden Unterfangens ... "

Seit langem schon mache ich die Beobachtung des „Pluralduzens", wie ich es nenne. Mehrere Personen, die man nicht kennt, werden in cumulo „per du" angeredet (fremde Einzelpersonen aber auch). Die „Sie-Anrede", die Höflichkeitsanrede (nicht einmal in der Hamburger Form) an eine oder mehrere Personen gleich welchen Geschlechts, scheint auszusterben. Scheußlich. Gerade erst erlebt: ein Kellner mit unvollständiger Tätowierung und in gammeligem T-Shirt tritt an einen Tisch mit 6 Männern (ich will mal nicht „Herren" sagen) im Alter 70+, die noch nie in diesem Lokal waren, und sagt: *Wisst „Ihr" schon, was „Ihr trinken wollt?"* Da bin ich gleich satt. Das also soll Nähe schaffen? Wenn noch dazu einer der Männer das selbst so macht, einer sagt, ich weiß doch wo ich bin und einer, dass das bei Seglern und Motorradfahrern so üblich sei, bin ich noch satter. Ich bin nicht Segler, nicht Motorradfahrer und kein Student!

Vermutlich macht sich meine bürgerliche Erziehung nur störend bemerkbar. Ich finde das „Sie" der Anrede höflich und Abstand haltend und Abstand gebietend. Man kann sogar Freundschaften per „Sie" pflegen, was selten geworden ist. In einem Gymnastik-Studio („Muckibude") hier am Ort, wahrscheinlich überall, wird grundsätzlich geduzt. Aber wenn man die Leute streng genug ansieht, benutzen sie die „Sie"-Anrede. Möglicher Nebeneffekt: wenn ich a priori einen Taxifahrer, der heute meist Pole, Grieche oder Türke ist, duze und der empfindlich ist, sind wir schnell beim Herrenmenschen, oder?

Die Oberärztin in der Gerichtsmedizin in Berlin war eine gute Genossin und durchaus volkstümlich, die aber auf die konventionellen Formen achtete. Wenn sie bei Gericht mit ihrem bloßen Namen angeredet wurde (... bitteschön, Frau sowieso), sagte sie: „Mein Name ist Professor Dr. med. K ... , Fachärztin für gerichtliche Medizin, 1. Oberärztin am Institut für gerichtliche Medizin der Humboldt-Universität" – und es wirkte ...

Neuerdings wird behauptet *„Duzen rettet Leben"* [126] Durch Duzen flachen Hierarchien ab; durch Duzen käme manches zur Sprache, was sonst im Verborgenen ruhe und in der Medizin sei es zur Lebensrettung geeignet. Das „Du" schaffe eine freundliche, freundschaftliche, familiäre Atmosphäre. Der Abbau von Barrieren helfe in Konfliktsituationen. Der Artikel betrifft CIRS (critical incident reporting system) in NRW. Bis auf die populäre (populistische?) Überschrift bleibt der Artikel jeden Zusammenhang zur Lebensrettung schuldig. Flache Hierarchien helfen hier nicht weiter. Man redet dem verbreiteten Duzen das Wort, nichts weiter. Versuch der Rechtfertigung einer schlechten Gewohnheit? „Duzkumpel" suchen sich und werden

[126] Westfälisches Ärzteblatt 08/15, S. 25

gesucht. Im Großen und Ganzen liegt die Hemmschwelle zum „Du“ niedriger als in der Vergangenheit.

Du kannst das Spektrum der Hassworte ergänzen, meinte mein Bruder und zeigte mir einen Fahrschein aus Würzburg, der das Netz Würzburg als *Großwabe* bezeichnete. Es geht also weiter mit der „Sprachentwicklung“. Nur über die Richtung spricht keiner!

Kapitel 15

Die Facharztausbildung

9 Freunde waren es einmal und Jahrzehnte hat diese Freundschaft gehalten, bis der Tod dazwischen trat oder sonstige Abnutzungserscheinungen die Freundeszahl etwas reduzierte. Wir hatten alle an einem Ort etwa zu einer Zeit studiert und zu einer Zeit verschiedene Facharztqualifizierungen angestrebt: 2x Pathologie, 1x Kinderchirurgie, 1x Dermatologie, 1x Orthopädie, 2x Röntgenologie, 2x Strahlentherapie. Wir waren also nie Konkurrenten, insoweit (s. u.) stand der Freundschaft nichts im Wege, denn „Arzt im eigentlichen Sine“ (Praktiker) ist keiner geworden; nur einer hatte eine hohe medizinische Allgemeinbildung. Und als wir dabei waren oder die Facharztausbildung dann nach und nach hinter uns gebracht hatten, haben wir uns oft ausgetauscht, was da alles nicht klappt bei der Ausbildung.

Praktisch nirgendwo war die Ausbildung geplant, sie war zufallsgesteuert und unsystematisch, es war eigentlich überall nur ein „learning by doing“. Kaum einem wurde etwas systematisch beigebracht. Man fiel ins Wasser (oder wurde hineingestoßen) und musste schwimmen. Entweder man konnte es oder eben nicht. So erinnere ich mich an meinen ersten Arbeitstag in der Pathologie. Es gab 19 Sektionen (viele Institute haben heute im ganzen Jahr nur die doppelte Sektionszahl vorzuweisen! Das ist schon hoch gegriffen!) für nur 3 Ärzte, von denen ich als blutiger Anfänger einer war. Eine Kollegin war bisher kaum gefordert worden, weil die Personaldecke besser war, die andere war derart „raumfordernd“ schwanger, dass sie wegen des Leibesumfanges kaum noch an die Leichen kam (wäre heute undenkbar! ja verboten!). Für mich hatte niemand Zeit. Einige Klippen der Präparation konnte ich nur durch die Entgegennahme von laut gerufenen Hinweisen umschiffen. Das meiste habe ich den Gehilfen abgeschaut, die alle gut sezieren konnten, z. T. auch die Organe bzw. Organpakete. Die erste Sektion dauerte beinahe 4 Stunden und sie ergab drei Krankheitskomplexe, die jeder für sich eine Todesursache abgegeben hätten, u. a. ein Prostatakarzinom und eine apoplektische Massenblutung und noch irgendeinen dritten (für sich alleine tödlichen) Komplex. Und der Professor sagte bei der Fallabnahme nur: *„Perlen vor die Säue geworfen"*, die Leiche war die Perle, ich die Sau! Das machte doch Mut für Kommendes.

Eine positive Erfahrung machte ich auch in der Gerichtsmedizin bei meinem ersten Gutachten über einen Behandlungsfehlerfall. Die Oberärztin[127] nahm sich Zeit und hat durch Umstellung meines Gutachtentextes (im Entwurf) und wenige passende Ergänzungssätze mein ganzes Opus viel aussagekräftiger gemacht. Das war ein Erkenntnisprozess, der mir bis heute lebhaft vor Augen steht. Und sie kam mit zum Gericht, es war mein erster schwerwiegender Fall vor Gericht. Vorher sagte sie zu mir, sie griffe nur ein, wenn es aus dem Ruder liefe. Sie griff nicht ein und ich war durchaus stolz. Aber unter 4 Augen gab es eine ernste Manöverkritik, die unvergessen blieb! Und wirkte! Ein anderer Kollege meinte, man soll immer an die Theaterregel denken: was nicht geschrieben ist, kann nicht durchfallen. Es gab also eine Menge unguter Erfahrungen und wenige gute.

Und bei meinen Freunden war es nicht anders. Nachdem wir alle Facharzt waren, wollten wir unsere Erfahrungen in eine gemeinsame Publikation einfließen lassen. Wir haben es nicht gemacht; die Arbeit wäre auch nicht gedruckt worden Und bis heute hat sich kaum etwas geändert (im Osten nicht, im Westen nicht und auch nicht im wiedervereinigten Deutschland – einmal abgesehen von der Bürokratie, die mehr geworden zu sein scheint).

Ordnung, meine Ordnung oder eine Ordnung habe ich in die Pathologie erst bei der Vorbereitung der Facharztprüfung gebracht und als ich mit Hilfe des Lehrbuches von Holle die Prinzipien der allgemeinen Pathologie so nach und nach verinnerlichte. Ähnlich war es in der Gerichtsmedizin. Dort habe ich „fallbezogen" nachgelesen und dabei gelernt, so wie die Fälle in der täglichen Praxis aufliefen. Geholfen haben auch die Vorbereitung von Vorlesungen oder Seminarveranstaltungen.

Die Reife für die Facharztprüfung bestätigte der Ausbildungsleiter. Im Allgemeinen war das nach 5 Jahren soweit. Pflichtenkataloge, wie heute üblich, gab es nicht. Die Prüfungen waren unterschiedlich: in der Pathologie bekam man am ersten Tag 20 Präparate zur mikroskopischen Untersuchung, von denen man 18 erkennen musste. Man hatte dafür 2 Stunden Zeit. Am Präparat wurde man aber nicht geprüft. Das ist heute anders.

Anderntags folgte ein Kolloquium, bei dem man die Fragen von 5 Prüfern beantworten musste. Meist wurde zweimal die Runde geprüft, also 10 Fragen aus

[127] Prof. Dr. med. Christiane Kerde, 1933–1995, o. Prof. für Gerichtliche Medizin , Universität Jena 1973–1990

unterschiedlichen Stoffgebieten, bei denen es sich meist um Spezialthemen der Prüfer handelte. Zytologie war erst später Prüfungsgegenstand, nicht zu meiner Zeit. In der Gerichtsmedizin begann das Ganze mit einem freien Vortrag zu einem Thema, das mit 2 weiteren (zur Auswahl) kurz vor der Prüfung mitgeteilt wurde. Man hatte also etwas Wahlfreiheit.

Ich erinnere mich, dass mir mein Chef zeitgleich mit den Themen den Auftrag für ein Gutachten einer Sorgfaltspflichtverletzung eines Dresdner Arztes zur Erledigung gab. Offenbar wollte er nur sehen, ob ich der Belastung gewachsen war. Alle Prüfer beider Fächer hatten ihre Facharztqualifikation durch Ernennung erhalten! Ich erinnere mich an einen schweren Auftakt der Prüfung, weil ich die erste Frage akustisch nicht verstand. Der Prüfer war ein österreichischer Nuschler, der auch bei der Wiederholung der Frage derart nuschelte und (unklug!) dieselben Worte benutzte, dass ich sie wieder nicht verstand, akustisch nicht verstand, denn die Frage war eigentlich einfach zu beantworten. Der zweite Prüfer in der Reihe übersetzte, was der erste eigentlich fragte. Ich begann mit *„Ach so“*, denn die Antwort war einfach. Danach war die Prüfung ein Selbstläufer und ich war „Facharzt für alle Todesarten“, wie humorig gesagt wurde.

Kapitel 16

Fremdwörter und Berlinisches

Es gibt so viele deutsche Sprachen (Dialekte sowieso), z. B. Jägerdeutsch. Medizinerdeutsch ist eine andere. Sie klingen nur dem fremd, der sie nicht spricht. Unverständlicher werden sie erst, wenn der Bildungsgrad nachlässt, z. B. Hauptschuldeutsch, wenn die Sprache auf stoßweise vorgetragene Substantive im Nominativ und Verben im Infinitiv reduziert wird. Weitgehend unverständlich ist „Türkdeutsch". Deshalb ist es so wichtig die Sprache des Landes zu sprechen, in dem man lebt bzw. leben will. Und dabei sind dessen Sitten und Werte zu berücksichtigen.

Durch eine gewisse Kultur der Sprache im Elternhaus benutzte ich viele Fremdwörter im täglichen Sprachgebrauch. Erst in der Oberschule hat uns das eine Deutschlehrerin gründlich ausgetrieben. Ob das ihre persönliche Ansicht war, dass man deutsch und nicht „fremd" spricht oder ob es gemäß Lehrplan ihre Aufgabe war, habe ich nie erfahren. Mein Sprachschatz wurde ärmer. Bis in die Gegenwart höre ich aber, dass viele Menschen damit kämpfen, das richtige, zutreffende Fremdwort zu finden. Kürzlich erst sprach ein Bundestagsabgeordneter – Mitglied eines Ausschusses – und verwechselte *konsternieren* (bestürzt, betroffen feststellen) und *konstatieren* (feststellen, bemerken). Ein Hochschulprofessor in Greifswald verwechselt stets und ständig (jahrzehntelang) *engagieren* (entschieden für etwas eintreten, jemanden unter Vertrag nehmen, einen geistigen Standort beziehen) und *arrangieren* (sich um Vorbereitung und planvollen Ablauf kümmern, sich mit jemanden verständigen, eine Lösung finden, in die Wege leiten).

Manchmal werden Fremdworte nur falsch ausgesprochen und das besonders gerne und ohne schuldhaftes Zögern von Berlinern. Da gibt es das Baguette, als Bajettbrötchen bezeichnet oder ein Dilemm**n**a (Dilemma: Wahl zwischen zwei gleich unangenehmen Dingen, Zwangslage, Zwangsentscheidung). Ein Freund führte in

Berlin ein Gespräch mit einem Taxifahrer, der weitaus schneller als erlaubt durch die Stadt fuhr und seine Fahrweise so erklärte: *„det is nämlich so: wir ham´ unsern Soll und den müssn m´r schaffen. Mit fuffzig* [km/h] *schaffe ick den nich, also muss icke schneller fahr´n. Det is eben der Paradox bei den Dilemmna"*. Diese Geschichte habe ich seit über 30 Jahren nicht vergessen und oft erzählt.

Fremdworte sind Glücksache hieß es bei uns zu Hause – und nur Wenige haben Glück! Immer wieder ist zu beobachten, dass gerade Leute, die es nicht können, Fremdworte verwenden – und meist danebenliegen, so der Verkehrsminister der DDR, der nach dem ersten Flugzeugabsturz der Interflug am 14. August 1972 sagte, die Opfer müssten nun erst „indifiziert" (statt identifiziert) werden, dabei gequält um sich schauend im Fernsehinterview. Wenige Jahre Lateinunterricht haben etwas geholfen, nicht in jeden Fettnapf zu treten, den eine Sprache bereit hält. Latein, das wird unterschätzt, ist eine gute Grundlage für das Sprachverständnis.

Heute steht in Griffweite an meinem Schreibtisch ein Fremdwörterbuch und ich sehe mehr als früher hinein, in den Duden ebenso! Schon als Schüler hatte ich ein solches, vom Klassenlehrer „als Sieger" eines Rohstoffsammelwettbewerbes 1954 aus seinem Bestand als Geschenk bekommen und viel benutzt. Dabei hatte ich nicht einmal gesammelt, sondern nur aus der Fleischerei, über der wir wohnten, dort die abgeworfenen Abfallknochen zum Altstoffhändler gefahren. Da Sprache aber lebt, habe ich ein neues, dickeres Wörterbuch. Die müssen ja heute schneller neu aufgelegt werden als noch vor Jahren. Inzwischen gibt es auch das Wort und das Unwort des Jahres. Es geht weiter, aber abwärts: Arbeitsamt ist Job-Center (dabei sucht mancher ehrliche Arbeit statt eines Jobs), Cashbox statt Finanzamt. „Bei Kooperationen gilt es, Heterogenität und Diversität als Potential zu begreifen." Wer versteht das noch, wer übersetzt es? Die Zeitung (Lüdenscheider Nachrichten vom 4. April 2015) nennt das „Wichtigtu-Deutsch-Sprech", . . . – kann man so stehen lassen.

Kapitel 17

Die Gerichtsmedizin in der DDR und später

Gerichtsmedizin war Lehrfach im Medizinstudium in den höheren Semestern. Sie machte das Studium noch einmal spannend. In Berlin war der Hörsaal immer brechend voll, meist las Prokop, nach einem inneren Fahrplan, der wie zufällig anmutete (er führte aber ein Vorlesungsprotokoll, das vergleichsweise abgebildet ist [128]), man hatte aber immer den Eindruck, dass eine gewisse Spontaneität nicht ganz ausgeschlossen war.

Die 5 Universitäten hatten gerichtsmedizinische Institute. Zuletzt (1958) wurde eines in Rostock eingerichtet, von Berlin aus besetzt. Und seit den 70er Jahren gab es auch eine Quotenfrau, die nicht die schlechteste Fachvertreterin war, auch aus Berlin stammte. In der Bundesrepublik gab es damals auch eine Quotenprofessorin, die jedoch war nicht Institutsdirektorin. Heute ist Rechtsmedizin ein Frauenfach geworden, das anders spricht, handelt und ganz wichtig ist oder sich wichtig nimmt.

Die gerichtsmedizinische Versorgung war an diese Universitäten gekoppelt und richtete sich – soweit möglich – seit 1952 nach den Bezirksgrenzen (in der DDR). Berlin musste die Bezirke Potsdam und Frankfurt (eigentlich Land Brandenburg) mit versorgen. Anfangs fuhren wir von Berlin aus die Auftraggeber an (keine Seltenheit waren Touren z. B. nach Frankfurt/O., Brandenburg und Nauen, an einem Tag 6 Fälle). Im Süden gab es einige Gebiete (im Bezirk Cottbus), die von Dresden (heute: Land Sachsen) aus mit betreut wurden. Rostock und Greifswald teilten sich die Versorgung des Küstenbezirkes Rostock und die der Nachbarbezirke Neubrandenburg und Schwerin. Die Universität Halle hatte mit dem dicht bevölkerten Bezirk Halle

[128] Hartwig

genug zu tun. Leipzig versorgte große Teile Sachsens (damals die Bezirke Leipzig und Karl-Marx-Stadt). Und das Institut in Jena, das zudem exzentrisch in seinem Versorgungsgebiet gelegen war, hatte die Bezirke Erfurt, Suhl und Gera zu versorgen.

1954 wurden drei Medizinische Akademien gegründet (in Dresden, Erfurt, Magdeburg), die alle im Laufe der Zeit gerichtsmedizinische Institute bekamen. Die Überlastung dieser Institute und die immer noch vorhandenen „Freiräume" führten dazu, dass auch in den Bezirken ohne Hochschuleinrichtungen nach und nach Institute gegründet wurden, ab 1975 in Schwerin (Berufung aus Rostock), Suhl und ab 1980 in Gera (Berufung jeweils aus Jena), 1981 in Karl-Marx-Stadt (Berufung aus Leipzig) und Frankfurt bzw. Potsdam (Berufung jeweils aus Berlin) wurde auch von Instituten für Pathologie übernommen, was insbesondere durch die Möglichkeit von Verwaltungssektionen möglich wurde. Das Berliner Institut versorgte am Ende der Zeit nur noch die Fälle im Kreis Bernau, die vor Ort in einer (guten) Sektionseinrichtung des Krankenhauses untersucht wurden. Auch die Leichenschau im Krematorium in Berlin-Baumschulenweg, die zwar in der Zuständigkeit des Magistrats verblieb, wurde dem Institut übertragen. Das habe ich viele Jahre gemacht[129]. Wenige Fälle habe ich vor Ort (eigentlich ohne Voraussetzungen im Krematorium) seziert und einige Sektionen im Institut realisiert. Ca. 13 000 Leichen wurden in jedem Jahr feuerbestattet.

Der Lehrumfang schwankte zwischen anfangs 2 Wochenstunden, später ab 1969 20 Stunden, ab 1976 waren es 53 Stunden. Gerichtsmedizin war Teil der Ärztlichen Hauptprüfung. Die Dauer der Facharztausbildung betrug im Allgemeinen 5 Jahre. Gerichtsmedizin war eine der 29 etablierten Facharztrichtungen. Die Prüfungen erfolgten durch eine Zentrale Facharztkommission. Irgendeine Existenzbedrohung oder Infragestellung des Faches habe ich nicht erlebt, was sich nach 1989 anders darstellte. Die Anerkennung als Abstammungsgutachter war noch strenger reglementiert (mit Geschmäckle!), aber retrospektiv ist das nur eine wirtschaftliche Schutzmaßnahme für wenige gewesen. Denn immer, wenn einer der Begünstigten ausfiel oder altersbedingt ausschied, durfte auch ein Neuer aufrücken. Ich habe zwei Facharztausbildungen durchlaufen und bin zusammen von 10 Professoren geprüft worden, von denen keiner jemals selbst eine Facharztprüfung machen musste. Und als ich das bei (unpassender) Gelegenheit laut aussprach, herrschte Verstimmung.

Die Fachgesellschaft war nicht groß. Man kannte sich, man wusste, wer gut ist, wer Karrierist, wer selbständig denkt, wer sich durch vorausgehenden Gehorsam ständig verbiegt, wer kollegial, wer „hinterfotzig", wer ein Selbstdarsteller und wer in der Partei und in welcher Partei ist und wer möglicherweise geheimer Informant für

[129] Lignitz, E.: 25 Jahre ärztliche Tätigkeit im Krematorium Berlin-Baumschulenweg und 30 Jahre Krematoriums-Leichenschau in Universitätsstädten, in: Püschel K und Tsokos M: Krematoriums-Leichenschau. Schmidt-Römhild, Lübeck 2000, S. 107–124

staatstragende Systeme war. Es gab schon einige, die ihre geistige Ausrichtung zur Stufenleiter ihres Karriereweges machten. Wir in Berlin hatten alle Vertreter, anderswo wird das nicht viel anders gewesen sein. Man kannte die Trompeter im Fach und ich sollte später feststellen, dass andere im „anderen Deutschland" noch viel besser Trompete spielen konnten, z. B. ständig Bücher schreiben oder schreiben lassen. In der Bundesrepublik haben manche sogar „Solisten-Reife" erlangt.

Wir hatten in Berlin derart verschieden interessierte und spezialisierte Mitarbeiter, dass praktisch alle anfallenden Fragen und Probleme im Hause geklärt werden konnten (auch ohne spezielle Abteilungen dafür zu haben wie in München). Wir hatten sogar Leute mit gesundem Menschenverstand. Und das scheint mir gerade in der Gerichtsmedizin, auch wenn sie heute Rechtsmedizin heißt, wichtig zu sein (und manchmal zu mangeln). Denn selbst die Erkenntnis: Häufiges ist häufig, Seltenes ist selten und Mögliches kann vorkommen wird ebenso wenig beachtet wie der Umstand, dass man Läuse und Flöhe haben kann, zwei oder mehr Krankheiten gleichzeitig. Das kann man aber lernen!

Heutzutage ist die Tendenz unverkennbar, möglichst aus morphologisch klaren Diagnosen pathophysiologische Prozesse abzuleiten und zur Todesursache zu erklären, dass letztendlich alle am Herz-Kreislaufversagen, im Schock oder an irgendwelchen Regulationsversagen plötzlich versterben. So ist jemand durch fremde Hand auf offener Straße praktisch dekapitiert worden, nach eingehender stundenlanger Sektion aber am neurogenen Schock gestorben. Das kann man einem Polizisten oder einem Staatsanwalt kaum noch klarmachen. Da liegt der Kopf neben dem Rumpf und Schock ist die Todesursache!

Über die Virtopsie will ich nicht schreiben, ich habe das nicht mehr erlebt und schon gar nicht gemacht. Mir fällt nur auf, dass heute durch CT und MRT Massen von Bildern entstehen, die kaum jemand im Fach kompetent beurteilen kann, weil Röntgen (bisher) nicht Bestandteil der Facharztausbildungsordnung ist. Wenn man an der Leiche Kreislauf und Atmung (mechanisch von außen) wieder in Gang setzt, um eine besondere Art der Betrachtung (und damit weitere neue Bilder) zu ermöglichen, scheinen sich die ethischen Grenzen zu verschieben. Im Ganzen hat eine Entwicklung eingesetzt, die nicht meine ist. Das hat mich u. a. (nicht nur das Alter!) veranlasst, aus der Fachgesellschaft auszutreten (**Anhang** S. 304).

Gerichtsmedizin hat sich aus der Pathologie entwickelt. Die Trennung der Fächer ist längst nicht Allgemeingut. Stets und ständig wird im Kriminalfilm vom Pathologen gesprochen, wenn der Gerichtsmediziner gemeint ist (selbstverständlich dann in der modernen Begrifflichkeit „Rechtsmediziner"). Was wir noch als Spaß betrachteten, wenn wir „gerichtliche" Medizin mit „richtiger" Medizin verballhornten, ist heute eher ernsthaft gemeint und so kommt es, dass ein Rechtsmediziner heute glaubt, jede Frage beantworten zu können. Und alle fragen ihn auch! Und er wird immer antworten! Das ist im Fernsehen gut zu verfolgen. Dabei haben viele Fachvertreter Grundfähigkeiten verloren, können z. B. kaum noch histologische Präparate „lesen". Ich habe groteske Fehler erlebt (**Anhang** S. 261).

Es gibt aber auch objektive Gründe, dass es so ist. Ein histologisches Labor richtig auszurüsten kostet eine Menge Geld. Bei der allgemein engen Ausstattung der Institute, wird da meist gespart. Selbst an der Charité haben wir nur auf sehr kleiner Flamme mit altem Gerät und unbedarftem Personal Histologie betrieben. Wie man mit einem alten Gefriermikrotom auf Basis von Kohlensäure ordentliche Schnitte für Fettfärbungen macht, konnte ich nur vorführen, weil ich es in der Pathologie gelernt hatte, lernen musste! Nur dank meiner Beziehungen zu verschiedenen Instituten für Pathologie und zu netten MTAs konnten wir einige Fragestellungen seriös beantworten. In Greifswald haben wir aus wirtschaftlichen Gründen (mit Umsetzung der MTA mit der ganzen Stelle) die histologischen Schnitte im Institut für Pathologie anfertigen lassen und auch dort Rat gesucht bei den routinierten Pathologen. Obwohl ich „gelernter" Pathologe bin und ohne Pathologie wohl nie Gerichtsmedizin gemacht hätte, musste ich erleben, dass man ganz allmählich Histologie auch verlernen kann.

So ist es möglich, das Eine zu verlernen ohne das Andere (Röntgen) zu lernen. Nun ist die Gerichtsmedizin/Rechtsmedizin ein Anwenderfach, d. h. es übernimmt Erkenntnisse und Fortschritt aus anderen Fächern, z. B. auch aus der Molekularpathologie, Humangenetik, Zahnheilkunde, Psychologie/Psychiatrie, Verhaltensforschung, Unfallchirurgie/Traumatologie, klinischen Medizin – viel mehr als Erkenntnisse der Rechtsmedizin in andere Richtungen einfließen. Und da, wo das Fach Rechtsmedizin der Gegenwart glaubt, Akzente setzen zu können, wird es (medizinisch) bald banal: Häusliche Gewalt, Kindesmisshandlung und -vernachlässigung, Dekubitus (war sehr modern, als die „Grauen Panther" Geld dafür gaben). Neu ist das alles nicht! Fälle dieser Art wurden immer untersucht und bearbeitet, ohne Trompete zu spielen! Allerdings ist der Eindruck der, dass diese Fälle mehr werden. Nur ist mir unklar, ob das tatsächlich so ist oder nur wegen des öffentlichen Bekanntwerdens (optisch?) mehr wird. Es kommt mir so vor, als wäre Deutschland (jetzt) ein Land der Vergewaltiger, Misshandler und Schläger. Mein alter Lehrer Bahrmann nannte die Gerichtsmedizin offenbar nicht von ungefähr „Mordpathologie".

1986 hörte ich in Hamburg auf einer sehr gemütlichen Dienstbesprechung in der Häuslichkeit des dortigen Institutsdirektors (mit gutem Essen und reichlich gepflegten Getränken) mit Gästen der Staatsanwaltschaft aus Itzehoe, zu meiner größten Verwunderung aus dem Mund eines Rechtsexperten: „Das Strafrecht der DDR ist gut – mit Ausnahme der Terrorparagraphen". Und alle lobten die Verwaltungssektionen, die zu einer Sektionsquote von ca. 35 % führten und die idealen Zustände in der DDR (was die Gerichtliche Medizin betraf!).

Als dann die Wiedervereinigung 1990 stattfand, wurden kaum Rechtsgrundsätze der DDR übernommen und niemand, auch nicht die, die das vorher gelobt und als Idealzustand angesehen hatten, traten dafür ein. Nun haben wir eine Sektionsquote von (vermutlich unter) 5 % und manche Sektion erlangt man nur durch Selbstanzeige eines vermuteten Behandlungsfehlers. Es geht sogar soweit, dass Institute für Pathologie (von Universitäten) – aus vielerlei Gründen – nicht mehr sezieren, sondern die Fälle in die Rechtsmedizin verlagern. Und niemandem ist damit gedient, denn beide Fachrichtungen haben ihre Schwerpunkte und können sich eben nicht ohne Weiteres vertreten. Ja, die niedrige Sektionsfrequenz wird sich schon deshalb nicht anheben lassen, weil die Institute inzwischen von Chefs geleitet werden, die sezieren nicht mehr selbst gelernt haben. Ökonomen, die heute nicht nur an großen Kliniken das Sagen haben, sehen die Unterschiede überhaupt nicht und träumen von Zusammenlegungen; sie haben lediglich erkannt, dass man mit dem Fach auch Geld verdienen und durch Zusammenlegungen sparen kann – und das Geld wollen sie haben!

Da ich alle akademischen Weihen hatte, konnte ich das Angebot einer Professorenvertretung in Essen annehmen. Die Kaderabteilung der Charité, gleichbedeutend mit Personaldezernat, tat so, als wollte ich nachträglich „in den Westen abhauen", beurlaubte mich dann aber doch. Allerdings wurden aus einem geplanten Semester sieben und aus der Vertretung ab 1991 eine kommissarische Institutsleitung mit Festanstellung. Essen war schöner als gedacht, überraschend grün! Die Menschen waren überwiegend nett. Die Einschränkung „überwiegend" muss sein. Die Sekretärin sagte zu mir voller Mitgefühl für meine neue Situation: *Sie müssen ja jetzt erst einmal arbeiten lernen!* Dabei hätte gerade sie es nötig gehabt, fehlerfrei, wenigstens fehlerärmer, Schreibmaschine zu schreiben. Organisieren konnte sie gut. (In Greifswald war es umgekehrt.) Bei einer Tagung in Essen, die ich noch vor der Wende besuchte, auf dem Wege in eine Pause, als ich im Gespräch eine rote Ampel übersah und die Kreuzung betrat, sagte einer der Kollegen: *Halt, halt, bei Rot geht es hier nicht so schnell vorwärts wie bei Ihnen.* Das war hier die Grundhaltung. Die im Osten anerzogene Vorsicht hat mir auch im Westen geholfen. Ganz anders, nämlich viel offener, waren Polizei und Staatsanwaltschaft. Wenn man arbeiten konnte, wurde man schnell assimiliert, das war im Ruhrgebiet von jeher so. Und so ging es mir auch, denn ich war immer „Frontschwein" und konnte arbeiten. Als ich dann Beamter wurde und berufen war, freuten sich die Staatsanwälte beinahe mehr als ich. Bewerbungen in Würzburg und in Halle führten zu 2. Listenplätzen, die Bewerbungen auf die C3-Position in Hamburg und in Berlin führten zu 1. Listenplätzen.

Es wurde dann Greifswald (C4), wo ich gerne einmal ein Sommersemester studiert hätte. Das ging natürlich nicht in dem unflexiblen System der DDR, noch dazu, weil es nach Privatvergnügen roch, was es ja auch sein sollte. Als ich 1993 Essen verließ, fand ein Leitender Oberstaatsanwalt nette Worte, indem er sagte, meine Pflichterfüllung wäre „überobligatorisch“ gewesen. Die Antrittsvorlesung in Greifswald besuchte auch einer der Staatsanwälte aus Bochum. Die besten Juristen (einschließlich der Anwälte) und die besten Polizisten habe ich in Essen und Bochum erlebt. Die Vorlesung war in Essen ausreichend gut, in Bochum sehr gut besucht. Es gab gute, d. h. erfolgreiche Morduntersuchungskommissionen. Eine gute Mordkommission hatte allerdings auch das Ministerium für Staatssicherheit (ohne das gleichsetzen zu wollen), die Mitglieder waren alle handverlesen und längst nicht nur mit „politischen“ Fällen befasst, sondern sie mussten schwierige und lange ungeklärte Fälle aus der ganzen Republik übernehmen, ehe sie wirklich in den Aktenschränken verschwanden.

Und heute? Es gibt keinen Nachwuchs (der Markt ist leergefegt, hörte ich unlängst), wenigstens keinen für qualifizierte Stellen. Und es gibt keine Stellen, um auszubilden. Ausbilden kostet Zeit, Geld und ... Nerven. Nicht viel anders ist es in der Pathologie. Ausgebildete Leute werden gesucht. Ausbildungsstellen sind Mangelware. Natürlich rechnet sich ein Auszubildender nicht in einer Praxis, die vom Durchsatz (sprich Umsatz) lebt. Die Lösung kenne ich nicht.

Kapitel 18

Reisen

1975 hatte ich geheiratet; nicht wegen des Reisens! Aber damit war wenigstens eine der Voraussetzungen für Westreisen geschaffen, denn der Reisende durfte ja nicht „vogelfrei“ durch die Welt segeln, einige „Konserven“ mussten schon zurückbleiben. Die Ehe hat dann länger gedauert, als sie bestanden hat. Andere gesellschaftliche Verpflichtungen oder Mitgliedschaften (außer der Gewerkschaft) war ich nicht eingegangen und auch dazu nicht bereit. Aber da mein Bruder seit 1950 in der Bundesrepublik lebte, war eigentlich schon wieder alles vorbei. Prokop sagte mir eines Tages (1976), ich solle mit ihm nach Wien fahren. Leicht gesagt, aber er kämpfte es durch. Bis zum Schluss, kurz vor dem Reisetermin, versuchte man die Reise zu verhindern.

Die Eintragungen im Reisepass besagten, dass zu diesem Zeitpunkt das Visum längst ausgestellt war. Ich wurde im Generalsekretariat vom Genossen B., einem lupenreinen Stalinisten, ohne jede persönliche Regung gewissermaßen vergattert, dieses oder jenes nicht zu tun, z. B. auf keinen Fall durch Westdeutschland zurückzureisen. Wir reisten durch Westdeutschland zurück! Auf meine Besorgnis, dass dies nun meine erste und letzte Reise sei, meinte Prokop: „Sie werden sehen, es passiert nichts“. Es passierte nichts. Wir waren ja wieder da.

Einerseits durften viele nicht und nur wenige selten reisen. Andererseits sollten wir immer auf Autarkie achten (bedeutet wirtschaftliche Selbständigkeit), hatten dazu aber nicht die Mittel. Als ich 1983 für drei Monate nach Tokio reisen durfte, um denen dort Berliner Gerichtsmedizin zu vermitteln (wozu es dort nicht kam!), sagte mein Chef noch: Nehmen Sie ordentliche Gastgeschenke mit. Also besorgte ich zwei Meissener Wandteller, was schon schwierig genug war. Das aber war für den (privaten) Export nicht erlaubt. Ich hatte die Teller deklariert und der Zoll konnte sie nicht übersehen. Also wurde beratschlagt. Erst als ich sagte, dass dieses deutsche Porzellan in Japan einen besonderen Stellenwert habe und ich schlecht mit Keramik aus Kahla als Gastgeschenk fahren könne, wurde mir die Mitnahme erlaubt.

Die Versorgung dort in Japan, das tägliche Leben, war mit einem Stipendium möglich, große Sprünge konnte man nicht machen. Wohnungsmiete fiel nicht an bzw. sie ging zu Lasten der Universität, der vermutlich die Wohnung sogar gehörte. Die Reisekosten übernahm das jeweilige Entsendeland. So hatten das (in einem vermutlich jahrelangen Prozess) Prokop und sein japanischer Partner, Prof. Ishiyama, ausgedacht und zur Vertragsgrundlage gemacht. Allein 5 Akademiker aus der Gerichtsmedizin Berlin waren im Verlaufe von Jahren in Tokio, einer davon zweimal. Ein Zuckerschlecken war das in Japan nicht, denn der Gastgeber war polytoxikoman und das Leben dadurch schwierig und keineswegs nur positiv abwechslungsreich, kaum vorher zu bestimmen. Die toxikologisch begründeten Stimmungsschwankungen waren nicht im Voraus zu berechnen. Immerhin habe ich die Kirschblütenzeit mit erlebt und einige Regionen/Städte in Japan gesehen: Yokohama, Nagasaki, Fukuoka, Kyoto, Nikko. Den Fujiyama sah ich vom Flugzeug aus. Allein für die Orientierung in Tokio braucht man Wochen und erst ganz am Ende der Zeit kannte ich mich einigermaßen aus.

Bei einem derart langen Aufenthalt außer Landes war es Pflicht, sich einmal in der Botschaft zu melden. Den Stadtplan von Tokio hatten wir aus West-Berlin (Falkplan) beschafft. Prokop nannte in seinem Jargon Westberlin Neufundland; dort fand er immer etwas Neues (Als ich 2018 im kanadischen Neufundland war, schrieb ich von da aus Karten u. a. an frühere Kollegen, erwähnte das, doch fast keiner konnte sich erinnern.). In diesem Plan waren aber die Botschaften der Bundesrepublik und der DDR verwechselt worden. Wenn man sich darauf verlassen hätte, wäre man zur „falschen" Botschaft gelaufen, was u. U. erhebliche Verwicklung bedeutet hätte. Der Fehler war mir aber schon bekannt und er passierte mir auch nicht. Eigentlich passierte es niemandem, denn der erste Reisende hatte das entdeckt und alle, die noch reisen sollten, gewarnt. Dafür kam ich mit der dort lebenden DDR-Kolonie in Kontakt und war auch einmal eingeladen. Es fiel mir auf, dass die Botschaftsangestellten erstens viel tranken, jedenfalls an dem Einladungsabend und dass sie zweitens miteinander in gestörten Verhältnissen lebten, sicher eine Folge der langen Abwesenheit von zu Hause oder der engen Führung im diplomatischen Dienst oder dass einfach menschlich nicht alle harmonierten. Einige waren psychosomatisch krank. Eine mitreisende Internistin behandelte sie. Auch mich behandelte sie mit schwerem medikamentösem Geschütz, als ich einen hinderlichen Atemwegsinfekt bekam. Ob das wohl nötig sei, fragte ich. Sie antwortete mir, ob ich was von Japan haben wollte? Es ergab sich noch ein anderes mehr oder weniger lustiges Gespräch (lustig wurde es eigentlich erst später bei Erzählungen dieser Begebenheit), nachdem heraus kam, dass wir beide aus einem (damals sehr großem) Studienjahr stammten. Ich müsse sie aber kennen, was ich dauerhaft verneinte. Sie sei die Parteisekretärin des Studienjahres gewesen. Daraufhin ich: Ich war aber nicht in der Partei. Wie peinlich – für die anderen. Dass es dabei stets nur um die SED ging, sei nur am Rande erwähnt; es gab schließlich noch andere Parteien.

Mein Kollege in der Wohnung, ein kluger und fleißiger Junge, war (als Sohn eines Ministers?) natürlich Genosse. Unmittelbar nach der Wende, etwa 5 Jahre nach der Japan-Reise, las die Genossin, inzwischen Chefärztin geworden, bei einer Weihnachtsfeier ihrer Klinik aus der Bibel vor, ein Buch, was sie sicher vorher nie in die Hand genommen hatte. Sie machte eine echte Wende – und Karriere im vereinten Deutschland.

Die beiden Botschaftsräte, die ich sprach, hatten in Moskau Außenpolitik studiert und über das Russische die japanische Sprache (in Wort und Schrift!) gelernt. Und die konnten sie so gut, dass sie bei dem späteren Staatsbesuch Honeckers übersetzen und u. a. wegen der Bewunderung ihres Japanischen zu guten Wirtschaftsabschlüssen beitrugen. Sie lasen morgens 5 wesentliche Landeszeitungen, fuhren Auto im Linksverkehr (den ich erstmals sah), als ob sie da geboren wären – und hatten ihre Stammkneipen.

Gegen Ende meines Aufenthaltes besuchte der Gesundheitsminister Mecklinger[130] Japan und ich wurde zu einem Empfang in die Botschaft geladen. Da wird gegessen (Häppchen), getrunken, man steht (meist dumm) rum und redet, wenn man gefragt wird.

Der Abend zog sich. Als alle Gäste gegangen waren und nur noch die DDR-Kolonie anwesend war, rief der Minister das Personal der Botschaft zusammen, das waren vor allen Dingen die Frauen der Diplomaten, die im Hinterrund gewirkt hatten und bedankte sich, in dem er selbst jedem und jeder Weinbrand (aus Wilthen) eingoss, etwas viel, wie ich fand. Aber er fand nette Worte, die ich immer noch höre: Meine Damen und Herren (oder sagte er Genossinnen und Genossen, ich glaube ersteres), merken Sie sich, in Anwesenheit des Gesundheitsministers wird Alkohol zur Medizin! Prost!

Ganz anders war es mit der Autarkie bei den Kongressreisen bestellt. Da gab es einen minimalen Sicherheitsbetrag (in DM), der tunlichst nicht anzufassen und nach Rückkehr wieder abzugeben war. Viele geübte Genossen-Reisende kannten alle Tricks und gaben zuerst diesen Posten aus! Den Lebensunterhalt musste der Einlader

[130] Ludwig Mecklinger, Prof. Dr. med., 1919–1994; Minister für Gesundheitswesen der DDR (1971 bis Jan. 1989; auf eigenen Wunsch abberufen) in: H. Müller-Enbergs u. a.: Wer war wer in der DDR?, Ch.Links Verlag, Berlin 2009

übernehmen, wir hatten auf die Unverletzlichkeit des DDR-Status zu achten (und um Gottes Willen keinen Kontakt zu geflohenen ehemaligen Landsleuten zu haben). Das muss man erst einmal machen. Es waren ja viele gegangen – und nicht die schlechtesten. Sie waren wissenschaftlich aktiv und auf manchem der besuchten Kongresse auch anwesend. Man war auf Einladungen angewiesen. Und das hat mich nachhaltig geprägt.

Einerseits war ich in der Lage, zu Hause das Leben zu gestalten (heute sagt man finanzieren!) mit Auto, Wohnung, kleinen Reisen, Buchankäufen usw., andererseits, als es darauf ankam, autonom (und staatstreu) aufzutreten, war keine wirtschaftliche Basis dafür vorhanden. Bei Hospitationen ging das noch, man arbeitete mit und wurde beteiligt, bei Kongressreisen waren dazu weder Zeit noch Gelegenheit. Es ist eine Prägung zurückgeblieben: Ich lasse mich seither sehr ungern einladen! So habe ich z. B. alle meine Hamburger Gastgeber am Vorabend einer Prokop-Feier in der Zillestube in Berlin bewirtet. Ob sie das überhaupt bemerkt haben? In München besuchten wir als Betriebsausflug alle zusammen ein Sechs-Tage-Rennen auf der olympischen Radrennbahn. Dank früherer Erfahrungen im Sportpalast (in der Studentenzeit) und in der Werner-Seelenbinder-Halle (es gab da sportlich wesentlich wertvollere Radsportwochen im Winter, die sog. Winterbahn) konnte ich den Münchner Kollegen erklären, wer in der Wertung „vorne" lag, obwohl der Führende möglicherweise gerade hinter dem Feld einher fuhr. Dass das einer aus dem Osten wusste …

Und als ich München verließ, organisierte der Chef sogar eine Abschiedspartie. Im Handumdrehen verwandelte sich ein Flur des Institutes in einen Bayerischen Biergarten, es gab Brezen und Leberkäse, saure Zipfel und Münchner Helles u. a. m. Sie hatten darin Übung. Ich durfte viel mit dem Chef zusammen arbeiten bei den täglichen Sektionen (am 1. Tisch, dem „Chef-Tisch"), er diktierte wie ein Maschinengewehr, und ich sezierte auf der Höhe seines Diktates. Das hat ihn wohl etwas beeindruckt. Mich beeindruckte, dass die zugehörigen Befunde von verschiedenen Plätzen des Sektionssaales zugerufen wurden, weil sich dort kleine Gruppen von Assistenten über andere Organpakete hergemacht hatten. Der erste Obduzent sah also keineswegs alle Befunde selbst, vielmehr vertraute er auf die richtige Interpretation anderer. Das gefiel mir weniger.

Als ich ankam, es war sein erster näherer „Ostkontakt", war er noch zurückhaltend und skeptisch und sagte: *Fühlen Sie sich wie zu Hause, das ist für alle Teile das Beste!* Die akademischen Mitarbeiter kamen bald nach 7 Uhr, tranken zusammen eine Tasse Kaffee, schwärmten dann aus zu den Gerichten (Sachverständigentätigkeit gegen Bezahlung), kamen mittags zu den Sektionen (gegen Bezahlung), verbrachten den späten Nachmittag und frühen Abend an den Schreibtischen und schrieben Gutachten (gegen Bezahlung). Natürlich entstanden auch wissenschaftliche Arbeiten, was ich nicht so sah. Als ich mit einigem Mut einen fragte, wofür sie eigentlich das Gehalt bekämen, sagte der ungerührt: *Für ´s Guten-Tag-Sagen!*

Es gab noch andere Peinlichkeiten. Als Mattig und ich endlich unsere Habil-Arbeit drucken lassen wollten, fand sich keine Druckerei und es gab kein Papier. Durch Vermittlung, so wie es üblich war („manus manum lavat“) hatten wir endlich den Druckereibetrieb gefunden, aber Papier immer noch nicht. Da sprang ein Hamburger Kollege ein und schickte große Pakete mit über 10 000 Blatt „80g-Papier“. Alles klar? Nein: die Druckerei war eine, die nur im staatlichen Auftrag arbeitete und das „West-Papier“ nicht verwenden konnte, weil es durch Qualität sofort auffiel. Also wurde doch alles auf herkömmliches „Klo-Papier“ gedruckt. Dafür haben wir dann lange Zeit unsere Protokolle und Gutachten im Institut auf besserem Papier schreiben können.

Mehrmals war ich in Finnland. Da hat es mir stets gut gefallen. Es war ein westliches (neutrales) Land. Die klimatischen Bedingungen milderten das „westliche“ Erscheinungsbild. Mit dem akademischen Erfolg wechselten die Orte, weil meine Bezugsperson, d. h. die Person, mit der ich am meisten (und am besten) wissenschaftlich zusammenarbeitete, zum Ordinarius aufgestiegen war. Auf diese Weise habe ich weite Teile des Landes kennengelernt, zuletzt Turku. Seine Gegenbesuche in Berlin waren gleichfalls nicht selten. Es gibt einige gemeinsame wissenschaftliche Publikationen von uns.

Hier könnte ich noch über die Beschaffung von Wohnung, Telefon, Auto, Reisen extemporieren, kurz eine DDR-Alltagsgeschichte schreiben, wozu die Lust deutlich fehlt. Wenn man nicht aufpasste, konnte das Land depressiv machen, so wie es Arthur Miller[131] geschrieben hat und dabei sicher nicht die DDR im Auge hatte.

Die privaten und beruflichen Reisen nach der Wiedervereinigung hatten weiter entfernte Ziele wie Australien, Neuseeland, USA, Chile. Aber sie waren politisch nicht so kompliziert und sind daher weniger Berichte wert. Über Island berichte ich allerdings ausführlich. Schließlich habe ich dort mehr als 6 Monate gelebt, gearbeitet und Urlaub gemacht.

[131] „In diesem Land muss ja jeder depressiv werden, der ein bisschen gesunden Menschenverstand hat“ (1993: Der letzte Yankee, Arthur Miller 1915–2005)

Kapitel 19

Freunde und Freundschaft

Egon Bahr[132] hatte drei Freunde, Roger Willemsen[133] hatte fünfzehn[134]. Wie viele Freunde braucht der Mensch? Ab wann ist jemand ein Freund, eine Freundin? Wie gewinnt man sie? Ergibt sich so etwas zufällig oder sucht man sie bewusst und aktiv? Was ist Freundschaft? Wie drückt sie sich aus? Sieht das der sog. Freund auch so? Fühlt sich der/die, den/die man Freund nennt, auch als Freund? Ist man selbst ein guter Freund? Das sind alles Fragen, die mich immer wieder beschäftigen, weil mir Freundschaft wichtig ist. Bei Hanns Schwarz[135] lese ich: *Freundschaft ist bewahrte Jugend.* Carl Zuckmayer schreibt[136]: „Denke ich an die hellsten und an die schwärzesten Stunden in meinem Leben und im Leben derer, die mir nahstanden, so ist Freundschaft wie ein festes, sichtbarliches, unzerreißbares Band hindurchgeschlungen..."

Aus Erfahrung weiß ich, dass Freundschaft vergänglich sein kann und auch, dass man im Alter kaum neue Freunde dazugewinnt, auch nicht mehr dazugewinnen will. Alte Freundschaften kommen mühelos und ohne Erklärungen aus. Allerdings stehen „Altersfreundschaften" in dem Ruf, besonders wertvoll zu sein, weil sie so schwer zu schließen sind. Ein großer Gewinn ist es, wenn meine Freunde auch untereinander Freund sind. Nichts im Leben ist so wichtig wie Freundschaft.

Freunde müssen einander aushalten können, bis ins Alter! Man kann auch Freunde aus verschiedenen Lebensphasen lebenslang haben, ohne dass sich alle untereinander

[132] Egon Bahr 1922–2015

[133] Roger Willemsen 1955–2015

[134] Katja Kraus: Freundschaft. S. Fischer Verlag, Frankfurt, 2015

[135] Prof. Dr. med. Hanns (Johannes) Schwarz, o. Prof. für Psychiatrie an der Universität Greifswald, 1898–1977, Bonhoeffer-Schüler

[136] Im Klappentext seines Buches: Als wär´s ein Stück von mir (S. Fischer-Verlag 1966); Carl Zuckmayer, dt. Autor, 1896–1977

kennen. So kann ich meinen ersten Schulfreund (seit der 1. Klasse) genau benennen und einen, dem ich mich seit der Grundschulzeit bis heute eng verbunden fühle. Wir sind dem Freundsein vielleicht entwachsen, haben die Freundschaft lange nicht getestet, würden einander aber helfen und haben es schon getan. Das wirft neue Fragen auf. Muss man Freundschaft testen? Besteht sie von alleine weiter? Wenn wir uns sehen, dann gibt es keine Pause, dann ist es wie immer, es geht da weiter, wo wir aufgehört haben, jedenfalls für mich.

Einen anderen Freund kann ich der Oberschulzeit zuordnen. Wir waren drei Jahre Banknachbarn, und ich habe von ihm mehr profitiert als er von mir, denn in einigen Fächern war er klar besser und in meinen guten Fächern war er auch gut. Obwohl er einen vollkommen anderen Berufsweg eingeschlagen hat (u. a. wegen seiner vollkommen anderen Intelligenz; er meinte sogar, Arzt zu werden sei so schwer nicht; inzwischen sucht er notgedrungen Ärzte auf und ihren Rat – so ändern sich die Zeiten), haben wir uns nie aus den Augen verloren und ich fühle mich ihm heute noch freundschaftlich verbunden. Möge es umgekehrt auch so sein.

Aus der Studentenzeit in Halle, die nur sehr kurz war, ist einer übrig geblieben, der bis heute Freund ist. Wir stehen in gutem Kontakt, haben uns etwas zu sagen, und sehen uns ab und an, z. B. bei Studienjahrestreffen der Halleschen Kommilitonen oder wenn meine Wege nach oder durch Leipzig, seinen jetzigen Wohnort, führen. Weiter oben schrieb ich, ich habe mir meine Freunde mit den Augen ausgesucht. Das ist sicher keine übliche Methode und dazu keine verlässliche. Aber es hat geklappt. Es hat auch geklappt, die eine Gruppe mit der anderen Gruppe nach dem Physikum zu vereinen; freilich erleichtert durch gleichen Jahrgang, gleichen Studienort, gleiches Berufsziel und vergleichbare Intelligenz. Anfangs war die Schwelle niedrig: Man musste (sich) sympathisch sein, man durfte nicht auf den Kopf gefallen sein, musste etwas Bier vertragen, Kartenspielen können und etwas Fußball. Die intellektuellen Anforderungen stiegen aber schnell und herrschen heute (wo es körperlich nachlässt) vor. Es darf nicht nur an der Oberfläche bleiben. Nun, im Alter lässt die Flexibilität in dem Maße nach wie der gesundheitliche Zustand. Alter macht starr und Altern profiliert individuelle Eigenheiten. Die muss man dann ertragen (ohne ständig darüber zu reden). Man muss miteinander reden, nicht übereinander. Man muss gemeinsam das Gefühl vertreiben, was einsetzt, wenn man nicht mehr gebraucht wird. In eine derartige Sinnkrise stürzt man schnell, allerdings nicht jeder. Ich übersehe nicht, dass es auch Verluste gab, nicht nur durch den Tod, durch den drei meiner Freunde betroffen sind.

Nicht jeder hat einen Freund. Nicht jeder braucht einen Freund. Nicht jeder kann Freundschaft pflegen. Dabei ist Freundschaft wichtig und manchmal Ersatz in Zeiten erodierender Familienstrukturen. Man begründet keine Freundschaft, sie zeigt sich nach einer Zeit. Wenn man ihrer gewahr wird, besteht sie schon eine gewisse Zeit.

Das sind zwei der klugen Sätze, die ich lese. Freundschaft zeigt sich in Krisenzeiten. Sie will wachsen, sie muss gehütet werden, wie ein zartes Pflänzchen, sie darf nicht überfordert werden und die Belastungsgrenzen sollten nicht ausgereizt werden. Eine Freundschaft muss aber belastbar sein – sie muss aber nicht unbedingt belastet werden. Das ist eine Kunst. Verrat tötet sie. Reich-Ranicki spricht jedoch auch von zeitweiliger Freundschaft. R-R bedauert auch, dass einige seiner Freundschaften zerstört wurden, sieht aber die Erinnerung an die Jahre und Jahrzehnte dieser Freundschaften als unzerstörbare Erinnerung. In dem oben zitierten Buch (siehe Fußnote 134) steht viel Kluges, was die Gesprächspartner der Autorin gesagt haben. Es war die Leistung der Autorin, jeweils das herauszudestillieren, was ihre Gesprächspartner zum Thema Freundschaft gesagt haben bzw. zu sagen hatten. Manchmal treffen die „Destillate" auch meine Meinung, seltener nicht und manchmal bin ich erstaunt, was man aus diesem Thema alles heraussaugen kann. Dazu fehlt mir die philosophische Fähigkeit. Da ist die Rede vom gegenseitigen Respektieren der Grenzen (das ist sicher richtig) und der Zweckfreiheit einer Freundschaft.

Zweckfrei sind die schnellen Freundschaften der Neuzeit (Parteifreunde, Facebook-Freunde, Follower) sicher nicht. Man kann Freunden trotz Nähe fern bleiben, aber auch in großer Entfernung ganz nah sein. Freundschaft ist der dialektische Widerspruch von Nähe und Distanz. Freundschaft braucht Luft und Raum. Freundschaft heißt sich nicht alleine fühlen, Räume überbrücken, aber zugleich auf die Zwischenräume achten. Die Begegnungsfrequenz bestimmt nicht den Grad der Freundschaft. Einseitigkeit schon wesentlich eher!

Freundschaften ändern sich dauernd, man darf sich von ihnen nicht auffressen lassen. Nichts geht ohne intellektuelle Übereinstimmung. Intellektuelle Übereinstimmung überdeckt dabei individuelle Vielfalt: der Eine ist kulturbeflissen, sammelt gerne Kunst und verkauft auch wieder, der Nächste baut Wein an, lebt und reist mondän, der Dritte segelt, fährt Motorrad und macht in Gesundheitspolitik, der Vierte genießt Wein und gutes Essen (kocht auch gerne), Reisen, Wandern, Bergsteigen und volkstümliche Feste, einer liest, arbeitet gerne und sieht von früh bis abends Sport im Fernsehen, einer schwimmt nach Möglichkeit regelmäßig, liest und schreibt, alle tranken[137] gerne, rauchten zeitweilig, spielen Karten. Alle diese verschiedenen Hobbys sind eigentlich

[137] In einem freien Entschluss habe ich seit Island kaum noch Alkohol getrunken (nicht wegen der Preise dort, wie beiläufig gerne erzählt wird, nicht weil es ein Arzt empfahl, nicht einmal, weil es die Gesundheit erforderte, nicht weil ich ein Gelübde geleistet hätte oder eine Wette gewinnen will, sondern einem plötzlichen Entschluss folgend, völlig grundlos, spontan. Deshalb steht hier nicht „trinken", sondern „tranken"! In *42,195. Warum wir Marathon laufen und was wir dabei denken.* (Matthias Politycki, Hoffmann und Campe, Hamburg 2015, S. 70) lese ich: *„Immer nüchtern bleiben heißt bei manch einem auch: immer langweilig bleiben. Hält man 2 Jahre durch, hat sich der eigene Körper nachhaltig verändert. Der eigene Freundeskreis nicht minder."*

nicht diskussionsfähig – eigentlich. Es gehört zur Freundschaft auch, Eigenschaften zu tolerieren, die man selbst nicht hat oder nicht völlig versteht.

Freundschaft soll das Leben bereichern. Man muss nicht immer wieder den Finger in eine offene Wunde legen. Wenn sich eine Freundschaft verliert, weil sich das verbindende Thema erschöpft, dann war es keine richtige Freundschaft, jedenfalls war sie nicht zweckfrei. Ein Freund ist kein Konkurrent. Wirkliche Freundschaft ist selbstlos, Verzicht gehört dazu. Freundschaft garantiert Hilfe und Helfer in der Not – und sei es durch Rat, auch wenn die Kraft zur Tat nicht mehr reicht. Freundschaft heißt auch Verantwortung haben. Freundschaft kann sich in Fremdheit verlieren, geistig oder geographisch. Freundschaft sei in Spitzenämtern unmöglich, meint einer. Wenn man nicht gemeinsam genießen kann, fehlt die Hälfte der Freude. Aufmerksam lese ich, dass sich dieser auch über „ehrabschneidende Durchstechereien" ereifert. Da geht es mir ähnlich, d. h. ich wurde „gestochen". Wenn Eifersucht und Neid erst eine Rolle spielen, ist die Freundschaft schon lange kaputt.

Freundschaft braucht Diskretion, Behutsamkeit, Feingefühl, Timing. Wichtig ist die Diskretion der Getreuen. Und trotzdem ist es manchmal besser, einen Gedanken mit ins Grab zu nehmen, als ihn mitzuteilen bzw. zu teilen. Jede Freundschaft hat ihre Zeit, lese ich, d. h. sie kann auch vergänglich sein, z. B. wenn der Vorrat an Gemeinsamkeit aufgebraucht ist.

Ist die zeitliche Begrenzung also Normalität? Und: Freundschaft ist zerbrechlich; Freundschaft sei phasisch, es sei kein Gütemaßstab, mehr als 20 Jahre befreundet zu sein – ich staune, und bin anderer Meinung und habe andere Erfahrungen gemacht. Freundschaften überdauern manche Ehe. In der Tat, das ist so. Eine langjährige Freundschaft muss eine Menge Ballast tragen können (Fußnote 134 S. 217). Freundschaft verlangt ungeheure Toleranz (Fußnote 134 S. 219). Die Definition der Freundschaft ändert sich mit der Zeit offensichtlich. Zugegeben: Loslassen kann auch eine Schutzfunktion haben. Man wertschätzt die Zeit der Begegnung und geht dann seiner Wege. Einer, nur einer ist mir in der Zeit der Wende abhanden gekommen und ich denke immer, was mag er nur denken? Je besser es den Menschen geht, desto stärker driftet alles auseinander (Fußnote 134 S. 149). Loyalität und Bindung sind heute nicht mehr sonderlich hoch (Fußnote 134 S. 150). Viele halten lebenslange Freundschaften für erstaunlich. Echte Freunde wissen mehr voneinander als sie einander sagen! Auch das ist Freundschaft: Die Möglichkeit, sich immer wieder die alten Sachen erzählen und miteinander lachen zu können. Wir machen reichlich davon Gebrauch und können immer wieder lachen, auch übereinander und jeder über sich selbst. Wer interessiert sich schon für die alten Geschichten, wenn nicht wir selbst? Nostalgie hält uns zusammen, sagt einer. Es ist ja nicht mehr so wie in unserer Kindheit, als wir uns freuten, wenn die Großmutter „von früher" erzählte; eigentlich baten wir sie sogar darum.

Freundschaft kann man nicht nach der Zahl der Freunde bemessen. Sie sind kein Statussymbol. Auch das haben wir gehabt: In manchen Männerfreundschaften werden Frauen als Störfaktor erlebt, was freilich von den Frauen abhängt, jedenfalls meist. Freunde müssen pfleglich miteinander umgehen und gleichberechtigt. Freundschaften haben viele Gesichter. Aber permanente Reibungen sind anstrengend. Wenn man von einem Freundestreffen nicht mehr erfrischt zurückkommt, wird man nachdenklich. Selbst gewählter Rückzug ist keine gute Lösung. Die Kategorie „bester Freund" wird immer wieder erwähnt, aber eigentlich abgelehnt. Die Autorin drückt eine meiner Empfindungen so aus: Eine absichtsvoll beendete Freundschaft hat er [der Interviewpartner] gleichwohl bislang nicht wieder reaktiviert (Fußnote 134 S. 220). Bei mir klingt das schlichter: Aufgewärmter Kaffe schmeckt nicht! Und Roger Willemsen sagte: *Desinteresse, nachlassende Genauigkeit, Unverbindlichkeit, alles was ins Austauschbare tendiert sind Indizien für schleichende Entfremdung* (Fußnote 133 S. 245).

Zwei Gedanken der Autorin (Fußnote 134 S. 224/227) möchte ich unkommentiert hier aufschreiben, über die nachzudenken sich lohnt:

> … „Wir [sie und ihre Freundin] sind uns so vertraut, dass wir einander lesen können und loslassen, ohne Furcht haben zu müssen, einander verloren zu gehen. Wir nerven uns, wir sind uns manchmal fremd, wir sind völlig unterschiedlich. Wir sind zusammen erwachsen geworden, haben uns in beinah jeder vorstellbaren Lebenslage gesehen. Und auch in den unvorstellbaren. Wir kennen unsere Makel, unsere Schwächen und unsere Lügen. Und in diesem Wissen sind wir einander nah."
>
> … „Ich mache in meinen Bindungen jeden Tag Fehler, enttäusche, habe Enttäuschungen erlebt, aber ich habe bislang nie eine Freundschaft aktiv beendet. Vielleicht weil ich mir meiner eigenen Zumutung allzu bewusst bin."

Ich habe nebeneinander gelesen und geschrieben, nachgedacht, geschrieben und gelesen – oh je, ich wollte Worte finden, wie man etwas ausdrückt und gefunden habe ich viel Tiefgang, viele Ideen, Erfahrungen, gut Formuliertes, Definitionen, Inhalte, gute Zusammenfassungen von Erlebtem, Wahres, Überraschendes, Unvermutetes, Zutreffendes. Einige Gedanken sind nicht meine, andere würde ich so nicht sagen und sehen, wieder andere sind durchaus auch meine.

In meinem Freundeskreis habe früher nicht nur ich über Freundschaft nachgedacht, nicht nachdenken müssen. … Ein anderer, E. R., hat dazu nachgelesen, um seine Gedanken zum Geburtstag eines weiteren Freundes, H. M., zu formulieren und Köstliches zitiert, z. B. dass er unter dem Stichwort „Freundschaft" in einem Lexikon aus dem VEB Bibliographisches Institut 1989 nur einen Hinweis auf „Erdölleitung" fand. Aber er zitiert auch seine Mutter, die ihm riet, den Jubilar nach dem Unterschied zwischen „Hausfreund“ und „Freund des Hauses“ zu fragen. Die Lösung des Rätsels lautet: Es ist ein Unterschied wie Tag und Nacht![138]

[138] Aus dem Glückwunschbrief von E. R. für H. M., März 2001

Kapitel 20

In der „Muckibude“

Gymnastik-Zentren schießen wie Pilze aus dem Boden und es gibt sie überall – wie man so sagt – so häufig wie Sand im Brot, inzwischen in jeder deutschen Stadt, auch in Lüdenscheid. Wir bevorzugen ein Gym-Fitnesszentrum, dessen Reklamen überall in schwarzgelbem Layout (es sind die Farben von Borussia Dortmund – Zufall oder nicht?) zu sehen sind. Der Trick dieser Veranstalter ist es, Abonnements zu verkaufen. Die „Abos“ kann man ausbauen: mit Getränkeservice z. B.

Auch wir haben zwei Abonnements (ohne Getränke) und manchmal ruhen sie ein Jahr lang und länger, z. B. waren wir 2016 nicht einmal „am Gerät“. 2017 und 2018/19 gehen wir bisher gelegentlich, beispielsweise abends in der Dunkelheit der Winterzeit oder bei dem in Lüdenscheid („Regenscheid“) häufigem Regenwetter. Parkplätze sind reichlich vorhanden. Nach dem Jahr Pause waren alle Geräte ausgetauscht, auch die Menschen, nicht die Typen. Und die Typen regen zur Niederschrift an.

Zunächst einmal ist das Ganze eine Arbeitsbeschaffungsmaßnahme. Nie gab es so viele Trainer wie heute, sicher alle zertifiziert, vermutlich nur wenige qualifiziert. Ich staune überhaupt über die Mengen nicht produzierend beschäftigter Menschen in unserer (derzeitigen!) Gesellschaft. Die Sportler, Freizeitgymnasten, sind durchschnittlich eher kleinwüchsig. Dynamit wird bekanntlich in kleinen Paketen geliefert! Abends wird das Gedrängel an den Geräten mehr, morgens oder mittags sieht man auch ältere Menschen und Lücken in der Besetzung der Geräte. Abgetrennt ist durch 5 gleichartige Stellwände (mit Werbeslogans für das Fitnesszentrum) eine Abteilung für Frauen, die unter sich sein wollen. Wenn man aber auf einem Hometrainer sitzt, sieht man auf Laufbändern und Crosstrainern junge Frauen bis zur Schulter in wippenden Bewegungen (Motto: Lieber mit den Titten wippen, als zu Fuß nach Witten tippen!). Die Sportkleidung betont die muskulöse Athletik. Der Kenner bemerkt manchen unnatürlichen (gedopten) Körperbau. Nicht von ungefähr ist die Zubereitung von „Eiweißmischungen“ in den Garderoben verboten. Doch viele mischen zu Hause abgewogene (geheimnisvolle) Pulvermengen mit Flüssigkeit. Keiner sagt etwas dagegen, ich glaube, es wird auch nicht bemerkt.

Es laufen aber viele Frauen in der männlich-weiblichen Gemischtwarenabteilung zwischen den Geräten herum, arbeiten an den Geräten oder auf den Laufbändern. Die muskulösen Sportsleute tragen natürlich Markenklamotten, kaum unter Nike, wenigstens Adidas, seltener sind einfache Kleidungsstücke, manchmal mit lustigen Aufschriften. Die Sportsachen konkurrieren farblich mit den Getränkeflaschen (die im Zentrum käuflichen sind natürlich in schwarz-gelb gehalten), die ganz wichtig sind. Die Gefahr des Verdurstens ist ja riesengroß! Vorherrschend sind Neonfarben, teils gedeckt, teils durchsichtig, am liebsten grellfarben. Und fast alle (jungen) Gymnasten sind verkabelt, tragen die modernsten Smartphones mit sich, hören natürlich Musik oder machen Spiele, wenn ihre eintönigen Übungen das zulassen oder telefonieren, immer ganz bedeutungsvoll!

Manche Kleidermode und manche Bartmode sind so gruselig, dass sich Mohammed davor fürchten würde. Zu der Sportkleidung gehören auch Kappen, die die fliehenden Stirnen verdecken sollen (so kommt es mir vor!). Aber die Übungen, die die Kandidaten machen und auch schaffen, sind durchaus bewundernswert, z. B. eine, die ich Scheibenwischer nenne: der Sportler hängt an einer Stange, einer Art Reckstange, an der auch Klimmzüge in großer Anzahl geübt werden, bringt seinen Unterkörper in eine gebückte Haltung, d. h. in der Hüfte rechtwinklig zum Oberkörper gebeugt, Beine natürlich gestreckt und bewegt ihn wie ein Scheibenwischer hin und her, schnell von rechts nach links und zurück und das sehr oft.

Bei den Männern dominieren die Übungen mit Gewichten. Frauen sieht man oft in den Trainings“bereichen“ Arm, Rücken und Beine und da wieder werden die Adduktoren trainiert und gestärkt, als ob sie mit den Schamlippen Nüsse knacken wollten. Remarque[139] beschreibt in „Der schwarze Obelisk“ eine Frau, die Friedhofshure Rosa, genannt das Pferd, die mit den bloßen Gesäßhälften einen umwickelten Nagel in einer Wand „packen“ und heraus ziehen konnte (zur Freude der Besucher des Etablissements). Daran werde ich erinnert.

Sofern die Freizeitmuskelathleten entsprechende Kleidung tragen, sieht man deren Tätowierungen weithin leuchten. Man soll sie auch sehen und respektieren! Oft sind es bunte großformatige Bilder (ganze Bilderbücher) an Brust und Rücken, Sprüche, Namen, Parolen. Unlängst erst sah ich eine Frau mit einem gestickten Hemdchen, das sich bei näherer Betrachtung als Tätowierung des gesamten sichtbaren Oberkörpers, der Arme und des Halses erwies, sogar die Stirn war tätowiert, eine laufende Litfaßsäule also. Früher sprachen gewisse Tätowierungen für Knasterfahrungen ihrer Träger.

[139] Erich Maria Remarque, dtsch. Schriftsteller, 1898–1970

Als noch „Seemannsgrab“, die drei Punkte auf der Mittelhand zwischen 1. und 2. Fingerstrahl, die Knastträne, Mickymäuse, Fernsehfiguren (z. B. Barney Geröllheimer und Fred Feuerstein) abgebildet wurden, haben wir das in der Gerichtsmedizin noch gesammelt. Körperliche Merkmale, geeignet zur Identifizierung unbekannter Toter, sind es immerhin. Heute käme man da nicht mehr nach. Man soll die Tattoos auch sehen! Manche „Athleten“ laufen tatsächlich wie Litfaßsäulen herum. An manchem Körper werden die Bilder infolge des Alterns ihrer Träger der Schwerkraft folgen. Auf jeden Fall sind es lebenslängliche Kennungen. Das wird wohl zu wenig bedacht. Ganz abgesehen von den Kosten dafür. Tätowierer gibt es ja in jeder Straße! Erst kürzlich sah ich ein schäbiges Auto eines ambulanten Tätowierers, d. h. die kommen also auch nach Hause. Das ist auch so eine nicht produzierende Tätigkeit der Neuzeit.

Man duzt sich in den Sportstätten (mit der Folge, dass ich niemanden anrede!). Bevorzugte Anrede ist „ey du“. Vorherrschende Sprachen, die man hört, sind türkisch, serbokroatische Dialekte, russisch, polnisch, auch griechisch, deren „Sprecher“ sich in stark vereinfachtem Deutsch unterhalten (Substantive im Nominativ, Verben im Infinitiv) bzw. stoßweise bellen. Eine alte Lehrerin in einem Volkshochschulkurs nannte es „Hauptschuldeutsch“.

Wenn man sich dann wieder umzieht in der Garderobe sieht man gelegentlich Männer, die ihren „Trainingserfolg“ im Spiegel beobachten, „posen“ heißt das heute, wie Profiboxer in furchteinflößender Muskelpose und dunklem Blick. Und die Gespräche dazu gehen um die Ernährung, deren Umstellung, den BMI. „Heute habe ich nur Bizeps gemacht“, hörte ich unlängst. Ich fahre auf dem Hometrainer und bin sehr zufrieden, wenn ich dreimal 15 Minuten mit einer Minute Pause zwischendurch auf Niveaustufe 5–6 (ca. 80 Watt und in einer Geschwindigkeit von ca. 50 km/h) schaffe. Mehr ist nicht drin, schließlich schwimme ich noch täglich meine Sollstrecke von (angestrebt) 1 000 m. Das will ich schaffen. Deshalb sprechen wir auch nicht mehr vom Soll, sondern vom „Woll“ (und vielleicht haben wir damit zugleich eine Erklärung für das häufige „Woll“ im westfälischen Dialekt!).

Kapitel 21

Promotion und Goldene Promotion

Die Frage „Wo anfangen?" ist in diesem Fall leicht zu beantworten. 50 Jahre sind 50 Jahre! Und doch geht es etwas früher los. Es war nach dem Physikum, vermutlich um die Mitte des klinischen Studiums gelegen, als einer meiner Freunde kam und sagte: „Komm mal mit, da hat einer Promotionsthemen". Der Eine war OA Dr. Gerhard Volkheimer, der noch immer täglich von West-Berlin in die Charité pendelte und dort „im Westen" sehr früh am Tage und spät nachmittags seiner internistischen Praxis mit der Spezialrichtung Gastroenterologie nachging. Volkheimer hatte zweifellos zu viele Doktoranden[140] und macht sich dadurch angreifbarer, als es gebraucht wurde, was einige dann auch ihm gegenüber zu verwenden versuchten. Selbst bei der Goldenen Promotion im Jahre 2017 wurden noch ungefähr zehnmal Themen verlesen (darunter das eigene), die stark an die Volkheimer-Zeit erinnerten. Das wird in den Jahren zuvor und danach nicht anders gewesen sein.

„Prof. Haferflocke" nannte ihn ein Besucher, ein *nickname*, den ich noch nie gehört hatte, 50 Jahre lang nicht. Volkheimer führte seine Doktoranden an langer Leine und lieferte nach kurzer Zeit die Dinge aus „Neufundland", die es bei uns nicht gab oder die unverhältnismäßig teuer waren (für einen Studenten zu teuer), z. B. Schlagsahne von der Meierei Bolle zur Verfütterung an die Hunde, unsere Versuchstiere, zur Beschleunigung ihres Stoffwechsels. Nicht nur der Stoffwechsel der Tiere wurde beschleunigt! Volkheimer habilitierte[141] in dieser Zeit, u. a. mit den ersten

[140] Sie sind vermutlich alle (Mitarbeiter und Doktoranden) genannt in der Schrift „Persorption" von G. Volkheimer, Thieme Verlag Stuttgart 1972

[141] Volkheimer Gerhard, Durchlässigkeit der Darmschleimhaut für großkorpuskuläre Elemente, Habil-Schrift Berlin 1962

Ergebnissen seiner Doktoranden. Irgendwann schrieb auch ich meine Ergebnisse zusammen[142]. Als ich noch Pflichtassistent am Kreiskrankenhaus Eberswalde war und meine Voraussetzungen für das Erarbeiten der Ergebnisse, das war in erster Linie mikroskopisches Arbeiten, denkbar ungünstig waren, hatte ich die intensivste Arbeitszeit. Ich benötigte ein Mikroskop (im Krankenhaus natürlich vorhanden), eine Polarisationseinrichtung am Mikroskop und eine fotografische Ausrüstung am Mikroskop. Beide Zusatzausrüstungen hatte das Krankenhaus nicht. Das eine Gerät konnte ich bei der Forstakademie in Eberswalde ausleihen, das andere an der Hautklinik in der Charité. Beide Geräte mussten morgens aber dort an Ort und Stelle sein. Das bedeutete – wie man heute sagt – gute Netzwerkplanung. Aber es gelang. So saß ich dann im Labor des Krankenhauses und mikroskopierte und fotografierte die Befunde nachts. Zuvor hatte ich bereits im Histologischen Labor der Hautklinik, ebenfalls nachts, fotografiert. Die Aufnahmen waren sogar gut gelungen, sodass mich der Laborleiter OA Dr. Thormann fragte, wo ich das gelernt hätte? Ach, meinte ich, das habe ich „mit dem ungetrübten Instinkt der Naturvölker“ gemacht. Das wurde ständige Sprachfloskel in diesem Labor.

Die wilde Arbeitsattacke ist im Hause des Forstprofessors ausgelöst worden, speziell durch dessen Ehefrau, die grenzenlos interessiert an ihrem Umfeld war. Als ihr Sohn, mein Freund E. R., bereits promoviert war, sagte sie bedeutungsschwanger am Abendbrottisch der Familie, die nicht gerade klein war: „Eberhard, wollen Sie denn gar nicht promovieren?“ Das saß.

Viele Monate ging ich da nicht mehr hin, sondern arbeitete – wohl erstmals ernsthaft – an diesem Thema. Eines Tages war es fertig bearbeitet und ich gab Volkheimer meinen Entwurf. Er regte Änderungen an, die ich alle mühsam auf einer Reiseschreibmaschine in einem Schuppen in Koserow auf Usedom während eines Urlaubs machte. Danach ging ich wieder zu Volkheimer, um den neuen Entwurf zu zeigen. *„Was wollen Sie hier“*, fragte er; *„Geben Sie die Arbeit ab!“* Das ging mir dann doch zu schnell. Ich habe gemeinsam mit meinem Freund H. M. die Arbeit durchgesehen und nach weiteren 24 Korrekturen, vom Tipp- bis zum Denkfehler, war die Arbeit so weit, sauber geschrieben zu werden. Da man damals viele Exemplare abgeben musste, mehr als *ein* Durchschriftverfahren mit Schreibmaschine leisten konnte, schrieben 2 Sekretärinnen die Arbeit sauber ab. Die eine kam aus der Medizin, die andere von der Forstwissenschaft. Die eine, die medizinische Sekretärin, – sie war Sekretärin im Institut für Pathologie des Krankenhauses im Friedrichshain – schrieb fehlerfrei. Die andere kannte den Unterschied zwischen Embolie und Embolus nicht und schrieb den Plural von Embolus immer falsch, nämlich als „Embolie“, was sehr mühsam und zeitaufwendig korrigiert werden musste.

[142] Lignitz, E.: Über den Verbleib großkorpuskulärer Elemente im tierischen Organismus nach wiederholter intravenöser Zufuhr, Med Diss HU 1967; 2017 „golden“ promoviert!

Nun kam nach dem Begutachtungsvorgang, von dem ich nichts schreiben kann, das mündliche Prüfungsverfahren. Da war ich schon Assistent am Pathologischen Institut. Ich suchte nach einem Termin zur mündlichen Prüfung bei Prof. Schulz in der I. Med. Klinik nach. Die Tür seines Arbeitszimmers zum Sekretariat stand spaltförmig offen. Er konnte mich hören und sagte, mich mit dem Familiennamen anredend: *„Kommen Sie doch gleich rein"*. Darauf ich: Ich bin für eine Prüfung nicht gekleidet (obwohl ich – wie damals beinahe üblich – immer Jacke, Hose, Hemd und Krawatte trug). Das störte ihn nicht. Wir unterhielten uns über Land, Zeiten und Leute und wohl auch etwas über das Thema und er unterschrieb den Prüfungsbogen. Daraufhin war der Weg frei zu den anderen Prüfern Prof. Dr. Kurt Winter (Sozialhygiene; 1910–1987), dem das Thema schon bekannt und relativ gleichgültig war und der einfach unterschrieb, mehr oder weniger desinteressiert, und Prof. Dr. Günter Hager (1923–2007), der neue Ordinarius für Ophthalmologie, der plötzlich und wie ich fand – überflüssig – zum klinischen Bild der Netzhautembolie fragte. Das war bei meinem Promotionsthema zwar nicht unmöglich, kam jedoch überraschend und löste einen Schweißausbruch aus. Ich durfte mich nach dieser Anstrengung „Dr. med." nennen. Das verkündete ich zuerst der Wirtin meiner Stammkneipe „116", Trude Borschel (Geburtsdatum leider nicht überliefert; †1977), die mich als Studenten kannte und jahrelang „betreut" hatte, nicht ohne (auf deren Einladung!) immerhin so viel zu trinken, dass ich vom Weg auf dem Fahrrad in mein Institut für Pathologie keine Erinnerungen habe. Mein damaliger Chef fand mein Thema „abwegig" (er benutzte ein anderes Wort!); das Thema war eben auch nicht von ihm. Da wäre es Hypertonie geworden. Wir haben abends trotzdem gefeiert und zwar wild!!!

Und kaum waren 50 Jahre vergangen, da kam dann das Goldene Doktordiplom in einer wunderschönen Feierstunde und Räumlichkeit, nämlich im Konzerthaus Berlin, das man auch Haus der schlechten Akustik nennen könnte. Als der frühere Ordinarius Prof. Dürwald anlässlich seines 90. Geburtstages in Leipzig geehrt wurde und das Schlusswort sprach, sagte er: *„Es ist gar nicht so schwer, 90 Jahre alt zu werden, man darf nur nicht vorher sterben"*. Und das fiel mir ein bei den 50 vergangenen Jahren, obwohl man ja 50 und 90 Jahre nicht vergleichen kann. Die Feierstunde dauerte fast vier Stunden und war glänzend organisiert, abwechslungsreich für die frischen Promovenden und ehrenvoll für die Goldenen Promovenden, unterbrochen von französischen Liedern eines deutsch-französischen A-capella-Chores und eingeleitet von einer Festrede der Botschafterin Frankreichs nicht nur in hervorragendem Deutsch, sondern auch beinahe akzentfrei. Die Bugwelle von Bestnoten heutzutage war allerdings nicht zu übersehen. So viele „summa cum laude" und „magna cum laude" gab es damals vor 50 Jahren nicht. Und sie waren auch unter den Noten meiner Promovenden in Greifswald eher selten. Die Feier war auch nie langweilig infolge der wortreichen passenden Bemerkungen des Dekans und des Vorsitzenden der

Promotionskommission, die sich geübt ergänzten. Viele der Ehrenpromovenden kannte ich nicht; d. h. es war damals offensichtlich nicht üblich, sofort nach dem Examen auch zu promovieren. Da auch die Themen von damals verlesen wurden, erkannte das geübte Ohr die Herkunft und die Geisteshaltung der damaligen Betreuer gut. Die kürzesten Themen fanden sich unter den alten Themen (z. B. Über Unfälle im Kindesalter), heute sind sie gerne dreizeilig, aber vor 50 Jahren waren sie auch schon gern zweizeilig, meine Arbeit zum Beispiel. Ganz am Ende der Veranstaltung traf ich dann sogar und völlig überraschend eine Beinahe-Kommilitonin (mit ihrem Mann) aus dem Studienjahr unter uns, zu meiner nicht geringen Freude. So vereinte sich dann das Gefühl offiziell wie auch privat zur Humboldt-Familie zu gehören. Vielleicht war ja auch die damalige Überreichung der Promotionsurkunde feierlich, ich bekam die Urkunde per Post – und wollte das offensichtlich so. Dafür erinnere ich mich, dass der Direktor des Deutschen Theaters, Wolfgang Heinz (1900–1984), zur Verabschiedung des Studienjahres im Hörsaal der Hautklinik den Eid des Hippokrates vortrug mit seiner satten, reifen, männlichen Theaterstimme und an die Gänsehaut, die das hervorrief.

Kapitel 22

Und nun? Geschrieben im 80. Lebensjahr

Und nun geht alles auseiander. Man kennt keinen mehr (oder nur wenige) im Fach. Die Erinnerungsfähigkeit lässt nach. Die behandelnden Ärzte werden jünger und man kennt sie nicht mehr. Die elektronischen Nachrichten werden sehr viel weniger, oft gehen tagelang keine ein, außer Werbung.

Krankheit und Tod trennen häufiger als einem lieb ist. Und die Kraft reicht kaum, alle wichtigen Kontakte zu pflegen. Und die Lust dazu nimmt auch ab. Man wird nicht mehr zitiert, weil man zu alt (und keine respektable Größe) mehr ist, nicht wie früher oder weil es dazugehörte. Früher, wenn einem Autor passierte, eine bestimmte Arbeit übersehen zu haben, bestrich er sich entschuldigend und um Erklärung ringend über und über mit Kot in langen Briefen, kroch wurmartig vor den Füßen rum. Dabei hieß es doch im (allerdings schriftlichen) Hinweis nur, dass er etwas übersehen hat.

In bestimmten Lehrbüchern wird eine Meinung noch gefragt; nicht weil man grundsätzlich zu einem bestimmten Thema etwas sagen könnte (das könnten ja die Jüngeren auch), sondern weil man solche Fälle noch gesehen hat, z. B. Abtreibungstodesfälle, sog. kriminelle Aborte. So überlebt sich manches.

Es kann offensichtlich keiner mehr schreiben! Ein Anruf (Rückruf) geht schneller. Briefe mit Hinweisen, bestimmte Dinge des Alltags zu sammeln, dann zu beforschen und zu publizieren, werden erst gar nicht beantwortet. Medizin wird zur Rechenaufgabe, kommerzialisiert heißt das. Vieles (was eigentlich dazu gehört) rechnet sich nicht mehr. Umsatz geht vor Einsatz! (Mitten in der „Corona-Krise" haben Arztpraxen aus Urlaubsgründen geschlossen.) Und das Kind muss einen anderen Namen haben; die Tumorbezeichnungen und die vieler Krankheiten lauten heute fast alle anders, ohne dass deren Tödlichkeit abgenommen hätte. Früher blieb kein Fall von Gewalt in der Häuslichkeit ununtersucht; heute gibt es ganze Abteilungen dafür und Weiterbildungsveranstaltungen, die das Wort Kindesmisshandlung ängstlich vermeiden. Es könnte ja präjudizieren. Oder ein Fall wird vorzeitig justitiabel, die Polizei könnte eingeschaltet werden oder – was noch viel schlimmer ist – ein Journalist. Trotzdem – das soll gesagt werden – hat die Medizin ungeheure Fortschritte gemacht. Das wird bei rückschauender Betrachtung nicht übersehen.

Trotzdem: das Alter nagt! und fordert! Und die Frage „Und nun“ beantwortet sich von selbst. Zuckmayer[143] schreibt dazu: *Die Zeit drängt. Es drängt die Zeit. Ich höre sie pochen, in meiner Brust, in meinen Schläfen, in meinem Hinterkopf. Wer eine Niederschrift beginnt, weiß nie, ob er sie vollenden wird. . .*

[143] Carl Zuckmayer, dt. Dichter und Schriftsteller, 1896–1977

Kapitel 23

Anhang

I – Kriegsende in Eilenburg

(Versuch der Erinnerung)

Mitte April 1945[144] ertönte das erwartete lange Sirenensignal, das „Panzeralarm" bedeutete. Die Bevölkerung war darauf vorbereitet worden. Es war deutlich anders als das Signal für „Fliegeralarm", das wir seit Jahren kannten.

Es war vormittags. Ich war in der Schule, im Gebäude des Gymnasiums am Südring (Hermann-Göring-Ring). Hier waren wir seit etwa ½ Jahr, gedrängt und verteilt auf wenige Klassenräume. Die Wehrmacht hatte über Jahre die gesamte Schule belegt und jetzt Teile geräumt. Vorher und auch später, etwa ab 1946, waren wir wieder im „Seminar", einer früheren Lehrerbildungsstätte in Sichtweite des Gymnasiums.

Mit diesem Signal wurden wir nach Hause geschickt. Ich hatte es nicht weit bis in die Torgauer Straße 4–7, wo meine Großmutter, die Mutter meiner Mutter, seit Anfang des Jahrhunderts lebte. Sie bewohnte eine große Wohnung in der 3. Etage eines stattlichen Miet- und Geschäftshauses eines Getreidehändlers. Dieses Haus lag am östlichen Ende der Innenstadt an der großen Durchgangsstraße unmittelbar vor der Muldenbrücke. Es hatte viele Kellerräume für die vielen Mieter, gewölbte Decken und dicke Mauern. Das alles waren Gründe, weswegen Großmutter und Mutter beschlossen hatten, das Kriegsende und die drohende Katastrophe hier – hoffentlich sicher – zu überstehen. Eigentlich wohnten wir in der Bahnhofsgegend (Bahnhofstrasse Nr. 25/26), in unmittelbarer Umgebung des Gaswerkes und der großen Garnison. Nach wenigen Minuten

[144] Lt. Flegel, A; Fröhlich H; Schulze R: Eilenburg April 1945, Geiger-Verlag, 2004, ist es der 17.4.1945 gewesen

war ich also im Notquartier. Dort waren auch schon meine Mutter und mein knapp 5 Jahre alter Bruder Eberhard.

Es war schon einige Tage bekannt, dass Eilenburg verteidigt werden sollte! Wir wussten weder warum noch jetzt und von wem; wir hatten nie eine Kampftruppe gesehen. Die Garnison bestand aus Soldaten der Heeres – San.-Ersatz-Abt. 4 –, also eher eine „friedliche" Truppe. [Mehr als 20 Jahre später wurde ich im Staatsexamen in Würzburg vom Oberarzt der Hautklinik (Prof. Hauser) geprüft, der sich als Angehöriger dieser Garnison entpuppte, also Eilenburg kannte (vielleicht hat mir auch das ein bisschen geholfen)].

Zurück zum Kellerleben. Großmutter und Mutter, zwei pragmatische Frauen, organisatorisch begabt, hatten den für uns zuständigen kleinen Kellerraum „eingerichtet". Kerzenlicht, Schlafplätze, Essen und Trinken. Wir glaubten, dass es eigentlich nicht lange dauern konnte. Die Disziplin in der Kellergemeinschaft war gut. In Feuerpausen sind wir nach oben gegangen und haben aus der großen, für Pferdegespanne geeigneten Hauseinfahrt mit schwerem riesigen Holztor neugierig, aber vorsichtig auf die lange Straße gesehen, die in Ost-West-Richtung verlief. Überblick hatten wir fast bis zum Markt in 400–500 m Entfernung. Jedes Mal war mehr zerstört und brannte um uns herum. Es dauerte schließlich bis zum 25. April, etwa 1 Woche!

Unsere unmittelbare Umgebung wurde vom „Beschuss" – so ist später das Ende der Stadt genannt worden – weitgehend verschont. Eine Granate schlug in den Dachfirst unseres Hauses ein. Die Wohnung in der 3. Etage habe ich während dieser Zeit nicht betreten. Als wir wieder einmal aus der Toreinfahrt spähten, sahen wir in etwa 200 m Entfernung drei gestaffelt laufende Amerikaner, Gewehr im Anschlag, die Hauptstraße entlang gehen, vorsichtig die Häuserfronten sondierend. Einzelne weiße Fahnen wehten aus Fenstern. Uns gegenüber aber, am Ende der kleinen Gasse (Georgstraße) kam eine ganze Gruppe Amerikaner, Mann hinter Mann, eng an den Häusern auf uns zu. Wir winkten ihnen immer offener und mutiger zu – bis uns nur noch die Straße trennte. Schließlich freuten sich alle. Es war zu Ende, und wir hatten es überlebt!

Die hygienischen Verhältnisse waren in der Kellerphase schlecht. Einzelheiten weiß ich nicht mehr. Nur, dass wir Kopfläuse hatten.

Die ersten Tastversuche mit den Eroberern – ja durchaus noch nicht Freunde – waren vorsichtig. Ich weiß noch genau, dass eine Frau aus dem Hause zurückkam und den Erwachsenen die eigene Vergewaltigung schilderte. Sehr allmählich ordneten sich das Leben und der Umgang mit den Siegern. Wir waren fasziniert von der Ausrüstung, Verpflegung und Motorisierung der Amerikaner. Es wurde nahezu alles mit dem Jeep erledigt. Die langen Zigarettenkippen begannen uns zu schmecken, aber zerkrümelt in der Pfeife geraucht wurde mir speiübel

Inzwischen hatten die Amerikaner auch die Mulde über eine Notbrücke nach Osten überquert. Eilenburg-Ost wurde besetzt. Einzelheiten haben wir nicht erfahren. Wohl auch, weil vom Osten die Russen bis an die Stadtgrenzen herangerückt waren. Die Grenze war also bereits die Mulde! Später erst ist das historische Treffen der Sieger nach Torgau an die Elbe verlegt worden.

Bald begann der Austausch von Gefangenen, Zwangsarbeitern, Deportierten, KZ-Insassen. Schlangen von US-LKW transportierten Tag und Nacht russische und andere osteuropäische Menschen nach Osten und kamen voll beladen mit westalliierten Gefangenen zurück. Für uns aber begann jetzt die Not. Lebensmittel mussten organisiert werden. Die Schrebergärtner hatten Hochzeit. Es wurde wild getauscht und in den umliegenden Dörfern per Fahrrad nach Essbarem gefragt. Heizmaterial zum Kochen wurde gebraucht: z. B. sprangen wir auf mit Kohle beladene Pferdefuhrwerke und warfen sie ab. Der zufällig anfallende Pferdemist wurde für den Gemüsegarten gesammelt. Jedes Stück Holz wurde aufgehoben. Ich erinnere mich an Neger, so hieß das damals, die häufig die LKW fuhren, sehr lässig, rauchend, ein Bein aus dem Auto baumelnd – manchmal fiel ein Kaugummi ab oder Schokolade, die den Schlaf raubte, weil koffeinhaltig!

Wir waren bald wieder in unsere Wohnung am Bahnhof zurückgekehrt und hatten in dem Chaos Glück gehabt. Nur eine Granate hatte – ohne zu explodieren – eine Hauswand durchschlagen und wenig zerstört. Einige Tage später stellten wir fest, dass im Güterbahnhof Waggons mit Textilien standen u. a. Drillichstoffrollen für die Wehrmacht. Es entstand eine wilde Jagd danach. Als ich mit einem solchen Ballen auf dem Nachhauseweg war, traf ich auf eine mir schon immer unsympathische ältere Frau, noch dazu eine Lehrerin. Sie forderte von mir einen Teil meiner Beute. Sie ist mir immer unsympathisch geblieben! Die Eilenburger waren alsbald alle grünlich gekleidet.

Unsere Mutter fuhr zum Hamstern zu ihrer bäuerlichen Verwandtschaft in die Lausitz, in die Umgebung von Guben, ihrer Geburtsstadt. Die Verbindung hatte gehalten. Sie kam mit Lebensmitteln wieder. In den folgenden Jahren war ich dann mehrfach dort und habe mit großer Begeisterung auf diesem Bauernhof geholfen.

Zu Hause wurde das Überleben auch behördlicherseits organisiert: für Lebensmittelmarken musste jeder Einwohner über lange Zeit Wiederaufbauarbeit in der weitgehend zerstörten Stadt leisten. Ich habe es für meine Eltern getan: Eine bestimmte Stundenzahl Schutt in Loren schippen. Daneben arbeitete ich tageweise in der Bäckerei, die die Eltern eines befreundeten Klassenkameraden betrieben. Dafür wurde ich zum Frühstück und Mittagessen verpflegt und bekam als Lohn Brot.

Eines Tages, im Juli 45, erreichte mich bei der Arbeit in der Bäckerei die Nachricht, dass mein Vater aus Krieg und Gefangenschaft wieder zu Hause sei! Ich rannte sofort nach Hause und traf auf einen abgemagerten Mann mit Vollbart und einem Schuhkarton unter dem Arm! Er hatte großes Glück gehabt, aus Gefangenschaften bei Tschechen, Polen und Russen so unglaublich schnell entlassen worden zu sein. Das Chaos bei Kriegsende in den Lagern hatte auch solche Ausnahmen zur Folge. Nun war die Familie wieder zusammen und hatte glücklich wenigstens den Krieg überstanden.

Die Amerikaner erschienen und beschlagnahmten die Wohnung. Sie quartierten sich mit mehreren Mann ein. Sie waren abweisend und misstrauisch. Zu Übergriffen ist es nicht gekommen. Sie brachen lediglich die Schränke auf, um nach Uniformen oder anderen Nazi-Militaria zu suchen. Ihre Gewehre hatten sie im Zimmer mittig zusammengestellt, wie an einem Lagerfeuer. Lange blieben sie nicht, etwa 4 Wochen. Einmal wurde die Familie zusammengetrommelt, weil ein ziemlich naher Verwandter[145] *einer vor Jahrzehnten in die USA (Pittsburg) ausgewanderten Cousine meiner Mutter) erschien, um die deutsche Stammfamilie zu besuchen. Er war in der weiteren Umgebung als Soldat stationiert. Dieses Treffen war sehr harmonisch, die Verständigung ausreichend.*

Mittlerweile entstand das Gerücht, die Amerikaner würden wieder abziehen und die Russen kämen! Und so kam es dann auch. Große Aufregung. Angst! Die Amerikaner packten. Mit ihnen zogen auch einige Deutsche mit ab. Sie hatten die richtige Ahnung! Die Russen kamen über die Muldenbrücke, auf Panjewagen sitzend, die auch mit Kisten und Säcken beladen waren. Was für ein Unterschied! Aber auch sie waren Sieger. Die Straßen waren ziemlich leer. Manche Russen sprangen vom Wagen, liefen hinter den Frauen her oder griffen sich Fahrräder und luden sie auf ihre Fahrzeuge. Es herrschte wieder Angst und Vorurteile wurden bestätigt. Das über den Krieg gerettete Fahrrad meines Vaters, das er vor der Apotheke, die sich infolge der Zerstörungen im Rathauskeller auf dem Markt befand, unabgeschlossen (!) abstellte, musste auch daran glauben.

In unsere Wohnung bekamen wir nun russische Einquartierung von etwa 6 Soldaten. Mit ihnen haben wir zusammen gelebt, über Wochen und Monate. Es kam nicht zu Übergriffen. Aber es herrschte erhebliche Spannung und Angst. Auch jetzt waren wir Kinder wieder im Vorteil: es fiel vom Proviant manchmal etwas ab. Die Russen durchstreiften die Gegend. Dabei schossen sie auf Wild oder sie warfen Handgranaten in Teiche, Seen oder Flüsse und sammelten massenhaft Fische, von denen wir dann auch einige abzweigten.

Oder ich traf in der Stadt den Fahrer des LKW der russischen Mitbewohner. Der hielt an und nahm mich mit nach Hause. Etwas später war er verschwunden, verhaftet, weil er wegen einer Taschenuhr einen Mord an einem Bauern begangen hatte, der eindeutig nachgewiesen wurde, was zur Todesstrafe geführt haben soll. Tags zuvor hatte er unserem Vater abgeguckt, dass man Fingernägel mit der Schere schneiden kann,

[145] 70 Jahre später haben Nachforschungen ergeben, dass es kein Verwandter war, sondern offensichtlich jemand aus dem Bekannten- oder Freundeskreis des in den 20er Jahren in die USA ausgewanderten Familienteils (eine Tochter der ältesten Schwester unserer Großmutter war ausgewandert und versorgte nach dem Krieg die Familie mit Paketen)

was er wohl vorher nie gemacht hatte. Dabei trug der Vater eine goldene Taschenuhr, die anderntags wohl der Anlass für den Raubmord war. Abends feierten die Russen oft in ihren (unseren) Räumen der Wohnung. Es war entsprechend laut, und es wurde erheblich Wodka getrunken. Dazu wurden auch meine Eltern gelegentlich eingeladen. Mein armer Vater, abgemagert und krank, musste mitmachen und hat viele Mühen gebraucht, sich beizeiten zurückzuziehen.

So verging die Zeit bis zum Herbst 1945. Dann begann der Schulunterricht wieder. Diesmal in der Bergschule! Das Gymnasiums-Gebäude wurde wieder umfunktioniert zum Rathaus, das zerstört war. Nun war der Schulweg erheblich länger und hat mir viel Mühe bereitet. Ein schwacher Trost war, dass auch die Fahrschüler einen langen Weg hatten. Nach etwa ½ Jahr zog die Schule dann wieder in unser altbekanntes „Seminar". Es kamen neue, aus ihrer Heimat vertriebene Klassenkameraden und auch Lehrer. Eine neue Gemeinschaft musste sich entwickeln. Es standen harte Winter bevor! Die Not auf verschiedensten Gebieten war noch lange nicht überwunden.

Aber der schreckliche Krieg war überstanden.

[Im Oktober 2011 aufgeschrieben von meinem Bruder Dr. Wilhelm Lignitz, geb. 1931]

II – 80. Geburtstag des Bruders

Zum 80. Geburtstag meines Bruders Wilhelm

Wilhelm wird heute 80 Jahre alt oder er ist heute 80 Jahre alt geworden; d. h. ich kenne den genauen Zeitpunkt seiner Geburt nicht einmal, aber er auch nicht. Wann man 80 wird, ist fast egal, wichtiger ist, wie man 80 wird. Und die Voraussetzungen sind gottlob günstig. Immerhin muss man bedenken, dass, jedenfalls meines Wissens, noch kein männlicher Lignitz 80 Jahre alt wurde. Der älteste bisher war Onkel Jochen, alle anderen mir bekannten wurden keine 70, unser Vater kaum mehr als 60 Jahre alt. Ob eventuell der genetische Beitrag unserer Mutter da einiges verändert hat? Die Rupp´sche Sippe wird alt.

Natürlich kann ich nicht auf alle 80 Jahre eingehen, es werden nur sporadische Erinnerungen sein oder bestimmte Zeitpunkte, die wichtig waren auf dem Weg hierher. Es geht vielmehr darum: Was ist der Wert eines Bruders? (nicht zu verwechseln mit: Was ist ein Bruder wert!)

Mit nur einem Bruder muss man sparsam umgehen. Unser Vater hatte zwei Brüder und eine Schwester, Wilhelms Kinder haben jeweils einen Bruder und zwei Schwestern oder eine Schwester und zwei Brüder. Wir sind sparsam miteinander umgegangen: Erst hat er neun Jahre auf mich gewartet und wenn der Krieg nicht gekommen wäre, wäre er vielleicht Einzelkind geblieben. Denn wenn ich es mir so überlege, hat mich mein Vater gezeugt, als er die Einladung zur Teilnahme am Weltkrieg, den Einberufungsbefehl, schon im Tornister hatte. Andere tragen den Marschallstab darin, wir waren bescheidener. Na jedenfalls war ich seit 1940 da und Wilhelm hatte einen Bruder; der aber war klein, lag in feuchten Tüchern, schrie vermutlich oft. Und auch später, als ich laufen konnte und er mit mir spielen musste, war ich vielleicht manchmal nur Handicap. Das wird übersetzt mit Behinderung, Belastung, Nachteil.

Vor dem 5. Lebensjahr sind Erinnerungen nur in Fetzen vorhanden. Ein Fetzen besagt: in Eilenburg wurden neben dem Haus in der Bahnhofstraße, in dem wir zur Miete wohnten, im Kriege Bunker zum Schutze der Zivilbevölkerung vor Luftangriffen gebaut. Dazu wurde der Lehmboden tief ausgestochen und mancher Mäusegang freigelegt. Die Kinder in Wilhelms Alter machten mit selbstgebauten und verzierten Speeren Jagd auf die Mäuse; es ging über Stock und Stein und ich kam nicht hinterher, heulte. Immer musste mich einer über ein Hindernis heben, meist natürlich Wilhelm. Um meine Stimmung etwas zu heben, bekam ich den Indianernamen „Flinker Hirsch“, aber das beruhigte nicht wirklich, denn das fiel mir schon auf, dass der Name nicht zu meiner Beweglichkeit passte. Ein Bild aus dieser Zeit hat die Tränenspuren in der Indianerschminke festgehalten.

Dann erinnere ich mich auch, es mag falsch sein, dass durch den Luftdruck einer großen Explosion eines Munitionszuges am Bahnhof ein Zeugnis von Wilhelm „verwirbelte“, ehe es die Eltern gesehen hatten. Er schien nicht unfroh dabei gewesen zu sein. Der Krieg ging zu Ende, das Kriegsende lassen wir hier weg, darüber hat er geschrieben, wir zogen gleich nach der Währungsreform um und gaben alles Geld dafür aus, jeder seine 70 Mark. Meine Beweglichkeit war gewachsen, immerhin kam ich bei einem Reißausversuch bis in den Park, da holte er mich ein und vermöbelte mich, nur weil ich ihm beim Mittagessen im Streit einen Löffel Kartoffelsuppe durchs Gesicht gezogen hatte.

Spazierengehen wurde sonntags verordnet (und nicht geliebt, jedenfalls ich liebte es nicht), wir liefen nach Thallwitz, in die Groitzscher Aue zum Bobritzer Damm/Kollauer Wehr (da gehe ich heute noch gerne hin), fuhren mit dem Zug auf das Rote Haus in die Dübener Heide. Der Vater und Wilhelm konnten Skat spielen, ich lernte es alsbald, sodass nach einem gemeinsamen Mittagessen sonntags manchmal Skat gespielt wurde, der Vater mit den Söhnen. Und wenn Wilhelms Schulfreunde kamen, um Skat zu spielen, durfte ich zusehen und musste den Mund halten. Die Mutter machte einen Fehler: sie sagte, „solange du isst, kannst du zusehen“. Ich aß reichlich und stundenlang. In der Leipziger Straße teilten wir ein Zimmer, 1953 hatte Wilhelm ein Röhrenradio zu Weihnachten bekommen. Es war das Weihnachtsfest der großen Geschenke, es war auch das letzte Weihnachtsfest mit dem Vater, was der wusste. Ich bekam eine Aktentasche, die ich jahrzehntelang trug. Das Radio brauchte eine Aufwärmzeit von mehreren Minuten. Als er einmal spät nach Hause kam, konnte ich das Radio gerade noch ausmachen und stellte mich schlafend. Er machte das Radio an und es spielte sofort. Sogleich stand er an meinem Bett und sagte, möglicherweise ärgerlich: „Du schläfst nicht“! – Wilhelm war geschickt, er konnte Fahrräder reparieren, Angeln bauen, manchmal auch Fische fangen, mit Holz umgehen, er ging in die Tanzstunde, woran ich mich so ein wenig erinnern kann. Beim deutschen Aufsatz half der Vater. Eines Tages sagte Wilhelm: *„Vati, Du hast im Aufsatz eine „Drei“ bekommen“!* Und gewisse Spielregeln wurden eingehalten: So war Silvester ein Fest der Familie, wir fuhren nach Leipzig in die Kirche[146], es musste die Universitätskirche sein, die später beim Aufbau des Sozialismus im Wege war und gesprengt wurde, es gab dann zu Hause Karpfen („Karpfen blau“), den die Omi bereitet hatte und Mitternacht waren alle beieinander, es hätte ja das letzte Silvester zusammen sein können, eines nicht mehr fernen Tages war es ja so. Also trat mein Bruder 24 Uhr zu Hause an, von einer Feier junger Leute kommend und ein wenig lallend, aber er kam und trat dann wieder ab, um weiter zu feiern. Trotz der guten Wünsche meinte die Mutter zischend: *„Du bist betrunken!“*

[146] Universitätskirche Leipzig, gesprengt am 30.5.1968

1949/50 waren die 9 gemeinsamen Jahre vorbei, Wilhelm hatte das Abitur gemacht – etwas zur Überraschung des Vaters [Lignitze pflegten im Abitur zunächst durchzufallen] – und sich „entwestet", d. h. er musste nach dem Westen wechseln, es ging im Osten für ein Kind aus der Familie eines „Intelligenzlers" nicht weiter, also sahen wir uns nur noch sehr sporadisch und in großen Abständen, keineswegs regelmäßig. Der Vater sagte es so: *„Bei den Russen wird das nichts."* Manches Weihnachtsfest reisten wir nach (West-)Berlin, fanden Aufnahme bei den Familien, denen es auch nicht gut ging; und die Erinnerung besagt: es waren schöne Weihnachtsfeste, erkauft mit Mühe und Anstrengung, Reisen in kalten und übervollen Zügen, meist – wie heute wieder – mit Verspätungen. Hauptsache, man konnte sich sehen. Manchmal kam er zur Leipziger Messe, getarnt als Vertreter und heimlich dann auch nach Eilenburg. Bestimmte Erlebnisse ließen Wilhelm den Osten später meiden. Und er war so ordnungsliebend, dass es Streit gab, wenn er nach einem Semester, also Monate später, mal wieder einmal nach Hause kam und seinen Schreibtisch, an dem ich Schularbeiten machen durfte, nicht so vorfand, wie er ihn verlassen hatte.

Auch als ich bereits in Berlin (Ost) studierte, haben wir uns, solange die Grenze offen war, nur in West-Berlin getroffen. Einiges haben wir gemeinsam gemacht, z. B. die (west-)deutsche Leichtathletikmeisterschaft im Olympiajahr 1960 gesehen – mancher deutsche Meister wurde später auch Olympiasieger – und darüber nachgedacht, ob man nicht nach Rom zu den Olympischen Spielen fahren sollte. In der Tat, so „nahe" waren sie nie wieder, praktisch vor der Haustür.

Tokio 1964 war schon geographisch weit und Mexiko 1968 auch, aber München 1972 war noch viel weiter weg, man bedenke die rigorose Grenze! Wir haben *Kaffee Kranzler* und andere Lokale besucht und manche Sportveranstaltungen: Harlem Globetrotters, Catchen in der Hasenheide u. a. Als unsere Mutter das ganz schrecklich fand, rief Wilhelm auch noch anfeuernd den Ringern zu: *Lutsch ihm das Auge aus!* Und manches Bierchen habe ich getrunken auf seine Kosten, damals schien mir Dortmunder Union Bier unübertrefflich zu sein. 1961 im Mai demonstrierten wir beide in Berlin, Wilhelm vor dem Reichstag, ich auf dem Marx-Engels-Platz, jeder für einen anderen Frieden? Das alles hat uns mehr verbunden als getrennt.

Im Sommer 1961 fuhr ich legal nach Rendsburg, legal bedeutete mit Reiseerlaubnis. Sorgenvoll sahen wir die Entwicklung und die Trennung Berlins auf uns zukommen. Und sie kam. Einige Leute behaupten heute, sie hätten mir zugeredet, zu bleiben: Daran kann ich mich dunkel erinnern. Aber ich erinnere mich auch und das ganz klar, dass niemand eine Andeutung machte, wie das wirtschaftlich gehen könnte. Ich fuhr zurück, die wirtschaftlichen Gründe waren nicht ausschlaggebend, wir waren nun eine geteilte Familie, anfangs beinahe „Halbe-Halbe". Niemals wurde ich in der DDR so freundlich begrüßt und behandelt wie Ende August 1961 als niemand in meinem Alter mehr zurückkam.

Durch die Sterberate des einen Familienteils einerseits und die Zuwachsrate des anderen andererseits, gehörten wir später zum sog. traurigen Rest, aber es ging keineswegs nur traurig zu. Und so vergingen einige Jahre, zunächst bis 1963, als unsere geliebte Großmutter auf dem Sterbebett lag. Von ihr hatte er einmal gesagt: *Sie ist das Beste, was unsere Familie je hervorgebracht hat* – wie wahr! Sie wollten sich noch einmal sehen und als das gelungen war, starb die Großmutter – vermutlich zufrieden. Von da an kam Wilhelm eigentlich wieder relativ regelmäßig. Es ging ja auch nicht anders, denn der Mauerbau machte alles einseitig. Aber Aufregungen und Angst über manche Unwägbarkeit waren immer dabei. Als ich 1964 kurz vor dem Examen erkrankte mit einer ungewissen Prognose, verließ er sein Schiff, auf dem er aus Südamerika kam, kaufte ein Auto und kam nach Berlin. Die Mutter konnte ab 1964 reisen, für mich sollte es noch weitere 12 Jahre dauern, nicht lange, wenn man bedenkt, dass die meisten Menschen überhaupt nicht reisen konnten.

Wilhelm gründete seine Familie hier, die bis heute reichlich auslegt. Und sie kamen erst mit zwei Kindern, dann mit dreien und noch später mit vier Kindern zur Omi nach Eilenburg, alles in eine kleine Zweizimmerwohnung. Es ging in den Zoo nach Leipzig und in Eilenburg in den Tierpark, die Plastiktüte mit dem Brot wurde gleich mit verfüttert (die arme Ziege starb später daran), es ging in die Dübener Heide, die Omi hatte immer Ideen und sorgte für Beschäftigung, es wurde auf einem zweiflammigen Gasherd gekocht, von Hand abgewaschen und der Ofen geheizt (das Schlafzimmer war nicht beheizbar). Ofenheizen und Standuhr waren für die Kinder wesentlich aufregender als Fernsehen (ein Fernsehgerät war auch nicht vorhanden). Bei der ersten Gelegenheit habe ich dann Wilhelms Familie in einer Nacht-und-Nebel-Aktion besucht, als ich mich vollkommen überraschend meldete, dachten sie, ich wäre „abgehauen", hoffentlich nicht mit Erschrecken! Nein, das war mein Sinn nicht. Aber Blut ist dicker als Tinte, und so wurden die Gelegenheiten genutzt, es sollten sich noch weitere ergeben. Seine Stationen Hamburg und Bremen fielen aber in meine dunklen Jahre, erst in Oldenburg tauchte ich auf, und dafür war kein Weg zu weit und kein Einsatz zu gering. Wilhelm hatte inzwischen eine Praxis begründet. Ob das so der richtige Weg war und nicht eine Krankenhausanstellung für ihn (mit geringer kaufmännischer Veranlagung wie alle in der Familie) besser gewesen wäre oder ein Institut, die Anfänge waren in der Pathologie ja gelegt, weiß ich bis heute nicht. Was ich bewunderte, war Wilhelms große Merkfähigkeit insbesondere für Zahlen, denn manche Telefonnummer wanderte so in den Westen, um Kontakte zu Freunden und Kollegen über die Zeit zu retten, was auch gelang. Schriftliche Spuren wurden nicht hinterlassen. Es wirkte so konspirativ und war so harmlos, schließlich ging es immer nur darum, in Verbindung zu bleiben. Heute würde ein Anruf genügen oder eine Karte, aber auch die bleiben manchmal aus.

Es vergingen nicht die Jahre, es vergingen Jahrzehnte. Zu meiner Habilitation war er natürlich anwesend, auch wenn es nur ein Nachmittag war! Seit einiger Zeit konnte man telefonieren von Ost nach West und umgekehrt. Ich hatte mit einiger Mühe ein Telefon in Berlin und wir sprachen jede Woche miteinander, sicher gut abgehört, meist rief ich vor Fünf an, da konnte man Glück haben. Und drei Jahre später öffnete sich die Grenze, von niemandem in der Form erwartet, obwohl der Niedergang des (in der DDR gelebten) Sozialismus offenkundig war. Irgendwie ging nichts mehr und trotzdem war es jahrelang weitergegangen. Nebenbei: Wenn ich heute beobachte, dass Lug und Trug herrschen, Bestechung und Korruption und manche Politikerkarriere mit Gerichtsprozessen und manchmal sogar mit Strafe endet und dass schlichtes Vergessen reicht, um ein Verfahren einzustellen, dass sogar Ärzte daran mitwirken, die Verhandlungsfähigkeit für bestimmte Personen nicht zu bestätigen, dann denke ich, auch dieses System des Spätkapitalismus (Raubtierkapitalismus) wird nicht überleben.

Allerdings, was dem folgen soll, weiß ich auch nicht. Eines lehrt die Geschichte, Deutsche können zwar Revolutionen machen, aber nicht beenden und Deutsche sind unfähig, historische Epochen aufzuarbeiten.

Wir sind nun in die Jahre gekommen, keiner in unserer Generation müsste noch arbeiten; es arbeiten aber alle oder zumindest viele. Was lernen wir: Arbeiten kann Bedürfnis sein, kann Freude machen und es hält verhältnismäßig jung. Damit Arbeit aber nicht überhand nimmt, nimm diese neue Tabakpfeife und rauche gelegentlich; es ist ja mehr der Ruhe wegen. Lies schöne Bücher, Autoren, die mir in letzter Zeit auffielen sind v. Ditfurth und Schlinck, der eine Historiker, der andere ist eigentlich Jurist. Und verliere nicht Deine Beweglichkeit. Wie sagte mein Dresdner Freund:

Im Alter brauchste zwee Sachen, een gesund'n Kopp und zwee gesunde Beene! Sei es so! Alles Gute.

Und um die Eingangsfrage „Was ist der Wert eines Bruders?" zu beantworten: Man ist nicht allein, man hat ein Beispiel, ein Vorbild, einen Beistand, auch einen Schutz, man kann sich verlassen, man tauscht sich aus – kurz, der ältere Bruder ist eine Bank und als solche viel zuverlässiger als es Banken heutzutage sind. Und die zweite Frage „Was ist ein Bruder wert?" beantwortet sich gegenwärtig ganz leicht: jedenfalls ist er mehr wert als eine Bank, denn die sind eigentlich alle pleite.

[geschrieben zur Feier am 23.12.2011 in Berlin]

III – Trauerrede für Dr. med. Wolf-Günther Masius

Wir haben einen Freund verloren, den wir nicht vergessen werden.

Am 2. Juli, nach fast 1-jährigem Krankenlager verstarb unser Freund Wolf-Günther Masius. Er ist 73 Jahre alt geworden. Seine letzten Jahre waren von Krankheiten heimgesucht, die ihn gelegentlich in Krankenhäuser oder in ambulante Behandlungen führten. So lernte er die andere Seite seines Berufes kennen, auf der er bis dahin nicht gestanden hatte. Und er entwickelte jene Verhaltensweisen, die ein praktizierender Arzt bei seinen Patienten immer wieder erlebt: Fluchttendenzen, – denn von einer Reha-Maßnahme berichten seine Söhne, von seinem unbändigen Willen, wieder allein über sich bestimmen zu können. Im Übrigen war er kämpferisch, tapfer und optimistisch.

Wolf-Günther Masius wurde am 5. Juli 1937 noch mitten im Frieden in Berlin geboren. Der Frieden war trügerisch, er wurde vom Nazi-Regime bereits für kriegerische Vorbereitungen genutzt. Seine geschätzte Mutter war eine geborene Edle von Querfurth und sein Vater Wilhelm Masius war Berufsoffizier der Wehrmacht, so wie sein Großvater Offizier des Deutschen Heeres war. So wird es gewesen sein: Der Großvater wollte seine Tochter gut an einen jungen Offizier verheiraten. Wilhelm Masius und Ehrentraut von Querfurth gründeten eine Familie.

Die Familie Masius lebte in Berlin im Olympischen Dorf, 1943 wurde er in Elstal eingeschult und blieb dort bis 1944. Dann zog die Mutter mit ihren Kindern vom gefährdeten Berlin in das scheinbar sichere Dresden, wo die Großeltern eher fürstlich am Großen Garten residierten.

Der Vater fiel oder starb Ausgang des Krieges, vermutlich im Juli 1944, als die eingekesselte 56. Infanteriedivision unter Generalleutnant Vinzenz Müller[147], der später als Konstrukteur der NVA bekannt wurde, in Gefangenschaft geriet. Jedenfalls, und das ist überliefert, hat der Vater im Gegensatz zu seinem Kommandeur, nicht kapituliert. Vinzenz Müller hat sich gegenüber der Mutter über das Schicksal des Vaters ausgeschwiegen. In seinen letzten Lebensjahren hat Wolf-Günther Masius sich der historischen Quellen des Militärarchivs in Freiburg bedient und Neues über seien Vater ermitteln können. Die zuletzt eintreffenden Forschungsergebnisse konnte er nicht mehr zur Kenntnis nehmen.

Mit dem verlorenen Krieg hatten sich die gesellschaftlichen Verhältnisse im Osten Deutschlands derart geändert, dass eine Herkunft wie diese ein Hemmnis für einen barrierefreien Ausbildungsweg war. Wolf-Günther Masius absolvierte nach der 1951 beendeten Grundschule zunächst eine dreijährige Lehre als Chemiefacharbeiter

[147] Vinzenz Müller 5.11.1894–15.5.1961 (Tod durch Unfall oder Suizid – nicht vollkommen sicher überliefert)

und arbeitete 1954 und 1955 als Laborant in Dresden. 1955 delegierte ihn der VEB Schleifscheibenwerk Dresden zur ABF der TU Dresden. Dort bestand er 1958 das Abitur. Um diesen Weg zu beschreiten, musste erst einmal die Vita passend gemacht werden. Sein Vater mutierte vom Obersten zum Berufssoldaten, was definitionsgemäß ja zutraf, die Betonung lag jetzt aber auf Soldat, nicht Offizier. Die Mutter nahm eine Tätigkeit als Kaltmamsell auf, um zur werktätigen Bevölkerung zu gehören. Eines hat der geglättete Lebenslauf nie vertuschen können: Wolf-Günther Masius konnte seine aristokratische Herkunft nicht völlig verleugnen. In Gesten und Blicken kam diese Herkunft gelegentlich zur Geltung.

Ab September 1958 studierte Wolf-Günther Masius an der Humboldt-Universität Medizin. Die Studienjahre umfassten damals 600 bis 800 Studenten. Erst ab September 1961 lernten wir uns näher kennen und er wurde Teil eines Freundeskreises, der noch heute besteht und dessen Reihen sich nun lichten. Wir kamen zusammen, weil wir ein gemeinsames Problem im Studium hatten: Wir hatten das Physikum im ersten Anlauf nicht bestanden und fanden uns – im Übrigen ohne eigentlichen Zeitverlust – in einem neuen Studienjahr wieder, das uns im Wesentlichen fremd blieb. Das und andere Dinge führten uns zusammen. Einige Jahre wohnten wir, jeder in eigener Wohnung, in einem Hinterhaus im Prenzlauer Berg in sog. schwer vermietbaren Wohnungen. Bei der Beschaffung meiner Wohnung und der schlichten Möbel dafür profitierte ich von seinem praktischen Lebenssinn. Andererseits organisierten wir Freunde in einer Krisensituation sein Studium so, dass er ohne Zeitverlust während des Studiums eine Tuberkulose auskurieren konnte. Das Examen machten wir gemeinsam 1964 und dann trennten sich unsere beruflichen Wege. Die vier Jahre des gemeinsamen Studiums waren außer mit Lernen mit vielen schönen Freizeitunternehmungen und -erlebnissen angefüllt, von denen wir immer zehren konnten. Unsere Freundschaft, die Freundschaft aller, hatte Bestand. Das Bibelwort „bis der Tod euch scheidet“ trifft hier zu.

Die ärztliche Tätigkeit von Wolf-Günther Masius entfaltete sich im Klinikum Berlin-Buch, dem damals größten Krankenhaus Berlins. Zunächst war er in der 3. Chirurgischen Klinik tätig. Von seiner chirurgischen Tätigkeit erzählte er oft. Die erworbenen Fähigkeiten konnte er später als Dermatologe verwenden. Nach der üblichen Pflichtstation in der Inneren Medizin sollte es dann die Dermatologie sein. Ab November 1965 war er in der Hautklinik tätig, wie üblich anfangs als Stationsarzt. Sehr bald war er operativ-dermatologisch tätig. 1968, vor mehr als 40 Jahren, promovierte er mit einer Arbeit über Todesursachen bei dermatologischen Erkrankungen. In dieser Zeit haben wir uns oft fachlich ausgetauscht, weil ich ihn in bescheidenem Umfang pathologisch-anatomisch beraten konnte. Seinem Gutachter Prof. Gertler war Wolf-Günther Masius auf Grund dieser Arbeit namentlich bekannter als mancher Mitarbeiter der Universitäts-Hautklinik. 1969 legte er planmäßig seine Facharztprüfung ab.

Sein Curriculum verzeichnet, dass er ab 1977 Oberarzt der Klinik war und ab 1984 1. Oberarzt. Seine Lehrer und Chefs in Buch waren Prof. Dr. Stäps und Chefarzt Dr. Elste. Sie führten an langer Leine. So hatte er freie Hand, nebenbei in Fachpraxen Vertretungen zu machen.

In jungen Jahren hatte Wolf-Günther Masius geheiratet. Die Ehe hatte zwar keinen Bestand, aber es gingen daraus 2 Söhne hervor. Mit ihnen und deren Familien hatte er immer Kontakt.

Als Konsiliarius kam Wolf-Günther Masius viel an Bucher Kliniken herum. So lernte er auch seine 2. Frau Ute kennen. Sie heirateten im November 1985.

Wolf-Günther Masius hatte einen sehr praktischen Verstand und handwerkliche Fähigkeiten. Der praktische Verstand half ihm, sein Leben so zu organisieren, dass ihm durchaus Freiraum für Kulturelles, Nicht-Medizinisches und auch seine Freunde blieb. Unsere seit 1964 zweimal im Jahr frei gehaltenen Wochenenden, besuchte er regelmäßig. Natürlich auch die Kartenspielabende, die wir zeitweilig in den privaten Wohnungen abhielten. Die handwerkliche Begabung befähigte ihn, in nie nachlassender Aktivität Wochenendbehausungen zu bauen und schließlich seinen endgültigen Wohnsitz auszubauen.

Nachdem er „in den Wirren der Zeit" 1992 seine Chefarztposition vertraglich auflöste – die Klinik wurde auch aufgelöst – hatte er die Zeit dazu. 1996 war Baubeginn in Kühlungsborn, es entstand ein Wohnsitz für die Schwiegermutter, ihn und seine Frau. Ab Ostern 1998 wohnten beide ständig da, zumal die Arbeitsstelle von Ute nur wenige Kilometer entfernt war. In den Jahren 2004 und 2007 hat er die dermatologische Abteilung der Median-Klinik Heiligendamm vertretungsweise ärztlich geführt. Den Freunden stand er als Hautarzt immer zur Verfügung.

In allen Jahren nach der deutschen Wiedervereinigung hat er deren Vorteile für sich nutzen können. Seine Reiseziele lagen fern, chronifizierten bald und so bekam man regelmäßig Karten entweder aus Dubai oder aus Goa. Seine letzte Reise nach einem ersten Schlaganfall haben wir mit Sorge verfolgt, aber er hatte recht, kam unbeschädigt und erfüllt zurück und plante weitere Reisen.

Wolf-Günther Masius war persönlich anspruchslos, er rauchte gern eine Sorte, die ihren Namen „Sprachlos" durchaus verdiente. Er trank in verträglichem Umfang Alkohol, aß bescheiden, war kameradschaftlich, ein treuer Freund, den Problemen anderer gegenüber stets aufgeschlossen, bei medizinischen Beratungen hilfreich. Er war von schlanker Gestalt und hieß deshalb: der Dicke. Und so meldete er sich auch am Telefon: Hier ist der Dicke, sagte er dann. Wichtiger aber ist: er hatte Humor, konnte herzlich lachen, ggf. auch über sich selbst. Viele Anekdoten über ihn und

Geschichten von uns gemeinsam bleiben erhalten, solange einer von uns lebt. Dann geht alles den irdischen Weg des Vergessens. So bleibt nur zu sagen, was anfangs gesagt wurde: Wir haben einen Freund verloren, den wir nicht vergessen werden.

[22. Juli 2010 in Kühlungsborn, Friedhof Schlossstraße, St. Johannis, 15.30 Uhr]

Das zuvor Geschriebene ändert sich nicht, auch nicht, als ich durch Zufall von einem ehemaligen Kommilitonen, der länger wegen Republikflucht inhaftiert war und gewissermaßen zur ideologischen Rekonvaleszenz in der Hautklinik des Berliner Großklinikums Buch und sich später doch, diesmal erfolgreich, „entwestete", folgendes hörte, als der Name M. fiel: „Na, M. war Stasi, das wusste jeder!". Ich habe Monate später danach noch einmal nachgefragt, er hat es bestätigt. In „unseren" Stasi-Akten finden wir Freunde von M. keine Hinweise, die von ihm stammen könnten. Und in der Arbeit von Steger und Schochow[148] werden Namen nicht erwähnt, auch nicht der von M.

[148] Florian Steger und Maximilian Schochow: Traumatisierung durch politische Medizin, Medizinisch Wissenschaftliche Verlagsgesellschaft, Berlin 2016

IV – Akademische Trauerfeier für Prof. Dr. med. Dr. h.c. mult. Otto Prokop

Longa est vita, si plena est – Lang ist ein Leben, wenn es erfüllt ist.

Otto Prokop waren 87 Lebensjahre vergönnt. Er hat sie gut genutzt. Wenn man von der frühen Kindheit absieht und vielleicht von seiner allerletzten Lebensphase, war er immer geistig produktiv, hochproduktiv, stets voller neuer Ideen, stets klar strukturiert mit eigener Systematik und Dynamik und ausgestattet mit einem vorzüglichen und kreativen Assoziationsvermögen. Keiner sah die Vernetzung von Wissenschaft und Praxis, um die heute allerorten gerungen wird, so schnell wie er. Prokop war ein Pflichtenmensch und Pflicht war für ihn Genuss.

Er hat einen Sohn gezeugt, ein Buch geschrieben – mehr als ein Buch – und er hat einen Baum gepflanzt: Sein Baum war nämlich eine Schule, die sich entwickelte dank seiner Genialität, seines Fleißes, seiner Freude an der Arbeit, seiner Freude an der Tätigkeit als akademischer Lehrer und wegen seiner Vorbildwirkung. Für diese Schule habe ich die Ehre hier zu sprechen.

Prokop ist besten Berliner Traditionen gefolgt. Es gab bereits vor ihm Berliner Schulen für Gerichtliche Medizin. Die beiden bis dahin wichtigsten waren die von Casper und die von Straßmann, beide streng morphologisch geprägt. Die Prokop´sche Schule war klassisch gerichtsmedizinisch und durch das Forschungsprofil der Blut- und Serumgruppen geprägt, ohne dabei einzuengen, sondern offen für jede andere Idee. Gerichtsmedizinische Schulen sind natürlich nur eine Zeiterscheinung, aber sie müssen sich erst einmal entwickeln, es muss die Persönlichkeiten geben, die sie entwickeln können. An der Berliner Universität, ich meine die Humboldt-Universität und ihre Vorgängerin, die Friedrich-Wilhelms-Universität, gab es solche Persönlichkeiten überzufällig häufig – Prokop war eine solche.

Er ist der Berliner Tradition auch als Lehrbuchautor gefolgt. Alle Berliner Ordinarien, mit einer Ausnahme[149], haben Bücher hinterlassen. Prokop hat mit seinen wissenschaftlichen Arbeiten und Lehrbüchern das Lehrgebäude der gerichtlichen Medizin seiner Zeit beinahe allein getragen. Er gehört zu den letzten, die das Fach noch in der Breite übersahen. Sein Lehrbuch Forensische Medizin, an dem später seine Schüler beteiligt waren, erlebte 3 Auflagen. Durch Übersetzungen in die wichtigsten Sprachen dieser Welt wurde es auch weltweit gelesen. Ein Nebenprodukt der deutschen Teilung war, dass es seit 1975 auf dem Markt zwei Lehrbücher gab, den Mueller und den Prokop, sehr begehrt und viel gelesen in beiden deutschen Staaten und jeweils schwer zu beschaffen.

[149] auf eine zweite Ausnahme wurde ich später hingewiesen!

Prokop hat den Genius loci genutzt, der vom Ort des Geschehens, dem Institut in der Hannoverschen Straße 6, ausging, dem Leichenschauhaus, wie es im Volksmund hieß und das jeder Taxifahrer kannte. Dieser vergleichsweise einfachen Möglichkeit der Traditionspflege hat sich die Neuzeit eigenwillig, ganz bewusst und gegen manchen Rat durch Aufgabe des Standortes beraubt und damit einen bleibenden Schaden für das Fach und für die Charité gesetzt. Der Kernsatz Carl Friedrich Weizsäckers ***„Tradition ist bewahrter Fortschritt, Fortschritt bewahrte Tradition“*** wurde vergessen. Und schon, aber bezüglich der Gerichtsmedizin zu spät, denkt man um. Ich zitiere Einhäupl: ***„Der Nimbus der alten Charité stellt aber einen enormen Wettbewerbsvorteil in der internationalen Reputation der Charité dar“***. (Morgenpost, vom 3.4.2009, S. 9). Selbst wenn man nur ökonomisch denkt, ist das richtig.

Prokops Schule wirkte weit über Berlin hinaus und war durch Grenzen nicht einzuengen. Sie ist keineswegs allein durch die Zahl der direkt aus seinem Wirkungskreis Berufenen definiert, sie wirkt auch in denen und durch die, die nur zeitweilig oder als Gäste in der Hannoverschen Straße gearbeitet haben. Seine Denkweise und seine Doktrin – das ist im besten Wortsinn gemeint – wirkt von Finnland bis Japan, in Österreich und Ungarn, Tschechien, Polen und Bulgarien, sie wirkt inzwischen (jedenfalls bei einzelnen) in Hamburg, Münster, Essen, Köln, Bonn, Freiburg und München, in Dresden, Magdeburg, Jena, Leipzig, Halle und Rostock, in Frankfurt und Potsdam. Auch in Greifswald hat sie zeitweilig Früchte getragen. Und natürlich ist sie bis zu einem gewissen Zeitpunkt auch in Berlin weiter gepflegt worden.

Prägend für viele war die Persönlichkeit Prokops. Kollegialität könnte von ihm erfunden worden sein. Sein Auftreten und seine Umgangsformen waren aristokratisch, stets verbindlich, höflich und überaus freundlich, bestimmt und auch bestimmend, gleichzeitig Lehrer, Vorgesetzter und väterlicher Freund. Es soll auch manchmal laute Worte gegeben haben, nur habe ich sie selbst nie vernommen. In politicis, in Dingen der Öffentlichkeit, war er ein vollkommener Diplomat.

Prokop konnte seine Kritik charmant vortragen, leider – vielleicht deshalb – verstand sie nicht jeder. Und er war ein großer Taktiker (mit schwejkhaften Zügen), was ihm ermöglichte, ohne Anstand und Würde zu verlieren oder seine Gesinnung zu verraten, schwierige Situationen in einem sozialistischen Staat zu meistern. Der Charme (und der Schmäh) seiner Heimat, sein Wiener Dialekt waren gute Arbeitsmittel und dabei sehr hilfreich und wurden bewusst eingesetzt. Den störenden Versorgungsmängeln des Sozialismus begegnete er auf seine Weise erfolgreich und ließ sich nicht zurückwerfen oder entmutigen.

Die scharfen Kanten des wirklichen Lebens, die Schwierigkeiten der Zeit und die menschlichen Schwächen im Allgemeinen und die seiner Zeitgenossen und Fachkollegen waren ihm nicht entgangen, zumal er nicht im sprichwörtlichen

Elfenbeinturm des Wissenschaftlers lebte. Er hatte die Psychologie der Massen von Gustave Le Bon genau gelesen und verstanden. Seine Anstreichungen in dem Buch zeigen es und machen die Lektüre zu einem noch größeren Genuss. So ist z. B. folgende Passage dick unterstrichen: „Die offenbare geistige Armut der sozialistischen Ideen der Gegenwart wird nicht verhindern, daß sie sich der Massenseele einpflanzen. ... Da das sozialistische Glücksideal sich auf Erden verwirklichen soll, ... wird die Nichtigkeit der Verheißung sogleich bei den ersten Verwirklichungsversuchen an den Tag treten, und der neue Glaube wird jeden Einfluß verlieren". Prokops Gelassenheit in manchen Dingen resultierte aus tiefer Kenntnis!

Seine lebenslange Tätigkeit im Wissenschaftsbetrieb setzte ihn in die Lage, zusammen mit Uhlenhuth anlässlich von Betrachtungen zur Wissenschaftskriminalität Regeln zu formulieren, wie z. B.: ***Zitiere deinen Nächsten wie dich selbst / Schreibe ab und zu, aber nicht ab und zu viel / Reise viel oder habe eigene Ideen*** – und wichtig für die Mitarbeiter: ***Gönne deinen Mitarbeitern schöpferische und nicht erschöpfte Pausen***. Und Prokop war ein Menschenkenner. Angesicht bei ihm eingehender Geburtstagsgratulationen – auch diesbezüglich kann ich ihn zitieren – schrieb er: ***„Man lernt zu unterscheiden zwischen ehrlich, sachlich, formell, vordergründig, hintergründig, lieb oder nur so"***.

Prokop kam 1957 nach Berlin, vor mehr als 50 Jahren. Wer kennt denn noch die politischen Verhältnisse von damals? Wer weiß denn noch, dass die Parolen damals „Deutsche an einen Tisch" hießen, dass Wiedervereinigung in aller Munde war und von einer breiten Öffentlichkeit geglaubt und erwartet wurde. Prokop kam nicht unbedacht in den Osten, wie einige ihm in neuerer Zeit böswillig vorgeworfen haben ohne selbst je hier gelebt zu haben, ohne auch nur hier gewesen zu sein oder Prokop erlebt zu haben. Er hatte sich informiert und immerhin von Professor Martini, dem Internisten und Leibarzt Adenauers, gehört: Herr Prokop, wenn Sie einen Ruf haben, müssen Sie dahin; dort leben auch deutsche Menschen. Aus der Sicht von heute, aber eben von heute (!) – Geschichte wird ja ständig uminterpretiert – mag es anders gewesen sein. Offensichtlich war die Idee der Wiedervereinigung von keiner Seite ehrlich gemeint. Aber der Wunsch nach Wiedervereinigung passte gut in die offiziellen Verlautbarungen der Mächtigen beider Seiten, oder besser: der Mächtigen in beiden deutschen Staaten. Das aber war für Außenstehende nicht zu erkennen. Prokop war damals ein junger aufstrebender Wissenschaftler, geradezu prädestiniert, den bedeutendsten deutschen und bereits seit sieben Jahren vakanten Lehrstuhl für Gerichtliche Medizin zu übernehmen. Und warum war er vakant? Weil der Vorgänger seinen Vorteil suchend diesen verlassen hatte. Dass Prokop ehrgeizig war, ist unbestritten und nicht die schlechteste Eigenschaft. Er bekam einen Ruf und folgte ihm, da gab es kein Taktieren, keine Bleibeverhandlung, keine Rückversicherung; da gab es nur Vorwärtsdrängen und unbestechliche Wissenschaft.

Wer kann einem jungen Mann von Mitte Dreißig verbieten, diese Chance zu nutzen? Es ist Prokop später vorgeworfen worden, er habe die DDR durch seine Leistungen länger am Leben erhalten, er sei gebraucht, benutzt worden, er habe sich angepasst und wohlfeil „gegutachtet". Beweise dafür wurden nicht vorgelegt. Im Gegenteil: Die Deutsche Gesellschaft für Rechtsmedizin hat sich unter dem Einfluss ganz bestimmter Leute die Blöße gegeben, die Ehrenmitgliedschaft Prokops zu verhindern, was erst später unter dem damaligen Präsidenten der Gesellschaft korrigiert werden konnte.

Nun, Prokop war kein Widerstandskämpfer; wir alle waren es nicht; aber niemand konnte oder kann verlangen (natürlich immer von den anderen), ein Michael Kohlhaas zu sein, vor allem dann nicht, wenn man selbst gefährdungsfrei lebt. Auch Prokops Einfluss und Kräfte waren zu schwach, die Konfrontation zwischen Realität und Ideal im Sozialismus zu beseitigen.

Den bequemsten Weg ist er nicht gegangen. Als er Ende der 60er Jahre einen Ruf nach Wien ablehnte, tat er es auch wegen des Berliner Institutes und seiner Mitarbeiter. Wie hätte er wohl entschieden, wenn er das weitere Procedere mit dem Institut in der Hannoverschen Straße geahnt hätte?

Jedenfalls vermochte er es, dass wir beinahe wie auf einer Insel leben und arbeiten konnten. Und er vermochte es im Laufe der Jahre auch, dass das Institut von internationalen Fachvertretern besucht wurde, als gäbe es die Grenze nicht. Sie kamen reichlich und waren glücklich, wenn sie mit einem Zertifikat von Otto Prokop in der Tasche wieder gehen konnten. Und er vermochte sogar, dass wenigstens für einige, die Grenze keine nur semipermeable Einrichtung blieb. Prokop verschaffte vielen Wissenschaftlern am Institut einen weiten Blick, weit über die Grenzen hinaus und nebenbei hinter manche Fassade. Er war ein Chef ohne Chefideologie, der uns an langer Leine führte und viel Gestaltungsfreiheit zubilligte.

Prokop hat sein Alter gespürt. Vor ca. 3 Jahren schrieb er mir, es war sein letzter Brief an mich: ***„mit jedem Tag meines Lebens wird die Zahl meiner Freunde weniger"***. Die Erkenntnis zu vereinsamen, ist ihm wohl erst spät gekommen. Und dabei wäre er gern so alt geworden wie seine Mutter, nämlich hundert Jahre. Das schrieb er mir auch.

87 Jahre alt zu werden ist eine tolle Leistung. Und wenn er nicht sein Lebenslicht von beiden Seiten angebrannt hätte, wären die 100 ja vielleicht gelungen. Ein Stern, der jahrzehntelang strahlt, darf auch verglühen.

Jeder mag nun nachdenken, wie er zu Prokop stand. Dieses Nachdenken birgt die Unwiderruflichkeit in sich; eine neue Beurteilung ist nicht mehr möglich. Wir, seine Schüler, sind uns bewußt und werden das bleiben, welche bedeutende Rolle Prokop in unserem Leben für die berufliche Laufbahn und persönlich gespielt hat. Ich jedenfalls verdanke Otto Prokop 20 wunderbare Jahre erfülltes Leben am Institut und im Beruf. Alles was danach kam, ist damit nicht vergleichbar.

Dass wir jetzt einen der Größten im Fach Gerichtliche Medizin, dazu einen integren Menschen verloren haben, haben andere Redner bereits gesagt. Es bleibt die Bewunderung über sein Lebenswerk. Inzwischen wurde er auf dem Dorotheenstädtischen Friedhof in Sichtweite seines Arbeitszimmers und in der Nähe von Grabstätten früherer Mitarbeiter bestattet, das ist auch optisch ein guter Abschluss einer Erfolgslaufbahn.

Für Prokop gilt das Bibelwort uneingeschränkt: das Leben währet 70 Jahre und wenn es hoch kommt, sind es 80 Jahre und wenn es köstlich gewesen ist, dann ist es Mühe und Arbeit gewesen. Sein Leben war Mühe und Arbeit, – fruchtbare Arbeit!

[Trauerrede am 8.6.2009, 16.00 Uhr, Hörsaalruine der Charité]

V – Island

Bobby – oder die Verknüpfung von Schach und Gerichtsmedizin

Wenn ich aus meiner Wohnung in der 9. Etage in Richtung Sonnenuntergang sehe, zum Stadtzentrum hin, dann sehe ich linker Hand, gleich hinter dem Multifunktionshochhaus Glæsibær, nach dem auch meine Haltestelle benannt ist und in dem ein Fitness Centre, ein Parkhaus (Bilastæðáhús... sie heißen auch gelegentlich anders), verschiedene Geschäfte, darunter ein „10–11" (ten to eleven, Lebensmittel, rund um die Uhr geöffnet), untergebracht sind, die große Verkehrsstraße, die zum Stadtzentrum führt. Fußläufig ist es bis dahin 50 bis 60 Minuten Wegstrecke. Ich bin sie noch bei knöcheltiefem Schnee gelaufen, was durchaus anstrengend war. Linker Hand wird die Straße von großen Gebäudekomplexen gesäumt, u. a. von drei Autohäusern zwei Banken, die eine so pleite wie die andere, einem Hotel und anderen Gebäuden, am Ende der Straße ist der Sitz des Roten Kreuzes Islands. Nach rechts entwickelt sich eine große von Wegen unterbrochene Grünfläche (city´s main recreation area – gut für Jogger geeignet), ein innerstädtisches Erholungsgebiet, darin eine großes Schwimmbad mit 50-m-Bahn unter freiem Himmel, ein Sportstadion mit Tiefstrahlern, hier sollen u. a. die Länderspiele der Fußballnationalmannschaft[150] stattfinden, und diverse Trainingsplätze. Nach rechts von meiner Wohnung aus gesehen ist ein Wohngebiet mit einer Einfamilienhausbebauung. Randständig davon Hochhäuser. Während ich in einem 9-Etagenhaus mit drei Aufgängen wohne, 174 Fenster blicken auf die Haltstelle (in der dunklen Jahreszeit sind kurz vor 7 Uhr nie mehr als 10 % der Fenster beleuchtet, gegenüber der Haltestelle sind die Häuser nur 5 Etagen hoch und um diese Zeit immer 10 % der Fenster hell, darunter immer die im 1., 3. und 5. Stockwerk und kaum einmal anders). Tellkamp würde es ein Hundertaugenhaus nennen, denn genau 100 Fenster blicken auf die Haltestelle, an der eigentlich nur ich auf den Bus warte. Hinter meinem Wohnhaus, nach Osten zu, sind dann mehrere 4- und 6-geschossige Wohnhäuser. Am Rand der Siedlung stehen sogar – wir sind hier immerhin in einem Erdbebengebiet! – 14-geschossige Häuser, 14-Geschosser hieß das in Berlin-Marzahn im Sozialismus; es werden auch hier die Slums von morgen sein, solche Häuser „ver-slummen" immer. Dann sieht man rechts noch den Fjord und bei guter Sicht, wie am vergangenen Wochenende, sogar die Bergkette von Snæfellsness, an deren Ende der kleinste Gletscher Islands ist, der Snæfellsjökull. Den von den anderen Bergen zu unterscheiden ist jetzt noch schwer,

[150] Später, am 4.6.2011, habe ich eines gesehen, ein Qualifikationsspiel zur Europameisterschaft, Island gegen Dänemark, bei trockener Kälte: trotz langer Unterhose, Kniestrümpfen, hohen Schuhen, warmer Hose, Hemd, Isenpullover, Fjällrävenjacke, Wollmütze und Handschuhen habe ich unglaublich gefroren. Das Spiel war mäßig, Island verlor 0:2. Ich bin mit dem Fahrrad dorthin gefahren, Eintrittskarte über Internet gekauft

denn im Augenblick tragen alle Berge eine Schneehaube. Aber noch vor dem Fjord steht eine in Beton gegossene Kirche; wie ein Zahnstocher ragt der Turm in die Höhe oder soll das ganze ein Wellenbrecher sein? Es ist ein richtiger Seelenbunker, fest gefügt und hoffentlich auch fest im Glauben. Aus einem isländischen Buch klaue ich einen Satz[151], der das Ganze gut beschreibt: „Die neue Kirche ist ein weiteres Mahnmal für einen schlechten Tag im Leben eines Architekten".

Ich wurde schon wiederholt gefragt „Hast du schon ein Nordlicht gesehen?" Das sieht man nämlich über den Bergen. Nein, habe ich nicht, ich bin froh, wenn mir überhaupt ein Licht aufgeht und ganz aufgeregt, ich könnte es verpassen. Fast in der Mitte der Grünfläche steht ein Kuppelbau, dem sich ein gehobener Flachbau anschließt und ein weiteres Bürohaus, das an der weiß gestrichenen Fassade die Olympischen Ringe trägt. Was unschwer zu vermuten war, hat sich beim Blick ins Adressbuch auch bestätigt: hier ist der Sitz des Nationalen Olympischen Komitees Islands, eine gute Lage, nicht zu bestreiten. Funktionäre haben einen Blick dafür. Isländer sind bescheiden, sie haben bei allen Olympischen Sommerspielen bisher 4 Medaillen erhalten, darunter keine goldene. Man stelle sich vor, die Deutschen kämen mit 4 Medaillen von einer Olympiade zurück: das Geschrei und der Jammer wären groß.

In großen zeitlichen Abständen macht Island von sich reden, z. B. in Verbindung mit der Bankenkrise, an der es nicht unmaßgeblich beteiligt war, oder es ist im Gespräch: wenn ein Vulkan ausbricht und in Europa den Flugverkehr lahm legt; wenn sich Reagan und Gorbatschow treffen wie 1986 und sich eigentlich nicht verstehen und trotzdem das Ende vom Kalten Krieg einleiten (und wenn es nicht so gewesen wäre, wäre ich jetzt nicht hier) und wenn eine Schachweltmeisterschaft stattfindet. Das war 1972 der Fall, als Bobby Fischer[152], USA, das Finale erreicht hatte und gegen den amtierenden Weltmeister Boris Spasski[153], UdSSR, antreten durfte. Es war das Match des Jahrhunderts. Und diese Weltmeisterschaft hat in der Ausstellungshalle stattgefunden, auf die ich jetzt blicke, gewissermaßen unter meinen Augen, nur dass ich fast 40 Jahre zu spät gekommen bin. Als die WM aber war, habe ich sie, viele von uns, wohl mehr als nur „die Schachwelt", genau beobachtet, als Leser des *Sportecho* nämlich. Darin wurde ganz früher montags und freitags, später fünfmal in der Woche, auch über Schach berichtet, denn Schach war immer Sportart, Denksportart. Nun war das einigermaßen eintönig, man las die Namen Wolfgang Uhlmann/DDR, als Bester des Landes lange im Gespräch, später kamen Rainer Knaak und Wolfgang Pietzsch dazu, alle waren deutsche Großmeister, und Botwinnik[154]/UdSSR, das

[151] Huldar Breiðfjörd: Liebe Isländer. Aufbau Verlag Berlin 2011, S. 121

[152] Bobby Fischer 1943–2008

[153] Boris Spasski * 1937

[154] Michail Moissewitsch Botwinnik 1911–1995

Stehaufmännchen des Weltschachs, der viele Comebacks gefeiert hat und dreimal Weltmeister war (1948–1963) und immer russische Gegner in seinen Finals hatte!

Sportecho und eine Zeit lang auch das *Internationale Sportecho (ISE)*, es erschien immer mittwochs, habe ich schon in Eilenburg regelmäßig gelesen. Es gab einen kleinen Kiosk an der Post, den Paul Lippe führte, ein kleinwüchsiger behinderter Mann, der seine Familie damit gut über Wasser halten konnte: Paulchen für die Kumpels, für mich Herr Lippe, „Lippe, Paul" für alle anderen, denn in Sachsen wird der Vorname immer mit dem Familiennamen genannt und diesem nachgestellt, auch schnell einmal grundlos dekliniert, also „Lippen, Paul".

Sportecho war „Bückware", gab es nur oft unter dem Ladentisch wegen der niedrigen Auflage. „Lippen, Paul" war unser Nachbar, ich bekam also immer die Zeitung. Und nun Boris Spasski, damals 35 Jahre alt, gegen Bobby Fischer, damals 29 Jahre alt. Fischer war zweifellos ein Ausnahmeschachspieler, schon mit 15 Jahren Großmeister. Bis dahin hatte es nach dem 2. Weltkrieg nur sowjetische Weltmeister gegeben (Botwinnik, Smyslow, Tal, Petrosjan). Und nach Fischer ging es mit Karpow, Kasparow und Krammnik so weiter. Um in das Finale zu gelangen, hatte er namhafte Gegner und zuletzt Tigran Petrosjan besiegt. In dem Kandidatenturnier waren zuvor schon mit Geller, Taimanow und Kortschnoi weitere Russen ausgeschieden, auch Wolfgang Uhlmann, DDR. Man sagt heute, der kalte Krieg war auf dem Höhepunkt und die Weltmeisterschaft war ein Kampf der Systeme. Wenn man jetzt aber nachliest, haben die Repräsentanten der Systeme, Nixon und Breschnew, zur Entspannung beigetragen, so steht es in deren Biographien, und zwar gerade in den frühen 70er Jahren. Sie hatten immerhin im Mai 1972, das war noch vor der WM in Reykjavik, das Rüstungsbegrenzungsabkommen SALT I unterzeichnet! Ob es nicht vielleicht nur die Erwartung war, dass es endlich einmal kein Russe sei, so wie man in einem Hundert-Meter-Finale der Männer es auch leid war, immer Amerikaner siegen zu sehen. Da hatten es ja Armin Harry (1960) und später Waleri Borsow (1972) vorgemacht, wie man die Hegemonie brechen könnte, indem man einfach besser war. Es ging aber gleich bescheiden los, mit einer 1:0 Führung durch Spasski. Fischer war auch in der DDR bekannt; er hatte an der Schach-Olympiade in Leipzig teilgenommen, 1960, und es gibt Bilder von ihm, ein artiger Junge mit Scheitel und in ordentlichen Sachen. Zur 1. Partie kam er mit 6 Minuten Verspätung, dann verlangte er, den Spielort in einen kleinen Nebenraum zu verlegen, weil er sich von den Zuschauern gestört fühlte und von den Kameras beobachtet glaubte. Zur 2. Partie trat er nicht einmal an. Fischer war ein schwerer Psychopath, andere sagten, er sei ein genialer Exzentriker.

Wie immer seine Diagnose gelautet haben mag, die sehr praktischen Staatsanwälte in Bochum, die ich erst 1990 kennenlernte, hatten für psychisch relevante oder psychologische auffällige Verhaltensmuster nur eine Diagnose, die hieß „Klatsche". Der hat einen an der Klatsche, hieß es, wenn der Satz länger war. Und Fischer hatte

„Klatsche". In der ersten Hälfte war der Wettkampf durchaus dramatisch, es ging etwas hin und her, bis Fischer einen größeren Vorsprung hatte (nach der 13. Partie waren es 3 Punkte), den er in der 2. Hälfte nur verteidigte. Er war Weltmeister, gewann mit 4 Punkten Vorsprung nach 21 Partien – und hat dann nie wieder Turniere gespielt, trat auch nicht zur Verteidigung seines Titels an, der nächste wurde kampflos Weltmeister, es war wieder ein Russe...

Es begann die große Zeit von Karpow. Einmal allerdings hat Fischer noch gespielt, wieder gegen Spasski und zwar 20 Jahre (1992) nach der WM in Reykjavik, diesmal in Jugoslawien, während des Bosnienkrieges, vermutlich für eine riesige Antrittsprämie, angeblich 5 Millionen Dollar, verteilt im Verhältnis 3:2. Fischer gewann überlegen. Das wurde in den USA als Verstoß gegen ein verhängtes Wirtschaftsembargo angesehen. Fischer reiste nie wieder in die USA, er lebte meist in Japan. Den Terroranschlag in New York am 11-9-2001 begrüßte er (siehe „Klatsche"), sein Reisepass wurde ungültig, er wurde in Japan verhaftet. Durch die Bemühungen der japanischen Schachpräsidentin, die seine Partnerin und Frau geworden war, kam er frei. Island, immer für Entspannung gut, sprang in die Bresche und verlieh ihm die Staatsbürgerschaft.

Man hörte von Fischer nichts mehr und wenn man etwas hörte, war man mehr oder weniger verständnislos. Er schrieb Bücher und verdiente offensichtlich gut daran, äußerte sich antisemitisch und antiamerikanisch. Aber er hatte ja durch seine Staatsbürgerschaft ein Aufenthaltsrecht bis zu seinem Lebensende 2008 in Island. Er habe ein Nierenleiden gehabt und sich nicht behandeln lassen, er hatte ja „Klatsche". So lebte er die letzten Jahre in Island, bis er im Landspitali, in dem ich gerade arbeitete, starb (und offensichtlich nicht seziert wurde!). Als er nun tot und bestattet war, hörte man wieder von ihm, besser über ihn – hier in Island ist er jedenfalls unvergessen.

Er war kinderlos verheiratet, hinterließ die Frau, 2 Millionen Dollar und kein Testament. Erbansprüche hatten die Kinder seiner Schwester und die Frau und eine weitere meldete sich, das bleibt ja bei dem Vermögen nicht aus, und behauptete beharrlich, auch ein Kind von ihm zu haben. Das machte sie derartig penetrant, dass die Leiche Fischers schließlich exhumiert wurde, Proben zu einer DNA-Untersuchung genommen wurden, bis bewiesen war, dass das vermeintliche Kind der anderen Frau nicht von ihm, sondern aus deren „Wildbahn" stammte. Was hat das alles mit meinen isländischen Erlebnissen zu tun? Oder mit der Rechtsmedizin, derentwegen ich ja hier bin? Nun, die Exhumierung der Leiche Fischers, der sich, wie es verlautete, noch „ähnlich" sah, nach immerhin 2 Jahren im Erdgrab, war die erste Exhumierung in Island überhaupt! Meine Vorgängerin hatte sie vorgenommen.

Als ich am 10. Januar die erste Obduktion an einer Leiche in Island machte, die ein paar Tage – ein paar Tage zu lange – mit dem geliebten Haustier, einem kleinen Hund, dem der Magen knurrte, bis er sich bei Herrchen „bediente", in der Wohnung gelegen hatte, eine Sektion, die aber sonst nicht aufregend war, es fehlte halt etwas vom Gesicht, verlangte ich nach der Rippenschere. Ich kenne nur ungeeignete Instrumente dafür. Die Griffe der in den Katalogen der Hersteller angebotenen Scheren sind zu kurz, man durchstößt eher den Handschuh als die Rippen und außerdem ist die eine Branche der Schere derart schnabelartig geformt, dass man an jeder Rippe neu ansetzen muss, statt fortlaufend und schnell Knochen und Weichteile durchschneiden zu können. Die pfiffigen (Ost-)Berliner Sektionsgehilfen hatten eine Gipsschere modifiziert, indem sie eine Branche, die eigentlich wie ein Fenster konstruiert und stumpf war, so veränderten, dass sie das eine Halboval des Fensters entfernt und das verbleibende andere geschärft hatten. Die Branchen waren zwar auch zu kurz, durch kleine Kerben „rutschsicher" gemacht, aber die Hebelwirkung war gut, sodass auch schwache Kräfte ausreichten, eine Rippe zu durchtrennen. Inzwischen werden Heckenscheren aus Baumärkten genommen, diese sind richtig scharf, aber die Branchen sind auch zu kurz und eigentlich auch zu dick. Ich bekam eine Heckenschere gereicht mit der Bemerkung, englisch natürlich, we take the „Bobby". Bobby? Ja, ich hatte mich nicht verhört: Bobby. Mit dieser Hecken-Rippen-Schere waren die Proben aus der Leiche Fischers entnommen worden, aus denen die DNA extrahiert werden konnte, um eine Vaterschaftsanalyse zu fertigen. Das Gerät hieß fortan *Bobby*. Das ist des Rätsels Lösung und der Aufhänger der Geschichte. Eine Verbindung zwischen Gerichtsmedizin, Island und dem Schachweltmeister von 1972, Bobby Fischer.

Er wurde 1943 in Chicago geboren und ist 2008 in Reykjavik gestorben. Sein Grab befindet sich in Selfoss, ca. 60 km von Reykjavik entfernt. Er erfreut sich nach wie vor größter Wertschätzung in Island, hat das isländische Schachspiel nachhaltig befördert; Island hat jetzt die höchste Großmeisterdichte der Welt, neun Großmeister, einen auf 35 000 Einwohner!

[Namen, Zahlen, Daten, Hintergründe aus `http://de.wikipedia.org`]

Eine Tagestour

Es kommt ein Wochenende, was macht man? Zunächst einmal die Gretchenfrage: wie wird das Wetter? Eigentlich ist die Frage unsinnig, denn es kommt (immer) anders als vorhergesagt. Und es ändert sich ohnehin ständig. Trotzdem: Man möchte ja auch sehen, was es zu sehen gibt. Also frage ich die „deutschen Mädels". Das sind zwei MTA aus der Humangenetik, in deren Räumen ich zunächst gesessen habe. Die eine wird jetzt 60, ist Mutter zweier Söhne, von denen einer Komposition studiert. Sie selbst ist Tochter („dottir") eines Musikers und hat als junges Mädchen bei den Sinfoniekonzerten die Karten abgerissen und sich danach „als Bezahlung" die Konzerte angehört. „Schöner Job", meinte sie jetzt dazu. Offensichtlich wohnt sie in der Nähe des Konzerthauses, denn, wenn es ihre Zeit zulässt, besucht sie die Konzerte ganz spontan. Außerdem fährt sie jetzt zum 60. Geburtstag nach Zürich und besucht eine Wagner-Oper, das ist das Geschenk ihres Mannes. Die andere ist auch (aus meiner Sicht) jenseits der 50, also älter als 50. Beide haben in Deutschland gelebt, gearbeitet und gelernt, auch die deutsche Sprache, die sie wirklich gut beherrschen. Also diese frage ich nach dem Wetter. Sogleich bemühen sie das Internet unter `www.vedur.is` und sagen, in/auf Snæfellsness wird es gut. Und ich solle die Tour ruhig machen und im Frühjahr (Mai/Juni – später im Jahr, was zu beachten ist –) gleich noch mal, weil dann alles ganz anders ist. Sie sagen es so, wie es im Reiseführer steht: wenn man keine Zeit hat, sich in Island umzusehen, dann solle man die Region Snæfellsness besuchen, das sei Island en miniature, alles beieinander: Wasser, Landschaft, Farmen, Kirchen, Pferde, Weideflächen, Berge, Felsen, Häfen, kleinere Ortschaften – und ein Aufenthalt dort sei wie ein Kraftquell.

Snæfellsness ist die längste angebotene Tagestour, geht von 8 bis 20 Uhr, ist natürlich auch die teuerste. Das Wetter habe ich noch 2 Tage beobachtet, vielversprechend war es nicht. Und deshalb konnte ich mich auch darauf verlassen, dass genügend Platz im Bus angeboten wird. Schließlich bin ich bei Regen zur BSI-Station gegangen, ist am Institut gelegen, hangabwärts in 6 Minuten zu erreichen. BSI ist das Busterminal für Reisebusse und auch alle Flughafenbusse nach Keflavik gehen dort ab. Es gibt zwei Reiseveranstalter dort: bei Reykjavik Excursion habe ich gebucht. Einen Preisvergleich habe ich nicht gemacht und bin gleich zu Reykjavik Excursion gegangen. Die Frage nach dem Wetter wiederholte ich. Der Schalter-Mensch, er will ja schließlich verkaufen und ist kein wirklicher Berater, meinte: Es wird gut, ja, ja, Sonne, vielleicht auch etwas Schnee, etwas kälter (es war wenig über Null!). Wie viele fahren denn mit? Fünf Personen, also kleiner Bus, in dem wegen der Beinfreiheit, das hatten wir schon auf der Green-Coast-Tour gelernt, die letzte Sitzreihe die beste ist. Ich wurde registriert, ausnahmsweise wurde die Kennitala nicht abgefragt, aber Touristen haben ja eigentlich auch keine. Dafür musste ich auch noch nicht bezahlen, bekam eine Telefon-Nummer, für den Fall, dass die Abholung nicht klappt und musste meine Telefon-Nummer hinterlassen, falls das Unternehmen mich über Änderungen informieren wollte. Das ist alles gut organisiert. Da in Reykjavik so früh, ich schrieb das schon, keine Busse fahren, die Reise wird nur sonntags angeboten und mit englischsprachiger Führung, wird man meist von einem nahe liegenden Hotel abgeholt, zu dem man sich begeben muss. In meinem Fall wäre es das Hilton Nordic gewesen, zwei Busstationen oder etwa 20 Minuten Fußweg von der Wohnung entfernt. Diesmal aber wollten sie mich direkt an der nächsten Kreuzung neben meinem Mietshaus abholen, in der Nähe der Haltestelle Glæsibær. Das erwies sich als Vorteil, noch dazu, weil es problemlos und ganz pünktlich klappte. Nur das Wetter war anders. Morgens 6 Uhr hatte mich Véronique vorsichtshalber von Deutschland aus per Anruf geweckt.

Ich sagte ihr mit Blick aus dem Fenster der 9. Etage: es ist kein Wind, die Straßen sind nicht frisch feucht, aber noch nicht trocken. 1 Stunde später kam ich runter: es lag 3 cm Neuschnee (noch ohne Fußspuren), es wehte heftiger Wind. Der Pick-up-Bus kam ganz pünktlich, nahm die Leute an verschiedenen Plätzen nacheinander auf, es wurden sieben. Am BSI bezahlte ich nun meine Reise, stieg in den Bus, die letzte Reihe war besetzt. Also Einzelplatz in der ersten Reihe, rechts vorn. Links von mir über den Gang hinweg saßen 2 junge Mädchen, die immer entzückender wurden, je mehr man mit dem zunehmenden Tageslicht von ihnen sehen konnte. Sie waren sehr praktisch winterlich gekleidet, mit Pelzmütze die eine, mit Wollmütze die andere, die mich noch dazu an eine Freundin (ich sage nicht, welche) aus späten Schul- und frühen Studentenzeiten erinnerte. Sie war eher dunkelhaarig, die andere blond, beide nett, die blonde zugänglicher. Am Pullovermuster hätte ich erkennen können, woher sie kamen. So wach war ich aber noch nicht. Ausgerüstet waren sie mit vorzüglichen Canon-Kameras, Wechselobjektiven usw. und sie fotografierten wie die Teufel. In der letzten Reihe, auf „meinem" Platz, saß ein polnisches Paar, muffelig, distanziert, aber sicher nicht von Adel, dann ein (wohl) spanisch sprechendes Paar junger Leute und ein weiteres Paar, von denen ich nie ein Wort hörte, die nur leise miteinander sprachen, also immerhin nicht taubstumm waren. Der Fahrer, ein ungekämmter Ise, sprach sogleich englisch los mit ungeheurem Tempo, dazu ohne wesentliche Mundöffnung/Artikulation in wahrscheinlich „isischer" Sprachmelodie: ich verstand wenig und wenn ich nicht zuvor über die Reise etwas gelesen hätte, wäre ich fast ohne Information geblieben. Später, aber viel später, stellte sich heraus, dass der „Ise" auch deutsch konnte, was man hier oft feststellt.

Einmal sprach eine Verkäuferin mit mir deutsch, nur weil ich den Spiegel kaufte; auf der Post sprach die Schalter-Tante mit mir deutsch, weil ich Briefmarken mit isländischen Wasservögeln (Tiermotive) wollte, die die Deutschen gerne kaufen. Sie waren gerade neu erschienen und hatten unterschiedliche Werte: Entenvögel, die ruhig auf dem Wasser saßen, bleiben in Island, sagte sie und sind für Briefe und Karten bestimmt, die nicht außer Landes gehen. Wasservögel, die auffliegen bzw. „Flügel schlagen" sind für die Auslandspost bestimmt; sie wollen Island verlassen. Ist doch niedlich, oder? Der Fahrer war einmal zwei Monate (!) in Deutschland gewesen und konnte sich gut artikulieren (ich bin jetzt einen Monat hier und muss aufpassen, nicht sächsisch zu sprechen). Es würde etwas „slippery", verstand ich, wurde es aber nicht. Die ersten 100 Minuten war es dunkel, die Straßen waren schneebedeckt und manchmal eisig, dann unterfuhren wir einen Fjord in einem Tunnel von stattlicher Länge, der innerhalb von 16 Monaten gebaut worden war und 106 (oder waren es 160?) Meter unter dem Wasser liegt. Und bald danach, in Borgarnes, da sind wir noch nicht richtig auf der Halbinsel, gab es eine Pinkelpause. Überhaupt wies der Reiseleiter darauf hin, dass heute einige Hotels geschlossen seien, die sonst aus

Gründen der Erleichterung angefahren würden. Anfangs dachte ich, es ginge (ihm) nur um die Diurese. Insoweit achtete man ängstlich darauf, nicht irgendeinen Halt „ungenutzt“ verstreichen zu lassen. Der Haltepunkt in Borganes war eine Tankstelle mit Restaurant, Einkaufsmöglichkeit und Geschäften rundherum, gewissermaßen das Kulturzentrum des Ortes und geschmückt mit einer großen Plastik von spielenden Kindern auf einer Schaukel. Überhaupt ist Island reich an Plastiken, von herkömmlich statisch bis modern dynamisch bzw. abstrakt. Diese war dynamisch. [Ich denke an den Vortrag unseres Studienkollegen Stock über Plastische Kunst beim Jahrestreffen in Berlin und werde nun gezielt fotografieren.]

Es ging auf einer normalen Straße weiter. „Normal“ bedeutet ausreichend breit, asphaltiert, und von Schnee geräumt. Die Schneepflüge kamen mehrfach entgegen bzw. waren gut unterwegs. Die Landschaft entwickelte sich so: Links war oft die Küste bzw. das Meer zu sehen mit hochgehenden Wellen, rechts ein breiter „Saum“ Weidelandschaft, aber auch nicht zu üppig, immer eingezäunt und unterteilt, also in privater Hand; vergleichbar mit der Südküstentour; aber es waren weniger Pferde zu sehen und, wie mir schien, in kleineren Gruppen. Und was noch zu sehen war: mitunter standen auf den Weiden, in Nähe der Futterplätze (es wird immer zugefüttert in dieser Jahreszeit, überall stapeln sich große Heuvorräte in den bekannten weißen Ballen) sternförmig konfigurierte Bretterwände, die den Pferden immer einen gewissen Windschutz gaben, egal wie die Windrichtung ist. Die Grasflächen, jetzt alle mehr oder weniger grau, sind durchzogen von schmalen Gräben, sicher natürlichen Ursprungs und nicht künstlich als Drainagen angelegt, die das Wasser ableiten, das aus der auf der rechten Seite sich entwickelnden Bergkette, einem ständigen Auf und Ab einer Felsenkette, die mit Schnee bedeckt ist und deren Hänge wenigsten „angezuckert“ waren (wie ich vor 30 Jahren aus dem Mund einer netten Sekretärin in Innsbruck erstmals hörte, in dem Charme der österreichischen Mundart), reichlich abfließt, teils in Form von Wasserfällen. Die Berge hatten etwa folgenden Musteraufbau: oben lag eine dicke, mächtige Felsenplatte, wie ein Deckel auf einem Topf, die Hänge wirkten eher gebrechlich, krümelig und Spuren von Steinschlag waren vielerorts zu sehen, und sie sahen, sofern nicht von Schnee bedeckt, schwarz aus, sind also vulkanischen Ursprungs. Vom Tal her grünten die Weideflächen den Hängen entgegen.

Unterbrochen wurde dieses Einerlei von wahren Mondlandschaften großer Lavafelder mit bizarr erstarrten Steinmassen, die dazu anregen, in den „Erstarrungen“ Gesichter, Tiere u. a. „zu erkennen“. Irgendwo bog der Bus zur Küste ab und es wurde ein schwarzer Lavastrand geboten mit anbrausendem Atlantik, hier aber noch in vergleichsweise gemächlicher Intensität.

Das sollte noch ganz anders kommen. In der Nähe von Budir war das. Zwischendurch gab es Fotostopps wegen irgendwelcher Berge, Wasserfälle, Flussläufe, allgemein schönen Aussichten u. a. Ich habe auch viel fotografiert, aber, wie sich später zeigte, zu viel aus dem fahrenden Auto. Die Aufnahmen waren nichts geworden, entweder unscharf oder durch Reflexe überlagert. Und es hatte Folgen, wie sich noch zeigen wird. Jetzt ging es zu dem kleinen Hafen Arnestapi, wirklich winzig klein. Man fuhr aus der Höhe nach unten, eigentlich war das wohl nur als Pinkelpause gedacht, Pinkelbehelfspause, denn es bildete sich sogleich eine Schlange vor dem anspruchlosen einzigen Klo im Hafen, so lang wie eine Schlange aus 7 Leuten sein kann. Dem bin ich ausgewichen (zunächst hinter eine Hauswand!) und habe dann eine Treppe am Ende des Hafens entdeckt und bestiegen. Und erst das gab den entscheidenden Eindruck. Während der kleine Hafen eine derart beruhigte Zone war, dass sich die Wasserfläche kaum kräuselte, war hinter der künstlich aufgerichteten Mauer, die eine Verlängerung eines natürlichen Felsens war, kochende See, die gegen Felssäulen und Felswände anstürmte, kleinere Erhöhungen der Felsen überschwappte, gischtig-schaumig war, brodelnd, durch den stürmischen Wind auch brüllend, wie man so manchmal lesen kann. Wehe wenn man hineingerät. Das hatten die beiden wilden Fotografinnen übersehen und ich machte sie auf das Motiv aufmerksam. Sie bedankten sich: Thank you for the advice. Dabei kam heraus, dass sie aus West-Norwegen kamen – ich hatte Dänemark vermutet (siehe Pullover: das Muster stimmte, es war norwegisch)–, Lehrerinnen werden wollen, in Reykjavik eine Studienetappe von einem Monat absolvieren wollen und auch kein Isländisch verstanden, sehr wohl natürlich Englisch.

Der Berg, der Snæfellsjökull (. . . *jöküd* gesprochen oder mit *th* am Ende), nebst Gletscher war in Wolken gehüllt, nicht zu sehen. Der Bus fuhr wieder aus dem Hafengelände nach oben und hielt wieder an. Der Fahrer meinte, der Himmel klart auf („clear up“ verstand ich) und tatsächlich, es vergingen nur Minuten und er lag vor uns in klarer Gestalt, nicht so mächtig, kaum höher als der Brocken, nicht nur mit Schnee, sondern eben mit Eis bedeckt, der kleinste Gletscher Islands, auch gegenwärtig immer kleiner werdend, ein Vulkan, der vor langer Zeit zur Ruhe kam, dem aber noch Aktivität nachgesagt wird. Wie man das wohl feststellt? Zu Fuß ging es weiter, nun oberhalb der felsigen Steilküste bis Hellnar, auf weichem Boden mit feuchtem Gras, der Reiseleiter war immer ganz ängstlich, dass jemand ausrutschte und über den „Jordan“, besser über die Klippe geht, zu Recht, wie ich fand. Man sah schmale Einbrüche, die wie Furten in die Küstenlinie einbrachen und in denen das Wasser „hoch ging“, an die 20 m unter lautem Getöse. Eine Sekretärin im Institut, die Reiseleiterin auf ganz Island war, sagte mir, sie habe das nie erlebt, kannte das aber, denn sie fragte mich danach. Es gibt Felsen mit großen Löchern, andere Felsen bilden Tore (wie ich sie aus Australien und Neuseeland kenne – später auch in Chile sah), man hört die Steine rollen, wenn sich die Wellen zurückziehen. Manchmal sind die Schaumkronen bräunlich, als ob da Schiffswracks lägen, an einer Stelle war das auch so, sonst war der Schaum eher wie Schlagsahne. 1948 ist unweit (der Strand oder die Bucht heißt Dritvik) ein englischer Trawler gestrandet, wir sahen auch diese Stelle, es gab seinerzeit Tote, fünf Seeleute konnten, damals noch mit Hosenlift über eine Seilverbindung geborgen wurden. Der Strand ist mit verrosteten Schiffsteilen bedeckt, die nicht entfernt werden dürfen, das Wrack hat es wohl so zerlegt, dass man es nicht mehr sieht, aber auch hier waren die Schaumkronen stellenweise rostig braun. Hier war der Strand so gewölbt, dass er nur bei Flut (Tide gewöhnlich 4 m, bei Sturm – wie an diesem Tag – angeblich 8 m) überlaufen wird und das Salzwasser in einen kleinen Süßwassersee einläuft. Das Salzwasser sinkt allmählich zu Boden, oben verbleibt eine dünne Süßwasserschicht, die einzige Wasserquelle weit und breit. Früher wichtig, weil in der Fangsaison vor hundert und mehr Jahren dort bis zu 600 Fischer versammelt wurden und nur dieses bisschen Wasser hatten. Auf dem Weg zum Strand liegen Felsbrocken, alle mit rundlicher Form und glatter Oberfläche zwischen 23 und 145 kg schwer. Nur wer die beiden schwersten Brocken vom Boden aufnehmen und in Hüfthöhe wieder ablegen konnte, bekam einen Platz in den Fangbooten! Vorher waren wir noch direkt an einen Krater herangefahren, ein Krater von einem angeblich noch aktiven Vulkan, von dessen Aktivität aber nichts zu sehen war, was natürlich so ganz gut war. Interessanter war viel eher, dass der Fahrer den Weg dahin, er war nicht unbeträchtlich, in derselben Spur zurückfuhr – rückwärts! Damit beim Wenden nicht Gras, Moos, Boden zerstört wird, so wie es in den Reisebüchern als Bitte an die Touristen formuliert ist. Inmitten eines weiteren Lavafeldes stand ein über 400 m hoher Sendemast, aus Nato-Zeiten, aber in Funktion, denn ich bekam sofort auf meinem Handy eine Meldung: Wir begrüßen Sie in Island – wieder einmal.

So ging es weiter, inzwischen auf der Nordseite der Halbinsel, die Küstenlinie war also links vom Bus, das ist die Haupteinfallsrichtung des Windes. Als Radfahrer müsste man hier Großes leisten. Die Straße verlief kurvig und wechselweise ansteigend oder abfallend. Wir kamen durch kleine Ortschaften, Ólafsvik (1 000 Einwohner) und Grundarfjörður (850 Einwohner), die alle dem Fischfang verpflichtet sind. Hier machen Engländer Station, Franzosen und auch deutsche Fischer. Die Häuser haben bunte Dächer, alles ist sauber, die Häfen kamen mir gar nicht so geschützt vor; manchmal war es nur ein langer Kai. Es entwickelte sich eine Bucht, die mit hunderten kleiner Inseln bedeckt ist (ich fühlte mich an die „Bay of Islands“ auf der Nordinsel von Neuseeland erinnert), überhaupt sind die tektonischen Bewegungen dort wie hier in Island vergleichbar und die geothermale Situation auch, nur in Island („Isoland“) wesentlich besser ausgebeutet, notgedrungen und „natürlich“. Nachdem wir noch eine Pause gemacht hatten, es war die einzige Stelle, an der man außer pinkeln auch etwas essen konnte, bog der Fahrer wieder in Richtung Berge ab. Die kleine Ortschaft Stykkishólmur (1 100 Einwohner, d. h. zu diesem Zeitpunkt war es schon einer weniger, was ich aber noch nicht wusste), die im Island-Buch des Michael Müller Verlages positiv als lohnendes Reiseziel erwähnt ist, erreichten wir nicht; sie liegt wohl auch etwas abseits. Dafür hatte ich (s. o.) am nächsten Tag eine Leiche von dort. In den Bergen wurde es entsprechend schneereich. Es ging zurück auf die südliche Straße, die wir gekommen waren. Letzte Pause in Borganes, dann im Sturzflug nach Reykjavik, längst war es dunkel, die Reisenden, ich eingeschlossen, waren auch etwas müde. In Reykjavik wurde jeder „vor der Haustür" abgesetzt, was nach 12 Stunden „Unterwegssein" durchaus angenehm war.

Was war nun mit den Fotos? Etwa auf der Hälfte der Fahrt knickte die Batterie meiner kleinen Kamera ein, obwohl ich sie nachts noch bis zum Anschlag geladen hatte. Zwar funktionierte sie noch hin und wieder, ich habe aber nur noch sehr lückenhaft Bilder vom 2. Teil der Reise. Deshalb bat ich die jungen Norwegerinnen, mir doch einen Teil ihrer Bilder, eine Art „best of... " per E-Mail zu senden. Das habe ich in täglicher Korrespondenz auch einem Freund nach Berlin berichtet. Der reagierte so: „Du machst junge Frauen an unter dem Vorwand, Dein Fotoapparat sei kaputt. Die wissen seit ihrer Einschulung, dass Fotoapparate spätestens seit der Jahrtausendwende nicht mehr kaputt gehen. Du musst Dir, um nicht zu oldfashioned zu wirken, etwas Neues für solche Anlässe ausdenken."... Noch habe ich keine Bilder bekommen... (dabei ist es leider geblieben!)

Essen in Island

Es gab eine Einladung der Gehilfen zum Grillen, der wir am 28.6. folgten. Im (Reihen-)Haus von Guðmundur, das 1974 gebaut wurde und das er 1983 bezog, als er "vom Lande" nach Reykjavik zog, war der Tisch für sieben Personen, für die beiden Gehilfen, ihre Frauen, Véronique, ihre Schwester Doris, und mich gedeckt. Zuerst gab es Lobstersuppe (Lobstersoup), die zuzubereiten nicht nur gute Zutaten erfordert, sondern auch viel Zeit (Hörður meinte: 1 Tag) und viel Cognac! Der Sprachschwierigkeit zufolge gehen Einzelheiten verloren. Aber zunächst kommt der Lobster direkt vom Kutter, die kleineren Garnelen werden im Fischladen gekauft. Die Lobster werden gekocht und kommen aus der Schale. Die Schalen werden zertrümmert und mit Gemüse und viel Cognac weiter gekocht: daher bekommt die Suppe ihre Kraft. Die dunkle Farbe stammt von Tomatenmark; die Gemüse (es sind übliche Suppengemüse wie Sellerie, Möhren, Zwiebel, auch Dill und Zitrone werden püriert, die Schalentrümmer zuvor mit Sieb entfernt, dann kommt alles zusammen und wird mit viel Sahne gegessen: es ist zum Hineinsetzen köstlich. Nach zwei Tassen ist man eigentlich satt. Dann aber kam das Grillen, das schon etwas vorbereitet war. Vorbereiten heißt auch, das Fleisch vom Lamm wird schon mariniert gekauft, auf Bestellung etwas dicker zugeschnitten, damit es nicht austrocknet, und dann eben gegrillt auf einem Gerät der Profiklasse, mit Gas beheizt und zusätzlicher Wärmeplatte ausgerüstet. G. grillte dann noch 3 Stücke helles Fleisch, offensichtlich Huhn, von dem er allein nahm. Es war genug Lamm da, es waren Stücke von der

Schulter, so zugeschnitten, dass die Scapula quer getroffen war und in der Mitte lag, man muss schon in der Anatomie etwas zu Hause sein, um heutzutage zu erkennen, aus welcher Stelle vom Tier man isst. Dazu gab es zwei dicke Soßen, eine Pfeffersoße und Sauce béarnaise und Kartoffeln und gleichfalls köstlicher, gemischter Salat. Dazu Rotwein oder Bier. Und danach, also kalorisch weit über die Norm hinausgehend, gab es eine Speise aus Ei, Sahne, Zitrone, Heidelbeeren in bläulicher Grundfarbe, darüber dicker Heidelbeersaft und wieder geschlagene Sahne, derartig verlockend, dass doch ein zweites Mal zugelangt wurde. Nur Betten wurden nicht gereicht und gerade die wären nun notwendig gewesen.

Die Heidelbeeren werden im Herbst selbst gesammelt, ca. 100 kg an einem Wochenende, eingefroren, gesaftet, eingekocht, zu Marmelade verarbeitet usw. Allein der Saft ist ein Genuss, er wird gern zum Naschen als „Schnaps" – aber völlig alkoholfrei, gereicht. Überhaupt spielte Alkohol bei diesem Essen keine Rolle, ich trank zwei Bier, eins davon aus purer Höflichkeit.

Ausflug (19.3./20.3.2011) nach Ísafjörður

Irgendwie war mir danach, die Gegenden zu erkunden, in die Touristen nicht so kommen. Die sog. Westfjorde, die für mich eigentlich im Norden liegen, sind so abseits gelegen, dass die „Touristenströme" wohl weitgehend vorbei gehen. Da ich noch kein Auto hier habe, der Weg auch für ein Wochenende zu weit ist, weil die Straße allen Einschnitten der Küstenlinie folgt und dazu sehr schmal ist, Ísafjörður aber von Air Iceland (das ist die Inlandlinie von Iceland Air) angeflogen wird, sollte es ein richtiger Ausflug werden, ein fliegender! Die Vorbereitung sah ganz einfach aus. Ticket gebucht über Internet nach englischer Vorgabe. Zimmer: kein Problem, da fährt ja niemand hin; nur diesmal alles ausgebucht. Es war eine Konferenz dort. Die Sekretärin rief an, vielleicht kommt eine Stornierung, dann könnte es etwas werden. Es wurde etwas. Die Stornierung des Fluges wäre schwierig geworden und unnütz teuer.

Aber wo ist der Flugplatz in Reykjavik? Also er ist erkennbar in der Nähe der Klinik und man hört morgens die vielen Starts. Nur wo ist das Abfertigungsgebäude? Das einzige große Haus am Rande der Rollbahn ist ein Hotel. Also Bus gesucht (Nr. 15), hingefahren, alles angesehen. Es ist eine vergleichsweise kleine Hütte. Ich denke, die Amerikaner haben die Anlage im 2. Weltkrieg gebaut. Als Reykjavik noch 39 000 Einwohner hatte, gab es hier immerhin 60 000 US-Soldaten. Bevorzugtes Baumaterial ist Wellblech. Es gibt zwei Abfertigungsschalter, die nicht in jedem Fall dran schreiben, welchen Flug sie gerade abfertigen. Die Ansagen sind natürlich isländisch, die nachfolgende englische Ansage klingt eigentlich (für meine Ohren) genauso. 30 Minuten vorher soll man da sein.

Schlecht geschlafen, wie hier meist. Habe angefangen zu lesen „Die Vermessung der Welt“, vor 5 Jahren zum Geburtstag bekommen, köstliches Buch, wird nicht lange vorhalten. („Der Turm“ ist ausgelesen).

Zum Bus, der aus unersichtlichen Gründen nicht fuhr; es lag zwar Neuschnee, das aber ist hier kaum die Erklärung (Anmerkung vom 26.3.: Der Fahrplan wurde geändert; meiner war alt!). Also Taxi rufen lassen, kam nach 2 Minuten, zum Domestic Aerport, dort war echter Trubel, Menschen in Massen und noch mehr Gepäck, sperriges Gepäck wie Riesenkoffer, Säcke, Skier, Rettungswannen (nach Grönland), die Flüge gingen nach Ísafjörður (zwei innerhalb von 30 Minuten – der erste pünktlich, der zweite, meiner nämlich, 40 Minuten später), nach Akureyri, Egilsstaðir (fast an der Ostküste) und nach Grönland. Es gab keinerlei Sicherheitsmaßnahmen, nur die Tasche (ich hätte sie auch mit an Bord nehmen können, hatte aber Taschenmesser und Nagelschere drin und wollte keinen unnützen Ärger – wäre aber alles gegangen) bekam einen Anhänger mit dem Zielflughafen „ISF“. Abflug von Gate 4, klingt vornehm, war aber ein Fußweg durch immerhin beräumten Neuschnee, der fast 25 cm hoch lag. Das Rollfeld („run way“) war geräumt, mein Platz 4D (am Fenster) war prompt besetzt. Der Besetzer fragte etwas scheinheilig, ob ich „etwa“ ans Fenster wolle, was ich wegen der dann in dem engen Flugzeug einsetzenden „Berammlung“ nicht gemacht habe. Aber der liebe Gott sieht alles; die beiden Plätze vor mir blieben unbesetzt, sodass ich doch ans Fenster wechselte. Kurzer Blick auf Reykjavik, was schnell in den tiefen Wolken verschwand, Start bei Schneetreiben. Ich wage zu bezweifeln, dass da in Deutschland so ein kleines Flugzeug (Fokker 50) unter diesen Bedingungen gestartet wäre. Auch beim Anflug auf Ísafjörður waren erst in letzter Minute Stadt und Hafen zu sehen. Ich bin in Deutschland gefragt worden, ob das der Flugplatz sei, wo sich der Pilot sturzflugartig auf die Landebahn stürzt, um sie überhaupt zu erreichen. Ja, das war der Flugplatz. Die angekündigte einleitende und enge Kurve habe ich gar nicht so bemerkt. Von draußen betrachtet, also das ankommende Flugzeug vor dem Abflug, kam aus den Bergen und musste allerdings heftig an Höhe verlieren. Die Tasche kam sofort. Mit dem Bus der Pension zum Gamla guesthouse, nettes kleines Haus; früher, sehr viel früher, sei es mal das Krankenhaus gewesen. Es gibt damit 3 frühere Krankenhäuser und ein neues, seit 20 Jahren bestehendes, mitten am Ortseingang gegenüber dem baulich sehr ansprechenden „letzten alten“ Krankenhaus, das jetzt für die Öffentlichkeit genutzt wird, wie, weiß ich nicht; es war ohnehin geschlossen.

Die Rezeptionistin um die 50, hausbacken, altjüngferlich, mit umgehängter Handtasche, freundlich. Zimmer ebenerdig, noch 2 weitere Zimmer auf diesem Flur, dann 2 Bäder mit Toiletten vom Flur aus (eines behindertengerecht), kleine Rezeption, Küche, Frühstücksraum, PC, Tisch mit Schachspiel (direkt vor meinem Zimmer). Das Zimmer (54 €) hatte 2 schmale Betten, Schrank, Stuhl, kleines Handwaschbecken, gute Leselampe am Bett, hell genug und bequem zu bedienen. Habe mir den Ort an

Hand einer Skizze erklären lassen, dann zunächst Rundgang, Touristeninformation kurz vor dem Hafen, im Winter am Wochenende geschlossen, einige Postkarten in einer Buchhandlung gekauft (Eymundsson – haben in Reykjavik mehrere Geschäfte, eines davon in der Nähe vom Institut, eines am Flughafen), in einem Kaffee ein Stück Kuchen gegessen (Pappteller) und Kaffee getrunken (Pappbecher). 1 Stück Kuchen „für nach dem Schwimmen" mitgenommen. Die beiden größten Pleitebanken haben die größten und schönsten Häuser! 2 Tankstellen.

Die Stadt entwickelte sich auf einer Sandbank im Fjord, die 2 sichere Hafenbecken (Fischfang) bildet. Wie immer in Häfen liegt auch viel „Gammel" rum, im Wasser noch Segelboote, eingefroren, eines aus London! Es war kalt, -12 °C, flach gefahrener knirschender Schnee, kaum Wind. Dann zum Schwimmbad, das um wenige Ecken erreichbar ist. Grauer Putz mit Rissen, nicht sehr ansehnlich. 16 m Schwimmbahn, drei Bahnen, eine für Schwimmer abgegrenzt; da fast alleine 100 mal hin und 100 mal her, also bin ich 3,2 km geschwommen. Sauna, Hot Pot, Gratis-Seife. Viele Kinder im Bad, einige Erwachsene und zeitweilig drei ernsthafte Schwimmer (Sportschwimmer, wie ich nun weiß); zwei jüngere Frauen und ein Mann, die gut und schnell schwammen. Das tue ich nicht, dafür ausdauernd. Dann im Zimmer den Kuchen gegessen und nach kurzer Ruhepause wieder in die Kälte zu einem weiteren, ausholenden Spaziergang: neues Krankenhaus, eine Wohnsiedlung mit vielen z. T. sehr kleinen Einzelhäusern. Neben dem Friedhof an der evangelischen Kirche eine große Plastik, Fischer beim Einholen der Netze, ganz gelungen.

Zurück in den Ort und noch einmal in die Seitenstraßen. Viele Häuser tragen die Gründungsjahreszahlen, viele Häuser sind vergammelt, verrostet, weil die Isen gerne Wellblech als Fassadenbauteile verwenden, die Farbe blättert ab. Habe dann in einem Thai-Imbiss etwas gegessen. Gegen halb acht bin ich in der Pension gewesen; da gingen die meisten weg, wohin? Ich habe gelesen und bin nach der Schwimmstrecke und den Spaziergängen bald eingeschlafen.

Frühmorgens auf Duschen verzichtet, weil einerseits nicht schmutzig und nicht geschwitzt, andererseits neues Streckenschwimmen beabsichtigt. Gutes Frühstück: 2 Sorten Käse, hartes Ei aufgeschnitten, 2 Sorten Hering, Dorschleber, Wurst und Schinken; Brot, Kaffee, Tee, Milch, Körner, Müsli, Marmelade (besser als im Hotel Leifur Eriksson in Reykjavik). Spaziergang in eine andere Wohnsiedlung, immer noch -7 °C. Reihenhäuser in verschiedener Gestalt mit – wie mir scheint – sinnlosen Balkonen, immer große Autos vor den Wohnhäusern. Viel fotografiert, die Felswände des Fjords, Flughafen (ein übertriebenes Wort: besser Flugplatz), Hafen, zwei Plastiken. Auf dem Flugfeld ging der Schneepflug einmal hin, einmal her. Er warf auf der einen Seite den Schnee Richtung Felswand, auf der anderen Seite ins Wasser – im hohen Bogen. Zum Flugplatz fuhren eine Taxe, ein Hotelbus und ein Bus der Fluglinie (alles kleine Fahrzeuge); es musste also ein Flugzeug kommen, es kam dann auch, war nur kaum zu hören (gegen den Wind), und ich habe es erst spät gesehen, vielleicht ist es aber noch auf einem Foto erfasst. Die Kirchenglocken läuteten, der Parkplatz vor der evangelischen Kirche füllte sich; in die kleine katholische Kirche, wenig entfernt davon, aber nicht unmittelbar einsehbar, gingen zehn Personen, darunter einige Kinder. Der Pope fuhr im großen VW-Jeep (Touran oder Tuareg, welcher ist größer? Der größere war es.) vor. Der Friedhof liegt vor oder neben der evangelischen Kirche. Früher einmal war Ísafjörður die zweitgrößte Stadt in Island (nach Reykjavik) mit 1 100 Einwohnern, jetzt 2 700 (erinnert etwas an Tromsö, nur viel kleiner). Schöner Platz für ein Wochenende, nicht für ein Leben. Es soll aber sogar ein Fest geben „Niemals in den Süden gehen", mit anderen Worten: einmal in Ísafjörður, immer in Ísafjörður – na ja, wer es braucht.

In den Fjordgewässern waren vom Flugzeug aus Fischzuchtanlagen zu sehen. Die erste Garnelenverarbeitung war auch hier. In einer anderen Bäckerei „Gamla Backhusid" Brötchen für R. gekauft. Soll die beste Auswahl in Island haben; war tatsächlich gut. Und es fuhren viele Autos vor, deren Fahrer und Fahrerinnen Brot, Brötchen und Kuchen kauften. Schließlich 1 800 m geschwommen. Es waren noch mehr Kinder da als am Vortag. Zunächst war keine Leine für Schwimmer gezogen. Das machte der Schwimmmeister dann, als er meine Zusammenstöße mit den Kindern beobachtet hatte. Dann ging es besser. Die Garderoben waren getauscht worden, da mehr Mütter mit Kleinkindern anwesend waren und die Männerseite (Männer – Kerla) größer ist. Auch hier in fünf Sprachen Hinweise für die Körperreinigung vor dem Bad. Nach dem Schwimmen zum Fischereimuseum im Hafen. Das hat im Winter natürlich auch geschlossen, war aber gut geheizt. Ein Arbeiter öffnete zufällig. Ich bin einfach hinein, schneller Rundgang ebenerdig mit Fotos. Dann kam eine Frau, die mir englisch sagte, dass eigentlich geschlossen sei, ich aber, da ich nun einmal da sei, auch oben alles ansehen könne. Sie verkaufte mir einige nette Postkarten von der „Landnahme Islands um 870". Und schenkte mir einen Kugelschreiber mit Werbeaufdruck des Museums. Auch oben alles fotografiert, u. a. eine ehemalige Funker"bude", ausgebaut aus einem Fischereischiff, in der eine grüne Rheinmetall-Schreibmaschine stand. Imbiss in einer Hamburger Station, die auch im Reiseführer genannt ist; war nicht toll. Mit der Reisegruppe aus dem Gästehaus zum Flugplatz gefahren. Wieder mit Fokker 50 geflogen, die gegen den Fjord, also in Richtung der offenen See und nicht gegen den Berg startete. Da ist man schon dankbar. Fensterplatz, diesmal links. Nach großer Schleife wurde ein Blick auf Ísafjörður frei mit Sandbank, Stadt, Hafen, Flugfeld, sehr schöner Abschluss, sogar mit Sonne. In der Gruppe reiste eine Deutsche, die seit 5 Jahren in Island lebt, offenbar verheiratet, Meteorologin, stammt aus Berlin und hat lange in Leipzig gelebt (Die Welt ist klein). Sie meinte, ich hätte mich schon sehr „isisch" gekleidet, hatte nämlich den neuen Isenpullover an und die dazugehörige Mütze. Bei der Kälte waren beide Teile segensreich und gut wärmend. Beim Anflug auf Reykjavik über das Stadtzentrum habe ich bereits viele Häuser erkannt, die ich im Laufe der Zeit gesehen habe. Mit Bussen 15 und 19 zur Wohnung. In R. waren +2 °C, durch den Wind wirkte es auf mich aber kälter als das ganze Wochende in I.

Fazit: Man muss nicht nach Isafjörður, aber man ist auch nicht enttäuscht, wenn man da war. Eine MTA hatte hier von „lovely place" gesprochen. Es war in der Tat ganz nett. Und außerdem komme ich ja sonst nicht rum im Lande, wenn ich nur in R. bleibe. Im Sommer sollte ich es wiedersehen – es war ganz anders!

Einer kam durch

Klingt spannend, war es auch, nur eben ganz anders, als es die Überschrift erwarten lässt.

Lange bestand der Plan, für die schöne Jahreszeit das Auto nach Island zu holen. Die Möglichkeiten sind eingeschränkt, denn die Fähre geht erst ab 9. April, einmal die Woche. Bei der ersten Fahrt konnte ich noch nicht; von der 2. Fahrt wurde uns abgeraten, weil eine Jugendgruppe von den Färöer-Inseln nach Island unterwegs sein sollte, die erfahrungsgemäß derartige Trinkerspiele auf dem Schiff veranstaltet, dass „normale" Passagiere unterschreiben mussten, von der negativen Seite dieser Reise gewusst zu haben. Also verzichteten wir und sind dann am Karfreitag von Greifswald gestartet, haben in Kolding/Dänemark übernachtet und sind in ruhiger Fahrt am Ostersonnabend nach Hirtshals gerollt, 2 Räder aufgesattelt, Koffer und Taschen im Auto, Getränke und Nahrungsmittel. Da die Fähre 10 Stunden auf den Färöer-Inseln Aufenthalt hat, gehen manche Passagiere mit ihren Autos vom Schiff und ergründen die Inseln. Darauf hatten wir verzichtet, d. h. das Auto wurde bis Seyðisfjörður abgefertigt. Die Sonne schien, es war kaum Wind, keine Wellen, irgendwann sind wir, nachdem wir die Außenkabine (Doppelstockbett, Klo/Dusche) bezogen hatten, wieder ins Schiffsinnere, haben die Läden durchwandert (Selters-Wasser gekauft), haben dann in völliger Ruhe gegessen, sind etwa 22.30 Uhr ins Bett gegangen; ich hatte mich gefreut, noch lesen zu können. Véronique schlief sofort.

Nach einer knappen Stunde bekam ich Gähnkrämpfe, die in keinem Verhältnis zur Müdigkeit standen, dann Schüttelfrost, Fieber, Pulsanstieg (und Blutdruckabfall!), dazu Schmerzen in der Leiste und zudem verfärbte sich mein rechter Unterschenkel ins Rötliche bei Ausbildung lokaler Hitze und einsetzender Schwellung. Also: Erysipel (Rezidiv) und wieder gleich mit Sepsis (bzw. septischen Schock, denn die Symptomatik entsprach einem Schock) – das 2. Rezidiv, die Symptome waren identisch zu den beiden Vorerkrankungen. Habe sofort mit Antibiose angefangen. Der Zustand aber wurde bedenklich, und ich wurde mehr und mehr entscheidungs- und handlungsunfähig. Innerhalb einer Stunde war ich aus Bestform zum Waschlappen mutiert. Kein Arzt auf dem Schiff und nur ein Stewart mit einer Sanitätergrundausbildung! Anfangs dachte man an Seekrankheit bzw. auch an Erysipel und Seekrankheit. Der Stewart wusste, dass ein Arzt (von den Färöern) unter den Passagieren war. Der kam dann auch, war sehr nett, bestätigte, dass etwas unternommen werden muss. Gegen 18 Uhr hatte Véronique auf dem Schiffsdeck noch gesagt, ganz beiläufig: „guck mal, da ist sogar ein Hubschrauberlandeplatz". Die Schiffsleitung (färöische Fähre) rief dann die Marineleitung in Kopenhagen an, diese offenbar die Marineleitung in Norwegen: es kam ein norwegischer Marinehubschrauber aus Stavanger (die norwegische Küste war zu diesem Zeitpunkt immer in Sicht), der transportierte mich nach Stavanger (und nahm Véronique mit!), wo es einen eigenen Flughafen für Helikopter gibt (z. B. um die Verbindung zu den Bohrinseln zu halten). Mit dem Krankenwagen ging es in die Klinik der Universität. Von dem Transport weiß ich nicht viel!! In Stavanger ein höfliches, schnelles und kompetentes Management, stets freundliche Schwestern, die sich alle namentlich vorstellten (ich erwähne das, weil es eine Woche später in Greifswald ganz anders war – da haben sich von zehn Schwestern zwei vorgestellt); durch die Ostertage kam zwar jeden Tag ein anderer Arzt, aber jeder freundlich, jeder informiert; es gab keine Behandlungspannen und keine Informationsverluste. Nach einer Woche wurde ich mit Hilfe des ADAC nach Deutschland verlegt. Dazu hatte der ADAC einen Rettungssanitäter nach Stavanger geschickt. Es ging mit Linienflugzeugen über Kopenhagen (hier in einem Nebenraum für Kränkelnde eine Infusion erhalten) und Berlin zurück; von dort mit dem Krankenwagen nach Greifswald. Ein Bett war organisiert. Auch beim ADAC nur kompetente Leute mit viel Erfahrung an den Telefonen. Die zweite Krankenhauswoche lasse ich hier mal weg. Aber: Wer kam denn nun durch? Der Nissan kam durch; mein Auto, das in Seyðisfjörður an Land gesetzt wurde, vom Zoll abgefertigt und von einem Kollegen aus dem Institut abgeholt wurde, so dass Véronique es am 29.4. in Reykjavik vorfand. Klingt so einfach: Seyðisfjörður liegt ganz im Osten, Reykjavik ganz im Westen, dazwischen liegen ca. 750 km Ringstrasse, das bedeutet ca. 10 Stunden Autofahren. Und der Fahrer musste erst einmal dorthin fliegen. Es war eine wirkliche Hilfe. Véronique flog von Stavanger über Oslo nach Reykjavik, versorgte Auto, Fahrräder, Gepäck und Wohnung und flog am 3. Tag wieder nach Berlin.

Statt am 27.4. bin ich am 10. Mai wieder hier gelandet!

Hundeausführen in Island

Hörður, einer der Gehilfen, lädt mich ganz spontan zum Abendessen ein. Es gibt Fisch, überbacken in einer Glasform, ganz frisch, denn er kommt direkt vom Kutter, auf dem er selbst früher gefahren ist und dessen Besatzung er kennt. Aber in der Wohnung angekommen, fragt er mich zunächst, kommst du mit, den Hund ausführen? Wenn ich zu etwas keine Lust habe, dann dazu (ich habe ja eine Katze!). Langsam um die Häuser ziehen, die Exkremente aufsammeln, durch den Schnee laufen, ausrutschen, hinfallen, alles Gefahrenmomente, die nicht nötig sind.

Aber aus purer Höflichkeit sage ich ja. Und nun kommt alles anders als erwartet. Der Hund, eine gut gerundete Straßenmischung (es sei ein Labrador) springt erst einmal – trotz Verbot – an einem hoch und verschmutzt die Hose. Hörður öffnet den Jeep, darin eine Transportbox, die der Hund sofort belegt. Und ab geht die Fahrt in den Wald. Der ist bekanntlich in Island nicht höher als 70 cm, d. h. den Köter kann man immer sehen. Vor uns war schon ein anderer Hundeausführer da, der bereits „unterwegs" war. Im Wald wird der Hund herausgelassen, dann fährt der Jeep weiter, für Kommandos sind die Scheiben heruntergelassen und es wird entsprechend kalt im Fahrzeug. Der Hund rennt nun neben dem Auto, vor dem Auto, kreuzt knapp vor dem Fahrzeug und hebt das Bein oder hockt sich hin. Kurz: alle Schleusen öffnen sich mehrmals und je häufiger, umso froher ist Herrchen, denn das Problem löst sich für Stunden. Entfernt sich die Töle zu weit vom Auto, dann ruft ein Pfiff das Tier zurück. Es hört immer erst auf den dritten Anruf oder Pfiff oder Hupen! So kurven wir 20 Minuten durch die Taiga, dann springt der Hund hechelnd, nicht erkennbar dünner, aber sicher um einige Stoffwechselprodukte leichter ins Auto und in seine Box und vor dem Haus wieder heraus, immer noch bemüht, möglichst oft am Gast in die Höhe zu springen und einiges Erdreich des Waldes von seinen Pfoten auf die Hose zu übertragen. Er bleibt dann ruhig in seinem Raum und für uns gibt es den Fisch, der schon aus der Küche verlockend riecht. Wir haben ihn uns ja redlich verdient mit der „anstrengenden" Hundetour.

Nun erinnere ich mich, dass ich das im Grunde genommen schon einmal gesehen hatte, als nämlich Hörður mir die Leistungsfähigkeit seines Jeeps am Berg vorführte. Es war der Tag mit der Lobstersoup und dem kleinen Vulkanausbruch, den wir aus seiner Wohnung sahen, nicht vom Berg aus. Jedenfalls rannte der Hund wie getrieben den Berg hoch und defäkierte gelblich wohl so siebenmal, immer vor unseren Augen. Damals dachte ich aber mehr, es sei Zufall und der Hund durchfällig; es muss aber eine gewöhnliche Austreibung schlechter Geister gewesen sein.

Und vor dem Besuch eines Adventssingens in Keflavik war es wieder so, auch nach einem Friseurbesuch in einem privaten Haushalt in Mosfellsbær, bei einem palästinensisch-isländischen Ehepaar mit drei Kindern. Sie hat ihre Verwandten in Hebron, ist aber in Island geboren und aufgewachsen. Sie ist Friseuse, ganz entfernt durch Heirat mit Hörður verwandt und schneidet die Haare gut, aber mit 20 € billiger als in einem normalen Geschäft, im Sommer waren es in einem Salon 32 €. Meiner Ansicht nach trotzdem eine Milchmädchenrechnung, denn man muss ja weit fahren, hin und her – und verliert Zeit. Der Hund wartet im Auto, immer noch erleichtert – und bald darf er wieder.

Mit dem Auto übers Land

Nun, da ich mein Auto hier habe und sehr viel mehr damit fahre als mit dem Fahrrad, was so nicht geplant war, komme ich auch nach „auswärts". Es ist Juni und von Sommer keine Rede; es ist windig bis stürmisch und eiskalt, alles das spricht gegen Radfahren und als ich es dann doch einmal tat, habe ich trotz langer Unterhose (am 4.6.!) noch gefroren. Erst kürzlich – am 8.6. – waren die Berge um Reykjavik frisch mit Schnee bedeckt. Einer der Pathologen hier meinte erst vor wenigen Tagen, er hätte schon Neuschnee im Juni gesehen. Ich nun auch. Mich wundert das nicht, „wettermäßig" wundert mich hier nichts mehr. Wetter findet auch jetzt nur in Ausschnitten statt und ändert sich laufend. Und es ist oft so windig, dass man es selbst im offenen Schwimmbad merkt, ob man gegen oder mit dem Wind schwimmt. Eigentlich war seit dem 12. Mai gutes Wetter, d. h. es regnete nicht so oft, die Sonne schien, es wurde schon wärmer, aber Pullover und Mütze waren noch gefragt. Als ich am 4.6. beim Fußball-Länderspiel gegen Dänemark war, ein mäßiges Spiel, das die Dänen planmäßig mit 2:0 gewannen, waren auch die Isländer alle warm angezogen, manche hatten Decken mit. Aber immerhin: nachdem es im Winter tagelang dunkel war, ist es jetzt im Sommer nächtelang hell. Und das ist vorteilhaft für Ausfahrten. So war ich dann am 5.6. in Akranes, das liegt nördlich, man muss durch den Tunnel, der gebührenpflichtig ist (900 ISK), die Stadt Akranes hat gut 6 000 Einwohner, wirkt etwas langweilig, hat einen Hafen, große Sportanlagen, eine kleine alte und eine größere neuere Kirche, eine Art Museumsdorf, auf dem gerade Schmiedearbeiten stattfanden mit vielen Herdfeuern, einen Friedhof ohne jeden Baum und Strauch (man liegt im Winde!), natürlich ein Schwimmbad, das ich auch gleich genutzt habe (300 ISK, wie in Reykjavik), es entsprach dem isländischen Standard, groß, sauber, warm, große Duschen, Seife „frei", wieder mit dem Hinweis, sich ja nackt und überall zu waschen. Ich hatte einige Brötchen gekauft und Croissants für „unterwegs". Es war ein „Tag der Bewegung" (natürlich anders als vor 80 Jahren in Deutschland), so eine Art Tag des Volkssports, die Kinder alle in blauen T-Shirts mit dem Datum 5.6., mit allerlei Fortbewegungsmitteln unterwegs, Kinderwagen, Skater, Roller, notfalls auch mit den Füßen und sogar mit den (manchmal bereits verfetteten) Eltern.

Manche liefen recht spärlich bekleidet angesichts des frischen Windes und es war kaum mehr als 5 °C warm. Auch in Akranes, von wo ich natürlich schon „Patienten" hatte, standen vielerorts Plastiken, Denkmale, herum, wo auch hin mit den ganzen Skulpturen, irgendwo müssen sie ja stehen. Die Motive wiederholen sich auch: Persönlichkeiten der Geschichte, der Region, der Stadt, Motive der Seefahrt und der

Menschenverluste, mit denen sie einhergeht. Nach wenigen Stunden kennt man die Stadt einigermaßen, d. h. sie fesselt nicht mehr, sie war nicht wirklich „exciting"; zurück also durch den Tunnel, der den Hvalfjörður unterquert in zwei Spuren. Bei der Einfahrt gab es wohl eine Spur für die Dauergäste, Anwohner und eine für Bezahler (oder galt die Bezahlung für die Hin- als auch für die Rückfahrt?). Das habe ich nicht verstanden, die Beschriftung war natürlich nur „einheimisch", ich jedenfalls war sicher in der falschen Spur für die Durchfahrer, bezahlte aber, musste dazu aussteigen und mich erklären, das war der Grund für einen Stau an der Einfahrt, der schließlich unwillig mit Hupen kritisiert wurde, aber auch nicht zu ändern war. Hätte wohl auch durchfahren können, selbst wenn es nicht erlaubt gewesen wäre, es hätte niemand gemerkt. Die Ehrlichen und die Dummen bilden bekanntlich eine untrennbare Einheit. Dafür habe ich dann einen Abstecher nach Mosfellsbær gemacht, liegt ja an der Strecke, habe das Zentrum der früheren isländischen Wollindustrie besucht (man mache sich da keine falschen Vorstellungen: es ist ein zweistöckiges Haus, mit einer geschätzten Grundfläche von 10 x 20 m, wo früher die Strickerinnen saßen), einen Kinderpullover gekauft, mal sehen, wer ihn bekommt, ein Messer beim einzigen Knifemaker Islands für viel Geld und nur zur Erinnerung an eine lange Zeit in Island. Etwas holpriges englisches Gespräch, sinngemäß: was macht man denn mit diesem Messer (es hat eine sehr kurze Klinge), nachdem ich vorher eines in der Hand hatte mit sehr langer Klinge, was offenkundig zum Filetieren von Fischen gedacht war, daraufhin der Meister, z. B. den Fischen die Köpfe abschneiden. Daran hatte ich weniger gedacht, antwortete mehr fragend, kann man auch Briefe damit öffnen? Er etwas konsterniert: Ja! Und bei dem ganzen Hin und Her habe ich vergessen, mir die Tax free Bescheinigung geben zu lassen, was sich in diesem Fall wohl gelohnt hätte. Schließlich, der Tag war fortgeschritten, in einem Kaffee eine Tasse Normalkaffee und ein Stück Kuchen; dann zurück nach Reykjavik.

In Mosfellsbær oder in der Nähe wohnte auch Halldór Laxness, der Literaturnobelpreisträger von 1955. Dessen Wohnort habe ich wenige Tage später aufgesucht. Ein Haus wenig oberhalb einer befahrenen Landstraße. Auf der einen Straßenseite ein Pferdehof, auf dem, als es noch normaler Bauernhof war, Laxness groß geworden ist. Gegenüber der spätere Wohnsitz, offenbar mit dem Nobel-Geld gebaut und heute Museum. Gleich in der Einfahrt steht ein Jaguar aus den 50er Jahren. Der Shop, in dem es auch Laxness-Ausgaben in Deutsch gibt, ich kaufte eine (Atomstation), da ich ihn bisher zwar kannte aber nie gelesen hatte, ist offensichtlich angebaut. Das Wohnhaus ist Museum, man bekommt einen deutschen Sprachguide und erfährt viel Neues. Ich war der einzige Besucher. Unten Wohnraum und Speiseraum, Küche über Durchreiche mit dem Speisezimmer verbunden. Der Guide verkündete, dass hier mehr Besucher gewesen wären, als an den Gesandtschaften großer Länder in Reykjavik und ein Bild zeigt, dass auch der schwedische König Gustav XV. Adolf, der ihm den Nobelpreis überreicht hatte, hier war. Oben die Schlafzimmer, seines gleich neben dem Arbeitszimmer, das nicht zu groß, aber doch geräumig war, mit viel Licht und guter Aussicht und (zu meiner großen Freude) mit einem Stehpult. An dem Schreibtisch hat die Ehefrau die handgeschriebenen Manuskripte auf einer kleinen Remington abgeschrieben, manches bis zu sechsmal.

Um das Haus herum lauschige Plätze, windgeschützt, daneben gleich ein Bachlauf und ein kleines Schwimmbecken. Ich habe aber nicht gehört, dass das Wasser geothermal warm war, es sei aber jedenfalls von den Eheleuten Laxness viel genutzt worden. Die Einrichtung wohnlich, bequem, nicht alle Möbel zueinander passend, zu verschiedenen Zeiten und z. T. in Dänemark gekauft und mühsam importiert. Von einer Stadtwohnung war in einem Nebensatz die Rede. Ich fühlte mich sogleich an den Wohnsitz Gerhart Hauptmanns auf Hiddensee erinnert, der in Teilen großzügiger war, immerhin auch er Nobelpreisträger! Alles in allem ein lohnender Ausflug. Atomstation habe ich sofort gelesen, es hat mich auch in seinen Bann gezogen, aber die Verflechtung von aktueller isländischer Politik bald nach der erst 1944 erworbenen Selbstständigkeit, einer selbstbewussten jungen Frau aus dem Norden und merkwürdigen Göttern, d. h. Typen, die alle nicht ganz dicht zu sein schienen und einem offensichtlich später zur Vernunft gekommenen Lokalpolitiker (gibt es so etwas?) hat in mir Fragen offen gelassen. Soll ich es noch einmal lesen oder lieber erst einmal einen anderen Laxness? Und danach war ich schwimmen in Mosfellsbær, das 2 Bäder hat, es kostete „mehr“ als in R. (400 ISK).

An einem schönen Nachmittag, hell sind sie ja jetzt alle, bin ich bis an den westlichsten Punkt von Reykjanes gefahren, zu den Leuchttürmen bei Garður; es ist noch nicht der westlichste Punkt Islands (und der zweitwestlichste Punkt Europas), der liegt auf den Westfjorden (Vestfirðir). Das ist ein verzettelter Ort, vollkommen flach wie an der Küste so üblich, zwischen den vereinzelt liegenden Häusern grüne Wiesenstücke, z. T. bereits von Seevögeln belaufen, ab und an zur Dekoration ein altes Boot, auch ein Museum, ein aus der Mitte des 19. Jahrhunderts stammender Leuchtturm kaum über 12 m hoch (und noch früher wurden hier einfach nachts Feuer gemacht, weil die Küste so gefährlich für Schiffe ist), nicht mehr in Funktion und ein neuerer, der auch nötig ist, wie eine Tafel ausweist, die eine Fülle von gescheiterten Schiffen benennt, die aufgelaufen oder untergegangen oder beides sind.

Es war ein Tag mit Wolken, blauem Himmel, kaltem Wind und einem unendlichen Weitblick, sodass der über 100 km entfernte, kleinste Gletscher Islands, der Snæfellsjökull, den ich schon aus der Nähe gesehen hatte, sehr gut sichtbar war, wohl besser als bei meiner Tour zu Anfang des Jahres. Ein Ehepaar mit Fernglas (bird watcher) gestattete mir einen Blick durchs Glas auf eine Unzahl von Seevögeln, die ich alle nicht kannte und auf den Turm der Hallgrimmskirche in Reykjavik, der, nur im Glas zu sehen, wie eine weiße Nadel gerade über dem Meeresspiegel auftauchte und spitz in den Himmel ragte. Allein das machte die Reise lohnenswert. Aber beinahe zwanghaft habe ich dann das Schwimmbad aufgesucht (350 ISK – die Preise steigen langsam), ein kleines, fast intimes Bad mit einer 25-m-Bahn, auf der ich fast allein mein Tagespensum herunter gearbeitet habe. Das klingt so großartig, ist es aber nicht. Ich schwimme fast das doppelte an Zeit, was ich in meinen besten Tagen in der Dynamo-Halle werktags morgens 5.45 Uhr beim „Dienstschwimmen der Genossen" auf der 50-m-Bahn geschwommen bin, das waren 22 Minuten, jetzt sind es an guten Tagen 34 Minuten, und ich habe nicht nur gute Tage! Aber ich schwimme auch nie unter 1 000 m. Egal, bewegen ist wichtig (damals habe ich nicht aufgeschrieben, wie viele Kilometer ich da zurückgelegt habe; oft bin ich fünfmal in der Woche gegangen). Dann bin ich weiter die Küste entlang südlich gefahren, habe verschiedene kleine Häfen und Leuchttürme gesehen, einer wuchs unvermittelt aus einem Lagerhaus heraus, was etwas putzig aussah. Bei Hafnir habe ich eine Brücke übersehen, die die amerikanische und die europäische Kontinentalplatte verbindet – d. h. optisch sichtbar macht – und sich gut für Fotos eignet, die europäisch-amerikanische Begegnungen darstellen sollen. Einen Berührungspunkt zwischen den Platten hatte ich aber bei Þingvellir bereits gesehen bzw. war davon die Rede. Weiter südlich ein Geothermalkraftwerk, das mit heißem Wasser bzw. Dampf aus 2 bis 3 km (!) Tiefe Strom macht, der die Aluminiumwerke, die stets ein erstklassiger Verbraucher sind, beliefert.

Das Bauxit dazu kommt aus Südafrika oder noch weiter aus Australien/Neuseeland, man stelle sich vor, fast um die Welt, was das kostet und wie billig der Strom hier sein muss, dass sich am Ende alles rechnet, denn die isländischen Kapitalisten verschenken auch nichts. Kein Mensch zu sehen, Schwefelgeruch weit und breit. Dann bis nach Grindavik gerollt, habe dort den Ort „breit gefahren", bin hin und her durch alle Straßen, Hafen und Plastiken, habe fotografiert und dann eine Pizza gegessen in einem ungemütlichen Lokal und auf direktem Wege nach R. zurück.

Und nun Pfingsten. Geplant hatte ich Sonnabend für Hausarbeiten, Schreibtischarbeiten, Post und Histologie. Der Tag war schön, aber kalt und stürmisch, sodass ich auch kaum schlafen konnte. Der Sturm heulte um mein Schlafzimmer. Beim Morgenschwimmen waren nur 5 °C. Der Sonntag wurde aber schön, schon morgens waren 10 °C, das merkte man auch, weil es windstill war. Die Berge gegenüber waren nicht mehr weiß. So bin ich schon vor 8 Uhr, nachdem ich die zweite Batterie für die Kamera aus dem Institut geholt hatte und auch tanken war (immer wieder ein Erlebnis mit Geldkarte, isländisch und überhaupt alles anders – aber erfolgreich!), in Richtung Keflavik losgefahren, aber schon in Hafnarfjörður südlich abgebogen und durch eine kraterartige Mondlandschaft aus Lava gefahren. Hier könnte die Mondlandung von Neil Armstrong auch gefilmt worden sein – es hält sich ja das Gerücht, dass die Amerikaner nie auf dem Mond waren, was ich nicht glaube. Irgendwann hörte auch der Asphalt auf, die Straße wurde zur Piste; es gab auch ein Hinweisschild dafür, auch mit Piktogramm, das aber hatte ich nicht so wahrgenommen und war einigermaßen überrascht; die Fahrt ging mit maximal 60 km/h weiter und alsbald sah man Dampf an verschiedenen Stellen aus der Erde quellen, es war wieder eine Geothermalzone, von der es auf Reykjanes wohl drei gibt. Zwei Seen entwickelten sich zu meiner Linken. Es war kurvenreich und hügelig (bis bergig), sodass auch hin und wieder Hinweistafeln kamen, die vor unerwarteten Begegnungen von Autos auf Bergkuppen warnten mit einem Wort, was mit „blind. . . " anfängt.

Die Zone mit den meisten „Blubberstellen" an der Erdoberfläche und dem tollsten Schwefelgestank, anders ist das kaum zu benennen, hatte vorgegebene Bretterpfade als Wegmarkierungen und gehörig viele Warntafeln (am Strokkur, dem großen Geysir heißt es: die Garzeit eines Menschen beträgt 4 Minuten!), sodass man ihnen gerne folgt, im Unterschied zu Neuseeland, wo es auch so war, aber hier ohne dafür einen Eintritt zu entrichten.

Hin und wieder sieht man Pferde und hin und wieder auch Schafe, jetzt mit Jungen. Keineswegs aber so viele und so dicht wie in Neuseeland, wo die Wiesen „schäfchenweiß" getupft sind. Es kam dann auch wieder Asphalt, noch einmal im Wechsel mit Piste. Schließlich tauchte die Strandkirche auf, an der man erst lange vorbeifahren musste um auf einen Weg einzubiegen, der zu ihr zurückführte. Eine sehr gepflegte Kirche, offensichtlich wohlhabend, obwohl ihr die Gemeinde abhanden gekommen ist, denn der nächste Ort Selvogur, eigentlich nur ein früherer Gutshof und als Ort „aufgelassen", besteht jetzt nur noch aus einer Handvoll fraglicher Häuser, einige davon offensichtlich nur Sommerhäuser, wie hier die Datschen heißen, hat noch 12 Einwohner, nachdem er 1930 noch 100 hatte.

Aber der Fischfang wird anders betrieben und hat sich verlagert. Immerhin gab es eine ganz manierliche Imbissmöglichkeit, die einen Kaffee bereit hielt. Und eine Lammsuppe dampfte verführerisch aus dem Topf; also trank ich nur Kaffee, aber die drei alten Frauen, die das wohl betrieben, boten mir nicht nur Kaffee als Refill an, sondern dann doch noch die Suppe, von der ich auch eine Tasse kostete. Sie war gut. Währenddessen rauchten die Weiblein, wohl nicht die erste Zigarette des Tages, sie waren alle emphysematisch und bronchitisch, husteten kraftlos (aber wenigstens nicht unappetitlich) vor sich hin. Ich schenkte dann jeder ein deutsches Eukalyptusbonbon, von denen ich reichlich im Auto bevorratet war mit der Bemerkung: gut gegen Rauchen. Also auf nach Þorlákshöfn, das ist ein Ort fast ausschließlich mit relativ neuen Häusern im Bungalowstil, offensichtlich hier viel billiger als in R., denn viele Leute hier fahren lieber jeden Tag nach R. als dort zu wohnen. Þorlákshöfn ist der Ausgangshafen, um die Heimayeh-Inseln zu erreichen. Dafür braucht man jeweils 3 Stunden, mit dem Flugzeug von R. aus 2 x 15 Minuten, dafür aber sehr viel mehr

Geld[155]. Im Reiseführer als modern gelobt war das Schwimmbad (450 ISK) und das war mein nächstes Ziel. Es hatte einen Indoor-Pool und einen Outdoor-Pool, eine 25-m-Bahn und einige Hot Pots, die natürlich, im Gegensatz zur Schwimmbahn, dicht belegt waren. In der Schwimmbahn war ich überwiegend allein und bin „meine" 1 250 m geschwommen. Es war inzwischen 14 °C warm, ich hatte nur noch Hemd und Jacke an, begegnete draußen aber einem jungen Burschen, der offenbar von Sport kommend mit freiem Oberkörper unterwegs war.

Die Kirche des Ortes freiliegend und mit vielen niedrigen Fenstern. Und davor eine symbolträchtige Plastik, eine Art Boot mit stark geblähtem Segel, auf dem ein Kreuz prangt, Motto: mit einer frischen Brise Glauben hurtig voran! (so interpretiere ich das).

Danach, im nicht weit entfernten Eyrarbakki, empfahl der Reiseführer eine Fischsuppe im Rauða Húsið, von mir übersetzt mit Rotes Haus, es war auch rot angestrichen. Und die erste Lokalität auf der Halbinsel außerhalb von Reykjavik, die mir gefallen hat. Eine große Runde, acht Personen, bestand zu drei Viertel aus Deutschen, die sich aber gesittet aufführten. Ich habe die Seafood-Soup gegessen und sie war so prächtig, dass es als lohnend erschien, noch einmal dorthin zu fahren. Es wurde sogar ein „Nachschlag" angeboten, auf den ich aber dankend verzichtete (um nicht so deutsch zu wirken! – aber später, als der Appetit wieder kam, habe ich anders darüber gedacht!). Im Nachbarort soll es ein ebenso gutes Hummerlokal geben. Die Schwimmbäder von Eyrarbakki und Stokkseyri (auch von da hatte ich schon „Patienten") waren deutlich kleiner, die Orte haben ja auch nur wenige Hundert Einwohner. Dann führte mich der Weg nach Selfoss, vorbei an mancher Pferdewiese, an Reitergruppen, in Selfoss selbst an den mir aus dem Winter schon bekannten Ställen, die alle menschenleer in der Sonne lagen, ob auch pferdeleer, war nicht zu ermitteln. Die südliche Ringstrasse war nun wesentlich belebter, ich habe noch das Grab von Bobby Fischer gesucht und gefunden, klein und bescheiden, abseits des Weges auf einem kleinen Friedhof mit kleiner Begräbniskirche neben einem Bauernhof. Ein sehr ruhiger Endpunkt für einen, der aus New York stammt.

Neues von Pferden

Mit Guðmundur zu 11 Uhr verabredet; es geht nach Selfoss. Vorher fahren wir zu einer Stallanlage, wo fünf seiner Pferde stehen, holen zwei ab, insgesamt sind in diesem Stall 20 bei der Heuaufnahme, ein mahlendes Geräusch (sächsisch: mampfend), ein Anhänger (Trailer) steht bereit. Die Pferde werden aus dem Stall geführt und

[155] Nachträglich habe ich nun erfahren, dass man in 20 Minuten mit einer neuen Fährverbindung von Bakki aus auf die Insel gelangen kann und dann mehr Zeit hat, sie anzusehen. Dort gab es nämlich 1973 einen Vulkanausbruch mit derart intensiven Lava-Ausbrüchen, dass es zu Verschüttungen ganzer Ortsteile kam, sodass man an Pompeji erinnert ist. Also doch hinfahren! – Später waren wir dort

angeleint, der Trailer geöffnet, die Pferde hereingeführt, da wo sie eben noch standen dampfen zwei frische Portionen Pferdeäpfel. [Witz von früher: Nehmt ihr auch immer (Pferde)äpfel auf die Erdbeeren? Nein, wir nehmen eigentlich immer Schlagsahne.] Die Pferde machen keinerlei Probleme beim Ein- und später beim Ausladen; sie stehen im Trailer quer zur Fahrrichtung, durch ein kleines Fenster kommt frische Luft in den Wagen, Stangen sichern die Pferde, auch zwischen ihnen eine Stange. Dazu Sattel, Reitanzug, der mehr ein gepolsterter (isolierender) Regenanzug mit reflektierenden Streifen ist, Handschuhe, Helm usw. Er will also auch reiten; so klar war das vorher nicht, oder so klar war mir das nicht. Dann warteten wir auf einen Mann, den er immer den Driver nannte. Da kam dann einer, der hinten im Auto Platz nahm, etwas auf Englisch radebrechte (wie ich), der trug einen dicken blauen isländischen Pullover mit dem auffallenden Kragenmuster. Über die Berge (gleich kälter, gleich mehr Schnee) nach Selfoss und dort in eine große Stallanlage, in der nach meiner Schätzung 1 000 Tiere stehen, was mir Guðmundur bestätigte. In jedem Stall ca. 40 Tiere, die Anlage unterteilt in kleinere Ställe.

Wenn da mal eine Seuche rein kommt... In einem der Ställe zeigten sie mir ein Jungtier, ca. ein Jahr alt und etwas zurückgeblieben, von den älteren aber akzeptiert. Das Muttertier war kurz nach der Geburt (dem Abfohlen) an einem Tumor gestorben. Das junge Tier hatte Lücken im Fell; reingeschnitten, um die Temperatur besser zu regeln. Die Fresslust hängt von der Temperatur ab. Die Pferde in Island würden jetzt auch größer, da das Futter mehr und besser sei. Die (globale) Erwärmung verlängert die Vegetationszeit, es gibt mehr Heu, man füttert zu und die Tiere sind beileibe nicht nur draußen (wie ich immer dachte, aber wie es vielerorts auch ist). In Selfoss stieß die Verwandte von Guðmundur zu uns, die Strickerin, die mir meinen vor 2 Wochen bestellten „Isen"-Pullover (anthrazit-/hellgraue Töne für das Kragenmuster, dick, warm, passend für 14 000 ISK = 95 €) mitbrachte. Jetzt sehe ich wie ein Ise aus!

Sie zog auch gleich Reitsachen an. Und überall waren Pferde, auch schon gesattelt, und immer wieder kamen einzelne oder kleine Gruppen von Reitern vorbei. Jeder kannte jeden. Sie grüßten einander und redeten miteinander. Gelegentlich führte ein Reiter ein zweites Pferd nebenher. Ich dachte, es soll sozusagen Reitverhalten lernen, so wie früher auf dem Land ein drittes junges Pferd mit angespannt wurde, um zu lernen, im Geschirr am Wagen zu gehen. Aber nein: Man erklärte mir, dass bei langen Ritten in anstrengender Gangart (welche?) der Reiter unterwegs das Pferd wechselt, umsattelt und das andere Tier sich wieder erholen kann. Man erzählte mir von Tagesreitdistanzen um 50 km, die so ein Pferd gehen könne. Noch dachte ich, es ist Wochenende, und sie reiten ihre Tiere aus, wann denn sonst. Wer hier nicht reitet, gehört nicht dazu. Der Driver erzählte, seine Enkeltochter, drei Jahre alt, fragt ihre Mutter täglich, wann sie endlich reiten dürfe. Viele Frauen, Mädchen, Knaben, Kinder waren unterwegs auf den Pferderücken. Fast alle mit Helm, eigentlich nur zwei mit einer Strickmütze (man sieht ausgesprochen abenteuerliche Kopfbedeckungen, an Topflappen erinnernd) und ein Mädchen ritt ohne jede Kopfbedeckung (wozu es eigentlich zu kalt war).

Der Stall hatte folgenden Aufbau: vorne links zwei und rechts eine Box für die Tiere, dahinter links ein großer Raum für Heu, Stroh, Sägespäne, weiteres Zubehör. Rechts hinten eine kleine Stube mit Sitzbank, Tisch, Schrank, Wasserkocher. Sogleich gab es Kakao, zu dem isländischer Brennivín (Klarer) besonders gut passe ... oder Whisky ... oder Cognac (besser in der Reihenfolge) ... und jedenfalls Bier. Alles war in dem Schrank vorhanden und musste in der Reihenfolge auch zwangsläufig probiert werden. Es fällt deutlich weniger auf, wenn man wenig trinkt, als wenn man strikt ablehnt; das ging nicht an diesem Tag (Spielverderber wollte ich nicht sein oder schlechter Gast für gute Gastgeber). Deshalb war ja auch der Driver mit, der auf dem Rückweg zum Zuge kam. Er blieb vollkommen nüchtern und fuhr auch bis in die Stadt, d. h. sein eigenes Auto blieb an den Ställen vor Reykjavik stehen.

Der große Ausritt war ein Höhepunkt der Wintersaison, in Selfoss (oder überall im Land?). Schließlich kamen alle Reiter zusammen, ich zählte bis 130, es waren aber mehr, denn an unübersichtlichen Stellen kamen weitere dazu. Und nun ritt die ganze Korona in dem gestreckten Galopp der Isenpferde, Tölt, eine schnelle und besonders den Rücken des Reiters schonende Gangart der Tiere, die richtig laufen und nicht springen. Die Gangart müssen sie erst lernen, ebenso still zu stehen, wenn der Reiter aufsitzt. Das machte z. B. der Gaul der Strickerin nicht. Einige Autos fuhren nebenher, so unseres, ich konnte also alles sehen und ging dann in der Menge auf. Zu meiner Überraschung ging der Ritt nicht lange. Bei einem Gehöft saßen alle ab, teilweise wurden die Tiere abgesattelt, kamen in Stallungen oder hinter Gitter oder liefen frei rum und dazwischen all die Reiter. Vorteil: die Tiere standen so eng, dass es für Huftritte keinen Platz gab.

Der Driver bedeutete mir, dass ein solcher Tag auch zum Angeben da sei: mein Tier ist schöner als deines, kann mehr, sieht besser aus, kostet mehr usw. Ob da auch Geschäfte gemacht wurden, konnte ich nicht sehen. Aber unübersehbar war, dass wohl alle, d. h. auch die Frauen, in sehr kurzer Zeit mit Bierdosen herum liefen und Schnapsgläser mit klarem Schnaps (Brennivín) und jeweils ein anderes Glas mit Würfelzucker in der Hand hatten. Aha, dachte ich: an die Pferde denken sie auch. Hatte aber übersehen, dass in den „Zuckergläsern" jeweils kleine Holzspieße steckten. Ich bekam auch so ein „Zuckerglas" in die Hand gedrückt (ohne Schnaps) mit der Geste oder dem Zusatz: „Probieren, Shark (Haifisch)".

Shark geht als Beifang in die Netze und wird verarbeitet. Ist wohl eigentlich kein Speisefisch, die Isen machen aber daraus etwas. Das Fleisch wird in einem langen Prozess fermentiert (d. h. es vergammelt unter Aufsicht) und wird dann gegessen (so wie wir Salzmandeln knabbern). Alle guckten nun gespannt, was ich mache. Ich habe es gekaut und runtergeschluckt, die kleinen Stücke waren salzig, zäh, und rochen nicht günstig. Ich hatte gelesen, dass man diesen Fisch runter haben muss, bevor man ihn riecht, danach geht das kaum noch. Nun, so schlimm war es nicht. Bacalhau in Portugal stinkt auch, schmeckt aber so gut. Könnte mich rein legen. Shark sei gut für den Magen, er mache ihn wieder „gangbar", wenn er verdorben sei. Kaum zu glauben. Ich denke, viel eher wehrt sich das Eingeweide und „fördert" so die Verdauung.

Eine Isin erklärte mir dann im schnell gesprochenen Englisch, dass dieses Ausreiten zu den winterlichen Traditionen gehört wie bestimmte Speisen, die dann abends, als wir schon weg waren, vielleicht auch noch gereicht wurden. Sviðasulta (Sülze vom Schafskopf) gehört auch dazu, gibt es in den Lebensmittelabteilungen, und sie schmeckt gut. Ich sollte wohl wissen, dass sie sonst nicht so viel saufen. Es waren aber Reiter- und Trinker-Spiele zugleich.

Als wir die Halle verließen, hörte man die ersten Gesänge der Reiter (nicht der Pferde). In der kleinen Stube hinter den Pferderemisen gab es dann natürlich noch einmal Kakao, zu dem bekanntlich Brennivín, Whisky oder Cognac gut passen und zwar inzwischen in folgender Variante: Brennivín in den Kakao und Whisky nebenher! Na, ja, der Abschied war dann sehr vertraulich, mit Umarmung und Herzlichkeit, wie in Familien oder unter Freunden, die sich lange nicht gesehen hatten. Und die Strickerin kam noch zum Auto nachgelaufen und schnitt mit dem Taschenmesser Stücke aus einer Hammelkeule, die nur geräuchert war und vorzüglich schmeckte (wir kennen das aus Tromsö). Guðmundur meinte, ganz abgeklärt, sinngemäß: der Alkohol wirkt schon bei ihr. Interessant war, dass die Pferde nach dem Ausritt immer noch großen Bewegungsdrang hatten, umherliefen, aneinander hoch sprangen, sich auf den Rücken legten und im Lava-Kies drehten. Das war schon nach der an sich nicht sehr langen Anreise mit dem Auto so gewesen. Das jüngere Tier folgte bei allen Manövern dem älteren Tier.

Sehr schön anzusehen. Biologisch geordnet! Manchmal sieht man auch, dass sie sich gegenseitig in der Nackenmähne mit den Zähnen kraulen. Wir haben dann die Pferde zu der anderen Stallanlage bei Reykjavik gebracht. Sie bekamen zum Lohn vor dem Abendfutter noch Brotrationen zugeteilt. Dabei sah man auch Neidverhalten der Nachbartiere und eine gewisse „Stutenbissigkeit".

Habe über hundert Fotoaufnahmen gemacht, nicht alle sind was geworden; bis die Batterie wieder einknickte. Es war noch hell, als ich an der Wohnung ausstieg. Und nun rieche ich wieder nach Pferd, würde in jedem Stall von jedem Pferd akzeptiert. Und Flecke hat meine Jacke von den vielen Pferdemäulern, die daran geschnuppert haben. Und wenn ich in der Wohnung an der Garderobe vorbeikomme, denke ich, da steht ein Pferd. Aber schön war es doch...

Sport- und Sozialschwimmer

Island ist das Land der heißen Quellen, der unerschöpflich scheinenden geothermalen Energiequellen. Über Reykjavik thront ein Gebäudekomplex „Perlan“ mit Museum und Restaurant, der in 6 großen Kesseln für die ganze Stadt 85 °C heißes Wasser bereitstellt. Damit wird geheizt, geduscht, um Gottes Willen nicht gekocht, denn es riecht (z. T. erheblich) nach Schwefel. Den Abwasch in der Küche, das schmutzige Geschirr, das mancherorts „Spül“ genannt wird, muss man jedenfalls im kalten Wasser vom Schwefelgeruch nachsäubern, ich mache das jedenfalls so. Denn wir haben in der Schule gelernt, dass Schwefel wie faule Eier riecht. Wenn man also das Wasser für den Morgenkaffee, es wird hier Kaffee in erheblichen Mengen getrunken (wie auch in Finnland), aus dem falschen Hahn entnimmt, kann man auch gleich aus der Kloschüssel trinken.

Es bleibt mir auch nach fast 3 Monaten unklar, wie man in diesem Wasser duschen oder baden kann, obwohl landläufig der Satz gilt: Schwefel ist gut für die Haut (in der Lebensphase der Akne, lange ist es her, nahm man auch immer schwefelhaltige Präparate!). Gerichtsmedizinisch betrachtet ist nicht der Schwefel problematisch, sondern die hohe Wassertemperatur, die für Kleinkinder eine respektable Unfallquelle ist. Und so ist es mir gleich am ersten Tag gegangen. Einem gewissen Duschbedürfnis nach der Reise von Greifswald über Neuruppin, Berlin und Kopenhagen folgend bestieg ich zum Duschbad die Wanne, nicht wissend, dass das heiße Wasser, es wurde immer heißer (und immer stinkender), aus beiden Hähnen floss. Da war also etwas kaputt im Hause, das heiße Schwefelwasser schlug nur in diesem Wasserstrang (nicht in der Küche) in die kalte Leitung durch, war also nicht zu regulieren, sodass ich am Ende, d. h. aber ohne richtig geduscht zu haben, aus der Wanne flüchten musste, dabei folgerichtig, auch weil eingeseift, ausrutschte, mit einem Knie an den Rand der Wanne schlug, nun schmerzhaft gehbehindert nur knapp dem heißen Wasser entkam und einer ständig zunehmenden Gelenkschwellung (das Knie wurde blau und blieb es mit den bekannten farblich wechselnden Abbaustufen des Haemoglobin wenigsten 10 Tage; ich konnte aber laufen) zusehen konnte. Die zwei elastischen Binden, die ich mir zu guter Letzt eingepackt hatte und wegen unklarer Zuordnung bei der Sicherheitskontrolle am Flughafen vorweisen musste, habe ich sogleich verwendet, das Knie gewickelt, das Bein hochgelegt und gedacht, es geht nicht nur schlecht los, sondern ich kann bei der Arbeit nicht antreten, weil nicht auftreten und schlecht laufen.

Es bleibt die Frage: wie wäscht sich ein Ise? Da ich nicht dusche, sondern lieber regelmäßig ins Schwimmbad gehe, wird es der Ise auch tun, das ergibt sich in Konsequenz des Geschriebenen automatisch.

Reykjavik bietet eine größere Zahl von Hallenbädern an, eins wenigstens unter freiem Himmel. Dem Institut am nächsten liegt Sundhöll, ein 1937 gebautes Hallenbad, es ist also drei Jahre älter als ich, in vier Minuten fußläufig vom Institut für Pathologie, zu dem die Rechtsmedizin als Abteilung gehört, erreichbar, geöffnet von 6:30 bis 22 Uhr an Wochentagen, am Wochenende etwas kürzer. Eine „Zehnerkarte“, für die man elfmal Eintritt bekommt, kostet 3 000 ISK, das sind pro Badbesuch ca. 1,85 €, damit wesentlich billiger als jeder Badbesuch in Greifswald, der trotz 20 % Rabatt bei großer Vorauszahlung (250 €) jedes Mal nicht unter 4,80 € kostet. Wenn man hier eine Halbjahreskarte kauft, wird es noch billiger, wenn man sie verliert allerdings viel teurer! Und das habe ich schon geschafft. Sie ist nämlich nicht gekennzeichnet, jeder kann sie verwenden, obwohl für alles und jedes hier die Kennitala verlangt und verwendet wird, dafür gerade nicht.

Dieses Bad, wohl die Bäder im Allgemeinen, denn ein anderes sehe ich immer vom Bus aus, wird gut frequentiert. Es ist ein ständiges Kommen und Gehen. An einem Kassenschalter holt man sich einen Schlüssel, legt seine Mehrfach-Karte auf ein Display, es erscheint unter Abbuchung eines Betrages ein grüner Pfeil, das Drehkreuz kann gedreht werden, man ist drin (Boris Becker würde sagen: wenn ich drin bin, merke ich es ja selbst.) Die Weibchen gehen eine Treppe nach unten, die Männchen bleiben auf der Ebene. Die Schuhe werden am Eingang ausgezogen, man geht auf Socken zu den Badeschränken oder in die Kabinen, jenseits der Nummer 109 sind es Kabinen. Die (Un-) Zahl der Schuhe schreckt manchmal; man denkt, schwimmen wird kaum möglich sein. Inzwischen weiß ich es anders. Die Zahl der Schuhpaare am Eingang zum sauberen Teil des Bades ist kein Maß für die Frequenz der Schwimmbadbenutzung.

Die Schränke sind winzig, sie fassen zwar die Sachen, auch wenn das im Winter eng werden kann, aber die Figuren davor drängeln sich schon, vor allem, wenn zwei oder drei Personen ihre Schränke nebeneinander haben und gleichzeitig benutzen wollen. Die Kabinen sind klug angelegt und auf den ersten Blick nicht gleich verständlich. Man betritt von einem langen Gang ausgehend kurze Quergänge und von einer Seite – es ist eine Zwangsführung – betritt man eine solche Kabine. Die Eingangstür zur Badekabine ist zugleich die Tür zu einem gemauerten Schrank, ist also Schrank- und Kabinentür, mit der man seine Sachen verschließt. Die Kabine verlässt man zur anderen „sauberen“ Seite, wieder durch eine Tür, nackt und barfüßig und begibt sich in einen großen Duschraum mit ungefähr zwölf Duschplätzen, zwei Waschbecken, zwei Pinkelbecken und einer Toilette, diese aber nicht einsehbar, immerhin. Ein großes Schild weist mit Text und zugehörigen Piktogrammen darauf hin, dass man sich unbekleidet Kopf, Haare, Achselhöhlen, „unten rum“ und die Füße zu waschen habe. Isen, Dänen, Engländer, Franzosen und Deutsche lesen das in ihren Sprachen, Nutzer anderer Länder, ich sehe Asiaten und höre Polen, orientieren sich an den

Piktogrammen. Die Seife wird vom Bad gestellt und befindet sich als Flüssigseife in einem großen Container, aus dem zwei Gummischläuche herausführen, die durch Druck Seife von sich geben. Dann betritt man die Schwimmhalle. Es ist ein 25-m-Becken mit vier Schwimmbahnen eingerichtet, vier Startblöcke vorhanden, meist sind zwei Leinen gespannt, die zwei Bahnen für Schwimmer abgrenzen, die beiden anderen sind freigehalten für gelegentliche Hin- und Her-Schwimmer, Rumsteher, An-der-Wand-Kleber, Schwätzer und Kinder, die in tiefes Wasser dürfen.

Sind mehrere Personen (= mehr als zwei) in einer Bahn, wird „im Kreis" geschwommen, auf der einen Seite hin auf der anderen zurück, ein Piktogramm hilft dabei, sich zu orientieren. Manche sind so stur, dass sie selbst allein in der Bahn sich an diese Vorschrift halten. Es gibt eine Sprunganlage, ein Einmeterbrett und einen Dreimeterturm, die oft zum Springen freigegeben sind, was den Platz zum Schwimmen automatisch reduziert.

Auf der Gegenseite sind Kraftsportgeräte, Gewichte, Hanteln, ein Brett mit einer Halterung zur Fixierung der Unterschenkel, um Bauchmuskelübungen zu machen, so eine Art Rumpfbeuge aus überstreckter Rückenlage mit den Armen im Nacken, alles, was 1937 modern war. Dem 25-m-Schwimmbecken schließt sich in der Breite aller vier Bahnen ein Rechteck an mit flachem und wärmerem Wasser, dass die kleineren Kinder oder Mütter mit Kleinkindern nutzen. Ist das in Gebrauch, gefüllt mit stets kreischenden Kindern, versteht man sein eigenes Wort in der Halle nicht mehr; ist nicht schlimm, mit wem sollte ich reden? An einer Längsseite, gegenüber von den Kraftsportgeräten sitzt der Schwimmmeister, oder auch zwei. Die kontrollieren auch regelmäßig die Duschen und reinigen sie, wie auch die Gänge zu den Kabinen. Sie kontrollieren über Monitore auch die Außenanlagen. Und nun schwimmt man; ich nie unter 1 000 m, d. h. ich zähle bis 20 (1x Hin und 1x Her sind 50 m; manchmal verzähle ich mich auch wegen der Eintönigkeit, aber nie zu meinen „Gunsten", d. h. wenn ich eine Zahl vergessen habe, gehe ich bis zu der letzten sicher gewussten Zahl zurück); alles dauert jedoch deutlich länger als noch vor einigen Jahren (meine Zeiten von vor 30 Jahren sind in weite Ferne entrückt!). Die Wassertemperaturen sind angenehm. Das Wasser ist natürlich leicht mit Chlor versetzt. So habe ich bis zum gestrigen Tag (25.3.) 54 km geschafft bei 44 Schwimmbadbesuchen, d. h. ich bin bisher durchschnittlich nie unter 1 200 m geschwommen (5 km davon in Ísafjörður; siehe S. 201).

Wo sind denn nun die Besitzer der Schuhe, wenn sie nicht im Schwimmbecken zu sehen sind? Ich habe Außenanlagen erwähnt; das sind eine Sauna und zwei Heißwasserbecken, das eine hat 39 °C, das andere 42 °C, für beide wird empfohlen, eine Aufenthaltsdauer von 15 Minuten nicht zu überschreiten. Beide Becken (Hot Pots, ich nenne sie Büffellöcher, weil sie mich an Afrika erinnern) sind kaum mehr als acht m^2 groß. Ständig strömt aus Düsen heißes Wasser unter Druck nach, die Zuflüsse sind begehrte Positionen, denn sie sind eine Art Unterwassermassage. Und tatsächlich entspannt der Aufenthalt nach dem Schwimmkilometer. In diesen Hot Pots sieht man dann die Isen wieder, die nicht schwimmen. Das sind, habe ich gelesen, die sog. Sozialschwimmer, d. h. sie gehen ins Bad, um zu duschen (und sich zu rasieren) und sich zu unterhalten. Man sieht sich und man wird gesehen. Der Höhepunkt war, in der Dusche einen sehr hageren, abgeklapperten, groß gewachsenen, alten Mann zu sehen, der die Dusche mühsam am Stock gehend betrat und an seinem Oberschenkel einen Urinsammelbeutel trug, durch Pflaster angeklebt, mit Dauerkatheter verbunden. Ich habe nicht verfolgt, was er im Einzelnen gemacht hat, sicherheitshalber. [Neulich habe ich ihn sonntags nachmittags wieder gesehen. Er ist ja am Sammelbeutel gut erkennbar; hat offensichtlich sonntags seinen Waschtag; nun sehe ich ihn auch an der großen Bus-Umsteige Hlemmur mit „Hackenporsche" und Plastiktüten bepackt, ein isländischer Brückenschläfer, hier hält man die Sprache sauber; wir würden Penner sagen.]

Die ersten Male habe ich mich ganz verschämt dort nach dem Duschen, Baden, wieder Duschen an einem der zwei vorhandenen Waschbecken rasiert, ständig damit rechnend, dass einer sagt, das geht aber nicht, das macht man zu Hause. Weit gefehlt, es machen beinahe alle so, packen sogar richtige Toilettenbeutel aus, nehmen eigene Rasierseife, Rasierwasser usw. Ich mache das „Karo einfach", nehme etwas Seife aus dem Container, „schmiere sie mir um den Bart" und nehme meine Zwillingsklinge und schabe weg, was da gewachsen ist. Die Sauna draußen habe ich noch nie benutzt, sie ist für Männlein und Weiblein, die da züchtig in Badekleidung sitzen. Vorschrift ist, sich nach dem Duschen noch im „Feuchtraum" abzutrocknen (Badetücher kann man notfalls ausleihen), damit nicht die ganze Nässe in die Gänge, vor die Schränke und in die Kabinen getragen wird. Draußen sind auf einem Gang noch ein Föhn und eine genaue Waage. Und hier endet jedes Schwimmen mit einer Enttäuschung. Obwohl ich seit meiner Ankunft hier praktisch keinen Alkohol getrunken habe, eher schlank frühstücke, mittags nur die normale Kantinenkost esse – mich da aber satt esse –, wenig nasche, abends auch nicht gerade umfangreich esse, weicht die Gewichtsanzeige nicht von dem Gewicht bei der Ankunft ab – auf einen Messfehler vertraue ich nicht. Kritisch betrachtet trinke ich aber regelmäßig Milch und mache auch Zucker an den Tee und manchmal an den Kaffee (alles „Weiße" macht dick: Milch, Zucker, Mehl, oder: alles was Spaß macht, macht entweder dick oder ist verboten! – manche sagen – oder schwanger).

Man schleicht ohne die Schuhe wieder zum Schuhregal, dort hängt ein langer Schuhanzieher von Ikea, man muss sich nicht sehr bücken, was angenehm ist. Auf einer Bank vor der Kasse, den Schlüssel wirft man einfach ein, verschnüre ich die Schuhe und gehe wieder, warm angezogen. Als es noch dunkel war und manchmal so diesig, war das in dem warmen Wasser sehr schön, auch als es schneite und eisig kalt war. Da war selbst der metallene Handlauf, der bis in das warme Wasser reicht, nach ca. einem Meter gefroren, fast blieb man mit der warmen Hand daran hängen. Montags ist „Blödenschwimmen", ich nenne es so, weil eines schönen montags einer, der nicht gerade „helle" aussah, aus dem Bad heraus wollte, seine Karte völlig überflüssig auf das Display legte, durch das auswärts immer offene Drehkreuz ging, mir aber dadurch mein Einwärts-Drehkreuz frei geschaltet hatte, also doch eigentlich blöd. Aber es sind in der Tat montags viele geistig schwer behinderte Menschen im Bad, gut beaufsichtigt und betreut, weil sie teilweise nicht in der Lage sind, sich aus- oder anzuziehen, sie würden stundenlang duschen, wenn sie nicht ins Bad geführt wurden und auch dort stehen sie nur im Wasser, am flachen Ende. Sie werden natürlich von der flachen Seite ins Wasser gelassen, andernfalls regulierte sich das Problem und ich hätte mehr zu tun. Dienstags ist für junge Flossenschwimmer (Kinder) eine Bahn reserviert, mittwochs für Gerätetaucher. Aber störend ist das nicht. Eigentlich habe ich zu 75 % eine Bahn für mich oder wenigstens für ungehindertes Schwimmen, eben Sportschwimmen. Die Badekarten gelten in allen Bädern, die ich auch noch aufsuchen werde. Jetzt ist Sundhöll für mich einfach zu erreichen (und zweimal auch schon in der Dienstzeit); sonst muss ich aus dem Bus steigen und vor allem warten, ehe es abends weitergeht, und das kann wenigstens eine halbe Stunde dauern; siehe Bericht über das Busfahren in Reykjavik ab S.232.

Erst jetzt habe ich gelesen, dass man zwischen Sportschwimmern, zu denen ich also offensichtlich gehöre, und Sozialschwimmern, das sind die Kontaktsucher, Warmduscher und nicht schwimmenden Isen, unterscheidet. Das Bad ist ein Teil des öffentlichen Lebens hier in Island.

Musik

Es ist wieder früh morgens drei Uhr und ich bin wach, nicht das erste Mal in dieser Nacht. Irgendwie ist der Rhythmus gestört, ich schlafe immer noch gut ein, aber nie durch. Teilweise liegt es daran, das ich zu früh schlafen gehe, oder besser, dass ich beim Lesen einschlafe. Und ich lese hier vorzugsweise im Bett, es ist der bequemste Platz und er hat das beste Licht. Und ich lese sofort, denn Radio und Fernsehen machen keinen Sinn und das „unromantische" Abendessen stehend in der kleinen Küche kostet nicht viel Zeit.

Rhythmus ist das Stichwort. Sind die Isen ein musikalisches Volk? Sind sie so musikalisch wie die Esten? Haben sie bedeutende Komponisten? Oder Dirigenten? Oder Solisten? Oder Orchester? Alles Fragen, die sich aufdrängen, wenn man woanders lebt. Mein Sektionsgehilfe Guðmundur jedenfalls ist musikalisch und es drängt ihn, sich zu äußern. Bei der Sektion oder den Aufräumungsarbeiten danach singt er jedenfalls immer wieder mal. Wenn er mehr singen würde, wäre es vielleicht ordentlicher. Es lagen auch schon Noten auf seinem Schreibtisch, sogar Noten zu deutschen Volksliedern. Dazu befragt sagt er, ja, er hat in einem Chor gesungen, ist jetzt aber ausgeschieden, weil die „tools", die Stimme, älter wird und er eigentlich zu oft husten muss, mehr husten als singen. Guðmundur ist ein Multitalent, was man bei Sektionsgehilfen häufiger findet: er hat eine landwirtschaftliche Fachschule besucht, als Putzer auf dem Bau, als Hufschmied und in der Bestattung gearbeitet und ist schließlich Sektionsgehilfe geworden. Das macht er ordentlich und respektvoll vor den Toten. Die Musik, die man manchmal plärrend im Bus hört, die die Tonbandansagen der nächsten Station zur vollkommenen Unverständlichkeit verzerren, dass man die Stationen besser mitzählt, um zu wissen, wo man ist, diese Musik sind die Schlager, die in Deutschland, in Mitteleuropa, wahrscheinlich in der Welt erklingen. Diese Musik ist sicher nicht ein Indikator für die Musikalität des Landes. So etwas Typisches wie den Tango in Argentinien, auch in Finnland (!) oder Jenka in Finnland, eine Art Polka, habe ich noch nicht vernommen. Deshalb war der zufällig von uns gewählte Anfang mit der isländischen Musik ganz gut.

Im Januar hatten uns, Véronique und mir, die „deutschen Mädels"[156] empfohlen, zu den „Konzerten an den dunklen Tagen" zu gehen. Und wir haben sofort per Internet Karten bestellt, d. h. die deutschen Mädels haben es gemacht, es war ganz einfach, so einfach, dass ich es längst alleine mache. Jeden Donnerstag gibt das Sinfonieorchester *(Sinfóníuhljómsveit Íslands)*, soweit es im Lande ist, in der Winterspielzeit, die von September bis April (oder Mai) geht, ein Konzert *(Tónleikar)*. Der Kartenkauf ist einfach. Man klickt `sinfonia.is` an, geht die Veranstaltungen durch (in englischer Sprache), geht dann bei der gewünschten Veranstaltung auf *kaupa* (kaufen, heute heißt es "got it") und sieht vor sich den Sitzplan, alle verkauften Sitze sind rot, alle unverkauften Sitze sind ungefärbt. Man wählt einen Sitz (Beinfreiheit beachten!) aus, klickt ihn an, er färbt sich gelb. Dann geht man zur Kasse und gibt ein: den Namen, die Adresse, die Kennitala, die Telefonnummer, die E-Mail-Adresse, die Kreditkarte, ihre Gültigkeit, die Kartennummer und kauft. Kurze Zeit danach bekommt man eine E-Mail mit der Bestätigung, diese druckt man sich aus, geht abends zum Einlass und dort liegt die Karte bereit oder man geht zur Kasse, zeigt den Ausdruck oder nennt seinen Namen und natürlich die Kennitala und bekommt die Karte ausgedruckt. Hat man noch für weitere Konzerte vorbestellt, dann werden diese Karten gleich mit ausgedruckt. Am Einlass bekommt man kostenlos ein Programm, isisch natürlich, man kann dann über Beethoven oder wen auch immer nachlesen und hat Mühe Worte wie Bonn oder Wien im Text wieder zu finden.

[156] Zwei MTA aus der Abteilung für Humangenetik, die ihre Hilfe anboten, da sie in Deutschland gelebt und gearbeitet hatten und die Sprache gut konnten. Sie waren ausgesprochen nett und ich war bei ihnen in der Häuslichkeit eingeladen und habe köstlich gegessen: Graugans bei der einen, Hummersuppe bei der anderen, jeweils im Familienkreis

Wir gingen also hin zu einem Konzert der dunklen Tage, es war zu zwei Dritteln ausverkauft, saßen relativ weit vorn, trafen sofort einen Pathologen vom Institut (ich treffe oder sehe immer irgendeinen, den ich schon kenne oder gesehen habe) und hörten vier zeitgenössische, teils isländische Komponisten. Im Einzelnen waren das Daniel Bjarnason, Steingrimur Rohloff, Finnur Torfi Stefanson und György Ligeti). Die Stücke hießen Emergence (man suchte unwillkürlich nach dem Ausgang), Concerto for Bass clarinet, diese wirklich hervorragend, Violin Concerto (mit dem/"der" „Silbersack" als Solistin) und Atmosphères. Es gab erstaunlich lebhaften Beifall. Alle Komponisten wurden bejubelt, mit Blumen bedacht, es waren immer dieselben konfektionierten Sträuße, die, wie ich nun beobachtet habe, in jedem Konzert und die ganze Saison über überreicht werden, natürlich sind es immer frische Blumen. Ganz offensichtlich ist eine Blumenbinderei vertraglich gebunden. Die isländischen Komponisten waren alle anwesend, also nicht nur zeitgenössisch, sondern sogar Zeitgenossen. Die Dirigenten gehen mit den Blumen ganz unterschiedlich um. Einer nahm sie immer mit sich hinaus und bei jedem „Vorhang" brachte er sie wieder mit. Manche geben sie gleich der Konzertmeisterin weiter, die sie huldvoll für das Orchester entgegennimmt mit Verbeugung (Cave: Busen!). Manche legen sie auf dem Pult ab und widmen sie dem Orchester. Diese Geste wird immer mit einem Anschwellen des Beifalls quittiert.

Ich habe eine distanzierte Haltung gegenüber den Neutönern, wie mein Vater sie schon vor 65 Jahren nannte. Die Neutöner von damals sind vermutlich längst „Konzertinventar" geworden. Also sind es neue Neutöner, experimentierfreudig, sie „hinterlegen" auf den Dirigentenpulten die dicksten Notenbücher, die Seiten werden rasend schnell geblättert, sie beschäftigen beinahe regelhaft sechs oder mehr Schlagzeuger, Schlagerzeuger, Geräuschemacher oder Rhythmiker, obwohl man den Rhythmus manchmal schwer erkennt. Es ist Musik, die zwischen Tinnitus und Knalltrauma angesiedelt ist, schwerverdaulich. Melodiöse Erholungspausen lassen sie kaum zu. Nun ist es längst Sitte, ich kenne das seit den Konzertbesuchen in meiner Studentenzeit (Abonnement im Metropol-Theater nähe Bahnhof Friedrichstraße, dem Ort der Revuen, der leichten Muse und der schweren Kost, z. B. des Vereinigungsparteitages(!), Gründung des Vereins der verschlungenen Hände, es waren die Hände der Führer der Arbeiterklasse in der jungen DDR – wissen alle in meinem Alter, weiß niemand aus der rezenten Population der Jüngeren–, 2. Rang links, Beinfreiheit, 2 M (der DDR) pro Karte, also auch da wurde immer ein Neutöner zwischen zwei Klassikern „versteckt", sodass man weder später kommen noch früher gehen konnte. Später beim Anrecht am Gendarmenmarkt, jetzt Konzerthaus, die Preise waren höher, der Sitzplatz enger, die Akustik nicht besser, war es auch so. Es ist also Methode. Aber 4 Neutöner in einem Konzert gehen nur in Island, so schnell kriegt man keinen Flug, aber man muss ja nicht hingehen. Moderne Isländer hört man sicher in Island von Isen gespielt am besten. So gesehen war unsere Entscheidung richtig. In besonderer Erinnerung blieb nicht etwa eine Melodie, sie waren ja ohnehin spärlich und kaum prägend. Ich kann mir kaum vorstellen, dass jemand, an einem Stück im Radio Steingrimur oder Torfi erkennen könnte, so wie man eben Beethoven, Wagner, Bruckner oder Mozart, Bach, Sibelius und viele andere erkennen kann. In Erinnerung blieb der überschlanke Dirigent, der auch das erste Stück komponiert hatte, ein sehr junger Mann, der an den Schultern so breit war, wie ein Hering zwischen den Augen und eine sehr körperliche Geigenvirtuosin, die sonst oft als 1. Konzertmeisterin auftritt (Sigrún Eðvaldsdóttir). Sie war in ein Silberkleid gewandet, das oben und unten eng geschnitten war und dadurch wie ein Sack wirkte und ihre zur Fülligkeit neigende Figur einsackte. Und sie hatte die Attitüde der großen Solistin mit ausfahrenden schwungvollen Bewegungen, ein Auf- und Abwippen und -schwingen mit dem ganzen Körper, mit fliegender roter Mähne; selbst der letzte Bogenstrich, den die Tschechen Schmidetz (sehr weich gesprochen) nennen, war ein kunstvoller Schlusspunkt, nicht etwa ein schlichtes Absetzen, kein schnödes Ende, nein, danach konnte nichts mehr kommen. Wir hätten uns bei einem der Stücke eine Filmmusik vorstellen können, bei denen Elfen und Trolle auftreten. Interessant fand ich es zu beobachten, da von der Musik nicht besonders „abgelenkt“ und schon gar nicht ergriffen, mit welch feiner Abstimmung die Geräuschemacher zu ihren Instrumenten liefen, immer rechtzeitig los, nie einander umrennend, die sechs Jungs hatten zu tun! Während die wirklichen Klassiker mit 60 bis 80 Orchestermusikern auskommen, brauchen die Neutöner 100 und mehr. Und irgendwie denke ich an Wilhelm Busch: Kaum greift zum Stab der Zappelmann, da fängt schon das Gerappel an.

Die Spielstätte *Háskólabíó* ist ein großer Saal mit dem Charme des Kino Kosmos oder des Zoo-Palastes, der auch nicht besser war oder ist. Äußerlich hat das Haus, ein Gebäude, das den frühen 70er Jahren zuzuordnen ist, also früher die Spielstätte des Orchesters nicht gewesen sein kann, den üblichen Zuschnitt von Theatern, das hohe Bühnenhaus und der flachere Zuschauerraum. Zu dem Saal mit 26 Sitzreihen und 990 Plätzen führen zwei große Flügeltüren, im rechten Einlass ist ein Fahrstuhl für Rollstuhlfahrer eingebaut. Die Stufen sind ausreichend tief und nicht extrem hoch, gut zu laufen, die Fußböden sind mit einem PVC-Belag mit Noppenprofil in freudlosem Blau-Grau gehalten und neben der Bühne vorn sind zwei weitere Ausgänge, die auch nach dem Konzert geöffnet werden. Das Ganze wirkt wie ein Kino. Und es ist auch ein Kino. Neulich las ich, dass es der Kinosaal der Universität sei. Hàskòli ... wenn man „isisch“ könnte, hätte man es gewusst, so muss man sich alles mit den Augen zusammensuchen, bedeutet Universität (nicht etwa Hunderasse, das ist Haski). Die deutschen Mädels sagten mir, die Akustik ist überall schlecht, es lohnt also nicht teure Plätze zu kaufen. Zudem sind die Abstände zwischen den Stuhlreihen für Leute mit langen Oberschenkeln zu eng. Während die einzelnen Sitze gut erkennbar nummeriert sind, sind das die Sitzreihen nicht, die Zahlen sind klein, liegen im Dunklen, weit unten und man sieht immer Leute, die sich bücken müssen und nach der Brille suchen, um die Zahlen lesen zu können, mir geht es auch nicht anders, ich bemühe mich aber immer um denselben Platz und der ist leicht zu finden. Die drei Mittelplätze der letzten Reihe haben keinen „Vordermann", d. h. sie bieten genug Sitzfreiheit und diese strebe ich immer an, mit dem Erfolg, dass ich neulich bei Beethovens 6. Sinfonie alleine saß, weil das Konzert überraschend nicht ausverkauft war und wenigstens zusammengenommen vier Reihen leer blieben. Vor jedem Konzert kommt eine „isische" Lautsprecheransage, die zweifellos daran erinnert, dass die Telefone auszustellen sind. Es hat auch noch nie eines geklingelt! Aber sofort in den Pausen wird telefoniert und sofort nach dem Konzert wird die Funkverbindung wieder geöffnet. Es ist ja sonst nicht auszuhalten, so lange von der Welt abgeschnitten zu sein. Was sind die Leute alle wichtig! Was nehmen sie sich alle wichtig! Und was haben sie alle einander mitzuteilen? Die Handomania ist groß, beinahe wie in Finnland, wo Nokia das fördert und jedermann geradezu verpflichtet, eines zu benutzen, die kleinste Kröte telefoniert da – und die Eltern zahlen artig. Ich habe auch gesehen, dass Personalcomputer in der Pause schnell angestellt werden (da hat doch nicht ein zeitgenössischer Lyriker eine Idee gehabt?) und „gearbeitet" wird oder doch nur gespielt? Alles schön und gut, alles wichtig, hilfreich und modern, aber man muss doch die Kirche im Dorf lassen.

Und noch eine Unsitte: in der Pause streben viele Leute, fast alle, nach draußen, das Foyer ist nicht groß, bietet vielleicht 34 Sitzplätze, etwa zehn Stehtische jeweils mit brennender Kerze, einen Kaffeeautomaten, der in der kurzen Pause ohnehin kaum mehr als zehn Leute „abfertigen" kann, alkoholische und Erfrischungsgetränke (in Flaschen). Und nun kommt die nächste Unsitte: die Leute bringen die ungeleerten Flaschen mit in den Konzertsaal und trinken vermutlich auch daraus, was ich allerdings noch nicht gesehen habe. Wie das schon aussieht! Die leeren Sitzreihen sind aber nicht ganz so verwüstet wie nach jedem Langstreckenflug die Reihen im Flugzeug (besonders in der First Class). Es ist wohl inzwischen weltweit so, dass alle denken, sie würden verdursten oder sich plötzlich in einer Wüste wiederfinden. Alle rennen mit Getränkeflaschen rum, sommers und winters, verständlich auf Wanderungen und Radtouren, aber in der Großstadt? Und im Konzertsaal?

In Island muss es einen speziellen Vertrag mit Coca Cola geben, dieses Getränk ist unglaublich verbreitet, überall Reklame, überall Angebote von Imbißkombinationen Pylsa und Cola; in der Kantine kaufen die Leute Coca oder Pepsi Cola. Allein zur Ausstattung meiner kleinen Küche gehören 17 unterschiedlich große Coca Cola-Gläser (nur drei zusammengewürfelte Bestecke, zwei Töpfe!). Das ist vom amerikanischen Einfluss übrig geblieben: Coca Cola, Kaugummi und zwei Flugplätze, soweit ich es übersehen kann.

Dass man in Island kaum Mäntel sieht, schrieb ich schon mal. Auch im Sinfoniekonzert sieht man sie ganz selten, mal einen Pelzmantel bei einer Dame, mal ein Stoffmantel bei einem Herrn, sonst Pullover, Anoraks, Jeans, wetterfeste Schuhe (das ist hier aber durchaus verständlich). Sehr selten sieht man Männer in Anzügen und noch seltener mit Krawatte. (Als ich neulich bei einer Beethovenkonzertreihe nach langer Zeit wieder einmal in der Berliner Philharmonie gewesen bin, habe ich auch erst einen Freund angerufen und gefragt, was zieht man denn an? Antwort: es ist alles viel lockerer geworden, kaum noch Krawatte, also mit einer Kombination in gedecktem Grau, Hemd und Schlips ist man „gut dabei", hieß es. (Und so war es auch.) Hier aber kommen die Leute wie von der Straße, in T-Shirts, bunten Hemden, zusammengewürfelten Klamotten nach dem Motto: meine Lieblingsfarbe ist bunt. Etwas gewöhnungsbedürftig! Die Selbstbedienungsgarderobe ist eng. Ob das der Grund ist, dass die Leute mit den Winterklamotten in den Konzertsaal kommen, die Mäntel auf den Schoss legen [(habe ich bisher nur in der Carnegie Hall in New York gesehen (dort essen sie auch schnell noch aus Pappe und Plastik (nicht dagegen in der Avery Fisher Hall!)]. Einmal hätte ich auch gerne die Jacke (ich trage natürlich auch nur Anorak, einen skandinavischen bitte schön, von Fjällräven – und bin damit für meinen Mehrzweckaufenthalt gut bedient) wieder angezogen, weil es für Island untypisch kalt wurde.

Das Konzertpublikum ist gut gemischt, junge (durchaus mit Rucksack), mittlere, alte Menschen und altersgebeugte Menschen mit Behinderungen, mit und ohne Rollstuhl, Männer und Frauen, man hört isländisch, englisch, selten spanisch, italienisch, französisch oder deutsch. Polnisch und asiatische Sprachen, die Sprachen der Populationen, die sonst gut vertreten sind im Alltag (im Bus z. B.), habe ich noch nicht gehört. Das (oft) studentische junge Publikum ist ganz international – es ist eben reizvoll, eine Zeitlang in Island zu verbringen – , ich traf schon welche aus Norwegen, Italien, England, Schweden und Deutschland, aus Leipzig sogar, allerdings nicht im Konzert. Und vieles ist wie überall: Wer in der Mitte der Reihe sitzt kommt zuletzt, nicht nur vor Konzertbeginn, auch aus der Pause. Da es für mich zwischen Dienst und Konzertbeginn zu knapp wird, noch in die Wohnung zu fahren, überbrücke ich die Zeit im Schwimmbad. Das hätte ich neulich einem korpulenten Mann, der vor mir saß, auch gewünscht, eigentlich mehr mir selbst. Er ließ sich in seinen Sitz fallen, den er vollkommen ausfüllte, knallte gegen die Rückenlehne, ließ sich an ihr herab gleiten und presste das letzte bisschen Luft aus der Hose. Und da der „Herr" auch noch auf dem ersten Platz der Reihe saß und natürlich für die Spätkommer noch mal aufstehen musste, wiederholte sich der Vorgang. Es roch mächtig, besser gesagt „gemächtig" und, da noch viel frei war, habe ich den Platz wegen „Unerträglichkeit" gewechselt. Die Gasgesetze waren voll gültig. Gase breiten sich in dem ihnen zur Verfügung stehenden

Raum allseitig aus, heißt es. In der Hose hatten sie keinen Platz mehr. [Offensichtlich ist schlechte Luft in Island entweder durch Schwefel oder antropogen verursacht. Schwefel scheidet im Konzertsaal aus! Auch neulich im Flugzeug hätte ich meinem „Vormann" gerne zweimal zur Leibesöffnung gratuliert; auch hier kam Schwefel nicht in Betracht, es roch aber so]. Nach der Pause wechselte noch eine jüngere Dame ihren Platz, sie kam allerdings aus anderer Richtung und aus anderem Grund, sie setzte sich vor mich und sie störte mich auch. Sie hatte in der Pause geraucht und dampfte ihr Nicotin ab, was unangenehm sein kann und sie dirigierte mit, unermüdlich bewegte sie ihre Hand (bei Schostakowitsch), vermutlich studierte sie Dirigat, so sah es aus. So war die bewegte Musik von Schostakowitsch, von einem Russen (vom Blatt!) dirigiert, nicht nur akustisch, sondern dank der Dame dreidimensional wahrnehmbar. Die olfaktorische Begleitmusik erreichte mich nicht mehr.

Man macht so seine Beobachtungen. Die Konzertmeisterin, die aus dem Silbersack, kleidet sich auch, wenn auch schwarz, auffälliger als andere Musikerinnen, glänzender, hülliger, tülliger und mit tieferem Ausschnitt, manchmal zu tief. Wenn alle konzentriert geigen, dabei ruhig sitzen, sich etwas in den Schultern oder mit dem Oberköper im Takt der Musik bewegen, sitzt sie wie „ein schwankes Rohr im Winde" (aus Schiller, in Wilhelm Tell – im Zeitalter der Plagiate, sollte man das nennen!), schaukelt hin und her, wippt vor und zurück, richtet sich auf und krümmt sich zusammen, die Haare wallen und der Takt war irgendwie anders. Nur aufgesprungen ist sie noch nicht, obgleich es manchmal so aussah, als wäre sie auf dem Sprung. Sie vollführt ausfahrende Bewegungen mit dem Bogenarm, versucht ihre Geige in der Mitte förmlich durchzusägen. Neulich dachte ich, gleich wippt ihr Busen aus der Bluse. Nach dem Konzert nimmt sie geltungssüchtig, quasi für alle mit tiefen (was mich trotzdem nicht veranlasst, einen Platz weiter vorne zu kaufen), anhaltenden Verbeugungen den Dank des Publikums entgegen, als hätte sie allein gespielt, eben eigentlich eine Solistin, die sich herabgelassen hat, „in der Masse des Orchesters" aufzutreten. Die andere 1. Konzertmeisterin, beide scheinen sich abzuwechseln, wirkt dagegen wie ein liebes artiges Mädchen, sie spielt voller Anmut und ist schon optisch ein Genuss, wenn die Neutöner nicht so fesseln.

Das Orchester ist ein junges. Seit der Gründung sind erst, gerade in diesem Jahr, 60 Jahre vergangen. Die Musiker sind natürlich alle jünger, gut gemischt, bei den Streichinstrumenten überwiegen die Damen, die Bässe werden nur von Herren bedient, bei den Bläsern und Rhythmikern überwiegen die Herren, Harfe wird natürlich von einer Dame gespielt, die Klaviere sind unterschiedlich besetzt. Die Namen der mitwirkenden Musiker sind immer auf der letzten Programmseite gedruckt. Den Namen nach dominieren die ... *ssons* und die ... *dottirs*, also Isen, einige Namen klingen polnisch, schwedisch, deutsch und der Mann an der Tuba könnte ein Amerikaner sein. Der ständige Ehrendirigent, der auch das Eröffnungskonzert in der neuen Philharmonie leiten wird, ist Vladimir Ashkenazy; ständiger Gastdirigent ist Gennady Roshdestvensky. Im Internetauftritt ist vermerkt, dass u. a. Barenboim, Anne-Sophie Mutter, Rostropowitsch, Claudio Arrau hier als Gäste waren. Der Spielort *Háskólabíó* wird seit 1961 benutzt, über den oder die Spielorte in den ersten 10 Jahren habe ich noch nichts gehört. Ab Mai soll die neue Philharmonie im *Reykjavik Concert and Conference Center* fertig sein und 1 800 Plätze im *Harpa*, so heißt der Konzertsaal, bieten. Spötter sagen, die Bauherren, von den üppigen Finanzmitteln vor der Krise stimuliert, haben vergessen, dass Island nur 330 000 Einwohner hat. Das neue Gebäude liegt direkt am Hafen und neben dem Zentrum der Altstadt. Es erinnert nach der Lage etwas an Hamburg. Der Bau ist durch die Krise in Verzug geraten; nachdem es nun den Beschluss gibt, dieses Prestigeobjekt zu vollenden, wird Tag und Nacht, werktags und am Wochenende daran gearbeitet.

Der Internetauftritt verkündet weiter, dass das Orchester eines der führenden in Skandinavien sei. Die Konzerttradition geht auf 1926 zurück, als das Hamburger Sinfonieorchester unter dem Isländer Jón Leifs in Island und Norwegen gespielt hat. Das jetzige Orchester wurde durch Beschluss staatlicher und städtischer Autoritäten, aber eben erst 1950 begründet. Ashkenazy ist schon 1972 hier aufgetreten. Das Orchester hat 82 „Full-time members“ und kann, wenn nötig (siehe Neutöner), auf 100 erweitert werden. Es gibt 60 Konzerte im Jahr, von denen ich bisher sieben gehört habe und noch zwei hören werde. Es hat auch schon in Deutschland gespielt und 1996 unter Osmo Vänskä in der Carnegie Hall, die bekanntlich eine vorzügliche Akustik hat.

Gehört habe ich am 3. Februar Penderecki (Hiroshima – furchtbares Ereignis, furchtbare Musik), Schostakowitsch Violin-Konzert Nr. 1 (Solist Ari Þór Vilhjálmsson), Lutosławski; am 17. Februar Schumann 4. Sinfonie, Brahms Klavier-Konzert Nr. 2 (Solist – *Einleikari* – Kirill Gerstein), der Dirigent (– *Hljómsveitarstjóri* –) war Louis Langrée, der mir nicht gefiel. Er machte „Figuggchen“, ein sächsischer Begriff für Mätzchen, den meine Großmutter so gerne gebrauchte („Mach keine Figuggchen!“). Er stellte das Dirigieren zeitweise ganz ein (und leitete vermutlich mit den Augen), so wie es der große Bernstein gelegentlich bei einer Zugabe machte (Hände an der Hosennaht aber lebhaften Blickes!), um anzudeuten, dass das Orchester die Musik macht. Am 24. Februar unter dem Thema *Rómantíska Sinfónían* das *Fiðlukonsert í D-dúr op. 61 (1806)* (Beethoven, Solistin Isabelle Faust) und die 4. Sinfonie von Bruckner, die mit dem Horn „angeblasen“ wird, von dem alles abhängt; der Hornist blies einen Misston in die falsche Richtung und es dauerte einen ganzen Satz, bis die Gänsehaut wieder geglättet war; am 10. März war der Abend der russischen Legenden mit Schnittke und Schostakowitsch. Sinfonie unter Roshdestvensky (so drucken die Isen den Namen, der auch am 17. März Prokofjew (Klavierkonzert Nr. 2) dirigierte, das aber habe ich nicht gehört. Er dirigierte übrigens „vom Blatt“, was mich eigentlich wunderte. Am 24. März gab es Jón Leifs und Beethoven, 6. Sinfonie, die ich gerade in Berlin gehört hatte (im November 2010), die teilweise ganz anders klang, wie das immer so ist; dirigiert hat Osmo Vänskä.

Und nun noch die Heimfahrt: Im Handumdrehen sind alle Isen weg. Sie kommen mit Autos zur *Háskólabíó*, gebührenfreie Parkplätze gibt es reichlich. Schnell sind alle Menschen weg. Ich sehe praktisch niemanden an den beiden ca. 500 m auseinander liegenden Haltestellen der Busse 11 und 12. Die kommen aber auch nicht. Sie fahren in zeitlich geringem Abstand (wenn man den einen verpasst, kriegt man den anderen wenigstens auch nicht!) und bisher war es immer so, dass sie kurz vor dem Konzertende abfahren. Man müsste meistens 30 bis 50 Minuten warten und das in Kälte und Schnee oder Regen (immerhin gibt es Wartehäuschen) und eigentlich immer im Wind. Man merkt an dem Motorisierungsgrad, dass die Isen bessere Zeiten hatten. Also Taxi, meist stehen nur ein oder zwei vor dem Radisson-Hotel gleich gegenüber der Konzerthalle, dem Kinosaal. Und wenn nicht, dann ruft der Portier des Hotels über Funk den nächsten Wagen.

Wie kleide ich mich denn eigentlich? Ich komme vom Institut mit der Zwischenstation Schwimmbad, bin also in jedem Fall frisch gewaschen, trage aber unter dem skandinavischen Anorak von Fjällräven aber auch nur (saubere) Jeans, ein (sauberes) Oberhemd, einen schlichten Pullover; falle demzufolge nicht auf und nicht nach unten durch oder rage oben raus. Einmal habe ich Krawatte getragen, die man unter dem Pullover sowieso nicht sah. Das habe ich dann gelassen.

Das Konzert am 7.4. war ausverkauft; es gab am Vortag nur noch 14 Karten. Thema der Veranstaltung „Favorit Tschaikowski". Geboten wurden ganz populäre Stücke: Capriccio (nicht carpatio) italien; Fiðlukonsert í D-dúr (Solist in isländischer Umschrift Mikhail Simonyan – bei uns vermutlich Michail Simonian), Sinfónía nr. 5 e-Moll), eine fast schon populistische Auswahl. Dirigent Christian Lindberg, ein hyperdynamischer Schwede, trug ein blau gemustertes, sehr enges Hemd (ohne Jacke!), in dem er mich, ohne so dick zu sein wie dieser, an den schwulen Schwabbel aus RTL, Dirk Bach, in fataler Weise erinnerte. Lindberg hypermotorisch, warf am Ende seine Blumen mit Schwung ins Auditorium, traf aber die Mikrofone an der Decke, sodass der Strauss bereits in der 2. Reihe abstürzte. Er hatte nach der Pause ein rot gemustertes, ebenso enges Hemd an, das dann auch wieder sichtbar durchgeschwitzt war. Der Geiger war gut, schien etwas in Richtung der Konzertmeisterin zu spielen (auch zu schielen) und per Geige mit ihr zu flirten; ob es nur so schien??? Später, das habe ich noch nie gesehen, saß der Solist in der vorletzten Reihe unter den 1. Geigen und spielte die 5. Sinfonie mit, ganz bescheiden im Hintergrund. Man stelle sich Anne-Sophie Mutter vor, die in normalem Schwarz sich hinten einreiht und eine Sinfonie mitgeigt? „Meine

Freundin“, die Konzertmeisterin hatte wieder den tiefsten Ausschnitt, die „tülligste“ Bekleidung und eine große Blume im roten Haar. Sie bekam vom Solisten dessen Blumen (Zufall oder nicht?). Den Händedruck des Dirigenten als Dank ans Orchester nahm sie mit einer derartigen Grandezza entgegen, huldvoll, hoheitsvoll und mit dem Schwung einer Geigenvirtuosin, dass es schon eine solistische Attitüde hatte. Sie hat ja den Ruf einer sehr guten Geigerin, spielt auf einem alten Instrument, das der Staat Island für sie gekauft hat und hat dieses Violinkonzert auch schon als Solistin gespielt.

Eine fatale Eigenart haben die Isen noch: sie neigen dazu, aus ihrem stürmischen Applaus in ein rhythmisches Parteitagsklatschen überzugehen, das wir von allen Parteitagen der führenden Parteien der Arbeiterklasse im Osten so gut kennen. Ich mag es nicht, komme aber als unrhythmischer Gegen-Klatscher dagegen nicht an.

Das Konzert vom 14. April 2011 wird für mich das letzte Konzert in Háskólabió gewesen sein, denn sie spielen fortan im neuen Gebäude weiter. Das Konzert war wieder volkstümlich im guten Sinne, um das Wort populistisch zu vermeiden. Der Dirigent Michał Dworzynski, dem Namen nach ein Pole, dirigierte lebhaft und nachdrücklich und war offensichtlich froh, als alles gut gelaufen war. Es begann mit Oberon (Carl Maria von Weber). Das Violinkonzert Nr. 5 von Mozart spielte Greta Guðnadóttir, offensichtlich bekannt, denn schon eingangs wurde heftig geklatscht. Sie war guter Stimmung, grüßte freundlich ins Publikum, strahlte Dirigent, Kollegen und Zuhörer immer wieder an und spielte wirklich gut, vielleicht nicht so wie Frau Mutter, aber immerhin gut. Das wuchtige Brahms-Konzert (1. Sinfonie) mit dem schönen Thema „ich hab mich ergeben mit Herz und mit Hand. . . “ war ein gelungener Schlusspunkt (vielleicht in diesem Haus). An dem anderen Konzerthaus wird Tag und Nacht gebaut, das ist außen sichtbar und drin sicher nicht viel anders. Sydda meinte, meist schaffen sie es. Die Preise sind natürlicher andere, ab 4 900 bis über 10 000 ISK, also ca. ab 30 € aufwärts. Und meine Freundin Sigrún, der Silbersack, spielte wieder hyperaktiv, um etwas herauszuragen, gekleidet war sie dementsprechend, schwarz wie alle, aber eben das kleine Quentchen mehr.

Fazit: Wenn *Sinfóníuhljómsveit Íslands* einmal in der **Nähe** konzertiert, sollte man hingehen!

Menschen

In Island leben ca. 330 000 Menschen, so viel wie in Berlin-Reinickendorf. Im Großraum Reykjavik sind es ca. 220 000. Wir sind ja nicht viele, höre ich immer wieder. Und sie scheinen sich alle zu kennen, jedenfalls sind sie auf wenige Wurzeln zurückzuführen und stammen aus Norwegen und Irland. Mit der Landnahme vor 1 000 Jahren kamen Menschen und blieben, Norweger und Iren kamen primär, Norweger und Irinnen genauer. Island hat die genetisch am genauesten untersuchte Population. Irgendwo, nur wenige Menschen haben Zugang, liegt Gewebsmaterial (aus der Pathologie) von ca. 200 000 Menschen, sagte mir J. B. Sie kennen sich auch nur unter Vornamen, der Nachname scheint keine Rolle zu spielen. Obwohl die Anzahl der Vornamen „endlich“ ist, scheint es zur Diskriminierung des Einzelnen völlig auszureichen. Und jeder scheint wirklich jeden zu kennen. Wohl jeder Ise erscheint per Todesanzeige (eines Tages) in den Tageszeitungen, sodass ich Anzeigen mit dem Bild (aus guten Tagen!) des Verstorbenen mehrfach finde, im „Moggi“, im „Fréttablaðið“, in Reklameblättern, ohne dass man das Alter der Anzeige entnehmen kann, ich jedenfalls nicht. Mein Vergleich ist der, dass ich auf Namensidentität zwischen den Anzeigen und meiner Namensliste von den Sektionen achte. Sonst lese ich ja die Zeitung wie ein analphabetisches Kind, weil ich die Sprache nicht in Ansätzen kenne, weshalb auch alles auf Beobachtung beruht, also nicht vom „Hören-Sagen“ übernommen werden kann. Als jetzt ein alter Mann mit silbergrauem Haar eine ganze Nacht tot in der beheizten Sauna lag, weil der Natschalnik nicht richtig nachgesehen hatte, als die Sauna nachts um 11 Uhr schloss, war für mich nur der Zeitung zu entnehmen, dass er wohl prominent gewesen ist, denn es wurde auch von der Beisetzungsfeier gesprochen und man sah ein Bild, auf dem ein weißer Sarg aus der Kirche getragen wurde. Weiß? Ein 95-Jähriger? Ja, weiße Särge sind hier üblich, auch für Erwachsene, nicht nur für Kinder wie bei uns. Der alte Mann war Poet, Schriftsteller, Lebenskünstler, wie gesagt wurde. Die deutschen Mädels kannten ihn persönlich und eine berichtete mit leuchtenden Augen, dass sie ihm einmal ein Laubblatt aus dem Silberhaar entfernt habe. Und sie kannten auch den Redner auf der Trauerfeier, ein Schriftstellerkollege und sie kannten den Skandal auf der Trauerfeier, als nämlich ein Angetrunkener sich vor den Redner stellte und ausatmend mit den Fingern seine Lippen flattern lies, wie ein Pferd wieherte und „blablabla“ sagte.

Sie kennen natürlich den Konzertkritiker, der immer zuverlässig bösartig in der Zeitung berichtet und beinahe alles zerpflückt. Sie fragen sich: was ist eigentlich los mit ihm, er schreibt jetzt immer so lieb, ist voller Lob, was nicht zu ihm passt. Er hat auch von der Brahms-Sinfonie lobend berichtet, deren Eröffnung nach meinem Gehör so daneben ging. Wer hat denn nun was gehört? Ich bleibe bei meiner Wahrnehmung. Es war ja sonst auch gut, bis auf das Hornsolo am Anfang. Und gerade die Blech- und Holzbläser sind ein ganz zuverlässiger Teil des Orchesters, sensibel oder kraftstrotzend, je nachdem, was der Komponist so vorschreibt und der Dirigent daraus macht.

Sie kennen sich alle. So bin ich auf einen getroffen, der den Präsidenten sehr lobt und aus der Schulzeit kennt. Ich traf ihn, den Präsidenten, bei einer unmaßgeblichen Jahresfeier (5. Jahrestag) einer Suchtkrankenbetreuungseinrichtung (Ecron), sah ihn ganz aus der Nähe, stand vor ihm, er ohne Begleitschutz außer dem Kraftfahrer, fuhr in einem allerdings stattlichen (und staatlichen) Geländewagen wieder ab, wohnt am

Meer, aber wenn man klingelt, öffnet er im Zweifelsfall selbst die Tür. Wenn ich meine Hand hingehalten hätte, hätte er sie geschüttelt; das machen Politiker ja so. Andere lehnen ihn vollkommen ab, er habe die Parteien und die Meinungen gewechselt, wie andere das Hemd (also wie ein Politiker) und andere üble Eigenschaften werden erzählt, die (ausschließlich!) reichen Freunde in der Welt erwähnt. Die Zeitung stellt die Reisen des Präsidenten in die Welt in seiner Amtszeit dar und zählt die Tage seiner Abwesenheit.

Er steht beinahe täglich in der Zeitung, wird oft karikiert. In armen Ländern war er wirklich nie, nie in Afrika, nie in Südamerika. Wohl aber in Indien, wo sein Gastgeber die ganze Flugzeugbesatzung, d. h. auch alle Passagiere zu einem noblen Empfang geladen hatte und sich für die Bescheidenheit des Festes entschuldigte. Es hatte wohl mehr mit dem zu tun, wie sich Klein-Fritzchen das Leben eines Maharadschas vorstellt.

Sie kennen sich alle! Sie kennen die Obergauner der Finanzkrise, deren Folgen nun alle tragen. „Mein Mann arbeitet mit dessen Frau zusammen", und so werden vielfältige Verflechtungen berichtet und das üble Gefühl dabei. *„Wir Isländer sind Barbaren, dass wir auch Verbrecher sind, habe ich nicht gewollt und gewusst"* sagte eine.

So weiß man eben, dass ein früherer Pathologe ein Bewunderer und Verehrer eines gewissen Reichskanzlers war und mit dem deutschen Generalkonsul dieser Zeit (Island stand damals unter dänischer Verwaltung), der auch Pathologe war und in Jena Ordinarius, befreundet war. Man weiß, dass der „isische" Pathologe seiner Zeit ein großer Selbstdarsteller war, als Fachmann weniger hervortrat, d. h. seine Diagnosen oft als merkwürdig erschienen, heute sagt man, abenteuerlich waren.

Wie man merkt, ist etwas „Hören-Sagen" doch dabei. Welche Begegnungen habe ich? Sie betreffen nicht die „isische Gesellschaft", nur Leute auf der Straße, unterwegs, im Schwimmbad, beim Einkauf, in der Wäscherei.

Seit drei Monaten steige ich morgens in den ersten oder zweiten Bus der Linie 14. Bis auf zweimal hat nie eine andere Person an meiner Haltestelle mit mir gewartet. An zwei aufeinander folgenden Tagen stand wie aus dem Boden gewachsen eine Frau um die 50 an der Haltestelle, stieg natürlich vor mir ein und setzte sich auf „meinen" Platz. So eine Unverschämtheit. Alles war durcheinander. In den frühesten Bus steigt an der zweiten Haltestelle eine „stattliche" Frau ein, die immer eine braune Halbjacke an hat und dazu einen ockerfarbenen Schal, nie eine Mütze und sei es noch so kalt. Und manchmal ist ein Mann dabei, unabhängig von der Frau, der mir durch nichts weiter aufgefallen ist, als durch seine gelegentliche Präsenz. An der zweiten Haltestelle steigt ein älterer Mann ein (da kann man sich ja schnell täuschen – wie würde wohl von mir berichtet: ein alter Mann? – Ich trage immer eine Fjällräven-Jacke, meist eine bräunliche, manchmal eine schwarze, meist eine Strickmütze, an sehr kalten Tagen eine Pelzmütze mit Ohrenklappen „Russenmütze“, erst zweimal eine Schiebermütze nach Art von Sherlock Holmes, braune oder schwarze Halbschuhe); Dieser „alte“ Mann trägt immer eine getönte Brille, sicher vom Augenarzt verordnet, denn es war ja lange genug um diese Zeit dunkel, da trug er sie auch. Bis heute trägt er eine Pelzmütze, deren Ohrenklappen immer nach unten hängen, auch jetzt, wo manchmal schon +3 °C sind, dazu den hoch geschlossenen Anorak der Isen, die Pflichtkleidung, Schal und Handschuhe. An der dritten Haltestelle steigen in den ersten oder zweiten Bus verschiedene Personen: die Eskima; ich betrachte sie immer wieder, es könnte auch eine Asiatin sein, gelb genug ist sie. Sie trägt eine Dreivierteljacke, weiß, abgesteppt, immer eine weiße Strickmütze ohne Muster, hat eine Tasche umgehängt und trägt einen gelben Plastikeinkaufsbeutel von Bonus (Supermarkt-Kette) in der Hand, und das zuverlässig. Nur manchmal trägt sie eine graue Dreivierteljacke. Dann kommt, nicht regelmäßig, aber oft, eine ältere, ich bin geneigt zu sagen eine alte Frau mit einer erdbeerfarbenen Wollmütze, die sich omelettartig über dem Kopf dahin fließend ausbreitet. Alt, sie hat ein knitteriges Faltengesicht, steht aber bestimmt noch im Arbeitsprozess, weshalb „älter“ wohl zutreffender ist. Und drittens steigt eine Frau ein, nie mit Kopfbedeckung, also gut zu betrachten. Sie hat ein etwas kantiges Gesicht, dunkle Haare, eine Art spanischer Einschlag, es könnte auch ein Fußtritt gewesen sein. Irgendwie passt sie nicht in mein Isenbild. Sie steigt am Landspitali aus. In den zweiten Bus steigt die Isenkappe ein, die Frau, die den Fahrer immer nett grüßt, dabei freundlich drein sieht und sofort danach allen anderen im Bus ein bemerkenswertes Muffelgesicht zeigt. Isenkappe habe ich sie genannt, weil sie oft bizarre Mützen trägt. Die „Isenkappe“ steigt am Schwimmbad aus, geht an diesem aber vorbei und arbeitet also woanders. Überhaupt habe ich die meisten getauft, der „alte Mann mit Sonnenbrille“, das „Omelett“, die „Eskima“. Alsbald folgt der „Beamte“, ein Mann, blond, nie mit Mütze, blauer Anorak, darunter graues Oberhemd, immer dunkelblaue, glatte Krawatte, dunkle Hose, nach seinem Erscheinungsbild könnte er eine Art „Dispatcher“ sein, bei einer städtischen Behörde oder Firma – aber das ist alles nur Traumdeutung. Im Bus sitzen, wenn ich einsteige, eigentlich nur zwei Personen, eine ganz hinten, mich schaut ein asiatisches Frauengesicht an, und einer ganz vorn, der wirkt auf mich eher südeuropäisch. Er hat immer ein dickes Schreibheft in der Hand und steigt an den Hochhäusern aus. In meiner Einbildung hat er ein Terminbuch in der Hand, ich nenne ihn den „Hausmeister“. So geht das fort. Ich weiß, wer wo ein- und wo wieder aussteigt. Und einen muss ich noch erwähnen. Er steigt mit den beiden großen Gruppen Polen und Asiaten in Hlemmur ein, gehört aber sicher nicht zu ihnen, er hält sich abseits, riecht nach Nikotin, steigt zuverlässig immer als letzter ein, hat einen dunklen Anorak an, den er offen trägt, bei jeder Temperatur, auch als es sehr kalt war, das Hemd ist weit geöffnet, ein Goldkettchen würde gut dazu passen, unter dem Arm hat er eine wenig gefüllte Sporttasche, an den Nähten grün abgesetzt, aus der entnimmt er eine Zeitung (deshalb wohl kein Pole, auch kein Deutscher!) und liest darin. Was mir aber noch mehr auffällt ist, dass er sich immer mit dem Rücken zur Fahrtrichtung setzt und so in den Bus hinein sieht und alle Passagiere im Blick hat, sodass ich unwillkürlich, dank jahrelangen Trainings, an Geheimdienst dachte. Sein grobes Gesicht verrät aber doch wohl eher einen körperlich arbeitenden Mann. Geheimdienst: als es noch ganz dunkel war frühmorgens fiel mir auf, dass immer da, wo ich aussteige, eine (wegen der Kälte) vermummte Person im Wartehäuschen stand, aber auf einen Bus wartete und nicht auf mich, denn gefolgt ist sie mir nie, was ich natürlich überprüft habe.

Auch darf ich die „Föhnlocke“ nicht vergessen, das junge Mädchen, das an Fíladelfía einsteigt und gleich schüchtern den ersten Platz belegt hinter dem Fahrer, den zuvor der Hausmeister frei gemacht hat. Nur einmal ist sie mutig in den Bus geschritten, obwohl „ihr“ Platz frei war. Immer entfernte sie zuerst die Kapuze, sodass man die frisch geföhnten Harre sah. Sie sah ganz lieb aus und ist völlig „verloren“ gegangen. Eines Tages kam sie nicht mehr. Zuerst dachte ich krank, dann Urlaub, dann Umzug, dann Arbeitslosigkeit. Wie dem auch sei, sie kommt nicht mehr. Dafür steigen andere junge Frauen vorher und nachher ein, eine mit Brille, eine mit blonden gefärbten Haaren, was man am dunklen Scheitel sieht, eine mit Pelzrand an der Kapuze usw.

Wenn ich morgens sehr früh an der Haltestelle stehe, kommt auf der gegenüber liegenden Straßenseite eine jüngere Frau vorbei, Mütze auf und Kapuze darüber, dunkler Anorak; über der Schulter hängt eine Tasche, in der anderen Hand trägt sie einen Beutel, sie ist etwas füllig und nicht sehr groß, knapp 160 cm; ich nenne sie den „laufenden Meter“. Ihren Spuren bin ich schon gefolgt: Als einmal morgens der Schnee bis über den Knöchel hoch lag und ich wegen meiner Halbschuhe nicht sehr froh war, gab es nur eine Spur im frischen Schnee, ein kleines Fußsiegel, das ich für meine großen Tritte nutzte, ich musste meine Schrittlänge drosseln und bin dann genau den Spuren gefolgt und hatte ein Laufbild wie der „laufende Meter“; sie war vor mir unterwegs gewesen.

Dann kommen noch ein oder zwei Radfahrer vorbei, einer aber zuverlässig, bei jedem Wetter und mit „gespikten“ Reifen, einer hat rechts hinten am Rad eine Gepäcktasche, dadurch unterschied er sich in der Dunkelheit von dem anderen. Die Radfahrer kommen mir wie „uniformiert“ vor. Natürlich Helm, darunter eine kapuzenartige Kopfbedeckung über die Ohren, natürlich Handschuhe, gelb reflektierende Streifen an der Hose und eine gelbe, reflektierende Weste über allen Sachen.

Die Fahrradbeleuchtung dient auch nur Warnzwecken, was in der Dunkelheit sicher ganz wichtig ist, zumal nicht viele Radfahrer unterwegs sind. Der Beleuchtung kann das Blinklicht, hell vorne, rot hinten, kaum dienen, das aber ist auch nicht nötig, denn hier brennt nachts genug Licht. Die wenigen Kinder und Muttchen, die sonst im Februar und März mit dem Rad unterwegs waren, waren sichtbar Gebrauchsradfahrer, die Kinder tragen aber alle Helm! Eine Pathologin kommt auch mit dem Rad, hat hinten einen Kindersitz montiert. Sie kleidet sich auch wetterfest, hat auch Reifen mit Spikes. Es gibt hier aber Windstärken, die sind für Radfahren ausgesprochen kontraproduktiv.

VI – Die Geschichte der gerichtlichen Medizin in der Zeit der Weimarer Republik und des Nationalsozialismus – ein Annäherungsversuch

[Publiziert in B. Madea (Hg.) 100 Jahre Deutsche Gesellschaft für Gerichtliche Medizin/ Rechtsmedizin. Deutsche Gesellschaft für Gerichtliche Medizin/Rechtsmedizin, 2004, S. 4872]

Die Wiedergabe des Originaltextes ist mir wichtig, weil er meine intellektuelle Auseinandersetzung mit der NS-Gerichtsmedizin spiegelt, die selbst 50 Jahre danach noch nicht allerorten geteilt wird.

Der Zeitrahmen dieser Betrachtung ist durch die Daten des 9. November 1918 (Novemberrevolution), des 30.1.1933 („Machtübernahme" der Nationalsozialisten) und des 8. Mai 1945 (Tag der Kapitulation/Ende des 2. Weltkrieges in Europa) exakt definiert. Dagegen ist die Einflussnahme nationalsozialistischen Gedankengutes sowohl gesamtgesellschaftlich als auch in der gerichtlichen Medizin wesentlich früher zu spüren und zwar in den Verhaltensweisen der Menschen, speziell in den frühen Mitgliedschaften der Träger des Faches Gerichtsmedizin in nationalsozialistischen Organisationen, sodass der Übergang von der einen in die andere historische Periode aus heutiger Sicht fließend und praktisch mühelos erscheint.

Der historisch kurze Zeitraum von 25½ Jahren entspricht aber einem Viertel des Weges, den die Deutsche Gesellschaft für Rechtsmedizin (und ihre anders benannten Vorgängergesellschaften) gegangen ist. Alle Erschütterungen für das Fach wiegen doppelt schwer, da sie sich in der Aufbauphase ereignet haben.

Nach der Abdankung von Kaiser Wilhelm II. rufen Philipp Scheidemann „die deutsche Republik" und wenig später Karl Liebknecht „die freie sozialistische Republik Deutschland" aus. Am 5.1.1919 bricht der „Januaraufstand" (Spartakusaufstand) aus, der 165 Opfer fordert und am 12.1.1919 endet. Bei den anschließenden Säuberungen durch Reichswehr und Freikorps werden Karl Liebknecht und Rosa Luxemburg am 15.1.1919 ermordet. Am 21.2.1919 wird Kurt Eisner erschossen. Am 13.3.1920 besetzt die Marinebrigade Ehrhardt das Regierungsviertel in Berlin (Kapp-Lüttwitz-Putsch) bis zum 16.3.1920. Vom 6.2.1919 bis 30.9.1919 tagt die Nationalversammlung in Weimar. Die parlamentarisch-demokratische Verfassung wird am 31.7.1919 angenommen und am 11.8.1919 durch Reichspräsident Ebert unterzeichnet. In 14 Jahren Dauer der „Weimarer Republik" gab es 20 Kabinettswechsel, davon 11 Minderheitskabinette. Am 26.1.1921 Ermordung Matthias Erzbergers, Finanzminister und Vizekanzler. Am 24.6.1922 wird der Außenminister Walther Rathenau ermordet. Der Beginn der Weltwirtschaftskrise im Oktober 1929 führt zu einem Arbeitsverlust von 6,128 Millionen Menschen im Februar 1932.

Die nationalsozialistische Bewegung war in erster Linie auf die Erringung der Macht ausgerichtet, wurde aber bei dem Parteienpluralismus der Weimarer Republik nicht in ganzer Konsequenz wahrgenommen und lange unterschätzt. Bereits 1920 war das Programm der NSDAP formuliert und als „ewig und unveränderbar" präsentiert worden. Die antisemitischen und rassistischen Elemente waren von Anfang an in völliger Klarheit festgeschrieben. Nach einem vorübergehenden Verbot der Partei bis 1925 nach der „nationalen Erhebung" vom 8./9. November 1923 (Hitler-Ludendorff-Putsch) konsolidierte sich die NSDAP durch steigende Mitgliederzahlen bis auf 2,5 Millionen, sodass eine Aufnahmesperre verhängt wurde, um den Zustrom der Opportunisten (!) zu stoppen. Nach dem Legalitätseid Hitlers, d. h. der Zusage, mit legalen Mitteln um die Macht zu kämpfen, erreichte die Partei nach kläglichen Ergebnissen von 2,6 % 1928, 18,3 % 1930 und 37,3 % im Juli 1932 sowie 33,1 % im November 1932, blieb in dieser Zeit aber stärkste Reichstagsfraktion. Die mit Hilfe konservativer Koalitionspartner vorbereitete („Preußenschlag") und am 30.1.1933 erfolgte Ernennung Hitlers zum Reichskanzler, wurde von den Nationalsozialisten als „Machtergreifung" gefeiert (und stellte faktisch das Ende der Weimarer Republik dar), bildete den Abschluss des bisherigen Weges zur Macht. Aber selbst bei der letzten Reichstagswahl mit Beteiligung anderer Parteien erreichte die NSDAP nur 43,9 %. Die Entwicklung hatte sich im Schutze demokratischer Strukturen der Weimarer Republik vollzogen (Wippermann 2001).

Einige der später menschenverachtend in die Tat umgesetzten Ideen wie Auslese und Ausmerze, Erbpflege und Rassenhygiene gab es schon Anfang des 20. Jahrhunderts. Die Idee zur Vernichtung lebensunwerten Lebens entstand nach dem verlorenen 1. Weltkrieg und hatte wirtschaftliche Gründe. Auch die Unfruchtbarmachung geistig und sittlich Kranker und Minderwertiger fand in der Psychiatrie Unterstützung – lange vor der Machtübernahme (Vasold, 2001).

Die historische Darstellung des Faches der gerichtlichen Medizin von Mallach[157] (1996) listet – unabhängig von vielen Formen gerichtsärztlicher Praxis auch an diesen Universitäten – eine Reihe von Gründungen gerichtsmedizinischer Universitätsinstitute ab 1919 auf: Greifswald und Jena 1919, Bonn und Marburg 1922, Münster und Düsseldorf 1925, Würzburg 1926, Heidelberg und Frankfurt 1927, Halle 1928. Diese Gründungen von Universitätsinstituten sind Ausdruck einer planmäßigen, jedenfalls erfolgreichen Entwicklung des Faches in der deutschen Hochschullandschaft, das lange um eine Anerkennung gerungen hatte. Es mag heute dahingestellt sein, ob die vorzügliche fachspezifische gerichtsärztliche Tätigkeit bei der Aufklärung politischer Morde in dieser Zeit zur Konsolidierung des Faches in der demokratischen Ordnung der Weimarer Republik beigetragen und Rechtssicherheit vermittelt hat, schädlich war die beispielhafte Sachbezogenheit der tätigen Gerichtsärzte sicher nicht.

[157] Hans Joachim Mallach (1924–2001), Ordinarius in Tübingen 1969–1989

Die Gründung der Deutschen Gesellschaft für gerichtliche Medizin war dabei zweifellos auch sehr hilfreich, obwohl es bis zur eigentlichen Festigung der gerichtlichen Medizin als Unterrichtsfach fast noch zwei Jahrzehnte dauern sollte. Mit der Weltwirtschaftskrise war die kontinuierliche Entwicklung abgebrochen. Vor 1919 hatte es gerichtsmedizinische Institute nur an den Universitäten Berlin (1886), Kiel (1889), Leipzig (1900), Göttingen (1904), Königsberg (1905), München (1907), Erlangen (1912) und Breslau (1908) gegeben. Im III. Reich sollten nur noch Institute in Köln (1936) und Hamburg (1942) entstehen.

Die österreichischen Institute Wien, Graz, Innsbruck bleiben hier unberücksichtigt. Die seit 1882 existierende deutsche Karls-Universität in Prag, die mit v. Maschka, Paltauf, Dittrich und Marx bedeutende Direktoren an der Spitze eines gerichtsärztlichen Institutes gesehen hatte, erfuhr durch „Übernahme" des tschechischen Institutes eine räumliche Erweiterung. Mallach schrieb noch 1996: „Erst Günther Weyrich[158] war es am 10.11.1941 vergönnt, durch Übernahme des tschechischen Institutes mehr Raum zu schaffen".

Gleichfalls nicht berücksichtigt werden die Institute für gerichtliche Medizin der Medizinischen Akademie Danzig (seit 1939, 1935 Staatliche Akademie für praktische Medizin mit Promotions- und Habilitationsrecht), Posen (von 1941 bis 1945 von Ponsold[159] geleitet), und der „Reichsuniversität Straßburg–NS Kampfuniversität" (ab 1941 v. Neureiter[160]).

Um die Definition der Aufgaben des Faches wurde beinahe über die ersten 30 Jahre des 20. Jahrhunderts trefflich gerungen, was bei der Vielfalt der zu bearbeitenden Fragestellungen und der unterschiedlichen Herkunft der damaligen Fachvertreter keineswegs verwundert (Herber, 2002). Im Ergebnis hat sich die gerichtliche Medizin als eigenständiges medizinisches Sonderfach im Fächerkanon entwickelt und eine Mittlerfunktion zwischen Medizin und Recht eingenommen.

Das Resultat soll nicht verdecken, dass es der jeweils lokale Vertreter des Faches mit Gegenströmungen zu tun bekam, wie z. B. Vorkastner (1878–1931) durch den Psychiater Forster in Greifswald. Karl Bonhoeffer (1868–1948) hat (1928) bezüglich der psychiatrischen Sachverständigentätigkeit den Gerichtsarzt als Wissenschaftler aus zweiter Hand

[158] Günther Weyrich (1898–1998), Ordinarius und Direktor des Institutes für gerichtliche Medizin und Kriminalistik der Deutschen Karls-Universität Prag (Frontuniversität); Ordinarius in Freiburg 1954–1966; NSDAP, Funktionär des NS-Dozentenbundes; SS-Obersturmführer (n. Klee)

[159] Albert Ponsold (1900–1983); 1933 SA, NS-Dozentenbund, NSDÄB, NSV, Sturmarzt NS-Kraftfahrkorps, Richter am Erbgesundheitsgericht, 1936/37 komm. Direktor in Halle, 1937 NSDAP, 1941–1945 Ordinarius in Posen, 1948–1968 Ordinarius in Münster, lt. Memoiren „Der Strom war die Newa" nicht Mitglied der NSDAP, von Herber widerlegt (n. Klee, Herber, Eberle)

[160] Ferdinand Edler v. Neureiter (1893–1946); ao. Prof. in Riga 1922; 1937–1939 Prof. für Kriminalbiologie der Universität Berlin; Ordinarius in Hamburg 1940-1941, NSDAP, NS-Ärztebund

bezeichnet (und damit richtig gelegen). Auch Müller-Heß[161], der die vorwiegend forensisch-psychiatrische Richtung der gerichtlichen Medizin vertrat, war als Sachverständiger in den Reihen der Psychiater keineswegs unumstritten. Der Pathologe Felix Marchand (1846–1928) in Leipzig hatte zur Institution der Gerichtsmedizin kein ungetrübtes Verhältnis, obwohl Kockel (1865–1934) selbst pathologisch-anatomisch bestens ausgewiesen war (Herber 2002). Der Widerstand gegen das Fach lag vielfach in den Fakultäten selbst.

In der ersten Zeit nach der Novemberrevolution, in der es Gewaltausbrüche und Opfer (s. o.) gab, war die fachspezifische Arbeit der gerichtlichen Medizin gefordert, und sie hat allen Anforderungen Stand gehalten. So berichtet Eisenmenger (1998) über die politischen Morde, die sich im Anschluss an die Ausrufung der Bayerischen Räterepublik und nach der Ermordung des Ministerpräsidenten Kurt Eisner, der am 21.2.1919 erschossen wurde, ereigneten. Hermann Merkel[162], seit 1914 Ordinarius für gerichtliche Medizin in München, hat diese und andere Sektionen von Opfern der revolutionären Unruhen durchgeführt. Die erhaltenen Protokolle und persönlich angefertigten Skizzen der Schussverletzungen in dem Sektionsprotokoll von Kurt Eisner, sind ein Beispiel gerichtsärztlicher Akkuratesse. In einem anderen Falle, der den Geiseltötungen des Luitpold-Gymnasiums zuzuordnen ist, wurden fotografische Aufnahmen einer Halsschussverletzung bei einer Frau, einer Gräfin, nach der nationalsozialistischen Machtergreifung als „Beispiel eines rituellen jüdischen Halsschnittes" umgedeutet, als es propagandistisch gebraucht wurde. Eisenmenger macht darauf aufmerksam, dass der gerichtsärztliche Sachverständige je nach politischer Lage auch für die korrekte Befunderhebung und korrekte sachverständige Beurteilung angefeindet und betraft werden kann, was – wie später ausgeführt – sich wiederholen sollte.

Auch im Berliner Sektionsarchiv (Geserick u. a. 2001) finden sich die Opfer der revolutionären Ereignisse verzeichnet (z. B. Dr. Karl Liebknecht – Nr. 162/19, erschossen – und Dr. Rosa Luxemburg – Nr. 1480/19, erschossen – im Januar 1919). Fritz Strassmann hat auf der 13. Tagung der Deutschen Gesellschaft für gerichtliche und Soziale Medizin 1924 in Innsbruck unter dem Thema: „Erschießen auf der Flucht" darüber berichtet. Analog zu Eisenmenger schreibt auch Geserick: „Bei der Erarbeitung des Gutachtens über den Zustand der Leiche Karl Liebknechts waltete äußerste Sorgfalt".

[161] Viktor Müller Heß (1883–1960); Ordinarius in Bonn, Ordinarius in Berlin, später in Berlin-West, nicht Mitglied der NSDAP (Herber), Nachfolger Pannings am Institut für wehrgerichtliche Medizin der Militärärztlichen Akademie

[162] Hermann Merkel (1873–1957); Ordinarius in München 1914–1945; 1945 Amtsenthebung auf Erlass der amerikanischen Besatzungsbehörde, später rehabilitiert (vergl. Eisenmenger); Richter am Erbgesundheitsobergericht, NSDAP/SA, 1952 emeritiert (n. Klee), 1953 rehabilitiert (lt. Eisenmenger)

Weitere blutige Ereignisse der Jahre 1919 und 1920 haben das Berliner Universitätsinstitut beschäftigt, so die Erschießung von mindestens 28 unbewaffneten Matrosen der Volksmarinedivision in der Französischen Straße in Berlin oder die 42 Opfer einer Demonstration am 13. Januar 1920, in die mit Maschinenwaffen und Handgranaten geschossen worden war, von denen 22 [Opfer] in dem Berliner Sektionsarchiv verzeichnet sind. Auch die Brigade Ehrhardt, die bereits das Hakenkreuzzeichen am Stahlhelm trug, und während der Zeit des Lüttwitz-Kapp-Putsches „aktiv" wurde, hat hemmungslos von Feuerwaffen Gebrauch gemacht. So zählt der Bericht von Geserick u. a. wenigstens 62 Tote auf.

In der nachrevolutionären Zeit richtete sich die Gewalt konservativer Kräfte auch gezielt gegen Einzelpersonen, die sich über längere Zeit durch ihre politische Arbeit missliebig gemacht hatten. So wurde am 26.8.1921 der Zentrumspolitiker Matthias Erzberger zunächst niedergeschossen und dann regelrecht durch Kopfschüsse hingerichtet. Im Sommer 1922 wurde der Außenminister Walther Rathenau offensichtlich wegen seiner Bemühungen um eine ausgewogene Ostpolitik im offenen Wagen aus einer Maschinenwaffe und mittels Handgranate getötet. Die Obduktion führten Strassmann und Fraenckel durch und rekonstruierten den Ablauf aus dem Verletzungsbild. Auch Gewaltexzesse linker radikaler Kräfte erregten jahrzehntelang Aufsehen. Am 9. August 1931 wurden in Berlin-Mitte, am Bülowplatz, zwei Polizeihauptleute, Paul Anlauf und Franz Lenck, bei einem Anschlag in der Nähe des Parteigebäudes der KPD von hinten erschossen, wie sich bei den Sektionen herausstellte. Einer der beiden Täter war Erich Mielke, später besser als Minister für Staatssicherheit der DDR bekannt, der nach der Tat fliehen konnte und erst 1993 zu einer sechsjährigen Freiheitsstrafe verurteilt werden konnte (Geserick).

Die Stellung des Faches hat sich in den 20er Jahren des vorigen Jahrhunderts dahingehend konsolidiert, dass die Prüfungsordnung für Ärzte mit dem 25. Juli 1924 die Gerichtsmedizin zum Prüfungsfach erhob. Gerichtsmedizin wurde das 14. Prüfungsfach, die Prüfung erfolgte mündlich an einem Tag durch einen Prüfer. Dabei hatte der Kandidat nachzuweisen, dass er die Kenntnisse über die wichtigsten Gegenstände der Gerichtsmedizin, wie sie ein praktischer Arzt benötigt, besitzt und dass er die Regeln der Begutachtung sowie Aspekte des Arztrechts beherrscht. Nach der alten Prüfungsordnung von 1901 sollten in den Examina lediglich die Beziehungen der gerichtlichen Medizin zu anderen Fächern und umgekehrt berücksichtigt werden. Den stärksten Widerstand gegen die Zulassung der gerichtlichen Medizin als Prüfungsfach hatten die Fakultäten geleistet. Bei Änderung der Prüfungsordnung standen in Deutschland erst an 16 Universitäten besondere Institute zur Verfügung (Herber 2002).

Die Publikationstätigkeit des führenden Berliner Universitätsinstitutes in den Jahren nach dem Weltkrieg bis zur Machtübernahme war rege und wurde im Wesentlichen von Fritz Strassmann (1858–1940), seinem Sohn Georg Strassmann (1890–1973), später Paul Fraenckel (1874–1941) und Waldemar Weimann (1893–1965) und wenigen anderen bestritten (Rose). Sie ist auch ein Ausdruck einer gefestigten Position des Faches, das nicht ständig um eine Selbstbestätigung zu ringen hatte.

Die gerichtliche Medizin hatte es nach kontinuierlicher Weiterentwicklung über Jahrzehnte geschafft, sich vom exotischen, kaum beachteten Teilgebiet mit erheblichen Anfangsschwierigkeiten bei der Abgrenzung von den Nachbardisziplinen, zu einem Fach mit völlig unstrittiger Existenzberechtigung zu entwickeln, das Pflichtvorlesungen für Mediziner und Juristen hielt, Bestandteil des medizinischen Staatsexamens war und seit frühen Anfängen Wissenschaftler verschiedener Zweige und ihre Methoden zu vereinigen wusste. Insbesondere die Erkenntnis, dass wissenschaftliche Beweise nur mit wissenschaftlichen Arbeitsmethoden gelingen können, hat dazu geführt, dass die gerichtliche Medizin und ihr Gutachtenwesen bald auf festem Boden stand und vor Gericht zu immer neuen Problemen Stellung beziehen konnte. Ebenso wurde es aber auch schnell klar, dass für die Fülle an verschiedenen Methoden und das breite Spektrum, das die Gerichtliche Medizin bearbeitet, unterschiedliche Ausbildungen benötigt wurden (Rose).

Retrospektiv schrieb Walter Krauland (1912–1988) 1971: „Für die Einbeziehung der Kriminalistik im erweiterten Sinne waren Kockel[163], Lochte[164], Zangger[165], Nippe[166] und Vorkastner eingetreten. Die Entwicklung hat aber gelehrt, dass die Beschäftigung mit der naturwissenschaftlichen Kriminalistik außerhalb des biologischen Bereichs für den Mediziner zu Grenzüberschreitungen geführt hat, die dem Fach eher geschadet haben". Das mag für die retrospektive Bewertung richtig sein, wäre aber für ein prosperierendes Fach der 20er und 30er Jahre eher einer Selbstamputation gleichgekommen, was vorsichtige Äußerungen Strassmanns belegen. Im Übrigen zeigt sich heute, dass kaum eine Einrichtung auf die Mitwirkung wenigstens von Chemikern und Biologen verzichtet.

Spätestens nach Wiederzulassung/Neugründung der NSDAP ab 1925 infiltrierte nationalsozialistisches Denken die deutsche Gesellschaft. Über die ethische Korrumpierung des gesamten deutschen Ärztestandes hat M.H. Kater in einer Sozialgeschichte berichtet (2000), und er betont dabei, dass nur wenige Ärzte Widerstand gegen die Politisierung und Ideologisierung der medizinischen Lehre und Forschung geleistet haben, aber auch nur eine kleine Zahl an den eigentlichen Verbrechen, Menschenversuchen und Tötungen beteiligt war. Mitscherlich und Mielke (1989) haben die Einzelheiten der Medizinverbrechen geschildert, die Grundlage der Urteile

[163] Richard Kockel (1865–1934); Ordinarius in Leipzig 1897–1934

[164] Theodor Lochte (1864–1953; Ordinarius in Göttingen 1906–1934

[165] Heinrich Zangger (1874–1957); Ordinarius in Zürich 1905–1941

[166] Martin Nippe (1883–1940); Ordinarius in Erlangen 1914–1919, Greifswald 1919–1922, Königsberg 1923–1940; NSDAP, NS-Ärztebund, NS-Lehrerbund (n. Klee)

des 1. Amerikanischen Militärgerichtshofes vom 20. August 1947 gewesen sind. Die gerichtliche Medizin im Nationalsozialismus ist mehrfach exzellent beschrieben worden (Herber 1989 a, b; Herber 2002) und zwar auch unter Berücksichtigung der vorausgegangen politischen (gesellschaftlichen) Zeitetappe. Mallach (1996) hat dagegen die Klippen und Untiefen dieser Zeit umgangen und die politischen Bezüge weitgehend „geglättet" oder ignoriert.

Beispielhaft werden die Auswüchse nationalsozialistischen Gesinnungswandels an Rolf Hey, Ordinarius in Greifswald und später in Frankfurt/Main geschildert, den sein Sohn Richard Hey als überzeugten Nationalsozialisten beschrieben hat:

„Der war er zumindest in Greifswald, wohin er 1928 nach Bonner Oberarztjahren, einem Ruf als Professor folgte, und sicher auch noch anfangs in Frankfurt, wohin er 1934 berufen wurde. ... Nach dem Novemberpogrom 1938 trug er das Parteiabzeichen nicht mehr am Revers seiner stets dunkelgrauen Anzüge... Etwa um diese Zeit bekam mein Vater Besuch von einem Freund. Seinem besten ... vielleicht seinem einzigen. Er war zwar manchen Kollegen lose freundschaftlich verbunden, anderen aber galt er wegen seiner Parteizugehörigkeit als Verräter humanistischer Ideale, besonders in Greifswald. Das gab sich dann in Frankfurt, als mehr und mehr Professoren Parteimitglieder wurden. ... Nun also saß Professor Riesser[167] bei uns im Wohnzimmer, Pharmakologe, von den Nazis aus der Leipziger Universität verjagt, weil Jude. ... Riesser brauchte Rat und Hilfe des Freundes. ... Erst Jahre nach dem Tod meines Vaters war meine Mutter in der Lage, mir zu berichten, was Riesser an diesem Nachmittag von seinem Freund zu hören bekam. In Zeiten wie den unsern, habe mein Vater erklärt, da es um die nationale Erneuerung Deutschlands geht, dürfe man das große Werk nicht allein den Leuten von der Straße überlassen. Auch und besonders die Intellektuellen seien gefordert, klare Entscheidungen zu treffen. Und sosehr es ihn schmerze, er könne und wolle der notwendigen Entscheidung nicht ausweichen. Fortan sei es ihm unmöglich, einen Juden zum Freund zu haben. Meine Mutter war entsetzt, widersprach. Aber mein Vater blieb bei seinem Entschluss. Und die gute Ehefrau fügte sich..."

Eine Anzahl einfacher Gesetze setzte sehr schnell den Machtanspruch der NSDAP durch und verwirklichte die Ideen des Programms:

Zunächst leitete das Gesetz zur Behebung der Not von Volk und Reich [„Ermächtigungsgesetz"] vom 24.März 1933 die künftigen diktatorischen Maßnahmen ein.

Das Gesetz zur Wiederherstellung des Berufsbeamtentums vom 7. April 1933 verfolgte den eindeutigen Zweck, Beamte jüdischer Abstammung aus ihren Ämtern zu

[167] Otto Riesser, 1921–1928 Ordinarius für Pharmakologie an der Universität Greifswald, später Breslau, emigrierte nach Holland, hat den Holocaust überstanden, verstorben 1949 (n. Wels)

treiben und zielte auch auf Kommunisten. Das führte zu einem Verlust geistigen Kapitals und einem Exodus medizinischer Elite mit bleibendem Schaden für die deutsche medizinische Wissenschaft. Es überrascht nicht, dass in dieser hektischen Phase die 22. Tagung der Deutschen Gesellschaft für gerichtliche Medizin des Jahres 1933 kurzfristig abgesagt wurde. Und bereits jetzt werden neue Namen für den Vorsitz der Gesellschaft genannt, die dem NS-System sehr nahe standen oder Teil von ihm waren: Herwart Fischer[168] und Friedrich Pietrusky[169], der 1934 neuer Vorsitzender wurde. Fischer und Pietrusky wurden auch Rektoren ihrer Universitäten. Inzwischen wurde eine neue Satzung formuliert. Sämtliche Mitglieder mussten arischer Abstammung sein. Und sogleich werden NS-Themen wie nationalsozialistische Strafgesetzgebung (Mueller) bzw. Entmannung gemeingefährlicher Gewohnheitsverbrecher zu Hauptreferaten der Tagung (Wiethold) 1934 in Hannover. Mueller schreibt: „Auch die Vernichtung lebensunwerten Lebens soll nach den Vorschlägen der preußischen Denkschrift ermöglicht werden. Ich glaube, dass hiergegen weder vom völkischen noch vom ärztlichen Standpunkt Bedenken geltend zu machen sind".

1935 übernimmt Berthold Mueller[170] den Vorsitz, ihm zur Seite stehen Buhtz und Schrader. Diese Vorsitzenden halten ideologisch jeder Überprüfung stand.

Mueller sagt bei der Eröffnung der Tagung u. a.: „Es ist uns eine besondere Ehre, einen Vertreter der Partei ... begrüßen zu können, ferner: „Wir sind zusammengekommen in einer Universitätsstadt des deutschen Ostens. Von hier aus gingen die ersten völkischen Impulse aus zur Befreiung des Vaterlandes in Zeiten tiefster Erniedrigung. Auch jetzt stehen Stadt und Universität Breslau auf der Wacht an der Ostgrenze des Reiches in dem Bewusstsein, dass das im Nationalsozialismus geeinte Volk nunmehr den wichtigen und schwierigen Problemen des Ostens das notwendige Verständnis hervorbringt. ... Wie bei jeder Gemeinschaftsarbeit wollen wir auch heute des Mannes gedenken, der das deutsche Volk über kleine und große Meinungsverschiedenheiten hinweg, über Parteien und Hass zu einem einheitlichen Ganzen zusammengeschlossen hat. Wir sind uns bewusst, dass wir

[168] Herwart Fischer 1885–1937; 1931 o. Professur in Würzburg, NSDAP 1.September 1930, Gauobmann des Nationalsozialistischen Deutschen Ärztebundes, Rektor der Universität Würzburg, Führer des Reichsverbandes der Deutschen Hochschulen

[169] Friedrich Pietrusky 1893–1973, 1927 Ordinarius in Halle, 1930 Ordinarius in Bonn, 1933–1935 Rektor der Universität Bonn, 1942 Ordinarius in Heidelberg, 1945 Entlassung, keine Wiederverwendung im Hochschuldienst; 1937 rückwirkend zum 1.5.1933 in die NSDAP aufgenommen. Galt als unangenehmster Vertreter der Bonner Nationalsozialisten; ihm wird ein besonders perfides Konjunkturrittertum bescheinigt

[170] Berthold Mueller 1898–1976; 1934 Ordinarius in Göttingen, 1937 Ordinarius in Heidelberg, 1941 Ordinarius in Königsberg, 1945 (nominell) Ordinarius in Breslau; NSDAP 1. Mai 1933, davor DVP und Deutsch-Völkische Freiheitspartei; Lehrbuchautor; mehrmals Vorsitzender der Deutschen Gesellschaft für gerichtliche und soziale Medizin; nach dem 2. Weltkrieg einer der führenden Gerichtsmediziner im 2. Drittel des 20. Jahrhunderts (Herber)

auch bei unserer wissenschaftlichen Arbeit ihm und dem deutschen Volke verantwortlich sind".

1938 wird Buhtz zum Vorsitzenden ernannt. Fritz Reuter[171] grüßt im Vorwort des 14. Bandes der Beiträge für gerichtliche Medizin mit „Heil Hitler" (und wird noch 1938 ohne Ruhestandsbezüge entlassen!). 1939 wird die Heimkehr der alten österreichischen Ostmark in das große, auf nationalsozialistischer Weltanschauung geeinte deutsche Vaterland auf der Jahrestagung enthusiastisch verkündet. Arthur Gütt[172], Ministerialdirektor im Reichsministerium des Inneren, referiert über die „Neuordnung des gerichtsärztlichen Dienstes in Deutschland". Herber (2002) beschreibt, dass die Begrüßungsansprache des Vorsitzenden Gerhard Buhtz überreich an Formulierungen ist, die den faschistischen Geist des Vorstandes der Gesellschaft eindeutig belegen: „Noch nie zuvor allerdings dürfte die Umklammerung des Faches durch die Vollzugsorgane nazistischer Gewaltherrschaft so deutlich sichtbar geworden sein wie auf dieser Tagung". 1940 wird der Präsident des Volksgerichtshofes Freisler, der später die führenden Köpfe des deutschen Widerstandes liquidieren sollte, auf der „Kriegstagung" mit unterwürfigen, linientreuen Elogen begrüßt. Es fällt bei der Begrüßung Freislers der Satz: „Ich begrüße in ihm einen warmen Freund der gerichtlichen Medizin, über dessen Teilnahme an der Tagung wir besonders erfreut sind"; oder es heißt: „Ich begrüße kameradschaftlich die Vertreter der deutschen Kriminalpolizei, der SS und des SD…".

Das Gesetz über die Vereinheitlichung des Gesundheitswesens vom 3. Juli 1934 führte zur Einrichtung von Beratungsstellen für Erb- und Rassenpflege, hält aber auch negative Aspekte für die Neuordnung der gerichtsärztlichen Versorgung bereit.

Nach dem Gesetz und dem Referat von Gütt wird Folgendes klar: Dem Gesundheitsamt wird die gerichtsärztliche Tätigkeit im vollen Umfang übertragen, Gerichtsärzte im Sinne des Gesetzes sind der Amtsarzt, sein Vertreter oder ein beauftragter Arzt; Universitätsprofessoren können nebenamtlich mit der Wahrnehmung der gerichtsärztlichen Tätigkeit betraut werden; die Wahl des gerichtsärztlichen Sachverständigen obliegt dem Gericht.

Das Gesetz zur Verhütung erbkranken Nachwuchses vom 14. Juli 1933 ermöglichte dann die Sterilisation ohne Einwilligung der Betroffenen. Der Widerstand dagegen war gering. In den nicht öffentlich tagenden Erbgesundheitsgerichten, zu deren Besetzung ein beamteter und ein weiterer für das Deutsche Reich approbierter Arzt gehörten, wurden alsbald auch Gerichtsmediziner tätig. Sachverständige hatten keinerlei Rücksicht auf die ärztliche Schweigepflicht zu nehmen (§7_2). Sehr schnell war auch die ausführliche Literatur auf

[171] Fritz Reuter (1875–1959); Ordinarius in Graz 1919–1935 und Wien (1935–1938 und 1945–1946)

[172] Arthur Gütt 1891–1949, NSDAP 1932, Leiter Abt. Volksgesundheit im Reichsinnenministerium, SS-Obersturmführer, 1940 SS-Brigadeführer (auszugsweise n. Klee)

dem Markt (Gütt, Rüdin, Ruttke) bzw. Richtlinie für Schwangerschaftsunterbrechung und Unfruchtbarmachung aus gesundheitlichen Gründen. Das Ehegesundheitsgesetz vom 18. Oktober 1935 steht in engem Zusammenhang mit den Nürnberger Gesetzen vom 15. September 1934. Gütt formuliert 1939 so: „Zum ersten Mal in der deutschen Gesetzgebung wird also hier der Arzt nicht nur Berater, sondern als entscheidender Faktor mit bewertet und neben dem Richter als Vollstrecker des Willens der Staatsmacht auf diesem so bedeutungsvollen Gebiete des menschlichen Lebens eingesetzt".

Die Polizeiverordnung über die Kennzeichnung der Juden vom 1. September 1941 war auch der Anlass für Paul Fraenckel, der das bis zuletzt nicht für möglich gehalten hatte, am 10. September 1941 aus dem Leben zu gehen.

Die Nürnberger Gesetze: Reichsbürgergesetz vom 15.9.1935 (§ 2_1 Reichsbürger ist nur der Staatsangehörige deutschen oder artverwandten Blutes, der durch sein Verhalten beweist, dass er gewillt ist, in Treue dem Deutschen Volk und Reich zu dienen).

Die weiteren Verordnungen „regeln" auf dieser Grundlage die Zulassung jüdischer Ärzte und jüdischer Rechtsanwälte. Gesetz zum Schutze des deutschen Blutes und der deutschen Ehre vom 15.9.1935, das die „Reinheit des deutschen Blutes zur Voraussetzung für den Fortbestand des Deutschen Volkes macht und demzufolge Eheschließung und außerehelichen Verkehr zwischen Juden und Staatsangehörigen „deutschen oder artverwandten Blutes" verbietet.

Über „Blutgruppenforschung im Nationalsozialismus" und über „Rasse und Blut" haben unlängst Gerhard Baader und Myriam Spörri (beide 2003) ausführlich referiert.

Die Euthanasie in Deutschland ging auf eine Ermächtigung durch den Führer zurück, der Karl Brandt[173] und Philipp Bouhler[174] dazu ermächtigte, in bestimmten Fällen ohne weitere Rücksprache mit ihm, geistig schwer behinderten Kindern den Gnadentod zu gewähren. Es entstand der Reichsausschuss zur wissenschaftlichen Erfassung von erb- und anlagebedingten schweren Leiden, dem jedes missgestaltete Neugeborene zu melden war. Danach begann eine systematische Tötung in Heil- und Pflegeanstalten (T 4-Aktion) von Geistes- und chronisch Kranken, deren Todesursachen frei erfunden wurden.

Seit 1937 hieß die Fachgesellschaft „Deutsche Gesellschaft für gerichtliche, soziale Medizin und Kriminalistik", später „Deutsche Gesellschaft für gerichtliche Medizin und Kriminalistik". Auch die Institute wurden „reichseinheitlich" als „Institut für gerichtliche Medizin und Kriminalistik" benannt (eine Bezeichnung, die in der DDR verschiedentlich noch lange beibehalten wurde!). Zur Jahreswende 1937/38 übernahm

[173] Karl Brandt (1904–1948, hingerichtet), ranghöchster NS-Mediziner; SS-Obergruppenführer und Generalleutnant der Waffen-SS, Chirurg, Begleitarzt Hitlers; Euthanasiebevollmächtigter; Todesurteil beim Nürnberger Ärzteprozess

[174] Philipp Bouhler (1899–1945, Suizid); NSDAP, Mitgliedsnummer 12; 1925 Reichsgeschäftsführer der NSDAP, 1933 SS, seit 1934 Chef der Kanzlei des Führers, ab 1939 verantwortlich für den Massenmord an Behinderten. (n. Klee, auszugsweise)

Buhtz den Vorsitz. Trotz seiner „Linientreue“ hatten sich Spannungen hinsichtlich der Aufgaben des Kriminaltechnischen Institutes ergeben, da sich Buhtz eher als „gerichtsärztlicher Kriminalist“ verstand (Herber 2002), sodass er auch die Aufgaben der Universitätsinstitute und der Gesundheitsämter anders als im Gesetz vorgesehen sah. U. a. hatte er gegen die Mitwirkung von Eduard Schütt[175] als Vertreter des Reichsministeriums des Inneren in den Vorstand der Gesellschaft opponiert. Buhtz wurde ab- und zunächst Mueller, dann Schrader als Nachfolger zum Vorsitzenden der Gesellschaft berufen.

So wie in der Weimarer Republik gab es in der NS-Zeit politische Morde. Während der sog. Köpenicker Blutwoche wurden ab 21. Juni 1933 91 oppositionelle Menschen umgebracht, u. a. Johann Stelling (SPD, Reichstagsabgeordneter). Der kommunistische Schauspieler Hans Otto verstarb am 24.November 1933 nach schwerer Misshandlung, die als Sturz aus dem Fenster getarnt war. John Scheer, Weggefährte Thälmanns, wurde „auf der Flucht“ erschossen und seine Leiche im Februar 1934 in einem Potsdamer Forst gefunden. Am 30.6.1934 wurde die Führung der SA beim sog. Röhm-Putsch liquidiert. Im Zusammenhang damit wurden in einer gut vorbereiteten Aktion („Nacht der langen Messer“) ca. 200 Personen ermordet, Oppositionelle ebenso wie „alte Kämpfer“ z. B. Gregor Strasser aus dem einen Lager und Dr. Erich Klausener, Vorsitzender der Katholischen Aktion, Herbert von Bose, ein enger Mitarbeiter des Vizekanzlers Franz von Papen, Dr. Edgar Jung, Redenschreiber von Papens und General Kurt Schleicher, ehemaliger Reichskanzler aus dem anderen Lager. Röhm und einige andere SA-Führer wurden auf „Führerbefehl“ in München-Stadelheim am 1.Juli 1934 erschossen. Die Leichen kamen nicht in das nahe Institut der Universität München.

Anderseits gibt es Beispiele dafür, dass mittels gerichtsmedizinischer Untersuchungen getarnte Tötungen aufgedeckt und ermittelt wurden, so z. B. drei Todesfälle aus dem KZ Dachau, bei deren Klärung jeweils Priv. Doz. Dr. Berthold Mueller mitwirkte. Ein „Fernschuss“ (L.H., Sektion am 17.5.1933 in Dachau) wurde als Schuss aus nächster Nähe erkannt, ein Selbstmord durch Erhängen (L. Sch. männlich, 52 Jahre alt; Sektion am 17.5.1933 in Dachau) erwies sich als massive Gewalteinwirkung mit Fettembolie, ein Suizid mittels Pulsaderschnitt (S.N., männlich, Sektion 29.5.1933 auf dem Friedhof in Dachau) erweist sich als Tod durch Ersticken (Würgen oder Drosseln), eine Ausblutung wird ausgeschlossen (bei tiefen Pulsaderschnitten bis auf den Knochen!); Pulsaderprobierschnitte fehlen. Diese Fälle führten sogar zu einer Aussprache der Staatsanwaltschaft mit dem Polizeipräsidenten von München, damals Heinrich Himmler, und zu Ermittlungen (Eisenmenger, persönliche Mitteilung). In Berlin wurde mit kriminalistischer Akribie ein Fund von Leichenteilen noch

[175] Eduard Schütt (1875–1948), Rassenhygieniker, 1930 als erster preußischer Medizinalbeamter Mitglied der NSDAP, 1937 Direktor der Abt. Erb- und Rassenpflege im Reichsgesundheitsamt, Richter am Erbgesundheitsobergericht (auszugsweise gem. Klee)

1942, auf dem Höhepunkt der Judenverfolgung und -vernichtung, als Doppelmord an zwei jüdischen Frauen, Mutter und Tochter, geklärt und der Täter hingerichtet (Geserick).

Trotz der zahlreichen Beispiele vorauseilenden Gehorsams und willfähriger Unterordnung deutscher Gerichtsmediziner gegenüber dem NS-System, trotz ihrer systematischen Bemühungen um fachliche Begründungen nationalsozialistischer Gesetze und deren Verbreitung als Lehrmeinung und schließlich trotz ihrer Verstrickung ist ihre Arbeitsweise eine medizinisch-naturwissenschaftliche geblieben. Das zeigt sich an den gerichtsärztlichen Untersuchungen, Protokollen und den gerichtsärztlichen Teilen offizieller Abschlussberichte bei der Untersuchung von Massengräbern in Katyn und in Winniza, die zur Zeit der deutschen Besetzung gefunden wurden.

Bei Kriegsbeginn und der gleichzeitigen Eröffnungen der Kampfhandlungen gegen Polen durch Deutschland und die Sowjetunion waren polnische Truppenteile auch in russische Hände gefallen. Die Tötung großer Teile der polnischen Offizierselite in der Nähe von Smolensk im Jahre 1940 und die Entdeckung ihrer Massengräber 1943 bei Katyn durch die deutsche Wehrmacht führten zu gerichtmedizinischen Untersuchungen der Opfer eines Völkerrechtsverbrechens, das bis in die 90er Jahre des 20. Jahrhunderts politisch umstritten war und in verschiedenen Teilen Deutschlands und der Welt unterschiedlich dargestellt wurde. Am Ende hat es sich bestätigt, dass die polnischen Offiziere in Katyn durch sowjetische Geheimdienstler liquidiert worden sind. Aber noch bis in die 90er Jahre hat es in höchsten sowjetischen Partei- und Regierungskreisen Erschütterungen bei dem Ringen um den Umgang mit der Wahrheit gegeben (Falin). Schon bei den Nürnberger Prozessen wurden die Ereignisse von Katyn zwar vorgetragen, nicht jedoch zum Beweisgegenstand erhoben und schließlich von der Tagesordnung abgesetzt.

Auf Befehl des OKH wurde am 29. März 1943 mit den Ausgrabungen in Katyn begonnen. Zu der unter Prof. Dr. Gerhard Buhtz arbeitenden Gruppe von Gerichtsmedizinern[176] gehörten Dr. Siegfried Müller, Dr. Theodor Schmidt und Dr. Jobst Waechter (in einem beispielhaft publizierten Leichenöffnungsbericht – Leiche Nr. 0833 – wurde als Obduzent Oberarzt Dr. Huber genannt, der unter den Namen des Mitarbeiterstabes von Buhtz nicht aufscheint), die Gerichtschemiker Doz. Dr. Walter Specht[177] und Dr. Rudolf Themlitz, der polnische Gerichtsarzt Dr. Wodzinsky (aus dem von Werner Beck[178] in Krakau geleiteten Institut), die Präparatoren Kurt Merzbach, Friedrich Neels und Alfred Schubert, die Photolaboranten Heinz Roßbach

[176] die genannten Gerichtsärzte waren zeitweilig beim Institut für wehrgerichtliche Medizin tätig

[177] Walter Specht, 1907–1977, SS-Hauptsturmführer, NSDAP-Mitglied, 1938 Assistent bei Buhtz in Breslau, 1938 Dozent, 1944 apl. Prof. für Naturwissenschaftliche Kriminalistik in Breslau, nach 1945 Tätigkeit beim Bayerischen Landeskriminalamt (n. Klee)

[178] Werner Beck (1910–1989); Assistent bei Buhtz in Breslau, ab 1940 Leiter der Gerichtsmedizin in Krakau; wegen Gewaltexzessen gegenüber polnischem Personal nach dem Krieg mit Haftbefehl gesucht; nach 1945 Leiter eines Blutalkohollabors in Aachen (n. Klee)

und Bruno Zachlod, außerdem Frau Asta Rosenbach und Protokollführer Adolf Hengstbach. Bei der Exhumierung von Massengräbern an drei Stellen wurden insgesamt 4 143 Leichen („in gut passenden polnischen Uniformstücken", meist Winterkleidung) geborgen und davon 2 815 identifiziert. Als Todesursachen fanden sich aus größter Nähe abgegebene oder aufgesetzte Genickschüsse. Als Munitionsart wurden Pistolenhülsen mit dem Bodenaufdruck „Geco DD 7.65" gefunden. Eine große Zahl von Leichen wies Fesselungen der Hände auf dem Rücken auf, bei einigen lagen vierstrahlige Stichverletzungen vor (Bajonettstiche). Nach den Umständen (hierzu wurden Untersuchungen der Bodenbeschaffenheit und botanische Untersuchungen sowie Ermittlungsergebnisse und die Auswertungen schriftlicher Beifunde – Notizen, Zeitungsausschnitte – hinzugezogen) war der Erhaltungszustand der exhumierten Leichen „mit einem Leichenalter von drei Jahren vollauf in Einklang zu bringen".

Die Ergebnisse des „Sonderkommandos Buhtz" hat eine internationale Kommission von zwölf Ärzten (u. a. acht Gerichtsmediziner, darunter der Bulgare Markov; ein Mitglied der Kommission war aus der neutralen Schweiz) im April 1943 bei einem Untersuchungsstand von 982 exhumierten Leichen bestätigt. Die Kommission hat selbst neun Leichen obduziert und weitere Besichtigungen durchgeführt.

Die Hinweise auf die „Maßarbeit der polnischen Uniformen" und auf die Verwendung eines „deutschen Geco-Geschoß Kalibers 7,65" werden in einem Geheimschreiben an den Chef der Sicherheitspolizei und des SD Dr. Kaltenbrunner als „politische Schnitzer" von Buhtz bezeichnet (Herber 1989b, S. 387–389), da sie offensichtlich den Propagandaabsichten entgegenliefen. Der Bericht nennt auch den Wunsch des Prof. Buhtz, „an Exekutionen der Sicherheitspolizei teilzunehmen" – angeblich aus „wissenschaftlichem Interesse".

Der Bericht von Buhtz liest sich auch heute noch als stilreines gerichtsmedizinisches Gutachten. Erst in den Textergänzungen bei der Herausgabe als „Amtliches Material. . . " finden sich propagandistische Elemente. Bereits wesentlich früher wurde eine Opferzahl von 10 000 in Umlauf gebracht, die völlig aus der Luft gegriffen war.

Nach der Wiedereinnahme der Region um Smolensk durch die Rote Armee wurden erneute Exhumierungen durch sowjetische Sachverständige durchgeführt, die – wie man heute sicher weiß – das politisch gewünschte Ergebnis hatten und die Täterschaft der deutschen Seite „nachwies".

Eine Würdigung der Ereignisse von Katyn einschließlich der politischen Vorgeschichte des von Ribbentrop und Molotow in der Nacht vom 23/24. August 1939 unterzeichneten Nichtangriffspaktes haben auch Raszeja und Chróscielewski (1994) gegeben.

Herber (1989a,b) hat durchaus Unschärfen in seinem Text an der Stelle der ursprünglichen Täterschaft belassen und sie 2002 dahingehend korrigiert, dass 1989 noch Unklarheiten diesbezüglich bestanden hätten. Es war zweifellos schwierig, in der sowjetischen Einflusszone zu verkünden, was sich historisch als wahr herausgestellt hat. Aber es kann längst keinen wirklichen Zweifel mehr über die Täterschaft des sowjetischen Geheimdienstes in Ausführung eines Befehls der sowjetischen Führung unter Stalin (ZK-Beschluss vom 5. März 1940 lt. Karner) gegeben haben, auch nicht 1989.

Im Institut für gerichtliche Medizin der Humboldt-Universität unter Otto Prokop, in das der Verfasser 1971 eingetreten ist, gab es schon zu dieser Zeit diesbezüglich längst keinerlei Zweifel mehr. Prokop hat immer wieder berichtet, dass der bulgarische Gerichtsmediziner Markov ihm gegenüber unter Tränen äußerte, er hätte unter Androhung von Gewalt seine Unterschrift unter dem Statement der sog. internationalen Kommission, die freilich praktisch nur aus Sachverständigen unter NS-Herrschaft befindlicher Staaten bestand, zurückziehen müssen.

Über den „Umgang mit der Wahrheit" am Beispiel Katyn hat Stefan Karner 2001 ausführlich berichtet. Danach sind „Zeugen der Massaker, die nicht die sowjetische Version wiedergaben, mundtot gemacht, aus dem öffentlichen Leben entfernt oder ermordet worden". Das „wechselvolle" Verhalten Markovs ist damit selbsterklärend.

Im Winter 1942/43 wurde eine deutsche Wehrmachtseinheit durch die ukrainische Zivilbevölkerung auf Massengräber in der Vorstadt von Winniza hingewiesen, die sich auf ehemaligem NKWD-Gelände befänden. Daraufhin wurden am 25.5.1943 die ersten Leichen geborgen und anfangs von dem russischen Gerichtsmediziner Prof. Dr. Malinin und dem ukrainischen Gerichtsmediziner Dr. Doroschenko gerichtsärztlich untersucht ($n = 228$). Am 15.6.1943 übernahm nach der Beauftragung durch den Reichsgesundheitsführer Dr. Conti Prof. Dr. Gerhard Schrader[179], Ordinarius an der Universität Halle, die Leitung dieser Aktion. Zum Gerichtsärzteteam gehörten Doz. Dr. Joachim Camerer, Doz. Dr. Volland und die Sektionsgehilfen Weingärtner und Wüffel (lt. Herber: Würfel) sowie der Präparator Karl Lentsch in Halle. Malinin und Doroschenko verblieben bei der Gruppe. An drei Fundstätten (I–III), einem Obstgarten (I=41 Gräber, davon drei nur mit Kleidung, Schuhen und Dokumenten gefüllt), einem alten Friedhof (II=40 Gräber) und einem Parkgelände (III=13 Gräber) wurden alle

[179] Gerhard Schrader (1900–1949); 1934 Ordinarius in Marburg, 1937 Ordinarius in Halle; Mitglied der NSDAP seit 1. Mai 1933, SA, NSKK, Mitglied im Erbgesundheitsgericht Halle, 1942 Vorsitz der Deutschen Gesellschaft für gerichtliche Medizin und Kriminalistik; nach Eberle (2002) wurde in Winniza ein eindeutiges politisches Ergebnis erwartet, nicht Aufklärung. „Schrader konzentrierte sich bei der Präsentation der Ergebnisse auf möglichst grauenerregende Todesfälle: lebend Begrabene, Gefolterte, vergewaltigte und dann erdrosselte Frauen... Das aus Schraders Bericht und den polizeilichen Ermittlungen komponierte amtliche Material war letztlich ein sich wissenschaftlich gebendes Stück Propaganda..." Eberle stellt berechtigt die ungeheuren Opferzahlen durch deutsche Vernichtungsaktionen dagegen

aufgefundenen Massengräber vollständig geleert und 9432 Leichen geborgen, davon 169 weibliche, von denen 49 meist jüngere Frauen vollständig unbekleidet waren. 679 Leichen konnten überwiegend anhand der Kleidungsstücke (wie 50 Jahre später im Kosovo) durch die Zivilbevölkerung identifiziert werden. Bei den Opfern handelte es sich um ukrainische Zivilbevölkerung (meist sog. Landbevölkerung) im mittleren Lebensalter. Als Todesursachen wurden vorwiegend Genickschüsse aus nächster Nähe festgestellt, wobei überwiegend zwei ($n = 6360$), manchmal drei ($n = 78$) oder vier Einschüsse ($n = 2$) zu finden waren. Außerdem fanden sich zusätzlich zahlreiche Schädelbrüche oder -zertrümmerungen ($n = 395$), nach den Befunden durch jeweils einmalige, allerdings mit erheblicher Wucht geführte stumpfe Gewalteinwirkung. Gelegentlich waren eindeutige Hinweise darauf vorhanden, dass die Opfer noch lebend unter die bedeckenden Erdmassen geraten waren.

Als Munition waren mantellose Bleigeschosse vom Kaliber 5,6 mm verwendet worden, was die Anwendung von Mehrfachschüssen wegen der geringen Durchschlagskraft logisch erklärt, zumal meist Steckschüsse nachgewiesen wurden, die lt. Bericht aus Faustfeuerwaffen abgegeben worden sind. Die Erschießungen sind offensichtlich am anderen Ort erfolgt. An den männlichen Leichen wurden fast durchweg auf dem Rücken gefesselte Hände vorgefunden. Zusätzliche Fußfesseln betrafen jüngere Männer. Den Umständen nach betrug die Leichenliegezeit in den Erdgräbern unter Berücksichtigung der enormen Pressung der Körper, der Bodenbeschaffenheit, des Klimas und der Zeugenangaben 5–6 Jahre vor der Ausgrabung, d. h. die Tötungen hatten sich zwischen 1937 und 1938 ereignet, was gut zu den mitgeteilten Verhaftungswellen vom Oktober 1937 bis zum Mai 1938 passt und sich bei retrospektiver Betrachtung mit den Säuberungswellen der Stalin-Ära zwanglos vereinbaren lässt.

Der eigentliche Abschlussbericht von Schrader ist in Kenntnis des Berichtes von Buhtz über die Ausgrabungen von Massengräbern in Katyn geschrieben worden, folgt dieser Diktion, ist aber frei von propagandistischen Elementen. Erst der von Regierungs- und Kriminalrat Claß unterzeichnete kriminalpolizeiliche Teil des Abschlussberichtes der von SS-Obergruppenführer und Chef der Sicherheitspolizei Dr. Kaltenbrunner eingesetzten Kommission vom 16.11.1943, in Berlin abgefasst, arbeitet subtil heraus, was auch propagandistischen Wert hat, nämlich den Anteil der Juden unter den NKWD-Mitgliedern, die für die Massenmorde verantwortlich waren. So ist auch von einer Schändung der Frauen die Rede, die zumindest durch gerichtsmedizinische Befunde nicht bewiesen ist.

Eine Internationale Kommission ausländischer Gerichtsmediziner suchte Winniza auf und nahm vom 13.7.–15.7.1943 an den Untersuchungen teil. Dazu gehörten Dr. Soenen (Anatomie, Belgien), Dr. Michailov (Gerichtsmedizin, Bulgarien), Dr. Pesonen (Anatomie, Finnland), Dr. Duvoir (Gerichtsmedizin, Frankreich), Dr. Cazzaniga (Gerichtsmedizin, Italien), Dr. Jurak (Anatomie, Kroatien), Dr. ter Poorter (Pathologie,

Niederlande), Dr. Birkle (Gerichtsmedizin, Rumänien), Dr. Häggqvist (Anatomie, Schweden), Dr. Krsek (Gerichtsmedizin, Slowakei), Dr. Orsos (Gerichtsmedizin, Ungarn), die in Anwesenheit von Dr. Waegner, Leiter des Gesundheitswesens in den besetzten Ostgebieten, und Prof. Dr. Schrader, Leiter der Exhumierungen und Leiter der Deutschen Gesellschaft für gerichtliche Medizin und Kriminalistik, selbst elf Obduktionen und 24 gerichtsärztliche Leichenschauen vornahmen und die grundsätzlichen Aussagen von Schrader bestätigten. Mit Ausnahme des Lebensalters (von Schrader als „mittleres“, von der Kommission als „höheres“ bezeichnet), lassen sich aus den Protokollen keine Differenzen erkennen. Herber (2002) erwähnt hier, dass zwischen dem 24. Juli und 25. August 1943 14 Kommissionen, darunter sechs ausländische zu den Massengräbern in Winniza gebracht wurden. Vom 27. Juli bis 29. Juli 1943 haben zwölf weitere Professoren und Dozenten der gerichtlichen Medizin, nämlich Förster (Marburg), Hallermann (Kiel), Hausbrandt[180] (Königsberg, i. V. B. Muellers), Jungmichel[181] (Göttingen), von Neureiter[182] (Straßburg), Panning (Bonn), Raestrup (Leipzig), Schneider[183] (Wien), Timm (Jena), Walcher[184] (Würzburg), Weyrich (Prag) und Wiethold[185] (Frankfurt) gerichtsärztliche Obduktionen und Leichenbesichtigungen an 78 Leichen durchgeführt und ebenfalls die Ergebnisse Schraders bestätigt und ihren Bericht in Berlin beim Reichsgesundheitsführer Conti übergeben. Mitunterzeichner des Protokolls waren Schrader und Dr. Waegner. Obwohl die Ereignisse von Winniza keine jahrzehntelangen Nachwirkungen bei der Suche nach der Wahrheit hatten – wie die von Katyn –, mag die spätere Verfolgung zweier

[180] Fritz Hausbrandt (1906–2003), Habilitation in Königsberg, Lehrstuhlvertreter in Straßburg, verließ als letzter Gerichtsmediziner Königsberg

[181] Gottfried Jungmichel (1902–1981), SA, 1937 NSDAP, NS-Ärztebund, NS-Dozentenbund, NSV, Ordinarius in Göttingen 1938–1945, Amtsenthebung; 1956–1966 Oberbürgermeister der Stadt Göttingen, 1958 Ordinarius für Versicherungsmedizin, 1967–1977 Bürgermeister der Stadt Göttingen, Ehrenbürger von Göttingen. 1933 wichtige Arbeit: Alkoholbestimmung im Blut

[182] Ferdinand Edler v Neureiter (1893–1946), a. o. Prof. in Riga, Regierungsrat im Reichsgesundheitsamt, 1940 Ordinarius in Hamburg, 1941 Ordinarius Reichsuniversität Straßburg

[183] Philipp Schneider (1896–1954); 1937 Ordinarius in Göttingen, 1938 Ordinarius in Wien; NSDAP 1938 (eigentlich schon 1931), SS-Obersturmführer

[184] Kurt Walcher (1891–1973), 1933 NSDAP, NSDDB, 1932 persönlicher Ordinarius in Halle, auch Dekan, 1936 Ordinarius in Würzburg, 1945 Amtsenthebung durch Weisung der amerikanischen Militärregierung, keine Wiederverwendung an Universitäten, Bayerischer Amtsgerichtsarzt. (auszugsweise n. Herber)

[185] Ferdinand Wiethold (1893–1961); Ordinarius in Kiel 1935, Ordinarius in Frankfurt 1941, 1945 Verlust des Amtes (Gründe unklar), Ernennung zum Ordinarius 1958 (n. Herber)

Gerichtsmediziner, Raestrup[186] und Timm[187], die im Osten Deutschlands, in Leipzig und Jena, Lehrstühle innehatten, von der sowjetischen Besatzungsmacht verhaftet wurden und mehrere Jahre Freiheitsstrafen verbüßen mussten, eine nachträgliche Bestätigung der Richtigkeit der Untersuchungen von Winniza sein.

Bereits 1939 waren die Gerichtsmediziner Hallermann[188] und Panning[189] zur Untersuchung „Polnischer Gräueltaten" eingesetzt worden. Hallermann untersuchte 51 Leichen und besichtigte 53 im Warthegau (Regierungsbezirke Posen, Hohensalza und Litzmannstadt umfassend). Panning hatte zwischen September und Dezember 1939 133 Sektionen und elf Leichenbesichtigungen durchgeführt, die dem „Bromberger Blutsonntag" zugeordnet wurden. In einer gemeinsamen Denkschrift vom 20.11.1939 haben sie die „bislang greifbaren Ergebnisse ... zur Aufklärung polnischer Mordtaten im Raume Posen und Bromberg" zusammengefasst. Sie bezeichneten die gewonnenen Untersuchungsergebnisse nur als einen zufälligen Ausschnitt von geringem Umfang. Die Tendenz des Berichtes hebt sich von den sachlichen Formulierungen in den Berichten von Schrader und Buthz in der Diktion deutlich ab, enthält propagandistisch interpretierbare Elemente: „Natürlich konnte dabei das Feststellungsergebnis der Leichenöffnungen jeweils nur als das Minimum dessen gelten, was das einzelne Opfer an Einwirkungen von Seiten der Mörder erlitten hatte". Oder: „Als weitaus wichtigstes Gesamtergebnis der gerichtsärztlichen Untersuchungen erscheinen letzten Endes im übrigen nicht einmal so sehr die unmenschlichen Rohheiten physischer und psychischer Art, wie sie aus den Leichenbefunden eindeutig hervorgehen. Vielmehr muss die größte Bedeutung der Tatsache zugesprochen werden, dass für die weitaus größte Zahl der zur Sektion gelangten Fälle Militärwaffen als Mordmittel einwandfrei nachgewiesen worden sind"... Die souveräne Mordwaffe bei dem Versuch zur Ausrottung des deutschen Volkstums in Polen und ganz besonders am Bromberger Blutsonntag ist hiernach das polnische Militärgewehr gewesen. ... Als weitaus

[186] Gottfried Raestrup (1889–1955), a. o. Prof. Univ. Frankfurt, seit 1934 Ordinarius für gerichtliche Medizin an der Univ. Leipzig bis zur Verhaftung Ende 1946, 3 Jahre inhaftiert; konnte dem Ruf an die Univ. Göttingen deshalb nicht folgen, später dort zum persönlichen Ordinarius ernannt, nicht Mitglied der NSDAP (n. Herber 2002)

[187] Friedrich Timm (1895–1985), NSDAP, NS-Ärztebund, NS-Lehrerbund, NS-Dozentenbund, 1938 Ordinarius Univ. Jena, 1947 durch sowjetisches Militärgericht zu 10 Jahren Haft verurteilt, 1955 entlassen, Leiter Abt. Histochemie der Medizinischen Forschungsanstalten der Max-Planck-Gesellschaft Göttingen, 1958 Honorarprofessur in Göttingen (n. Klee)

[188] Wilhelm Hallermann (1901–1975), NS-Dozentenbund, 1937 NSDAP, ab 1941 a. o. Prof. in Kiel, 1942 Beratender Psychiater beim OKH, danach Marine, 1946 Ordinarius, 1947–49 Dekan, 1969 Emeritierung und Ehrensenator der Univ. Kiel (n. Klee)

[189] Gerhart Panning (1900–1944), 1933–1938 Assistent bei Müller-Heß, 1938 Leiter des Institutes für wehrgerichtliche Medizin der Militärärztlichen Akademie, 1940 Dozent, Oberstabsarzt, Beratender Gerichtsmediziner beim Heeressanitätsinspekteur, 1941 Menschenversuche in Shitomir/Urkraine an sowjetischen Kriegsgefangenen, 1943 Lehrstuhl an der Universität Bonn (n. Klee)

wichtigste Feststellung erscheint der Nachweis, dass nur ganz ausnahmsweise mit Behelfswaffen, Knüppel, Messern und dergleichen, gemordet worden ist, dass vielmehr den Tätern ganz im allgemeinen moderne und hochwirksame Waffen, Militärgewehre und Pistolen, zur Verfügung gestanden haben". Die tendenziellen Passagen ließen sich beliebig fortsetzen.

Das seit 5. Juni 1940 bestehende Institut für wehrgerichtliche Medizin, zunächst als gerichtlich-medizinische Untersuchungsstelle eine Einrichtung der 1935 wiedereröffneten Militärärztlichen Akademie, unterstand ab 1.5.1938 Gerhart Panning. Die akademischen Mitarbeiter wurden als Militärangehörige kommandiert. Die Berichte über die gerichtsmedizinischen Untersuchungen in Bromberg und Posen von Panning und Hallermann sind in den Tätigkeitsberichten der Akademie enthalten (zit. nach Herber 2002). Die Schussexperimente Pannings[190] an gefangenen russischen Soldaten (nach v. Moltke bei Judenexekutionen) gehören zu ‚den übelsten Verbrechen der NS-Medizin. Dem Institut wurde später eine Blutalkoholuntersuchungsstelle zugeordnet.

Ab 1941 wurden auch Gerichtsmediziner häufiger als Beratende Ärzte[191] verschiedenen Kommandostellen der Wehrmacht zugeordnet. Jede Heeresgruppe deutscher Armeen in der Sowjetunion besaß 1943 einen Beratenden Gerichtsmediziner: Mueller, Buhtz, Jungmichel, W. Müller, Elbel, Niedenthal und Ponsold (Luftwaffe). Stabil soll die Versorgung nur bei der Heeresgruppe Nord (Mueller, Cortain[192]) gewesen sein (dazu Herber 1989a, 2002). Die Beurteilung von Selbstverstümmelungen wurde ein wichtiges Arbeitsgebiet Beratender Gerichtsärzte. Das Verzeichnis der Militär-Strafsachen und Geheim-Strafsachen (42) ab 3. Juli 1942 (mit Eingängen bis zum 6.4.1945) enthält auf 193 Seiten 955 Eintragungen verschiedener Delikte, darunter 80x Zersetzung der Wehrkraft (dahinter kann sich auch Selbstverstümmelung verbergen), 68x Unerlaubte Entfernung, 61x Fahnenflucht, 56x Unzucht zwischen Männern und andere Sexualdelikte, elf Fälle von Selbstverstümmelung, elf Fälle von Vergehen gegen das Opiumgesetz (meist Ärzte und Sanitätsdienstgrade), neben anderen wie Ungehorsam, Widerstand gegen Vorgesetzte, Urkundenfälschung, Mord, fahrlässige Tötung, Alkoholrausch, Spionage, Landesverrat (13x) und Sabotage, auch 1 Fall von Blutschande.

[190] in: Preuß J, Madea B, Lignitz E: Gerhart Panning – Ordinarius für Gerichtliche Medizin in Bonn und seine Verstrickung in nationalsozialistische Verbrechen. Bonn Geschichtsblätter, Bd. 57/68, S. 362–388

[191] Das Thema „Beratende Gerichtsärzte" ist wissenschaftlich bisher unbearbeitet.

[192] Heinz Cortain (1908–1980), nach dem Kriege Medizinaldirektor in Essen bis 1973; Folgendes wird ergänzt: Er war Obduzent des westdeutschen FDJ-Führers Jupp Angenforth, der bei einer Demonstration erschossen wurde und hat in seinem Autopsiebericht den Hauptbefund „Einschuss" vergessen (und lediglich von Hand nachgetragen)!!! Originalprotokoll im Institut für Rechtsmedizin nachzulesen

Die Prüfungs- und Studienordnung von 1924 (1934 Bestallungsordnung) hatte nur 10 Jahre Bestand, denn bereits 1934 wurde die Pflichtstundenzahl verringert, um neue Fächer wie die Rassenhygiene sogleich als Prüfungsfach einzuführen und den Praxisbezug zu vertiefen. Weitere Änderungen des Studiums führten zu schnelleren Abläufen und damit zu einer Erhöhung der Zahl approbierter Ärzte. Kriegsbedingte Einschränkungen der Lehre ergaben sich später zwangsläufig, zumal viele Lehrstuhlvertreter im Kriegseinsatz waren. Die Intervention Schraders gegen die Angriffe auf die gerichtliche Medizin als Prüfungsfach hatte Erfolg (Herber, 2001).

Während der Zeit des Nationalsozialismus wurden an den deutschen Universitäten 89 354 Dissertationen und Habilitationen abgeschlossen, davon 43 742 medizinische. Themen, die dem neuen Zeitgeist Rechnung tragen, dominieren zunächst nicht, sind aber gut erkennbar: z. B. bereits 1933 „Ein Beitrag zur Sterilisationsfrage Schwachsinniger" (Hamburg), „Über die Sterilisation Minderwertiger in Deutschland" (Gießen); 1934 „Zur Frage der Sicherungsmaßnahmen gegen geisteskranke, gemeingefährliche Rechtsverbrecher nach dem bisher geltenden Recht und nach dem Reichsgesetz gegen gefährliche Gewohnheitsverbrecher und über Maßregeln der Besserung und Sicherung vom 24.11.1933" (Bonn), „Über die Verwendbarkeit der Gesetze der Vererbungslehre im Zivilprozeß" (München); 1937 „Eine gerichtsmedizinische Betrachtung zum Strafgesetz-Entwurf" (Rostock); in den letzten Jahren des III. Reiches sind NS-Themen unter den medizinischen Dissertationen wesentlich häufiger vertreten.

1940 habilitiert Gerhart Panning in Berlin mit dem Thema „Die vitale Reaktion am Knochen". Panning hat (Herber 1989, S. 169; Klee 1997) experimentell über „Wirkungsform und Nachweis der sowjetischen Infanteriesprengmunition" gearbeitet und dazu an Gefangenen Schussversuche durchführen lassen und unter Weglassung der Versuchsanordnung in „Der Deutsche Militärarzt" 1942 publiziert. Dieser Vorgang war sogar dem Sachverständigen und späteren hingerichteten Widerständler Helmut James Graf von Moltke im OKH bekannt geworden und als „Höhepunkt der Vertiertheit und Verkommenheit" bezeichnet worden.

Eine Reihe von Dissertationsthemen lässt ökonomische Fragestellungen erkennen: 1940 „Über die Lebensdauer und Todesursachen der Schizophrenie mit besonderer Berücksichtigung der Notzeit 1917–1919" (Berlin), „Die zahlen- und kostenmäßige Belastung der öffentlichen Fürsorge durch die defektgeheilten Paralytiker, untersucht an den in der Heil- und Pflegeanstalt Branitz/OS behandelten Fällen" (Breslau), „Über die Möglichkeit der Wiederverwendung des Goldes im Munde der Toten" (Breslau). Der Nachklang der „Erbgesundheitsgesetze" zeigt sich an folgenden Themen: „Erfahrungen mit 144 Sterilisationsgutachten über angeborenen Schwachsinn" (Breslau), „Die Entwicklung der Rechtsprechung über die erbliche Fallsucht in der Durchführung des Gesetzes zur Verhütung erbkranken Nachwuchses" (Düsseldorf), „Rassenmorphologische Beobachtungen am Unterkiefer mit einem Beitrag zur

Rassenpathologie von Kiefer und Zähnen" (1940, Freiburg), „Erbcharakterliche Untersuchungen an kriminellen Sippen" und „Anatomische und erbbiologische Untersuchungen an einer mit Spaltfüßen und Mißbildungen der Hände behafteten Sippe" (beide 1940, Halle), „Erfahrungen bei der Begutachtung von Anfallskrankheiten für das Erbgesundheitsgericht" (Hamburg), „Die Sterilisationsgesetze der Kulturländer" (1940, Heidelberg), „Körperliches Befinden und Einstellung von Frauen, die nach dem Erbgesundheitsgesetz sterilisiert wurden" (1940, Heidelberg), „Waren die bedeutenden Männer Deutschlands reinrassig oder gemischtrassig?" (1940, Heidelberg) u. v. a. m.

Am Ende der Betrachtung Herbers (1989a) steht geschrieben, dass „eine so spektakuläre Verwicklung des Fachgebietes in faschistische Verbrechen, wie sie z. B. für das wesentlich „größere" Fachgebiet Psychiatrie nachgewiesen wurde, ... für die gerichtliche Medizin nicht festzustellen" (ist). ... Trotzdem ist zu konstatieren, dass das Fachgebiet Gerichtliche Medizin dank seiner medizinisch-naturwissenschaftlichen Grundanschauung nicht ernsthaft faschisiert worden ist; es hat keine „faschistische Gerichtsmedizin" gegeben, obwohl die Mehrzahl der Fachvertreter, nicht nur auf der Ebene der Lehrstuhlinhaber, den Faschismus zweifellos bejahte und dies auch durch eine Mitgliedschaft in der NSDAP und in anderen faschistischen Organisationen zum Ausdruck brachte. ... Vielfältige Varianten gerichtsmedizinischer Betätigung, die den Interessen der nazistischen „Rechtswahrer" entgegenkamen, führten letztlich das gesamte Fach im Deutschland der Nachkriegszeit in eine tiefe Krise, wofür die Aktivisten, die Befürworter und die Mitläufer des Faschismus unter den Gerichtsmedizinern die Schuld trugen: Es blieben zu wenige „Unbelastete" übrig, die wichtige Aufgaben im Dienste einer antifaschistischen Rechtspflege hätten übernehmen können."

In dieser zusammenfassenden Betrachtung Herbers (1989a) wird jedoch durchaus ein Widerspruch deutlich. Politische Systeme sind von Menschen gemacht, die Ideologien umsetzen, sodass es eigentlich nicht sein kann, dass eine Fachrichtung nicht „ernsthaft faschisiert" wurde (bzw. sich faschisieren ließ), wenn am Ende kaum jemand übrig war, die spezifischen Aufgaben des Faches Gerichtsmedizin im Nachkriegsdeutschland in die Hand zu nehmen und „ideologiefrei" umzusetzen. An der Zahl der Opfer lässt sich jedenfalls die Ernsthaftigkeit der Faschisierung nicht messen, vielmehr an der Art des Umganges mit den Opfern. Die gerichtliche Medizin ist per se ein Fach, das sich den Opfern zuwendet. Und doch hat es „Durchbrüche" gegeben, die Opfer erzeugten (Beispiel Panning). Die Beschäftigung mit dem Thema und auch die Reflexion bereits publizierter Arbeiten zeigen, dass auch die gerichtliche Medizin genügend verwerfliche Beispiele produziert hat.

Am 8. April 1946 promoviert Siegfried Krefft[193] (1916–1981) mit einer moralisch fragwürdigen und in wissenschaftlicher Hinsicht sinnlosen Dissertation (Eberle) unter Anleitung von Schrader über die Vitalität von Halsmuskelblutungen bei Erhängen (22) und untersucht dazu die frischen Leichen im Zuchthaus Halle hingerichteter Personen, an deren Hinrichtung er teilnimmt.

Unverkennbar ist der starke Drang zur Systemnähe der aktiven jüngeren Gerichtsmediziner in der NS-Zeit. Die Annäherung an das System erreicht einen solch intensiven Grad, dass sie mit dem Prädikat „Mitläufertum" unzureichend beschrieben ist. Da etablierte Gerichtsmediziner die nationalsozialistische Ideologie ebenso wie die aufstrebenden Jungen in einem hohen Grade absorbiert hatten, kann auch Karrierismus nicht die alleinige Erklärung des Verhaltens sein. In den Bewerbungen dieser Zeit wurden Mitgliedschaften in NS-Organisationen nie vergessen zu erwähnen, wenn möglich mit der Mitgliedsnummer, wenn sie nur niedrig genug war. Auch bei den Vorschlägen für Berufungen und der Charakterisierung der Berufungskandidaten wurde deren Systemverbundenheit praktisch nie vergessen. Im Falle der anstehenden Besetzung des Lehrstuhles in Greifswald in der Nachfolge von Goroncy 1944 haben die Ordinarien in ihren Vorschlägen sehr ausführlich dazu Stellung genommen. Am ehesten noch bei einzelnen führenden NS-Gerichtsmedizinern wie Schrader vermisst man diese Hinweise (UA Greifswald, MF 559). Allerdings wurde bei Holzer sogar häufig erwähnt, dass er ein Jahr mit einem Staatsstipendium in New York bei Landsteiner serologisch gearbeitet hatte.

In dem Berufungsverfahren zur Nachfolge von Goroncy in Greifswald schlägt Buhtz die Kandidaten Jungmichel, Böhmer, Elbel (Hinweis: gehört seit 1935 zur SS); Hausbrandt (seit 1933 Partei- und SA-Mitglied), Breitenecker („alter Parteigenosse"), Manz (seit 1930 NSDAP) vor; Wiethold verzichtet bei den Kandidaten Neugebauer, Elbel, Breitenecker, Holzer, Hausbrandt auf politische Bewertungen; Jungmichel würdigt die fachlich-wissenschaftlichen Leistungen bei Elbel (Parteigenosse vor 1933), Breitenecker (er hat stets den nationalen Verbänden der Ostmark angehört), Holzer (war 1½ Jahre im Rockefeller-Institut unter Landsteiner tätig); Schrader bringt zum Vorschlag: Böhmer, Elbel, Förster, Hausbrandt, Saar ohne politische Kommentierungen; Pietrusky empfiehlt Böhmer, Elbel, Breitenecker, Hausbrandt, Saar ohne politische Bemerkungen; Mueller nennt Jungmichel, Elbel, Breitenecker, Hausbrandt gleichfalls ohne politische Hinweise; auch Förster beschränkt sich bei Breitenecker, Holzer und Hausbrandt auf fachliche Bewertungen; Merkel benennt Schmidt, Jungmichel, Holzer und Breitenecker fachlich neutral; Többen nennt Holzer (NSDAP-Mitglied), Neugebauer, Koch. Ponsold, Weyrich, Walcher, Müller-Heß, Werkgartner, Schneider, Timm und v. Neureiter nennen zumeist die hier bereits genannten Kandidaten ohne

[193] später Oberstarzt der Bundeswehr, Leiter der Abteilung Flugunfallmedizin am Flugmedizinischen Institut der Luftwaffe in Fürstenfeldbruck

politische Hinweise. Die vorgeschlagenen Kandidaten, soweit sie Lebensläufe einreichen (Breitenecker, Neugebauer, Holzer, Elbel, Hausbrandt), verzichten nicht, ihre politischen Vorzüge zu benennen.

Der Rahmen des Mitläufertums ist vielfach verlassen worden, vielmehr sieht man vorauseilenden Gehorsam, Liebedienerei und Unterwürfigkeit als beinahe regelmäßiges Erscheinungsbild. Das lässt an der Beurteilung, es habe keine ernsthafte Faschisierung des Faches Gerichtsmedizin vorgelegen, ernsthaft zweifeln. Die Zweifel werden auch durch das Verhalten in der Nachkriegszeit genährt, dass wie so häufig nach Diktaturen den Nebel der Vergesslichkeit bevorzugt und aktiv Tatsachen verdrängt. Allein die verschiedenen Nachrufe für verstorbene Ordinarien sind oft reine Geschichtsklitterung. Ausführliche historische Berichte (22, 24) „verzichten" auf Feinheiten, wenn es um den Nationalsozialismus geht. Der Mut zum Mitmachen verhält sich umgekehrt proportional zum Mut des Bekennens.

Wenn man zu dem Schluss kommen sollte, dass es im wesentlichen doch „nur" Mitläufertum war, das Fachvertreter der gerichtlichen Medizin in die „Nähe" des Nationalsozialismus brachte und zu Mitgliedern und Trägern seiner Organisationen gemacht hat, dann soll nicht unerwähnt bleiben, dass der „chamäleonartige" Gesinnungswandel die eigentliche Pest einer Gesellschaft ist. Wiederholungen hat es bereits gegeben und weitere lassen sich mühelos antizipieren, auch weil demokratische Rechtssysteme offenbar nicht in der Lage sind, den Verwerfungen und Rechtsverletzungen in Diktaturen konsequent nachzugehen.

Es ist offenbar menschlich unendlich schwierig, nach einem „gesellschaftspolitischem Systemwechsel" (z. B. auch 1989/90 in der „Wende" und nach der deutschen Wiedervereinigung) den ehemals eingenommenen eigenen Standpunkt sauber zu analysieren und zu sagen: Der frühere Standpunkt war richtig und muss nicht geändert werden oder der frühere Standpunkt war falsch (z. B. ein Irrtum) und ist zu korrigieren und im Falle von Rechtsbrüchen aufrecht in die Verantwortung zu treten. Diese Verhaltensweisen sind durchaus akzeptabel. Nicht zu akzeptieren ist eine Entschuldigung des Mitläufertums mit der Begründung, es sei erzwungen worden.

Riesser, der jüdische Pharmakologe, hat 1948 bei der Eröffnung des Pharmakologenkongresses in Düsseldorf ohne Nennung von Namen eine noble Antwort auf das abstoßende Verhalten von Hey und anderen gefunden, indem er sagte: „Gab es nicht solche, die jämmerlich versagten, wenn die Stunde der Charaktererprobung kam? Die als Schwächlinge sich erwiesen oder gar an Bösem planend und helfend teilnahmen? Die, so klug sie in ihrer Wissenschaft scheinen, so blind sich zeigten, wenn es um das Gerechte, Anständige und Sittliche ging? Da gibt es wohl keine einfache Antwort. Wir müssen uns bescheiden mit der alten Wahrheit, dass Gutes und Schlechtes im Menschen beieinander wohnen und manchem die Kraft fehlt, sich gegen die eigene Schlechtigkeit zu wehren. Das aber ist sicher, dass das sittliche Ideal der Wissenschaft durch die Schwäche ihrer Diener nicht berührt wird und dass, wer als Forscher charakterlich versagt, sich selbst und die Wissenschaft beleidigt.

Wir wissen – und ich scheue mich nicht, an diese Dinge zu rühren –, dass man vielen deutschen Gelehrten den schweren Vorwurf macht, dass sie durch ihre Haltung oder ihren Mangel an Haltung, als es darauf ankam, der Wissenschaft Unehre gemacht haben. Niemand kann leider bezweifeln, dass nur zu viel Anlass zu so bitterer Kritik gegeben wurde. Man beschönigt nichts, wenn man dennoch den Kritikern und Tadlern entgegenhält, dass keiner von ihnen weiß, ob er selbst die Probe bestanden hätte. Ob er bereit gewesen wäre, sich selbst oder die Seinen zu opfern, zu widerstehen, um des Rechtes und der Gerechtigkeit willen. Wer kennt den Teufel in der eigenen Seele, ehe die große Prüfung kommt? Wer kann, ohne sich selbst wirklich erlebt zu haben, begreifen, wie die fundamentalsten sittlichen Forderungen unter der Macht einer ungeheuren Massensuggestion und einer verhängnisvollen Verfälschung des Pflichtbegriffes sich verflüchtigen können?"

Der Berliner Maler Paul Kuhfuss, wegen „judenfreundlicher Gesinnung" und „expressionistischem Einschlag ... vom deutschen Volk als artfremd abgelehnt" und mit Ausstellungsverbot belegt, hatte rechtzeitig begriffen, dass die faschistische Herrschaft alle Werte der Kultur, Wissenschaft und Kunst für ihre Unterdrückung missbrauchte: Nation, Sozialismus, Arbeit, Geist, Körper, Seele, Technik, Natur, Bodenständigkeit, Blut, Kameradschaft, Familie, Heimat. Er verachtete besonders jene, die sich als Künstler und Intellektuelle diesem System verschrieben und notierte: „Denkschwachen Menschen ist es nicht übelzunehmen, wenn sie verdummt und berauscht den Unterdrückern Steigbügelhalterdienste tun. Denkstarke Menschen begehen ein Verbrechen:"

Richard W. Sonnenfeld, emigrierter deutscher Jude und als US-amerikanischer Staatsbürger Chefdolmetscher bei den Nürnberger Kriegsverbrecherprozessen, hat nach mehrfachen Besuchen im wieder vereinigten Deutschland nach der Wende und wiederholten Besuchen in seiner Heimatstadt in einem sog. „Neuen Bundesland" folgendes geschrieben: „... wie überall in Deutschland trugen viele blaue Arbeiterhemden, bevor Hitler kam. Manche legten die braunen und schwarzen Hemden der SA und SS an, als er an die Macht kam, und später trugen sie das Feldgrau der Wehrmacht, um als stolze Soldaten zu dienen. Nach dem Kriege gab es in Ostdeutschland rote Hemden, weil die Sowjets regierten, und schließlich zogen sie, genau wie ihre Brüder in Westdeutschland, weiße Hemden an, weil die Einheit ihnen Wohlstand gebracht hatte. Haben sie sich darunter jemals verändert? Was für eine Farbe wird das nächste Hemd haben? Und doch, unterscheiden sie sich darin wirklich so sehr von anderen Menschen überall auf der Welt?"

Literatur

1. Baader G: : Blutgruppenforschung im Nationalsozialismus: Symposium, Greifswald 2003
2. Bonhoeffer K: Bemerkungen zu Schorns Aufsatz. Mschr. Kriminalpsychol. Strafrechtsreform 19, 1928, S. 433–434
3. Buhtz, G: Begrüßungsansprache 29. Tagung der Deutschen Gesellschaft für gerichtliche, soziale Medizin und Kriminalistik in Innsbruck. Dtsch Z ges gerichtl Med, 34, 1941, S. 1–7
4. Eberle H: Die Martin-Luther-Universität in der Zeit des Nationalsozialismus 1933–1945. Mitteldeutscher Verlag, Halle 2002
5. Eisenmenger W: Die Bayerische Räterepublik 1919 im Spiegel der Sektionsprotokolle. Festschrift für Prof. Geserick, Berlin 1998, S. 147–152
6. Falin V: Politische Erinnerungen. Droemer Knaur, S. 408–413
7. Herber F: Gerichtsmedizin: Belege und Gedanken zur Entwicklung eines medizinischen Sonderfaches in der Zeit des Faschismus, in: Thom A und Caregorodcev G I: Medizin unterm Hakenkreuz. VEB Verlag Volk und Gesundheit, Berlin, 1989a
8. Herber, F: Das Fachgebiet „Gerichtliche Medizin“ in der Zeit des Faschismus. Med. Habil. Schrift, Univ. Leipzig,1989b
9. Herber F: Gerichtsmedizin unterm Hakenkreuz, Militzke Verlag, Leipzig 2002
10. Geserick G: Blicke in die Archivbücher des Gerichtsmedizinischen Instituts der Humboldt-Universität zu Berlin. Charité-Annalen, NF, 12, 1992, S. 168–175
11. Geserick G, Vendura K, Wirth I: Zeitzeuge Tod. Spektakuläre Fälle der Berliner Gerichtsmedizin. Militzke Verlag, Leipzig 2001
12. Gütt A: Neuordnung des gerichtsärztlichen Dienstes in Deutschland. Verhandlungen der Deutschen Gesellschaft für gerichtliche, soziale Medizin und Kriminalistik, 28. Tagung in Bad Ischl 30.5.-2.6.1939, Z ges gerichtl Med 32, 1939/40, S. 193–201
13. Gütt A, Rüdin E, Ruttke F: Gesetz zur Verhütung erbkranken Nachwuchses. Lehmanns Verlag, München 1934
14. Hallermann W: Die Todesopfer der Volksdeutschen aus den Geiselzügen im Warthegau. Dtsch Z ges gerichtl Med 34, S. 54–90
15. Hey R: Die schlafende Schöne in Formalin und andere frühe Erinnerungen. Ullstein Berlin Verlag, Berlin, 2003
16. Kaiser G: Katyn. Das Staatsverbrechen – das Staatsgeheimnis. Aufbau Taschenbuchverlag, Berlin 2002
17. Karner S: Katyn: Nur einen Teil zugegeben. FAZ, 22. Oktober 2001, S. 9
18. Kater M H: Ärzte als Helfer Hitlers. Europa Verlag, Hamburg Wien, 2000
19. Klee E: Auschwitz, die NS-Medizin und ihre Opfer. Fischer Verlag, Frankfurt, 1997, S. 198
20. Klee E: Das Personenlexikon zum Dritten Reich. Wer war was vor und nach 1945. Fischer Frankfurt, 2003
21. Krauland W: Ein junges Fach profiliert sich. Berlin Med 4, 1961, S. 97
22. Krauland W: Zur Geschichte der deutschen Gesellschaft für Rechtsmedizin. Beitr. gerichtl Med 27, 1970, S. XVI–XXXVI
23. Krefft S: Über die Genese der Halsmuskelblutungen beim Tod durch Erhängen. Med. Diss. Halle 1944
24. Mallach H J: Geschichte der Gerichtlichen Medizin im deutschsprachigen Raum, Schmidt Römhild, Lübeck 1996
25. Mitscherlich A, Mielke F: Medizin ohne Menschlichkeit, Fischer Taschenbuchverlag, Frankfurt 1989

26. Mueller B: Nationalsozialistische Strafgesetzgebung. Dtsch Z ges gerichtl Med 24, 1935, S. 114–134
27. Mueller B: Eröffnungsansprache des Vorsitzenden. 26. Tagung der Deutschen Gesellschaft für gerichtliche und soziale Medizin. in Breslau 12.-14. Mai 1937. Dtsch Z ges gerichtl Med 29, 1938, S. 133–134
28. Panning G: Der Bromberger Blutsonntag. Dtsch Z ges gerichtl Med 34, 1941, S. 7–54
29. Raszeja S, Chróscielewski E: Medicolegal reconstruction of the Katyn forest massacre. Forens Science Internat 68, 1994, S. 1–6
30. Rose A M: Die akademischen Mitarbeiter und deren Veröffentlichungen aus dem Institut für Gerichtliche Medizin der Berliner Universität im Zeitraum 1886–1945. Med Diss HU Berlin 2000
31. Sonnenfeld R W: Mehr als ein Leben. Scherz Verlag, 2003
32. Strassmann F: Ueber den Unterricht in der gerichtlichen Medizin. Berl Klin Wschr 21, 1914, S. 969
33. Strassmann F: Erschießen auf der Flucht. Dtsch Z ges gerichtl Med 5, 1925, S. 247–252
34. Spörri M: „Rasse“ und Blut: Zur Seroanthropologie zwischen 1919 und 1933. Symposium Greifswald, 2003
35. Vasold M: Medizin, in: Benz W, Graml H, Weiß H: Enzyklopädie des Nationalsozialismus, Deutscher Taschenbuchverlag, München 2001.
36. Wels P: Pharmakologisches Institut, in: Festschrift zur 500-Jahrfeier der Universität Greifswald, 17.10.1956, Band II, S. 337–357
37. Wiethold F: Zur Frage der Entmannung gemeingefährlicher Sittlichkeitsverbrecher. Dtsch Z ges gerichtl Med 24, 1935, S. 135–149
38. Wippermann W: Ideologie, in: Benz W, Graml H, Weiß H: Enzyklopädie des Nationalsozialismus, Deutscher Taschenbuchverlag, München 2001.
39. Amtliches Material zum Massenmord von Winniza. Im Auftrag des Reichsministers für die besetzten Ostgebiete auf Grund urkundlichen Beweismaterials zusammengestellt, bearbeitet und herausgegeben, Deutscher Verlag, Berlin, 1944
40. Amtliches Material zum Massenmord von Katyn. Im Auftrag des Auswärtigen Amtes auf Grund urkundlichen Beweismaterials zusammengestellt, bearbeitet und herausgegeben von der Deutschen Informationsstelle. Zentralverlag der NSDAP, Franz Eher Nachf. GmbH., Berlin 1943
41. Dokumente polnischer Grausamkeiten. Im Auftrag des Auswärtigen Amtes auf Grund urkundlichen Beweismaterials zusammengestellt, bearbeitet und herausgegeben von der Deutschen Informationsstelle. Berlin 1941
42. Richtlinie für Schwangerschaftsunterbrechung und Unfruchtbarmachung aus gesundheitlichen Gründen. hrg. Reichsärztekammer, bearbeitet von H. Stadler; J F Lehmanns Verlag, München 1936
43. Paul Kuhfuss, Malerei und Graphik. Ausstellungskatalog der Nationalgalerie 1983, S. 52, Hg.: Staatliche Museen zu Berlin.
44. Register Militär-Strafsachen und Geheimstrafsachen, Berlin 1942–1945
45. UAG MF 559: Nachfolge Lehrstuhl für gerichtliche Medizin 1944, Bl. 1–122

Aha-Erlebnis – Umgang mit Fehlern

Zur Fehlerhaftigkeit der eigenen Arbeit und zum kritischen Umgang mit Fehlern, berichtet die nachfolgende Arbeit. Ich habe bei Fehlern im Ablauf der Arbeit meines Greifswalder Institutes immer erst bei mir gesucht, ob ich wohl die Quelle des Übels bin. Das ist nicht sehr verbreitet. Daher der Abdruck einer früheren Arbeit.

Aha-Erlebnisse in der Praxis des Gerichtsarztes

[in: H. Strauch und F. Pragst: Beiträge des Wissenschaftliches Symposiums Rechtsmedizin. Festschrift für Gunther Geserick anlässlich seines 60. Geburtstages. Berlin 17.Juli 1998, Verlag Dr. Helm, Heppenheim 1999, S. 153–161]

Besondere oder ungewöhnliche Ereignisse vermögen unsere gespannte Aufmerksamkeit zu wecken, besonders ungewöhnliche Ereignisse führen zu einem Aha-Erlebnis. Dieses kann positiv oder negativ besetzt sein. Manchmal beruht das Aha-Erlebnis auf einem Erfolg, dessen man sich gelegentlich gern erinnert. Die negativen Effekte wirken dauerhafter und lange nach. Sie führen auf den Boden der Tatsachen zurück und mahnen zur Bescheidenheit, machen die Fehlermöglichkeiten im Berufsleben bewusst und zwingen zu erhöhter Aufmerksamkeit.

Im nachfolgenden wird beispielhaft über Fälle* berichtet, die sich an verschiedenen Plätzen in mehr als 25 Jahren gerichtsärztlicher Tätigkeit des Verfassers [1] ereigneten und beispielhaft für besonders ungewöhnliche Ereignisse mit Aha-Effekt stehen. Sie sind unabhängig von der jeweiligen Verantwortlichkeit der handelnden Personen eine Mahnung zur ständigen Kritikfähigkeit des eigenen Tuns und der Arbeit anderer. Ein Anspruch auf Vollständigkeit wird nicht erhoben.

Zunächst ein Fall mit einem positiv erlebten Aha-Effekt aus dem ersten Berufsjahr [Fall S. 437/71-B*]. Er ereignete sich 1971. Zu einem Tatort im Berliner Randgebiet gerufen, fanden wir eine weibliche Leiche, bekleidet und mit zahlreichen Stichwunden bedeckt. Eine Stellungnahme zu Todesart und Todesursache war eine einfach zu lösende Aufgabe, auch die Todeszeit war so schwierig nicht festzustellen (seinerzeit mittels Formel von Marshall). Da die ermordete Person unbekannt blieb, wurde aus allerlei Befunden auf ein Lebensalter von 20–25 Jahren mit einer gewissen Schwankungsbreite geschlossen. Der Genitalbefund sprach für den Status einer virgo intacta, was für das angenommene Lebensalter nun doch eher ungewöhnlich war. Die Protokollformulierung lautete so: „Die Beschaffenheit des Jungfernhäutchens ist so gestaltet, dass die Möglichkeit bestehender Jungfräulichkeit eingeräumt werden kann."

Am nächsten Tag hatte die Polizei mehr Informationen zusammengetragen und gab diese an uns weiter. Das Gespräch war nicht ohne dramatische Überraschungen, denn die Frau war doch schon 31 Jahre alt, promovierte Mathematikerin – und verheiratet!

Doch die Sorge um die ganz spezifische Fehldiagnose „virgo intacta“ entbehrte jeder Grundlage – nicht ohne den Aha-Effekt auszulösen –, denn die Polizei hatte folgendes ermittelt: Die junge Frau hatte ihren Doktor-Vater geheiratet und ihre gemeinsame Liebe galt der Mathematik, oder genauer nur der Mathematik, womit auch dieser wichtige morphologische Befund bestätigt war. Der Fall ist auch literarisch verarbeitet worden (1).

Andere Aha-Effekte hatten diese Außenwirkung nicht, wirkten mehr nach innen. In einer kleinen Stadt an der Oder war ein Zahnarzt verstorben und die Todesursache unbekannt. Es erfolgte eine Verwaltungssektion. Das makroskopische und histologische Ergebnis war so eindeutig, dass keine Zweifel an der Todesursache blieben. Es handelte sich um einen akuten Atemwegsinfekt nach Art einer Virusgrippe. Das Resultat der toxikologischen Untersuchung lag erst nach Wochen vor. Ohne Rücksprache mit dem Obduzenten und ohne weitere Informationen über Lebensumstände, Gewohnheiten oder etwa getroffene ärztliche Verordnungen o. ä. hatte der Toxikologe seinerseits das Ergebnis interpretiert und ohne jede Beachtung des morphologischen Befundes eine protrahierte Barbituratintoxikation als Todesursache angenommen und dem Auftraggeber mitgeteilt. Der Aha-Effekt war ein negativer – es mangelte an Absprache, was künftig zu beachten war.

Eine ganz andere Dimension erreichte der Todesfall einer 68-jährigen Frau [S. 170/77-B]. Sie war seit Jahren als Alkoholikerin bekannt und bereits seit 4 Tagen vermisst, als sie schließlich tot in ihrer Wohnung aufgefunden wurde. Die im Hochparterre gelegene Wohnung war in hochgradiger Unordnung, zwar ordnungsgemäß verschlossen, ein Fenster jedoch geöffnet. Die Schränke waren geöffnet, der Inhalt verstreut, die Möbel teilweise umgestürzt und verschoben. Die Leiche lag auf dem Fußboden, noch bekleidet mit einem Mantel. Auf der Leiche lag wie zufällig abgestellt der herausgezogene Kasten eines Garderobenschrankes, in dessen Nähe sie lag, und zwar so, dass die Betroffene diesen Kasten nicht selbst aus dem Schrank gezogen haben konnte und damit – wie angenommen wurde – hingefallen war. Der Kasten war verdreht, also mit der Frontseite zu den Füßen der liegenden Leiche gerichtet. So konnte sie jedenfalls nicht gestürzt sein. Das war einem jüngeren und forensisch noch unerfahrenen Assistenten dank unbefangener Beobachtung und lebenspraktischer Auffassungsgabe nicht entgangen, wurde jedoch von anderen anwesenden berufsälteren Spezialisten unter dem Motto „lieber junger Freund, wir haben da schon Sachen gesehen…“ voreingenommen verdrängt. Als die Sektion dann stumpfe Gewalteinwirkung auf den Hals als Todesursache ergab – äußerlich war am Halse nichts zu sehen gewesen –, wurde bei erneuter Tatortbesichtigung nun nur der Tatsache Bedeutung beigemessen, dass die alte Frau zu schwach gewesen sei, die Möbel zu verstellen bzw. umzustürzen. Es war der ungeeignete Versuch, die Fehleinschätzung und primär mangelhafte Beobachtung am Tatort nachträglich vorsichtig zu korrigieren. Das Aha-Erlebnis war ein negatives, denn der Umgang mit der falschen Wahrnehmung am Tatort war ante und post hoc unkritisch. Voreingenommenheit. Analogieschlüsse als Fehlerquelle begegnen uns noch wiederholt.

Eines Tages war eine 19-jährige Frau nach einer nur 20 Minuten dauernden Zwillingsentbindung per Forceps nach einer atonischen Blutung verstorben [S 142/85-B*]. Sie hatte anfangs über mehrere Tage Tokolysetröpfe erhalten und mit erheblicher Tachycardie reagiert. Der Ausgangs-Hb-Wert war eigentlich schon für sich eine Indikation zur Bluttransfusion. Sie erfolgte nicht, auch nicht, als sie wegen der Atonie nötig waren. Dazu trug die chaotische Organisation in der geburtshilflichen Abteilung eines städtischen Krankenhauses bei. An der gesamten Betreuung hatten sich wenigstens drei Ärzte verantwortlich beteiligt. Nur der letzte in der Betreuungskette wurde wegen fahrlässiger Tötung angeklagt. Gegen die Auffassung mehrerer sachverständiger Gynäkologen und Anästhesisten im Strafprozess wurde nach eingehender Betrachtung der Pathophysiologie unter Berücksichtigung der rezenten Hb-Werte festgestellt, dass die O_2-Versorgung zu keinem Zeitpunkt so kritisch war, dass der Blutmangel allein todesursächlich sein könnte. Das war insbesondere zu beachten, weil die Patientin eine histologisch nachgewiesene floride Myokarditis hatte, sodass allein durch die Tokolysetröpfe eine erhebliche Kreislaufbelastung bestanden hatte, die im Rahmen des finalen Todesgeschehens nicht unbeachtet bleiben konnte. Den Aha-Effekt löste der Staatsanwalt aus, der mit allen Mitteln eine Verurteilung des letzten Arztes der Behandlungskette anstrebte. Das Verfahren ging durch mehrere Instanzen und endete jeweils mit Freispruch. Der Ankläger hat nichts unversucht gelassen und seine letzte Hoffnung war es, die gerichtsmedizinischen Sachverständigen in Widersprüche zu verwickeln in der Hoffnung, dass einer von drei Sachverständigen etwa ein Gefälligkeitsgutachten erstattet hätte. Das Wort Gefälligkeitsgutachten fiel tatsächlich. Ein Aha-Erlebnis hatten aber auch einige der klinischen Gutachter, die es versäumt hatten, ggf. auch entlastende Argumente zusammenzutragen und so ihrem Gutachtenauftrag nicht gerecht wurden. Der Fall war im übrigen Ausgangspunkt einer Promotionsarbeit (2).

Man wundert sich anfangs vielleicht nur und ist zunächst bereit, an eine harmlose Verwechslung zu denken, wenn ein von einem jüngeren Facharzt (!) übergebenes, als Herzmuskel bezeichnetes histologisches Präparat tatsächlich Skelettmuskel darstellt. Wenn sich dann anderntags der gleiche Vorgang in umgekehrter Richtung wiederholt und demzufolge wieder Herz- und Skelettmuskulatur nicht richtig unterschieden worden sind, liegt ein systematischer Fehler vor, eine Wissenslücke. Ein Aha-Effekt tritt ein. Man ist gut beraten, künftig keine speziellen Fragestellungen zur Bearbeitung zu übergeben – oder sollte man Fachrichtungswechsel empfehlen?

Solange solche Fehler im Hause bleiben, kann die Wirkung eines solchen Aha-Effektes noch auf einen kleinen Kreis begrenzt werden. Wehe aber sie verlassen das Haus. Dazu einige gravierende Fälle:

- Im Winter 1992 wird in einem Fluss die Leiche eines unbekannten Mannes [S. 112/92-E] aufgefunden. Zunächst waren unter der winterlichen Kleidung des Mannes eine Abschleppstange und ein Fotostativ zu finden. Bei der Obduktion wurden punktförmige Blutungen der Lidbindehäute gesehen. Äußerlich bestanden am Halse keine Auffälligkeiten. Bei korrekter Sektionstechnik in Blutleere entdeckte man dann Blutungen der geraden Halsmuskeln und einen unterbluteten Abbruch eines großen Zungenbeinhorns. Soweit war alles korrekt. Zwischendurch stellte sich die Frage, ob die Lungen des Betroffenen gebläht seien. Angesichts eines chronischen Lungenemphysems von klassischer Schönheit mit einer gewissen zäh schleimigen Bronchitis war das zu bejahen. Jedenfalls waren es Lungen ohne jedes Ertrinkungszeichen. An eine Verwechslungsmöglichkeit der beiden verschiedenen und morphologisch streng definierten Zustandsbilder konnte beim besten Willen nicht gedacht werden. Nun aber kommt der falsche Analogieschluss: Passend zu dem Leichenfundort „Wasser“ wird als Todesursache „Ertrinken“ festgestellt mit dem Bemerken [wörtliche Protokollnotiz] „Es wurden Zeichen einer Gewalteinwirkung am Hals festgestellt. Allein todeswürdig waren diese Verletzungen nicht. Ob sie mit todesursächlich gewesen sind, kann zunächst nicht ausgeschlossen werden. Eine komprimierende Gewalteinwirkung auf den Hals kann nicht ausgeschlossen werden.“ Nach der an diesem Institut üblichen und von der Staatsanwaltschaft gewünschten Verfahrensweise verlässt das Protokoll mit der Todesursache Ertrinken und der Unterschrift beider Obduzenten das Institut sofort, weil die Staatsanwaltschaft Wert darauf legt, im Anschluss an die Sektion ein vorläufiges Protokoll in der Hand zu haben.
- Die Kriminalpolizei ermittelt, identifiziert die Leiche nach dem Eingang einer Vermisstenmeldung und entdeckt einen Raubmord. Die offensichtlich falsche Todesursache führt in der Staatsanwaltschaft zu erheblichen Turbulenzen, schließlich wird eine Nachsektion [S.129/92-E*] eingeleitet. Die Befunde am Hals waren richtig erhoben, die an der Lunge falsch, die Todesursache lautet eindeutig Kompression der Halsweichteile. Die Vernehmungen ergeben, dass der Mann erdrosselt worden war. Offensichtlich hatte die baldige Wasserexposition die Ausbildung einer entsprechenden Hautmarke verhindert (3, 4). Der Aha-Effekt ist ein bedrückender, denn was kann vor Unwissenheit und Kritiklosigkeit wirklich schützen? Vom Gericht befragt, wie es zu dieser Fehldiagnose kam, musste der Obduzent antworten: ich habe mich geirrt! Ein sehr lehrreicher Aha-Effekt!

- Neben einer viel befahrenen Bundesstraße wird in einem Straßengraben eine männliche Leiche [GS 77/97-G] gefunden. Es wird ein Gerichtsarzt zum Fundort gerufen. Erst auf Nachfrage, was denn gewesen sei und worum es sich handele, wird etwas lapidar mitgeteilt: „na Verkehrsunfall!" Die Leiche wird zur Sektion eingeliefert, grobsichtig existieren drei Verletzungskomplexe: im Gesicht, am Hinterkopf und an einem Unterschenkel in Kniegelenkhöhe. Da im Übrigen der Körper keine weiteren Verletzungsspuren zeigt, entstehen Zweifel am Verkehrsunfall. Bei der Vorstellung der Befunde nach der Sektion ist das Knie bereits wieder zugenäht. Es habe eine Messerer-Fraktur vorgelegen, wird berichtet. An den Bandscheiben der Lendenwirbelsäule finden sich Simon´sche Blutungen, die einen Überstreckungsmechanismus anzeigen und die Verletzungen des Kopfes werden – mühsam – in einem komplizierten Erklärungsversuch monokausal einem Verkehrsunfall zugeordnet, in den auch ein großer, am Fundort befindlicher Feldstein (ca. 24 kg) mit einbezogen wird. Nicht restlos überzeugt und ohne selbst mit einer anderen Erklärung überzeugt oder die vorgefasste Meinung durchdrungen zu haben, klärt sich der Fall am Folgetag durch Anruf des Staatsanwaltes, allerdings mit negativem Aha-Erlebnis, denn es sind Täter ermittelt, die ein brutales Gewaltdelikt begangen hatten. Die drei teils noch jugendlichen Täter hatten den Mann, einen depravierten Alkoholiker, beraubt und ihn, um der Gefahr der Wiedererkennung zu begegnen, innerhalb eines Pkw mittels Pistolenknauf auf den Hinterkopf geschlagen (1. Verletzungskomplex), ihn gewaltsam aus einem Pkw zu zerren versucht und waren schließlich, weil das Bein des Mannes sich verhakt hatte, auf das gestreckte und fixierte Knie (2. Verletzungskomplex) des mit dem Oberkörper bereits aus dem Pkw hängenden Mannes mit Schwung und voller Kraft gesprungen, um es beweglich zu machen. Etwas später wurde der Mann mittels des Feldsteines erschlagen (3. Verletzungskomplex). Die Wiedereröffnung des Kniegelenkes zeigte eine Trümmerfraktur des Tibiakopfes mit einer einzigen davon ausgehenden, fast bis zum Sprunggelenk reichenden, zufällig schrägen Bruchlinie, die als Messererfraktur fehlgedeutet wurde. Man sieht es dem Protokoll nicht an, dass zunächst eine schwerwiegende Fehlinterpretation vorlag, weil es korrigiert werden konnte, bevor es das Institut verließ. Die Fehlbeurteilung ist einer unkritischen Befundaufnahme am Tatort und dem zwanghaften Versuch geschuldet, die Befunde in ein einheitliches Geschehen zu pressen, weil der Analogieschluss *Toter an einer Hauptstraße ist gleich Verkehrsunfall* nicht aus den Köpfen der Obduzenten ging.
- Bei einem anderen Fall [S 612/91-E*], der mit aller Vorsicht behandelt und mit Zurückhaltung interpretiert wurde, kommt das Aha-Erlebnis spät und völlig überraschend. Eine 59-jährige Frau wird in ihrer Wohnung in stark fortgeschrit-

tenem Fäulnis- und Verwesungszustand aufgefunden. Es ist immerhin möglich, die Sektionsbefunde zu der Todesursache Erdrosseln zusammenzufassen. Bis zum Beweis des Gegenteils geht man zweckmäßigerweise in solchen Fällen nicht von Selbsterdrosseln aus, wofür aber nach längerer polizeilicher Ermittlungsarbeit einiges sprach. Eines Tages kommt die völlig aufgelöste Schwester der Verstorbenen, sie wirkt verängstigt und gehetzt. Sie hatte bereits eine andere Schwester verloren, die krebskrank von ihrer psychisch alterierten Tochter in falsch verstandener Sterbehilfe erstickt worden war, um die Leiden zu verkürzen. Nun ist die nächste Schwester erdrosselt worden. Das macht unruhig. Die Polizei ist aber inzwischen sicher, dass Fremdverschulden auszuschließen ist. Da auch ein nicht unbeträchtliches Erbe zu verteilen ist, dominieren bei der Hinterbliebenen spürbar andere Interessen. Die Frau erklärt, die Tote könne ihre Schwester nicht sein (was den Erbfall verzögert!), denn im Protokoll sei ein Wurmfortsatz beschrieben, ihre Schwester sei aber appendektomiert gewesen. Noch keineswegs beunruhigt wird erklärt, dass der schlechte Erhaltungszustand der Leiche es nahelege, dass ein Verwachsungsstrang versehentlich als Appendix gedeutet worden sein könnte. Da zieht sie den nächsten Trumpf aus dem Ärmel: Meine Schwester hat auch keinen Uterus mehr, und es ist doch einer beschrieben! Die Spannung wächst. Aber, so wird erklärt, es könne eine supravaginale Uterusamputation gewesen sein und die verbliebene Cervix könnte wiederum unter den bekannten Umständen als ganzer – wahrscheinlich altersatrophischer – Uterus fehlinterpretiert worden sein. Es bedürfe der Einsicht in den OP-Befund. Was sonst Wochen dauert, liegt am nächsten Tag vor. Es war eine klassische Hysterektomie. Ein Aha-Erlebnis der besonderen Art. Es gibt keine weiteren Interpretationsmöglichkeiten mehr, der Rückzug ist abgeschnitten, der Fehler ist offensichtlich und wird eingestanden!
Die Gegenfrage, wie sie denn erkläre, dass eine ihrer Meinung nach doch nun offensichtlich fremde Frau mit den Sachen ihrer Schwester bekleidet in deren abgeschlossenen Wohnung läge, und warum sie bei dieser Faktenlage mit solch einer offensichtlichen Befunddiskrepanz keine Vermisstenanzeige aufgegeben hätte, ließ sie unbeantwortet. Ursache der beiden Fehler war Routine und das Vertrauen beim Diktat (das Tonbanddiktat behindert den unmittelbaren Zugriff eines von zwei Obduzenten), dass der präparierende Obduzent wohl zuverlässig in der Lage sei, dem Protokollierenden das Vorhandensein oder Fehlen bestimmter Organe melden zu können und man auf Basisfeststellungen wie Organ vorhanden oder nicht vorhanden vertrauen könnte.

- Fast zum Schluss berichte ich ein ganz persönliches Aha-Erlebnis. Die etwas vorschnelle Äußerung, dass die Fälle, die man noch nie gesehen hat, nach vielen Berufsjahren nun immer seltener würden, wurde durch eine seltene

Fallbeobachtung [S 1026/89-B*] schnell korrigiert. In einer Polizeischule verstarb ganz plötzlich nach einer Feier mit geringem Alkoholkonsum (0,6 ‰) ein 29jähriger Afrikaner aus Mozambique mitten unter Landsleuten und Freunden ganz plötzlich ohne Prodromi. Die Leiche sollte in das Heimatland zurückgeführt werden. Dank amtsärztlicher Hoheitsrechte am Institut wurde eine Sektion gemacht. Sie ergab zunächst nur unspezifische Zeichen des plötzlichen Todes mit Hinweisen auf eine gewisse Rechtsherzbelastung. Im Trigonum vesicae war eine samtartige gelbfarbene Schleimhautverdickung zu sehen. Die vermutete Bilharziose wurde histologisch bestätigt. Ausgehend von dem Parasitenbefall der Harnblase hatte eine massive Wurmeiembolie in die Lunge zu einem Mikroemboliesyndrom und damit plötzlich zum Tode geführt. So etwas hatte es unter den Tausenden von Obduktionen des Institutes und des persönlichen Untersuchungsgutes noch nie gegeben. Wenige Wochen später wurde entsprechend der Prokop´schen These über die Gleichförmigkeit wiederkehrender Befunde in der täglichen Praxis (9) ein identischer Fall von anderer Seite publiziert.

Die Erfahrung zeigt, dass es wesentlich lehrreicher sein kann, in Form von Jahresberichten auch die Fehler zu erfassen und mitzuteilen, die im Arbeitsbereich gemacht worden sind, jedenfalls lehrreicher als sog. adlige Arbeiten „über einen Fall von…“ zu schreiben.

Das ist wohl richtig, wenn auch nicht sehr verbreitet. Wenn es hier abweichend vom üblichen Publikationsverhalten getan wurde, dann zeigt es erstens eine nachhaltige Erschütterung über die Fehlermöglichkeiten im Beruf, die Gefährlichkeit, diese Fehler zu begehen, die Schwierigkeit, sie schnell zu entdecken und kritisch damit umzugehen bzw. sie mit Anstand zu korrigieren Zugleich besteht zweitens die Notwendigkeit, jene Wachsamkeit, Neutralität und Unbefangenheit – kurz gesagt Objektivität – zu bewahren und die Störquellen auszumerzen, bevor sie außerhalb wirken.

Der kritische Umgang mit Fehlern muss kultiviert werden. Es kann nicht sein, dass Fehler immer nur andere machen! Feststellungen dieser Art sind keine Nestbeschmutzung. Jeder macht Fehler. Es ist eine Form der Selbstreinigung, auch einmal von dieser Schattenseite beruflicher Erfahrung zu reden und es gehört zu der immer wieder angestrebten Qualitätssicherung im Fach. Anspruch und Wirklichkeit liegen da manchmal weit auseinander (6). Die Erfahrungen mit sog. Nachsektionen belegen in Einzelfällen durchaus die Verletzungen der „berufsspezifischen Sorgfalt“ (5,7).

Eine sehr gute Zusammenfassung klassischer Fehler in der forensischen Pathologie hat Moritz (8) bereits 1956 angegeben (Tab. 1). Sie ist vermutlich nicht mehr so bekannt, u. a. weil die Mehrzahl der derzeit praktizierenden Rechtsmediziner viel jünger ist. Die Tabelle zeigt die häufigsten Fehler, die u. a. die Aha-Effekte auszulösen vermögen und deren Beachtung zugleich ihrer Minimierung dient.

Tabelle 1: Klassische Fehler in der Forensischen Pathologie (nach Moritz, 1956)

- Unklarheit darüber, dass Autopsie medizinische und forensisch relevante Fakten liefern soll
- Durchführung einer unvollständigen Autopsie
- Konservierung (Einbalsamierung) der Leiche vor der Obduktion
- Verzicht auf Obduktion wegen starker Verstümmelung oder Fäulnis
- Nichterkennung und/oder Fehlinterpretation postmortaler Veränderungen
- Unzureichende äußerliche Untersuchung und Befundbeschreibung
- Vermischung von beschriebenen Fakten und daraus gezogenen Schlussfolgerungen
- Keine Tat- bzw. Fundortbesichtigung und mangelhafte Untersuchung der Leiche vor Ort
- Vernachlässigung wissenschaftlicher Analyse zugunsten der Intuition des Obduzenten
- Unzureichende fotografische Dokumentation
- Fehlerhafte Probenasservierung für toxikologische Untersuchungen
- Rechtschreibfehler machen das Protokoll unglaubwürdig
- Fehlen bestimmter Untersuchungen
- Unsitte, zu früh, zu viel und den falschen Leuten zu berichten

Prokop schrieb 1975 (9): „Wenn man ... berücksichtigt, dass im täglichen Leben ... auch immer wieder gleichartige Fehler gemacht werden, dann sollte man auch dem Gerichtsarzt die Überzeugung vermitteln, dass ‚sein' Fehler nie neu ist, sondern irgendwann sich einmal ereignete". Dieses empirische Wissen darf nun nicht etwa als Entschuldigung oder Rechtfertigung fehlerhafter Arbeitsweise herhalten, sondern soll zu der Erkenntnis führen, dass die „alltäglichen" Fehler grundsätzlich vermeidbar sind. Unbefangene Beobachtung, kritische Beurteilung, Berücksichtigung wissenschaftlich bewiesener Tatsachen, persönliches Erfahrungswissen und Vermeidung von Routine (im negativen Sinne!) sind eine geeignete Grundlagen, Fehler zu vermeiden, sie zu erkennen und sich zu ihnen zu bekennen. Das sollte Leitlinie persönlichen Handelns, Ausbildungsmaßstab und Verpflichtung in jedem Institut sein.

Literatur

1. ***Girod, H:*** Das Ekel von Rahnsdorf und andere Mordfälle aus der DDR, Verlag Das Neue Berlin, 1997
2. ***Förster H:*** Entwicklung perinataler Sterbefälle unter dem Einfluß der Legalisierung des Schwangerschaftsabbruches in der DDR. Med. Diss, Berlin, Humboldt-Universität, 1995.
3. ***Bode G, Kampmann H:*** Die Bedeutung postmortaler Einflüsse auf die Erkennbarkeit von Strangmarken. Arch Kriminol 168, S. 156–160, 1981
4. ***Madea B, Henßge C, Oehmichen M:*** Der Einfluß der Wasserexposition auf die Erkennbarkeit von Strangmarken. Arch Kriminol, 180, S. 114–122, 1987
5. ***Grellner W, Glenewinkel F, Madea B***: Anlässe, Umstände und Ergebnisse von rechtmedizinischen Nachsektionen. Vortrag; Regionaltagung Nord und West der Dtsch Ges. Rechtsmed, 1998, Bonn.
6. ***Janssen, W:*** Morphologische Untersuchungen in der Rechtspflege – Anspruch und Wirklichkeit. Z. Rechtsmed. 100, S. 5–17, 1988
7. ***Janssen W:*** Medizinrechtliche Fragen in Verbindung mit Leichenschau, Sektion und bioptischer Diagnostik; in: Remmele W: Pathologe, Bd. 1, im Druck
8. ***Moritz, A R:*** Classical Mistakes in Forensic Pathology. Amer J Clin Path 26, S. 1383–1392, 1956
9. ***Prokop O:*** Forensische Medizin, 3. Auflage, Volk und Gesundheit, Berlin 1975, S. 700–704

Verfasser: Prof. Dr. med. E. Lignitz, Institut für Rechtsmedizin der Universität Greifswald, 17489 Greifswald, Kuhstr. 30

1 Verfasser hat seit 1966 in verschiedenen Instituten für Pathologie und Instituten für gerichtliche Medizin bzw. Rechtsmedizin des In- und Auslandes als Assistent, Facharzt, Oberarzt, komm. Direktor und Direktor sowie als Gast gearbeitet.

* Kennzeichnung der Fälle aus dem eigenen Untersuchungsgut

Ein Gerichtsmediziner erinnert sich...

Zu nachfolgendem Vortrag bin ich gedrängt worden. Da es eine Zusammenschau von Impressionen aus persönlichen Erleben, Bildungsweg und Berufsausübung ist, sind Wiederholungen unvermeidbar. Kürzungen wären aus meiner Sicht sinnentstellend.

Besser wäre:

Ein Gerichtsmediziner erinnert sich UNDEUTLICH.

[Vortrag, Alumni-Club, Humboldt-Universität Berlin, am 11.12.2012]

Mit zunehmenden Jahren wird die Erinnerung schwächer und lückenhafter. Das merke ich u. a. an Wiedergaben früherer Erlebnisse im Freundeskreis, die völlig verschieden erzählt werden, manchmal so, als wäre man selbst nicht dabei gewesen, z. B. manche Begebenheit im Staatsexamen.

Warum sage ich nicht „ein Rechtsmediziner" erinnert sich? Ich bin Facharzt für gerichtliche Medizin geworden; die sterben mit uns jetzt nach und nach aus. Jetzt wird man Facharzt für Rechtsmedizin und trägt diesen Begriff wie eine Standarte vor sich her und manche suggerieren, es bedeute Facharzt für *richtige* Medizin. Totaler Unsinn. Man wurde es früher eher zufällig. Ich bin skeptisch bei jedem, der Medizin studiert, um Rechtsmediziner zu werden. Eigentlich wollte man doch Arzt werden, um zu helfen. Als 1983 eine Aeroflot-Maschine in Schönefeld abstürzte, wir die Opfer identifizieren mussten und für Vergleichsdaten auch Patientenakten zur Auswertung bekamen, war ich der einzige Arzt im Institut, der jemals am Krankenbett praktiziert hatte! und Handschriften von Ärzten entziffern konnte! Am Ende meiner Zeit denke ich, ich bin auf ein Nebengleis geraten. Freilich habe ich noch das Beste daraus gemacht. Aber Pathologie ist wesentlich medizinischer, sehr viel näher am Patienten und nützlicher dazu. Als Pathologe bleibt man Arzt, im anderen Fall eher Mediziner! Eine späte Einsicht... Die Erinnerungen eines Pathologen sind aber vermutlich nicht so spannend.

Wo fängt man an, wo hört man auf, was ist mitteilenswert und was besser nicht?

Ich beginne 1958 mit dem Abitur und dem Beginn des Studiums. Das Abitur legte ich in Eilenburg in einem wunderschönen 1905 eingeweihten Schulgebäude ab, das den Krieg trotz einer 67 %igen Zerstörung der Stadt überstand. Neuerdings erst wurde es aufgegeben, dem Vernehmen nach wegen unzureichender Kapazität, aber natürlich auch weil Tradition derzeit nicht mehr verpflichtet! Ein Nutzungskonzept gibt es selbstverständlich nicht. Darauf komme ich zurück. Wir werden das nämlich bei der Berliner Gerichtsmedizin wieder erleben! Eilenburg, 25 km östlich von Leipzig, früher gehörte es zu Sachsen-Anhalt, ist Wohnort der Fußkranken der Völkerwanderung. Ob sie dort kaisertreu waren oder begeisterte Weimarer Republikaner, vermag ich nicht zu sagen. Später jedenfalls waren die Menschen erst sehr braun und dann, der Weg ist ja nicht weit, sehr rot, um nun schwarz zu werden, immer von einem Extrem ins andere. Die Sachsen waren immer auf der falschen Seite, sie waren noch an der Seite von Napoleon, als der schon längst auf dem Rückzug war. Manchmal holen sie nach, manchmal zeigen sie vorauseilenden Gehorsam. Das regt zu der Überlegung an, ob die heutigen „Schwarzen" sich richtig einsortiert haben? Einige ehemals braune Lehrer mussten etwas gutmachen und waren nun durchgeglühte rote, das machte die Schulzeit nicht einfacher. Direkt zum Studium kam ich nicht, auch der Umweg über ein Jahr sozialistische Landwirtschaft oder industrielle Produktion, das sog. praktische Jahr, war seitens der Schule nicht empfohlen worden, was so viel wie Hoffnungs- und Chancenlosigkeit bedeutete. Aber diesen Weg musste ich nicht bis zum Ende gehen. Das System, der Staat DDR, knickte 1958 bereits infolge einer starken Fluchtbewegung gen West ein. U. a. zog es die sog. Schicht der Intelligenz scharenweise westwärts. Es fehlten Ingenieure, Naturwissenschaftler und Ärzte. Das Fehlen von Juristen wurde weniger beklagt! Und um diese Menschen von der Republikflucht abzuhalten, so wurde der Straftatbestand künftig genannt, kamen die Kinder jener potentiellen Flüchtlinge aufgrund eines Politbürobeschlusses doch noch zum Studium. An der Universität Halle, meiner ersten Universität, wurden spät im September 1958 in einer Aktion, die sich Nachimmatrikulation nannte, noch ca. 40 junge Leute zum Medizinstudium zugelassen[194], auch ich, obwohl mir wiederholt, auch schriftlich, mitgeteilt worden war, dass die Aufnahmekapazität der Universität Halle um das Mehrfache überschritten sei. Was so ein Beschluss ausmacht! Ich kam zum Studium, obwohl mein Vater, ehemals Internist, bereits seit vier Jahren um einen Meter und achtzig tiefer gelegt auf dem Friedhof lag und nicht mehr migrationsfähig war. Wenn es damals schon Computer gegeben hätte, wäre ich wohl nicht immatrikuliert worden. Vorher noch hatte mir ein Ordinarius in Halle ohne große Umschweife geraten, besser nach dem Westen zu gehen. Ein Jahr habe ich in Halle ausgehalten. Von Kindheit an plagte mich ein Bronchialasthma, das in Halle eskalierte. Die in der Nachbarschaft von Halle liegende chemische Großindustrie wie Buna, Leuna, Bitterfeld sonderte derart viele Schadstoffe ungefiltert in die Luft ab und diese sammelten sich mit dem üblichen Nebel im Tal der Saale an, dass es mir förmlich den Atem verschlug. Ich rang nächtelang um Luft und schlief morgens im Hörsaal ein, fehlte oft, wurde krank und kränker und lief eines Tages in großer Not

[194] Studium in Halle 1958–1959, in: Das ist unser Buch, aus dem Jahr 2010. Privatdruck Halle, editiert von Irene Heinrichs

zum Studentenarzt, der ein HNO-Arzt war. Er erkannte meine Notlage und meinte, Berlin hätte die bessere Luft, dort müsse ich hin, was ich als Kleinstädter eigentlich nicht wollte. Im Referat für Studienangelegenheiten stimmte man mit schwersten Bedenken dem Wechsel des Studienortes nach Berlin zu. Berlin hatte eine (noch) offene Grenze; die Genossen im Referat behandelten mich wie einen möglichen Flüchtling. Klassenbewusst wollten sie verhindern, dass wieder ein Mitteldeutscher in die gefährliche Nähe der Frontstadt gerät. Daher kam wohl die Formulierung: Unter der *„Bedingung des bestandenen Vorphysikums"* stimmen wir dem Studienortwechsel zu! Das hätte auch eine Falle sein können. Die hellste Kerze am Studentenhimmel war ich nicht und durchaus leicht „raus zu prüfen". Die Prüfung war auch mühsam. Ein kleiner Zettel, nicht größer als eine Postkarte, immerhin aber mit Siegel der Universität, Stempel und Unterschrift bestätigte den Hochschulwechsel und vor allem die freie Fahrt nach Berlin. Unterwegs kam ich nämlich in eine Gepäckkontrolle und die entdeckte einen geordneten Koffer voller Sachen, alles was man zum Leben braucht, was damals durchaus fluchtverdächtig war. Mit der Bescheinigung kam ich aber unbehelligt nach Berlin und bezog unweit des Alexanderplatzes bei einer Wirtin ein Zimmer, in einer Straße hinter dem Haus des Lehrers, die es heute nicht mehr gibt. Morgens drängte ich mich in einen Bus und fuhr für 20 Pfennig, später für sechs Mark einen ganzen Monat lang auf drei gut ausgewählten Linien, eine davon führte auch durch West-Berlin, zur Uni und studierte weiter. Nur die Immatrikulation klappte wochenlang nicht, denn meine Papiere waren auf dem Weg von Halle nach Berlin verschwunden. Ich ahnte zunächst eine weitere Falle. Es war aber wohl doch nur Schlamperei. Eines Tages waren sie da und ich durfte mich in das Journal der Humboldt-Universität eintragen, und war stolz (und bin es bis heute geblieben[195]), ein „Humboldtianer" geworden zu sein – inzwischen ein Alt-Alumnus. Schon der väterliche Großvater hatte in Berlin studiert.

Von der Gerichtsmedizin habe ich damals in Halle nur einen Hinweis auf das Institut gesehen. Der damalige Direktor hat sich noch vor 1961 „entwestet" (eigentlich müsste es ja „entostet" heißen) und sich später dort entleibt. Dazu hätte er den umständlichen und weiten Weg nicht gehen müssen. Auch in Berlin dauerte es noch Jahre bis zum ersten Kontakt mit der Gerichtsmedizin. Dabei lag das Institut am Wege, wenigstens auf dem Weg zum Restaurant 116, wie hier alle wissen, es flößte mir durchaus Respekt ein. Suizide unter Gerichtsmedizinern sollten nicht so selten bleiben, ich übersehe inzwischen 5, die Gründe waren unterschiedlich, politische gab es auch (und einer, ein westdeutscher Kollege, ist im Puff gestorben, von einer Prostituierten erstickt an einer zu gut gemeinten Drosselung). Beruf verpflichtet!

[195] Die Goldene Promotionsurkunde wurde am 25.6.2017 überreicht (Textstelle ergänzt im Jahr 2017)

In Berlin wehte eine andere Luft, die muffige Kleinstadt lag hinter mir, das schmutzige Halle auch. Es ist heute gegenüber damals fast ein Luftkurort. Es war alles spürbar anders. Ich habe meinen Start in Berlin einmal so beschrieben[196]:

... an einem strahlend schönen Septembertag (1959) stand ich dann vor dem Institut für physiologische Chemie und war in jeder Beziehung allein und im geteilten und doch irgendwie zusammen funktionierenden Berlin orientierungslos, dazu durch den sächsischen Dialekt behindert und selbstverschuldet fast ausgegrenzt. Ich gab der verbreiteten Meinung der Berliner über die Sachsen als 5. Besatzungsmacht neue Nahrung. ... da standen sie nun, die Berliner Studenten. Sie wirkten reif(er) und erwachsen(er), trugen die Kollegtaschen lässig, wirkten akademisch, sportlich, locker, rauchten hin und wieder Pfeife, sprachen so ganz anders, eben berlinisch ... und trugen ganz andere Klamotten, kurz, die Nähe zu Westberlin war unübersehbar.

Diejenigen, die meine Freunde wurden, habe ich mit den Augen ausgesucht und mich ihnen angeschlossen. Nur am Anfang fragte einer: was will eigentlich der Sachse von uns? Unsere Freundschaft ist gewachsen. Wir haben uns nicht – wie heute üblich – zu Freunden erklärt, ohne es zu sein. Freundschaft muss man in Zeiten der Ruhe pflegen, nicht unnötig belasten. So begegnen wir uns immer noch herzlich, jedenfalls nicht nach dem modernen Zeitgeschmack plakativ, d. h. nur nach außen demonstrativ freundlich, nach innen aber steril und nichtssagend. Es lebt sich wohl im kleinen Kreis, wenn man ihn zu pflegen weiß. Ich beobachte vorzugsweise bei westdeutschen Brüdern und Schwester häufig die Eigenschaft, von mimisch ausgedrücktem Desinteresse stufenlos auf betoniertes Volllastgrinsen umschalten zu können ohne jeden Zwischenton, hin wie her. Seit mehr als 50 Jahren halten wir im Freundeskreis neben anderen Begegnungen zwei Wochenenden im Jahr für Zusammenkünfte frei. Seit einigen Jahren wechseln wir die Orte und lernen so nebenbei Deutschland in seiner Schönheit kennen, manche Biersorte, manchen guten Wein und regionaltypische Speisen auch. ... Mancher wollte in diesen Freundeskreis hinein, ob immer mit redlicher Absicht sei hier dahingestellt!

Der größte Stolperstein im Studium war das Physikum. Ich stolperte gründlich und es kam zu mehreren unerwünschten Treffen mit Pichotka und Rapoport, zwei völlig verschiedenen Menschentypen, beinahe antagonistische Persönlichkeiten. Zwischen denen stand Waldeyer: Er war väterlich, hilfreich, vermittelnd, beruhigend. Bei Rapoport war der von Prokop so bezeichnete *FeKlaStaPu*, der feste Klassenstandpunkt, unübersehbar, bei Pichotka der offene Hosenschlitz, auf den wir wie gebannt starrten. Es wäre aber langweilig geworden, wenn er nicht in der Prüfung noch seine Nase entkrümelt und mittels vernehmbarer Ruktationen uns auch akustisch unterhalten hätte. Dabei hatte uns die Garderobiere – so etwas gab es damals noch – gewarnt:

[196] in: Mein Freund Harald. Uneigentliche, atypisch typische Festschrift für Harald Mau, Privatdruck Berlin, 2001

‚*Wundern Sie sich nicht, wenn der Herr Professor popelt*‘. Etwa 15 Jahre später traf ich Pichotka in Prokops Sekretariat zufällig wieder, erkannte ihn sofort und begrüßte ihn mit seinem Namen. Er war eisgrau, noch dicht behaart, breiter, fülliger geworden, aber sich ähnlich geblieben; auch sein Hosenschlitz war (noch?) offen.

Im Staatsexamen bestand – bei mir jedenfalls – vor jedem Fach eine kreativ machende Aufregung, nie aber eigentliche Gefahr. Es lief wie an der Schnur. Die Fächer hatten wir gut aufgebaut, sog. kleine Fächer waren ja schon abgeschlossen, auch Gerichtsmedizin, eine Prüfung, die mir nicht recht in der Erinnerung haften blieb, eher schon das Besäufnis danach, das wir mit Berliner Straßenkehrern begingen. Erst Jahre später wurde mir allmählich klar, dass ich nun in dem Zimmer saß, in dem das Staatsexamen stattfand. Bei dem großen Rest hatten wir die Pathologie an den Anfang der Prüfungen gestellt und konnten darauf „erkenntnistheoretisch“ aufbauen. Irgendwann im Oktober 1964 waren wir durch, unfassbar, wir waren Ärzte, zwar ohne praktische Kenntnisse und Erfahrungen, aber mit der Berechtigung, heilen und helfen zu dürfen, noch optimistisch und voll Tatendrang, nach dem Motto: Wir sind zu allem bereit, aber zu nichts zu gebrauchen. Die erste Anstellung war auch schon vertraglich fest.

Die Pflichtassistentenzeit am Kreiskrankenhaus Eberswalde war aus vielerlei Gründen eine wilde Zeit. Das Kreiskrankenhaus, zuvor Auguste-Victoria-Klinik bekam später den Namen Werner-Forßmann-Krankenhaus, weil 1929 der mutige Werner Otto Theodor Forßmann (1904–1979) in heroischen Selbstversuchen den Weg zum Herzen gebahnt und röntgenologisch bewiesen hatte, für den er wohl zur eigenen Überraschung 1956 den Nobelpreis bekam. Er hat seine Zeit in Eberswalde und seinen Chef Sanitätsrat Schneider, der auch 25 Jahre später noch bekannt war, liebevoll beschrieben[197]. Zu einer Anstellung Forßmanns bei Sauerbruch kam es nicht. „*Mit solchen Kunststücken habilitiert man sich in einem Zirkus und nicht an einer anständigen deutschen Klinik*“, soll er gesagt haben. Als 1977 die Medizinische Fakultät der Humboldt-Universität Forßmann die Ehrendoktorwürde verlieh – bei der Feier war ich anwesend – , hieß es in der Laudatio: „*Ihm gehört das historische Verdienst, neben der Herzkatheterisierung auch die Kontrastmitteldarstellung des Herzens entdeckt und ihre Gefahrlosigkeit für den Menschen an sich selbst bewiesen zu haben.*“ Forßmann besuchte mehr als 30 Jahre später, in den frühen 60er Jahren, mit einem seiner Söhne seine alte Arbeitsstätte in Eberswalde und erzählte ihm und uns, wie schwer (schwankend) manchmal der Heimweg von der Stadt durch die gerade Baumallee des Nachts war. Das konnte ich gut nachempfinden, besonders als ich nach Reihenuntersuchungen an Arbeitern der Brauerei, die alle eine „Fahne“ vom Haustrunk hatten, an einer ausgeuferten Verkostung teilnahm, die dazu führte, dass ich den Heimweg als

[197] Forßmann W: Selbstversuch. Deutscher Bücherbund Stuttgart, Lizenzausgabe des Droste Verlages Düsseldorf, 1972

besonders beschwerlich und die morgendliche Sprechstunde als Zumutung empfand. Vermutlich fanden das die Patienten auch. Hierher würde folgender Witz passen: *So richtig finde ich nicht, woran es liegen könnte, vielleicht liegt es am Alkohol, sagt der Arzt. Darauf der Patient: Gut, dann komme ich morgen wieder, wenn Sie nüchtern sind, Herr Doktor.*

In Eberswalde waren wir zeitweilig 5 oder 6 Pflichtassistenten[198] aus dem Examensjahr 1964. Ich bekam auch einen ersten Kontakt zur gerichtlichen Medizin in Berlin. Als nämlich auf meiner Station eine akut psychotische Patientin, die ich trotz heftiger und gottlob schriftlich dokumentierter Bemühungen in drei Anstalten für Psychiatrie nicht verlegen konnte, sich aus ihrer Fixierung löste und eine schwer herzkranke Patientin überfiel und würgte. Die Herzkranke war tot, die Psychiatrische konnte nun verlegt werden. Ich stand mit der Leiche da und der Chef der Klinik wollte keine Sektion. Wer soll das denn bezahlen, meinte er? Eine Sektion ist bis heute die billigste Untersuchung, freilich als IGEL-Leistung ungeeignet. Um aber nicht ins Gerede zu kommen, bestand ich auf der Sektion, die von zwei späteren Kollegen aus der Berliner Gerichtsmedizin in Eberswalde durchgeführt wurde. Es fiel mir keine bessere unmittelbare Todesursache ein als „psychisches Trauma" bei bekanntem Mitralklappenvitium. Die Sektion ergab auch nichts anderes, also insbesondere keine tödliche Strangulation. Etwas schulmeisterlich und postmortal besserwisserisch waren die Gerichtsärzte schon. Aber ich dachte für mich noch nicht an die Gerichtsmedizin, viel eher an die Pathologie, denn ich wollte einmal Internist werden und ein guter wenn möglich, weshalb ich auf das Basisfach Pathologie nicht verzichten wollte – das lag auch in der Tradition der Familie. Auch bei einer Patientin aus der Psychiatrie Eberswalde, die auf unserer Chirurgischen Abteilung verstarb, bestand ich auf einer Sektion; sie war an einem akuten Abdomen erkrankt und schneller tot als wir handeln konnten. „Was soll denn das mit der Sektion?", fragte mich der Chefarzt, „die war doch sowieso blöd!" Die Sektionsfeindlichkeit unserer Tage hatte da ihre Vorläufer. Es lag ein Dickdarmileus infolge einer Zwerchfellhernie vor. Das Colon lag zu großen Teilen im Brustraum. Und nun belehrte mich der Pathologe auch noch mit den Worten: eine Röntgenübersicht wäre klärend gewesen. Das sah und dachte ich auch.

Na gut, eine gewisse Schnoddrigkeit hatte ich später auch. Wenn ich an Eberswalde denke, dann fällt mir je eine grundsätzliche Auseinandersetzung mit jedem Chef ein; nicht einfach, wenn man erst 24 Jahre alt ist, aber ein guter Schritt für die Persönlichkeitsentwicklung. Intellektuell am einfachsten aber war der Streit mit dem Kreisarzt, den alle wegen seines dürftigen medizinischen Wissens als *Facharzt für Einlauf und offene Wunden* bezeichneten. Er aber immerhin Verdienter Arzt des

[198] Wenigstens 2 davon waren homosexuell; sie hatten einen engen Freundeskreis! Wann und ob sie sich „geoutet" haben, ist mir nicht bekannt. Heute ist das üblich und geschieht nicht ohne Stolz, oder entspricht das nur einem „modernen" Zeitgeschmack? (ergänzt 2017)

Volkes. Ich hatte hervorragende Unterstützung bei der Abfassung notwendiger Briefe durch einen Professor an der Forstakademie, dem das Ganze Spaß machte. Er war der Vater eines leider schon verstorbenen Studienfreundes. Jedenfalls hat sich der Kreisarzt bei mir, dem Pflichtassistenten, bedankt und entschuldigt, d. h. bedanken und entschuldigen müssen ist richtiger. Und mit Verdienten Ärzten des Volkes sollte ich mich später erneut auseinandersetzen müssen.

Eine Allgemeinärztin in Berlin hatte einen juvenilen Diabetes bei einer 14-Jährigen übersehen; diese starb im Koma. Eine weitere Ärztin im Notdienst hatte das auch nicht erkannt. Wegen mehrerer Unzulänglichkeiten im Betreuungsprozess, nennen wir sie besser Sorgfaltspflichtverletzungen, wurden sie der fahrlässigen Tötung angeklagt und schließlich auch verurteilt. Bemerkenswert war, dass die Verdiente Ärztin des Volkes auf Stichwort ihrer Anwältin schluchzen konnte und weinen, die klinischen Gutachter schon schwach wurden und die Staatsanwältin weitgehend schwieg. Damals dachte ich, die Staatsanwältin sei indisponiert oder ahnungslos, heute denke ich, es könnte auch ein Parteiauftrag gewesen sein. Jedenfalls ließ sich das Gericht nicht durch die Verteidigungsstrategie der Angeklagten und ihrer Anwältin beirren. Stets und ständig behauptete sie, ihr ganzes Berufsleben der Früherkennung des Diabetes geweiht zu haben. Relativ ungerührt dachte ich: ‚umsonst gelebt'! Mein Gutachten ließ keine Zweifel am ärztlichen Versagen. Verdiente Ärztin des Volkes war sie wohl nur geworden, weil sie ihre private Niederlassung aufgegeben hatte, als das politisch opportun war, um sich einer staatlichen Poliklinik anzuschließen. Nach 1989 war das wieder anders.

Ab Januar 1966 war ich dann Assistenzarzt im Pathologischen Institut am Krankenhaus im Friedrichshain, dessen Direktor damals Prof. Dr. Erich Bahrmann (1906–1977) war. Das Institut hatte eine glänzende Tradition und hervorragende Prosectoren[199] an seiner Spitze gesehen, z. B. den Virchow-Schüler David von Hansemann (1858–1920), Schöpfer des Begriffes Anaplasie, erster Prosector im Friedrichshain. Er untersuchte unter dem Label „Elitehirnforschung" am Kaiser Wilhelm Institut die Gehirne von Theodor Mommsen, Robert Bunsen und Adolf von Menzel und wird bei Philosoph, Chemiker und Maler keine Unterschiede festgestellt haben, es sei denn krankhafte. Ein weiterer berühmter Direktor war Franz Büchner (1895–1991)[200], der die Ekg-Veränderungen den Infarktlokalisationen und ihren narbigen Folgezuständen zuordnete. Er schreibt in seinem Vorwort, das ihn als Vorstand des Pathologischen Instituts im (damals so genannten) Horst-Wessel-Krankenhaus ausweist: „Wir widmen es dem Geiste der Zusammenarbeit zwischen Klinik und Pathologie". So sollte es sein, so war es einmal! Und noch vor ihm war Ludwig Pick (1868–1944) Direktor. Ihn könnte man den Vater der Thesaurismosen nennen. Er starb 1944 in Theresienstadt an

[199] Dhom G: Geschichte der Histopathologie. Springer 2001

[200] Büchner F, Haager B, Weber A: Koronarinfarkt und Koronarinsuffizienz. Thieme, Leipzig, 1935

einer Pneumonie; sein Obduktionsprotokoll ist erhalten[201]. Der Vorgänger Bahrmanns hatte sich suizidiert, ebenso sein Nachfolger; die Gründe kenne ich nicht. Näheres über Bahrmann kann man nachlesen im Jubiläumsband Goldene Immatrikulation von 2008 (des Examensjahrganges 1964) und im „Hainblick" von 2001[202,203]. Den Kontakt zu Bahrmann hatte der Pathologe, Dermatologe, Dermatohistologe und Strahlentherapeut Thorwald Thormann[204] hergestellt, den ich kennenlernte, als ich Patient in der Hautklinik war. Ich stellte mich bei Bahrmann vor und seine erste Frage war: *Rauchen Sie?* Das hat mich derart verunsichert, dass ich zögernd, aber wahrheitsgemäß *„nein"* antwortete; er war aber nun misstrauisch. Es gab in Berlin damals 1x in der Woche für interessierte Studenten eine Falldemonstration, die als „BBB – Bahrmanns Bunte Bühne" bekannt war. Daher kennen viele sein Temperament und seine direkte Art. Einmal bin ich einer Auseinandersetzung mit ihm aus dem Weg gegangen, was ich als „Unterlegener" jahrelang zu spüren bekam. Bahrmann war ein hervorragender und entscheidungsfreudiger Pathologe, ein Typ Klinikpathologe, wie man ihn kaum noch findet, stets an der Sache interessiert und dann sehr kämpferisch. Als er einmal außerhalb des Planes im Ministerium für Gesundheitswesen vergeblich 10 000 Objektträger, was nicht viel ist, bestellte und sie nicht bekam, telefonierte er mit einem stellvertretenden Minister, dessen Namen ich nicht kenne, der aber wohl auch den Bedarf nicht einsah und sagte, *„so, dann wünsche ich Ihrer Frau ein Gebärmutterhalskarzinom, dann werden Sie schon sehen, wozu wir die Sachen brauchen. Sie denken wohl, wir gucken da durch, ob sich das Wetter ändert?"* Am nächsten Tag kamen die Objektträger! Äußerst kämpferisch war er auch gegen Nikotin. Unsere gelegentliche Alkoholfahne hat er nicht gerochen; einige Nebenhöhlenoperationen und die ständige Formalinexposition hatten dazu beigetragen. Ein Pädagoge war Bahrmann nicht. Sein bevorzugtes Erziehungsmittel war „brüllen/anbrüllen", ggf. auch beleidigen. Seine ständige Anrede war. „Herr Sie..." z. B.: *„Herr Sie, Sie haben nur braune Soße im Kopf, wo andere ein Gehirn haben?"* Er war ausgesprochen arbeitsam, machte den Zuschnitt des Gewebematerials selbst (heutzutage machen das die jüngsten Assistenten!), nahm jeden Sektionsfall persönlich ab, auch die Außensektionen, deren Organe ins Institut gebracht werden mussten – ohne Beschimpfungen bei der Vorstellung ging das nie ab und zwar ohne Ansehen der Person, auch der Oberarzt wurde kalt geduscht. Bahrmann verließ nie vor 18 Uhr das Institut und war bei Erkrankung von Mitarbeitern oder in deren finanziellen Krisen stets väterlich und hilfsbreit. Als ich 1969 mich pünktlich, d. h. fünf Jahre nach dem

[201] Simmer H: Der Berliner Pathologe Ludwig Pick (1868–1944) Matthiessen Verlag, Husum, 2000

[202] Stürzbecker M: Prof. Dr. med. Erich Bahrmann – Pathologe, 1906–1977. Hainblick Nr. 15, Juni 2001, S. 2–5

[203] Jubiläums-Symposium Goldene Immatrikulation 1958–2008, Alumni-Club der Charité, Privatdruck, Berlin 2008

[204] Thorwald Thormann 22.03.1923–23.10.1982

Examen und vier Jahre nach Aufnahme der Tätigkeit zur Facharztprüfung meldete, hatte ich mehr als 1 500 Sektionen selbst gemacht und weitere knapp 8 000 gesehen, so viel wie heute kein junger Pathologe je sehen wird. Meine ersten Erfahrungen mit der „iatrogenen Pathologie", später ein Hauptgegenstand meiner wissenschaftlichen Tätigkeit und gegenwärtig wieder sehr modern, habe ich auch in der Pathologie im Friedrichshain gemacht. Als ein Charité-Chirurg die Chirurgische Abteilung in einem renommierten Krankenhaus in Berlin übernahm, sezierten wir eine Nahtinsuffizienz nach der anderen. Bahrmann drohte bereits mit Meldung an den Staatsanwalt. Bei einem meiner Fälle entschuldigte sich der neue Chefarzt bei der Demonstration einer weiteren Nahtinsuffizienz, die ich ihm bereits in situ demonstrierte, ebenso insuffizient wie seine Nähte, mit den Worten: *„An dieser Stelle habe ich gar nicht operiert!* So, entgegnete ich, dann müssen die Fäden angeboren sein! Das Gespräch war schnell beendet.

Wirkliche Pädagogen sind unter Ärzten wohl eher selten, auch wenn sie Hochschullehrer sind. Sie sind aber eben keine Hochschulpädagogen!

Man könnte eine Menge Geschichten über Erich Bahrmann erzählen, z. B. dass er als „Paradefaschist" dreimal von der Entlassung aus der Gefangenschaft zurückgestellt wurde, wie er selbst berichtete. Oder dass er im 2. Weltkrieg unter Beschuss auf einem Hauptverbandsplatz in den Dreck geschleudert wurde und da mit der „Eigentumshose" lag. Aus anderer Quelle weiß ich, dass er bei Rössle an der Charité in SA-Uniform herumsprang und ein anderer Großer im Fach ihm deshalb den Stuhl vor die Tür stellte. Trotzdem wurde er schon 1950 aus der Gefangenschaft entlassen.

Eine Geschichte will ich noch zum Besten geben: Als 1965 Louis Heinz Kettler endlich sein lange erwartetes Lehrbuch für Spezielle Pathologische Anatomie herausgab, wurde Bahrmann von ihm aufgefordert, inhaltlich Korrektur zu lesen. Er bereitete sich sehr gründlich vor, ging zur Besprechung einzelner Kapitel in die Charité und kam stundenlang nicht wieder. Einmal erzählte er folgendes: Sie müssen sich das so vorstellen: Kettler und ich werden in sicherer Entfernung voneinander, sodass wir uns nicht anspucken können, an einem Pfahl gebunden und Trudchen, Kettlers Sekretärin, hält eine ständige Telefonleitung mit dem Duden-Institut in Leipzig aufrecht. Mehr als die Kapitel Herz-Kreislauf, Leber- und Nierenerkrankungen wurden wohl nicht besprochen!

Bahrmann verstand etwas von Optik und Mikroskop und hatte bei Zeiss-Jena bestimmte konstruktive Verbesserungen an den Nf-Mikroskopen durchgesetzt. Eine schnell bedienbare Schiebelinse erlaubt die Ausleuchtung des Gesichtsfeldes bei Lupenvergrößerungen. Bei der Berliner Rätselecke, einer Vorstellung schwieriger histologischer Präparate, wenn acht Pathologen bei einem Fall zehn Meinungen hatten, verspottete Coutelle[205], Kettlers Prosector, Bahrmann mit den Worten: Was macht Ihre Großfeld*schieber*linse, denn Bahrmann vertrieb sie und beschimpfte jeden, der sie nicht hatte.

Bahrmann war bescheiden und vertrat den Standpunkt: Als Pathologen sind wir Ärzte, die im Hintergrund arbeiten und dabei Hervorragendes leisten können! Die Gerichtsmedizin und insbesondere die heutige Rechtsmedizin hat davon nie etwas gehört, verhält sich komplett diametral zu diesem Standpunkt und das Gegenteil täte ihr gut!

Als Gerichtsarzt habe ich meist nur Endzustände gesehen. Und nicht zu selten waren das auch Todesfälle nach ärztlicher Behandlung. Soweit sie zu uns zur Untersuchung kamen – und nur daher rühren meine Eindrücke – wurden sie vorurteilsfrei begutachtet. Man kann über das sozialistische Gesundheitswesen viel sagen, Gutes und Schlechtes, das Eine mehr und das Andere weniger oder auch umgekehrt, aber ärztliche Behandlungsfehler kamen nur vor Gericht, wenn deren Kausalität zweifelsfrei zu beweisen war. Alles andere wäre für den Ruf des Gesundheitswesens nicht gut gewesen.

In materieller Hinsicht gab es Unterstützung und „Wiedergutmachung" auf der Grundlage des „Gesetzes über die erweiterte materielle Unterstützung der Bürger bei Schäden infolge medizinischer Eingriffe" von 1974, zuletzt novelliert 1987[206]; eine Art verschuldensunabhängige Schadensregulierung. Das Gesetz hat die deutsche Einheit nicht überlebt. Heute streiten die Parteien mit ungleichen Mitteln über den geldwerten Vorteil einer misslungenen Prozedur und der Lüge ist Tür und Tor geöffnet. Es werden für Tausende von Euro sinnlose Gutachten geschrieben, deren Ausgang von vornherein klar ist. Das Fehlerverständnis ist mangelhaft geblieben. Als ich 1993 in Greifswald Bewerbungsgespräche führte, bekam ich den Rat, nicht zu erwähnen, dass ich besondere Erfahrungen bei der Begutachtung ärztlicher Behandlungsfehler hätte!

Ähnlich war es mit der Informationspolitik bei Mordfällen. Sie kamen nur in die Zeitung, wenn Zeugen gesucht wurden, leider dann oft zu spät. Man dachte sich wohl, die Gesellschaft soll nicht unnötig verunsichert werden, morden überhaupt war ja ein Atavismus überkommener gesellschaftlicher Verhältnisse; der neue sozialistische Mensch tut so etwas nicht! Ob diese Pressepolitik so richtig war, mag dahingestellt sein. Aber jede Missetat publizistisch auszuschlachten unter der fadenscheinigen Begründung, die Gesellschaft habe ein Anrecht auf Information, halte ich für scheinheilig. Es geht immer nur um die Auflagenhöhe. Genau so war

[205] Carl Coutelle, 1908–1993, deutscher Pathologe, Prosektor an der Charité 1958–1970, o. Prof. für Pathologie an der Universität Halle 1963–1971

[206] Lignitz E: Verschuldensunabhängige Schadensregulierung in der DDR, in: Madea B und Dettmeyer R (Hrsg) Medizinschadensfälle und Patientensicherheit. Dtsch Ärzte-Verlag, Köln, 2007, S. 235–242

es, als in Greifswald anlässlich eines spannenden Mordfalles das Privatfernsehen auftauchte. Nach (m)einer (absichtlich) einigermaßen unfreundlichen Begrüßung, die die Fernsehleute keineswegs verschreckte, fragte ich, was sie denn mit den Informationen eigentlich machen wollten. Die Antwort war: Quote. „Also Geld", sagte ich. Es ging nicht um die reine Wahrheit, es ging nie um die reine Wahrheit, es geht immer nur um Geld.

Diese Art Publicity kommt den Trompetern im Fach zugute. Die rezente Rechtsmedizin, bzw. ihre Vertreter, drängen in einer Art und Weise in die Funk-, Bild- und Printmedien, wie es der Bahrmann´schen Auffassung nicht entspricht. Wenn sie heute ein oder zwei populäre Bücher schreiben, werden sie als führender Rechtsmediziner Deutschlands vorgestellt. Und um diesen Titel konkurrieren viele, d. h. es gibt viele Bücher. Die Stilmittel sind verschieden; es kann reichen, wenn man selbst weniger schreibt, aber seitenlang nur aus alten Presseartikeln zitiert – da kann man kaum etwas falsch machen! –, freilich mit Angabe der Quellen, wenn es keine *Guttenbergiade* werden soll. Sie reden über Mumifizierung, über häusliche Gewalt, Freiheitsberaubung in Alten- und Pflegeheimen, Kindesmissbrauch, Pflegeschäden, Leichenschau und Identifizierung, was gerade so ansteht und nennen es wissenschaftliches Profil. Diese Themen gab es immer, sie kamen nie zu kurz, sie wurden immer bearbeitet – ohne Getöse. Inflationäre Züge der Wissenschaft erkennt man leicht: Wenn wir früher einen interessanten Befund ein- oder zweimal gesehen haben, haben wir das beobachtet und ggf. später publiziert, heute ist das ein *Projekt.* Wenn man seltene Fälle zusammenträgt, dann ist das heute eine *Multicenterstudie.* Wenn sich mehrere Fächer an der Lösung einer aktuellen Frage beteiligen, ist das heute eine *interdisciplinäre Studie.* Stets und ständig sind alle *„gut aufgestellt"*, das war auch in Greifswald immer wieder in Fakultätssitzungen zu hören. Einmal habe ich gefragt, ob man nicht „gut aufgestellt" mit „breitbeinigem Herumstehen" verwechsle, denn nach meiner Auffassung seien die Beteiligten „besser zu proktoskopieren als zu prognostizieren"; – man war beleidigt. Dazu bemerke ich Sprachschludrigkeiten. Schludriges Sprechen bedeutet Denkfaulheit. Es geht um einfachere Dinge als die richtige Verwendung von Genitiv und Dativ. In Greifswald brachten es zwei fertig, in einem vier- bis fünfseitigen Protokoll ca. 30x den Begriff *„Bereich"* zu verwenden. Bereich ist ein deutsches Wort und steht im Duden, es „bereichert" aber weder die Sprache noch die Genauigkeit, im Gegenteil. . . . Ich gebe zu, es ist eine Marotte von mir, aber ich höre es und rege mich auf.

Inzwischen weiß ich, dass unabhängig von meinen „Sprachempfindungen" andere an anderen Orten die Verhunzung der deutschen Sprache ebenfalls mit Misstrauen beobachten. Vermutlich hat die Hochschulreform in der DDR dazu beigetragen, als sie aus den Fakultäten Sektionen machte und „Sektion Medizin" wäre vielleicht eine zu einseitige, vom (Heil)-Erfolg abgewandte Bezeichnung gewesen. Der Begriff Sektion war schon besetzt. Das merkten sogar die Reformer. Also erfand man den „*Bereich* Medizin" mit zugehörender *Bereichs*parteileitung, *Bereichs*gewerkschaftsleitung, in Greifswald ging man „in den *Bereich*", wenn man die Verwaltung oder das Dekanat meinte, usw. Da bleibt immer etwas hängen. Man höre oder lese einmal „Der Dativ ist dem Genitiv sein Tod" und analysiere die Fehlerhaftigkeit der eigenen Sprache – und man erschrickt!

Weg zur Gerichtsmedizin

Auf dem Wege zum Facharzt für Pathologie mussten auch externe Ausbildungsetappen absolviert werden: Bakteriologie und gerichtliche Medizin. So kam ich zeitweilig 1968 an das Institut für gerichtliche Medizin. Und hier war alles anders.

Man wurde als Mensch und Kollege wahrgenommen und ernst dazu. Das hatte seine Gründe. Pathologisch-anatomisch waren die Gerichtsmediziner uns, den Hospitanten, hoffnungslos unterlegen. Mikroskopische Untersuchungen beherrschten nur wenige. Aber die Atmosphäre war gut, das Mikroklima stimmte. Und unsere Arbeitskraft wurde geschätzt. Je mehr die Gastpathologen sezierten, umso mehr hatten die Gerichtsärzte Zeit für (ihre) Forschung. Und es wurde wirklich wissenschaftlich gearbeitet, ohne Zwang, völlig frei in der Zielsetzung und Wahl des Objektes, stets mit einfachsten Mitteln. Prokop streute Ideen wie eine alte Schrotflinte und man musste gelegentlich davor in Deckung gehen. Reise viel oder habe eigene Ideen war seine Devise. Er reiste eigentlich nicht viel, hatte aber unentwegt Ideen. Schon am ersten Tag musste ich mit der Oberärztin nach Frankfurt/Oder, wo nach langer Winterzeit eine unbekannte männliche Wasserleiche gefunden worden war. Ich kam gerade aus Prag und hatte dort eine Mai-Demonstration anderer Art gesehen. Dubček, Svoboda und Smrkovský, die den sog. Prager Frühling angeführt hatten, standen auf niedriger Balustrade mitten im Volk, von diesem ehrlich bejubelt. Davon berichtete ich nun begeistert auf der Autobahn nach Frankfurt und verglich mit unseren Demonstrationen auf dem Marx-Engels-Platz. Auf dem nächsten Parkplatz hielt der Fahrer an, um hinter einem Baum den Kürzeren zu ziehen. Zu mir sagte er: *Sie kommen gleich mit.* Wir waren ja gerade in Berlin losgefahren, ich hatte kein Verlangen. Er bestand aber darauf. Kaum hatten wir uns hinter einem Baum aufgestellt, sagte er mir: *Wechseln Sie sofort das Thema, die Frau Oberärztin ist eine gläubige Genossin und steht so weit links, dass sie beinahe rechts aus dem Spektrum wieder auftaucht.* Ich war gewarnt und verhielt mich entsprechend, d. h. ich war nicht mehr mitteilsam, eher schweigend. Folgen hatte die Sache nicht, im Gegenteil, wir wussten, wo wir standen; ich hatte bei ihr eine gute Position. Sie war eine vorzügliche Gerichtsärztin und die einzige Pädagogin, die ich erlebte. Einen Ruf nach Halle konnte sie noch umgehen. Dem Ruf nach Jena musste sie folgen. Später, als ich dann schon seit 1971 festes Mitglied im Ensemble war, nahm sie das Wort Ausbildung sehr ernst, brachte mir Begutachtung bei und begleitete mich zu meinem ersten Gerichtstermin als Sachverständiger in einer Arztrechtsangelegenheit. Ich habe die Nacht davor nicht geschlafen, war noch völlig unflexibel und bekam von Kinderchirurgen in Berlin-Buch schlechte Noten. Auch die Oberärztin kritisierte, aber „unter vier Augen".

Jedenfalls hatte es mir die Gerichtsmedizin derart angetan, dass ich überlegte, ob ich nicht da meinen Weg weiter gehen sollte. Facharzt für Pathologie war ich seit 1969. Ich bewarb mich bei Prokop mit kurzem Schriftsatz. Die Idee, Internist zu werden, war schon längst überlebt und aufgegeben. Prokop ging morgens immer schwimmen, wir taten das auch, aber des Sportes wegen und nicht um Prokop zu treffen. Unvermeidlich begegnete man sich, denn Bäder gab es nicht viele. Die eigentliche Bewerbung fand im Schwimmbad Gartenstraße nackt unter der Dusche statt. Wir wussten, was wir aneinander hatten!

Zunächst war keine Stelle frei. Als dann doch eine frei wurde, bekam ich eine schnelle Information aus dem Institut und musste nun Bahrmann ‚beichten'. Prokop hatte meinem Wechsel nur unter der Maßgabe zugestimmt, dass sein gutes Verhältnis zu Bahrmann darunter nicht leiden dürfe. Sie schätzten einander und gingen respektvoll miteinander um, redeten einander jeweils mit „Herr Professor" an! Der ‚Schwarze Peter' lag also bei mir. Misslang die Bewerbung, war die Stelle futsch und auch Prokops Verhältnis zu Bahrmann gestört.

Bahrmann sprang auf, als er mein Ansinnen hörte, warf einen Stuhl um und eilte nach meinem Geständnis zum Telefon. Ich sah alle meine Felle davonschwimmen. Er erreichte Prokop sogar abends im Institut und beglückwünschte ihn zu seiner Wahl des neuen Mitarbeiters. Der Stein, der mir vom Herzen fiel, muss weithin zu hören gewesen sein. 1974 hatte ich den 2. Facharzt in der Tasche und nannte mich spaßig „Facharzt für alle Todesarten". Als ich dann einmal zum Besten gab, dass ich bei zwei Facharztprüfungen von zehn Professoren geprüft worden war, die ihrerseits nie eine Facharztprüfung gemacht hatten, bekam ich keinen Beifall von den Ordinarien.

Mehrere Jahre meldete ich mich zum Silvesterdienst, wer macht da schon freiwillig Dienst? Und meist kam ich zum Einsatz. An drei Morde in aufeinanderfolgenden Jahren kann ich mich erinnern. Über zwei will ich berichten: Einer Frau war im Süden Berlins mit dem Beil der Schädel geöffnet worden, eine Hiebverletzung war leicht zu diagnostizieren, das Werkzeug fehlte. Es wurde Tage später auf dem Vordach des Hauses am Tatort gefunden. Offensichtlich hatte der Täter die Waffe in seiner Erregung von sich geworfen. Daran wurde ich erinnert, als ich Jahre später während einer Hospitation in den 80er Jahren an der Universität Hamburg in Meldorf/Holstein einen ähnlichen Fall zu Gesicht kam. Eine tote Frau mit gespaltenem Schädel lag in einem Schuppen, die Waffe fehlte, ich erinnerte mich an den Fall aus Eichwalde und hatte keinen Mut, in mitteldeutscher Mundart, die ich in Erregung noch sprach, der holsteinischen Polizei zu sagen, was ich dachte. Tage später stand in der BILD-Zeitung, dass die Waffe auf dem Schuppendach gefunden worden sei. Das wäre eine Schlagzeile gewesen: Ostdeutscher Gerichtsmediziner findet Tatwaffe auf Schuppendach!

Eine tote Frau lag in festlicher Abendkleidung noch mit Papierschlangen und Konfetti im Haar stichverletzt in einer Vorgartenhecke und eine andere klingelte röchelnd an einer fremden Wohnung, es öffnete ein Kind und sie fiel gurgelnd in die Wohnung mit einer Schlagaderstichverletzung am Halse. Sie hatte wunderschöne arterielle Spritzbogenblutungsmuster im Treppenhaus von der Tatwohnung zum Fundort hinterlassen, die den nachlassenden Blutdruck gut wiedergaben. Der Täter hatte die Dame zu einvernehmlichen Zwecken am Silvesternachmittag mit in seine Wohnung genommen; sie hatte eine Uniform in dessen Kleiderschrank gefunden, er fühlte sich entdeckt, einer bestimmten Sorte Uniformträger (!) anzugehören, die allerdings meist zivil auftritt, und es kam zu Tätlichkeiten, bei denen auch der Täter verletzt wurde. Er starb 6 Wochen später. Es fiel mir schwer, seine Verletzung als tödlich zu erkennen. Richtige Klarheit kam nie in den Fall.

Die Schule Prokop

Als Prokop 1957 nach Berlin kam, war der Lehrstuhl seit acht Jahren verwaist und nur unzulänglich kommissarisch vertreten worden. Es war ein Beginn bei Null! Schon 1960 legte er sein Lehrbuch der gerichtlichen Medizin[207] vor, nachdem die meisten von uns bereits gelernt haben. Das Buch erlebte in schneller Folge drei Auflagen[208,209], die letzte 1975; an dieser durfte ich schon mitarbeiten. Prokop war ein merkwürdiger Mann – er war würdig, gemerkt zu werden. Ich glaube, dass er zu den Letzten gehörte, die das Fach noch einigermaßen übersahen. Das ist längst einem Spezialistentum gewichen. Jeder Spezialist meint aber, er sei der Größte und vollkommen unentbehrlich. Mit der Gelassenheit des Alters, besser des Alterns, wissen wir längst: Niemand ist entbehrlich, auch die rezenten Trompeter des Faches sind nicht unentbehrlich! Aber zurück. Aus der publizistischen Tätigkeit Prokops, das sind zahlreiche Bücher, weit über 600 Arbeiten, unzählige Vorträge, wurde später abgeleitet, er habe die DDR mit seiner guten Arbeit am Leben erhalten. Dass das kompletter Unsinn ist, weiß jeder klar Denkende. Man denke sich heute einmal die Rechtsmedizin einfach weg und – es ginge Deutschland ebenso gut!

Natürlich hat die Staatsführung der DDR, die stets den Mangel verwaltete, und das auch noch schlecht, auch dieses Buch vereinnahmt für eine Aktion, die hieß: Die DDR muss störfrei gemacht werden, später abgewandelt in das lächerliche „Überholen

[207] Prokop O: Lehrbuch der gerichtlichen Medizin. Volk und Gesundheit, 1960, Berlin
[208] Prokop O: Forensische Medizin, Volk und Gesundheit, 2. verbesserte Auflage, Berlin 1966
[209] Prokop O, Göhler W: Forensische Medizin, 3. Auflage, Berlin 1975

ohne einzuholen"! Prokop war 36 Jahre alt, als er nach Berlin kam. Er kam nicht unvorbereitet. Es war in einer Zeit, als auf beiden Seiten der Grenze gerufen wurde: **Deutsche an einen Tisch!** Die Wiedervereinigung war in vieler Leute Mund. Dass das keiner so meinte wie es klang, weder die im Westen, noch die, die im Osten das Sagen hatten, haben wir erst später erfahren.

Prokop hatte Adenauers Leibarzt Martini, den Internisten der Universität Bonn, befragt, ob man denn einem Ruf nach Ost-Berlin folgen könne. Und der sagte ihm: Herr Prokop, dem Ruf müssen Sie folgen, auch dort wohnen deutsche Menschen. Und Berlin war der führende Lehrstuhl der gerichtlichen Medizin, auch noch im geteilten Deutschland. Und Prokop war jung und ehrgeizig. Nach dem Fall der Mauer, den die Parteiführer (Krenz[210] u. a.) die Wende nannten, um die Führungsrolle weiterhin reklamieren zu können („Wir haben die Wende eingeleitet"), wurde das bestritten, übrigens von denselben Leuten, die bei Prokop anklopften, vorsprachen, nach Empfehlungen nachsuchten, um Unterstützung baten und froh waren, wenn sie mit einem kleinen Zettel (nicht **nur** für die Steuer!) gehen konnten, der ihnen das Wohlwollen des Meisters zu bestätigen schien. Es waren teilweise dieselben Leute, die Prokops Ehrenmitgliedschaft in der Deutschen Gesellschaft für Rechtsmedizin 1997 verhinderten. Das haben sie einige Jahre später korrigiert und Prokop, schon alt, nahm die Ehrung noch an, was ich nicht getan hätte. Immer wieder lese ich (von bestimmter Seite) ein merkwürdiges Verständnis der Genealogie der Direktorate der Berliner Gerichtsmedizin. Nur weil Müller-Heß 1949 seinen Posten aufgab und den Lehrstuhl in Dahlem übernahm, bedeutet das nicht, dass „unsere" Gerichtsmedizin nicht mehr existent war. Und ob die Gründe für den Wechsel aus heutiger Sicht nur edel und politisch korrekt waren, sei einmal sehr dahingestellt. Eine MTA , die schon ab 1945 am Institut war, schrieb mir kürzlich, Müller-Heß habe eine ehemalige Mitarbeiterin in das Institut geschickt, die einen Arm im Gipsverband trug. Die Fraktur war vorgetäuscht und sie hat wichtige Dokumente in der Gipshülse aus dem Institut geschmuggelt. Müller-Heß hatte sich, ohne Mitglied der NSDAP gewesen zu sein, den Nazis durchaus angedient, u. a. indem er die Militärgerichtliche Medizin an der Militärärztlichen Akademie unbedingt übernehmen wollte und die Leitung auch bekam. Jedenfalls ist es so: Der erste gemeinsame „Nachwende-Direktor" der zusammengelegten Berliner Institute spricht bei Georg Strassmann, der 1891–1921 Direktor war, immer von seinem Vor-Vor-Vorgänger und denkt dabei außerdem an Müller-Heß und Krauland, keineswegs an Prokop und Geserick. Auch das ist deutsche Teilung, die in manchem Kopf bleibt, auch und besonders in West-Köpfen! Die bedeutenden Direktoren der Berliner Lehrkanzel haben alle Lehrbücher geschrieben,

[210] Krenz, Egon, DDR-Politiker, zuletzt u. a. Generalsekretär des ZK der SED i. d. Nachfolge von E. Honecker, geb. 1937

Müller-Heß nicht und zwei seiner Nachfolger auch nicht. Die Betonung liegt auf Lehrbuch. Und gerade darin zeigt sich die Schule Prokops.

Otto Prokop war immer geistig produktiv, hochproduktiv, stets voller neuer Ideen, stets klar strukturiert mit eigener Systematik und Dynamik und ausgestattet mit einem vorzüglichen und kreativen Assoziationsvermögen. Keiner sah die Vernetzung von Wissenschaft und Praxis, um die heute allerorten gerungen wird, so schnell wie er. Und er war auch medienwirksam unterwegs, das will ich nicht in Abrede stellen. So sagte er immer: *„Wir sind ein kleines Fach, es lebt von der Person des Ordinarius"*. Und so gestaltete er seine Vorlesungen, die stets bestens besucht waren wie auch seine populären Sonntagsvorlesungen. Und wir haben es ihm nachgemacht. Einmal habe Prokop gesagt zu D.: *„Herr Oberarzt, wenn's bekannt werden wollen, müssen's auffallen, egal wie, positiv oder negativ."* Vor mir las in Greifswald der Urologe vor neun Hörern, zu mir kamen ca. 70 bis 80 Studenten (aber nie das ganze Studienjahr) und nach mir las der Chirurg vor ca. 20 Hörern. Die anderen gingen einfach wieder. Abstimmung mit den Füßen nennt man das.

Prokops Schule entwickelte sich dank seiner Genialität, seines Fleißes, seiner Freude an der Arbeit, seiner Freude an der Tätigkeit als akademischer Lehrer und wegen seiner Vorbildwirkung.

Es gab bereits vor Prokop Berliner Schulen für Gerichtliche Medizin. Die beiden bis dahin wichtigsten waren die von Casper und die von Straßmann, beide streng morphologisch geprägt. Die Prokop´sche Schule war klassisch gerichtsmedizinisch und durch das Forschungsprofil der Blut- und Serumgruppen geprägt, ohne dabei einzuengen, sondern offen für jede andere Idee. Gerichtsmedizinische Schulen sind natürlich nur eine Zeiterscheinung, aber sie müssen sich erst einmal entwickeln, es muss die Persönlichkeiten geben, die sie entwickeln können. An der Berliner Universität, ich meine die Humboldt-Universität und ihre Vorgängerin die Friedrichs-Wilhelm-Universität gab es solche Persönlichkeit überzufällig häufig – Prokop war eine solche.

Prokop hat den Genius loci genutzt, der vom Ort des Geschehens, dem Institut in der Hannoverschen Straße 6, ausging, dem Leichenschauhaus, wie es im Volksmund hieß und das jeder Taxifahrer kannte. Dieser vergleichsweise einfachen Möglichkeit der Traditionspflege hat sich die Neuzeit eigenwillig, ganz bewusst und gegen manchen Rat durch Aufgabe des Standortes beraubt und damit einen bleibenden Schaden für das Fach und für die Charité gesetzt. Der Kernsatz Carl Friedrich Weizsäckers[211] *„Tradition ist bewahrter Fortschritt, Fortschritt bewahrte Tradition"* wurde vergessen. Und schon, aber bezüglich der Gerichtsmedizin zu spät, denkt man um. Ich zitiere Einhäupl: *„Der Nimbus der alten Charité stellt aber einen enormen*

[211] Carl Friedrich Weizsäcker, deutscher Physiker und Philosoph, 1912–2007

Wettbewerbsvorteil in der internationalen Reputation der Charité dar"[212]. Die West-Germanen haben den geldwerten Vorteil des Namens *Charité* schnell erkannt, schneller als die Ost-Germanen. Inzwischen gibt es keinen Unterschied mehr. Selbst wenn man nur ökonomisch denkt, ist das richtig. Meine Lösung wäre gewesen, auf das Nachbargrundstück (ehem. Wäscherei) der Hannoverschen Str. 6 ein Gebäude für alle Laboreinrichtungen zu stellen und alle Leichenangelegenheiten im alten Haus zu belassen. An Stelle dieser Lösung wurde eine Mensa gebaut. Es gab Platz genug für ein Universitätsinstitut und das Landesinstitut; die jeweils einen Direktor in Personalunion haben (und auch haben sollen!). Für einen Computertomographen wäre auch noch Platz gewesen. Dazu bedarf es geistiger Größe und Interessiertheit an der Sache und nicht eines zwergenhaften Verstandes. Und da erinnere ich mich wieder eines Wortes von Prokop: *Nur Zwerge werden mit Bart dargestellt!*

Den jetzigen Direktor trifft an der Platzwahl für das Institut keine Schuld. Früher war das Institut in einem Grundstück untergebracht, das Eigentum der Universität war, heute bezahlt man Miete! Die Geschichte des Institutes wurde zuletzt – ohne Schönfärberei – von Wirth, Geserick und Vendura dargestellt[213] und meine Meinung zur Berliner Entwicklung 1:1 darin wiedergegeben.

Prokops Schule wirkte weit über Berlin hinaus und war durch Grenzen nicht einzuengen. Sie ist keineswegs allein durch die Zahl der direkt aus seinem Wirkungskreis Berufenen definiert, sie wirkt auch in denen und durch die, die nur zeitweilig oder als Gäste in der Hannoverschen Straße gearbeitet haben. Seine Denkweise und seine Doktrin – das ist im besten Wortsinn gemeint – wirkt von Finnland bis Japan, in Österreich und Ungarn, Tschechien, Polen und Bulgarien, sie wirkt inzwischen oder noch (jedenfalls bei einzelnen) in Hamburg, Münster, Essen, Köln, Bonn, Freiburg und München, in Dresden, Magdeburg, Jena, Leipzig, Halle und Rostock, in Frankfurt und Potsdam. Auch in Greifswald hat sie zeitweilig Früchte getragen. Und natürlich ist sie bis zu einem gewissen Zeitpunkt auch in Berlin weiter gepflegt worden. Nun sterben die Vertreter dieser Denk- und Arbeitsrichtung langsam aus.

Prägend für viele war die Persönlichkeit Prokops. Kollegialität könnte von ihm erfunden worden sein. Sein Auftreten und seine Umgangsformen waren aristokratisch, stets verbindlich, höflich und überaus freundlich, bestimmt und auch bestimmend, gleichzeitig Lehrer, Vorgesetzter und väterlicher Freund. Jargon sprach er nicht und liebte ihn nicht.

Ein Oberarzt bezeichnete grün-faule Leichen als „Grünling". Diese sezierten wir aus olfaktorischen Gründen in einem anderen Raum. Als wir an einem Donnerstag einmal

[212] Morgenpost, vom 3.4.2009, S. 9

[213] Wirth I, Geserick G, Vendura K: Das Universitätsinstitut für Rechtsmedizin der Charité 1833–2008. Schmidt-Römhild, Lübeck, 2008 (Zitat S. 119 ff.)

vier grünfaule Leiche hatten und eine frische, wechselten wir die Räume und ich meinte, es sei wohl Grün-Donnerstag, Prokop war not amused.

Die scharfen Kanten des wirklichen Lebens, die Schwierigkeiten der Zeit und die menschlichen Schwächen im Allgemeinen und die seiner Zeitgenossen und Fachkollegen waren Prokop nicht entgangen, zumal er nicht im sprichwörtlichen Elfenbeinturm des Wissenschaftlers lebte. Er hatte die Psychologie der Massen von Gustave Le Bon[214] genau gelesen und verstanden. Seine Anstreichungen in dem Buch zeigen es und machen die Lektüre zu einem noch größeren Genuss. So ist z. B. folgende Passage dick unterstrichen: „Die offenbare geistige Armut der sozialistischen Ideen der Gegenwart wird nicht verhindern, daß sie sich der Massenseele einpflanzen. ... Da das sozialistische Glücksideal sich auf Erden verwirklichen soll, ... wird die Nichtigkeit der Verheißung sogleich bei den ersten Verwirklichungsversuchen an den Tag treten, und der neue Glaube wird jeden Einfluß verlieren". Prokops Gelassenheit in manchen Dingen resultierte aus tiefer Kenntnis!

Seine lebenslange Tätigkeit im Wissenschaftsbetrieb setzte Prokop in die Lage, anlässlich von Betrachtungen zur Wissenschaftskriminalität Regeln zu formulieren, wie z. B.: *Zitiere deinen Nächsten wie dich selbst Schreibe ab und zu, aber nicht ab und zuviel / Reise viel oder habe eigene Ideen* – und wichtig für die Mitarbeiter: *Gönne deinen Mitarbeitern schöpferische und nicht erschöpfte Pausen.* Und Prokop war ein Menschenkenner. Angesicht bei ihm eingehender Geburtstagsgratulationen ... schrieb er: *„Man lernt zu unterscheiden zwischen ehrlich, sachlich, formell, vordergründig, hintergründig, lieb oder nur so".*

In Dingen des öffentlichen Lebens war er ein vollkommener Diplomat. Prokop konnte seine Kritik charmant vortragen, leider – vielleicht deshalb – verstand sie nicht jeder. Und er war ein großer Taktiker (mit schwejkhaften Zügen), was ihm ermöglichte, ohne Anstand und Würde zu verlieren oder seine Gesinnung zu verraten, schwierige Situationen in einem sozialistischen Staat zu meistern. Der Charme (und der Schmäh) seiner Heimat, sein Wiener Dialekt waren gute Arbeitsmittel und dabei sehr hilfreich und wurden bewusst eingesetzt. Den störenden Versorgungsmängeln des Sozialismus begegnete er auf seine Weise erfolgreich und ließ sich nicht zurückwerfen oder entmutigen. Wenn es gar nicht weiter ging, fuhr er nach Neu-Fundland, so nannte er West-Berlin. Dort fand er immer etwas Neues.

Prokop hat sein Alter gespürt. Ca. drei Jahre vor seinem Tod schrieb er mir, es war sein letzter Brief an mich: *„Mit jedem Tag meines Lebens wird die Zahl meiner Freunde weniger".* Die Erkenntnis, zu vereinsamen, ist ihm wohl erst spät gekommen. Und nun, seien wir realistisch, wird er kaum noch zitiert, kaum noch gekannt und man muss schon vor Alumni reden, um Leute zu finden, die sich noch erinnern können.

[214] Le Bon G: Psychologie der Massen. Kröner Verlag, Stuttgart 1982; S. 105

Sein Grab ist auf dem Dorotheenstädtischen Friedhof in Sichtweite seines Arbeitszimmers und in der Nähe von Grabstätten früherer Mitarbeiter – das ist auch optisch ein guter Abschluss einer Erfolgslaufbahn[215].

Und noch eine Anmerkung zur Schule Prokops. Er habilitierte 27 Menschen. Die Direktoren der Universitätsinstitute von Rostock, Greifswald, Dresden, Jena, Essen, Würzburg und nach ihm Berlin und die Direktoren von sog. Bezirksprosekturen, jetzt Landesinstituten, Frankfurt und Potsdam waren zeitweilig seine Schüler, die von Freiburg, Tokio, Turku, Salzburg, Leipzig, Halle, Erfurt, Magdeburg sind von ihm geprägt. Er hat manchen gefördert und befördert, aber auch einige nicht aufhalten können. So ist das, wenn Ideologie dazwischen tritt und Objektivität in den Hintergrund! Ordinariate hatten Prokop-Schüler in Essen, Würzburg, Greifswald und Berlin. Sie sind schon alle aus Altersgründen ausgeschieden. Und es wird nicht lange dauern, dass sie in wissenschaftlichen Publikationen nicht mehr zitiert werden. „Sic transit gloria mundi", pflegte Prokop schon lange vor seinem Ausscheiden zu sagen!

Das „Reisebüro" Prokop

Prokop vermochte sogar, dass zumindest für einige die Grenze durchlässig wurde. Prokop wollte, dass seine Leute einen weiten Horizont haben. Prokop verschaffte vielen Wissenschaftlern am Institut einen weiten Blick, weit über die Grenzen hinaus und nebenbei hinter manche Fassade. Er war ein Chef ohne Chefideologie, der uns an langer Leine führte und viel Gestaltungsfreiheit zubilligte. Bei einigen Abzeichenträgern stellte sich dieser Blick nicht ein. Wenn er solche in den Westen schickte, nannte er das *„zur Teufelsaustreibung"* – wie er sagte. Mit Neid sprachen manche an der Charité vom „Reisebüro" Prokop. Es gab zeitweilig etwa neun Leute mit Reisepässen, teilweise mit Dauervisa.

Interessante Fälle und der Umgang mit Fehlern

Aus den 20 Jahren Tätigkeit in Berlin und 3½ Jahren in Essen, aus 12 Jahren in Greifswald und längeren Hospitationen bzw. Tätigkeiten in Hamburg, München, Oulu, Turku, Tokio, Bonn und zuletzt in Reykjavik sind natürlich einige Fälle in meinem Gedächtnis haften geblieben. Verschiedentlich wurden sie publiziert. (siehe Anhang)

Eine gute Gelegenheit dazu ergab sich im Jahre 2004. Da wurde die Deutsche Gesellschaft für Rechtsmedizin, die aus der Deutschen Gesellschaft für gerichtliche Medizin hervorgegangen war, 100 Jahre alt. Der Kölner Ordinarius kam auf die Idee, jeder deutsche Ordinarius solle seinen interessantesten Fall kasuistisch publizieren. Damals war ich Ordinarius in Greifswald, gehört also zum „erlauchten" Kreis und fühlte

[215] Lignitz E: Akademische Trauerfeier für Prof. Dr. med. Dr. h.c. mult. Otto Prokop am 8.6.2009, 16.00 Uhr, Hörsaalruine der Charité

mich angesprochen. Ich veröffentlichte einen Fall aus meiner „gerichtsmedizinischen Jugendzeit", 30 Jahre danach. Der Fall hatte aber in vieler Beziehung politische Brisanz. Nachzulesen ist er in „Die unglaublichsten Fälle der Rechtsmedizin"[216,217]. An einem sonnigen Wochenende im November 1984 wurde dem Diensthabenden, der ich zufällig war, ein Leichenfund von der Autobahn Berlin-Magdeburg gemeldet. An sich nichts besonderes, aber ich kannte die Umstände noch nicht. Die Parkplätze der Transitautobahn Berlin-Magdeburg-Hannover waren gut kontrolliert. Jeder dort auftauchende „interessierte" Zivilist oder Uniformträger hatte die Aufgabe, ggf. unerlaubte Kontakte von Transitreisenden mit DDR-Bürgern zu beobachten oder zu unterbinden. Der Parkplatz war kurz zuvor bereits kontrolliert worden. Nun fanden sich plötzlich fünf Pakete mit Leichenteilen. Allein deren Verpackung in festen Müllsäcken und einem großen Karton sprachen für einen Westimport. Den Karton haben wir mit einem Metalldetektor vor der Öffnung untersuchen lassen, um nicht mit einer Sprengladung ein für allemal ins Außerirdische abzuheben; versteckte Sprengsätze waren damals allerdings noch nicht so verbreitet.

Der Parkplatz hatte eine Besonderheit. Bereits einige Jahre zuvor war dort eine kopflose weibliche Leiche abgelegt worden. Hier füge ich eine Erinnerung an diesen Fall ein: Diese (damalige) weibliche Leiche hatte eine linksseitige Oberbauch-Operationsnarbe. Es fehlte aber kein Organ, der Sinn des Eingriffs erschloss sich uns nicht. Wir bemühten den Chirurgie-Ordinarius der Charité. Zur Herkunft der Narbe an der Bauchwand befragt, meinte der bedeutungsschwanger: *den Kopf finden sie nie*! Das war er nicht gefragt worden und das war nicht hilfreich. Für den Fall eines Missverständnisses wurde die Frage wiederholt, leider auch seine nutzlose Antwort. In der Prokop-Schule ging es sehr höflich zu; der Oberarzt begleitete den Ordinarius hinaus und sagte: *Sie haben uns sehr geholfen, Herr Professor.*

Daraufhin bemühten wir einen praktischen Chirurgen aus dem nahen Krankenhaus im Friedrichshain. In bayerischem Dialekt fragte er: *Wie schaut's da drinnen aus?* Tatsächlich war die Narbe am Peritoneum nur 2–3 cm lang, die an der Haut ca. 12 cm. Und er sagte: „*Doas war a Stich-Schnittverletzung!*" Freilich hätten wir darauf auch kommen können, seine Auskunft erwies sich als richtig. Kurz: die Tote war eine Westberlinerin, sie war erdrosselt worden, schwierig festzustellen, weil die Trennstelle am Hals etwa der Position der Drosselmarke entsprach und der Kopf ja fehlte; es war ein Raubmord, der Täter wurde durch Interpol am Strand von „Malle" gefasst; der Kopf fand sich, nachdem Leichenspürhunde mehrmals nicht angeschlagen hatten, teilweise verbrannt im Ofen der Wohnung. So einfach ist Gerichtsmedizin.

[216] Zwischen Ost und West – die Transitleiche, in: Rothschild, M (Hg): Die unglaublichsten Fälle der Rechtsmedizin. Militzke, Leipzig, 2004; S. 218–233

[217] Lignitz E, Schneider V, Keil W: Beitrag zur defensiven Leichenzerstückelung – ein weiterer Fall einer „Transitleiche". Arch. Kriminol 179, 1987, S. 136–148

Und nun der neue Leichenfund – auf nämlichem Parkplatz. Wieso gerade dieser? Es war der erste Parkplatz an der Transitstrecke und der oder die Täter wollte mit gefährlicher Fracht, nämlich einer zerstückelten Leiche, nicht zu lange in der DDR unterwegs sein – soweit verständlich. Der neue Fall, eine zerstückelte männliche, immerhin frische und vollständige Leiche, offensichtlich ein Ausländer, natürlich unbekannt. Er war erschlagen worden, wir dachten bei der Tatwaffe an den Querschnitt eines Rohres, es war aber die stumpfe Seite eines Beils, eine Art Tomahawk. Anhand seiner äußeren Merkmale, aber ohne viel praktische Erfahrung mit Ausländern – ganz im Gegensatz zu heute! – siedelten wir den Toten auf der Achse Türkei-Iran-Afghanistan an. Das bestätigte uns der Anthropologe Sommer[218] vom Naturkundemuseum, was uns einigermaßen stolz machte, insbesondere als sich die afghanische Herkunft des Toten wesentlich später tatsächlich herausstellte. Aber der Tote bot noch mehr: braune Zahnbeläge wie bei Teetrinkern, eine atypische chronische Pneumonie, verschieden lange Füße, nicotingelbe Finger und einige merkwürdig große Hautporen am Penis, die sich als eine Art Schlaufen darstellten – Neuland für uns. Anderntags befragten wir Prokop, der sofort sagte: das ist für Intimschmuck. Das hatte ich noch nie gehört! Später, bei der Vorbereitung des Strafverfahrens, habe ich in der Bibliothek des Völkerkundemuseums Dahlem darüber nachgelesen (wozu ich mein Dauervisum im Reisepass nutzte) und weiß seitdem, dass diese Sitte zur Reizsteigerung bei „sexuellen Auseinandersetzungen" aus dem Malaiischen Archipel stammt und dort Rasseln und Glöckchen oder raues Materials wie Wimpernringe von Tieraugen befestigt werden.

Beim Strafverfahren spielte das keine Rolle. Kurz und gut: aus der DDR stammte der Tote nicht, die knapp 17 Millionen waren ja unter guter Aufsicht. Einer zu viel fiel genauso auf wie einer zu wenig. Und es fehlte keiner! Bereits die Müllsäcke hatten den Westimport angezeigt. Aber wer war er? Und wer war der Täter? Da die üblichen Durchfahrzeiten zwischen Dreilinden und Marienborn, den Grenzkontrollstellen, hinlänglich bekannt waren, die Ein- und Ausfahrzeiten kontrolliert wurden, stellte man schnell einen Raser fest, der ins Visier der Ermittler kam. Er war so wenig intelligent, sofort in Helmstedt zu wenden und durch unser gelobtes Land zurück nach West-Berlin zu rasen. Nebenbei: Das war natürlich ein Fall für die Mordkommission der Staatssicherheit, die die besten Kriminalisten des Landes zu ihren Mitarbeitern gemacht hatte. Dieser Fahrer wurde in West-Berlin – vermutlich verdeckt – ermittelt, es war ein Afghane, der mit einer Polin zusammenlebte, die ihrerseits zuvor mit dem Toten liiert war und dessen machohaftes Verhalten sie nicht mehr ertrug. Deshalb war er beseitigt worden. Als Monate später der Leichnam des Betroffenen nach West-Berlin gebracht wurde, bekam die Kriminalpolizei dort einen verdeckten Hinweis auf den Täter, suchte diesen auf, der völlig überrumpelt war und die Tat gestand. Die Identifizierung des Toten war dann ganz einfach, über einen in der

[218] Karl Sommer, Prof. Dr. sc. nat., Biologe, ehem. Institut für medizinische Anthropologie, *1940

Behörde registrierten Fingerabdruck. Und wir hatten das Unterste zuoberst gekehrt. Natürlich wurde die Leiche in West-Berlin nachobduziert (gegen teures Geld! – mit identischem Ergebnis! [später publiziert[219]]), denn die im Osten waren ja vermutlich ahnungslos. Die Ergebnisse stimmten überein. Und nun kam das Wunder. Ich wurde als Sachverständiger nach Moabit zum Schwurgericht geladen und, was niemand vermuten konnte: ich durfte fahren! So war ich einmal in dem berühmten Kriminalgericht, im selben Verhandlungssaal wie Erich Honecker, nur zu verschiedenen Zeiten, ich früher als er, ich als Sachverständiger und er als Angeklagter. Ich war schon zweimal an einem anderen Ort vor Hocker gewesen: in Wien und Tokio! Aber noch etwas: Der Sachverständige bekam Geld für seine Tätigkeit, (damals) 50 DM pro Stunde einschließlich der Zeit für den Weg (heute ist es viel mehr!) 2 Vorbereitungsstunden (dafür hatte ich jedoch mehr investiert), Fahrgeld und Verpflegungsgeld bei Abwesenheit vom Wohnort über eine gewisse Zeit, alles in allem 350 DM (Westgeld!), wie ich mich vage erinnere. Die trug ich lange in der Tasche rum und wartete auf den Abgabebefehl. Als ich eines Tages zur Generalstaatsanwaltschaft der DDR bestellt wurde, dachte ich, jetzt ist es soweit. Aber nein. Man wollte nur wissen, ob ich als DDR-Bürger (politisch) korrekt behandelt worden war. Ich habe damals gesagt, wenn man davon absieht, dass die Staatsfahne nicht gehisst wurde, war alles in Ordnung.

Übrigens war die Trennung Berlins und Deutschlands derart fest in den Köpfen, dass ich dem Kassenbeamten des Gerichtes auch hätte einreden können, über Prag und Frankfurt/Main eingereist zu sein, mit entsprechenden Kosten. Später bin ich viele Jahre „im Westen" vor Gericht aufgetreten, aber da war die Grenze schon offen, auch wenn die Wiedervereinigung, die, wie wir wissen, eher ein Anschluss war (ein kleiner aber feiner Unterschied), noch nicht vollzogen war.

Mit Wien war das so: Prokop hatte beschlossen, mich 1976 mit nach Wien zu nehmen, um dort einen Vortrag zu halten. Noch zwei Tage vor der Reise hüllte sich die zuständige Reisestelle in Lichtenberg, die mit einem Alt-Stalinisten besetzt war, in Schweigen, der Pass wird wohl nicht rechtzeitig kommen usw. Prokop, damals noch kämpferisch, sagte: Ich werde in Wien verkünden, dass meine Mitarbeiter nicht ausreisen dürfen. Ich bekam den Pass, natürlich keinerlei Geld, wurde vergattert, es wurde unbedingtes Reiseverbot durch die BRD erteilt. Wir fuhren nämlich im Auto, ein Fahrer aus dem Institut lenkte Prokops Auto, Prokop und mich durch die Tschechoslowakei nach Wien, Prokop zückte an der DDR-Grenze und an der tschechischen Grenze bei der Ausreise seinen DDR-Pass, bei der Einreise in Österreich seinen österreichischen Pass, die er seitengetrennt in den Brusttaschen seiner Jacke hatte. Beinahe artistisch geübt sah das jedenfalls aus, ich habe es nicht einmal

[219] Lignitz E, Schneider V, Keil W (1987) Beitrag zur defensiven Leichenzerstückelung – ein weiterer Fall einer „Transitleiche". Archiv Kriminol. 179, S. 136–148

bemerkt. Gleich hinter der Grenze in Österreich war eine gut besuchte Kneipe und eine dicht zugestellte Fläche eines Gebrauchtwagenhandels, so wie wir das heute allenthalben sehen, damals aber nicht für möglich gehalten hätten. In Berlin (Ost) wäre der damals in Stunden ausverkauft gewesen. Natürlich besuchte ich das berühmte Wiener Institut. Es war gerade die Zeit der Stammheimprozesse, der Direktor mit Morddrohungen überhäuft, stand unter Polizeischutz. Prof. Holczabek[220] hatte ein Sachverständigengutachten abgegeben und die Verletzung bei Baader sehr wohl als Suizid erkannt. Deshalb wurde er bedroht. Später nahm er mich zur Kongresseröffnung mit. Wir fuhren in einem VW-Käfer des Personenschutzes, der an jeder roten Ampel ausging, zur Hofburg. Ich habe Blut und Wasser geschwitzt als mir bewusst wurde, dass die Rote Armee-Fraktion nicht so selektiv tötet wie der israelische Geheimdienst heute, sondern die Maschinenpistolen nur auf der Stufe „Dauerfeuer" benutzte. Und noch unruhiger wurde ich, als der eine Zivilpolizist zum anderen sagte, *„fahr halt z'rück, ich hab´ das Arbeitsgerät vergessen"*. Sie waren ohne Maschinenwaffe losgefahren; die hing noch am Garderobenständer im Institut! Soviel zum österreichischen Polizeischutz!

In Wien war bestes Wetter, im November, am allermeisten haben mich die Blumenstände auf Straßen und Plätzen beeindruckt, vor allem, wenn man den akuten Blumenmangel zu Hause am Internationalen Frauentag und am Tag des Lehrers (im Juni!; – mitten im Sommer!) im Blick hatte. Ich machte viele, viele Fotoaufnahmen. Später musste ich wegen einer ketzerischen Bemerkung über die Sinnhaftigkeit von ML[221]-Weiterbildungen – sie waren schon unter ökonomischen Gesichtspunkten Schwachsinn –, eine Vergeudung von Arbeitszeit, die Pflicht-ML-Weiterbildung des mittleren medizinischen Personals leiten. Ich habe die Stunden zusammengefasst und dann wurde in der Presse die Reise Erich Honeckers nach Wien vorbereitet. Da kam meine große Stunde: ich zeigte die vielen Fotos aus Wien und Linz und Salzburg als meinen Beitrag zur Reisevorbereitung des Staatsratsvorsitzenden. Das sprach sich bis in die Parteileitung der Charité rum, vermutlich wurde es direkt von einem, der die Pflicht dazu hatte, gemeldet. Und mir wurde die Zirkelleitung wieder entzogen. So richtige Trauer wollte sich bei mir nicht einstellen.

Das vorhin erwähnte Buch verkaufte sich gut. Militzke sah sich veranlasst, weitere Fälle erscheinen zu lassen und ich habe mich immer daran beteiligt und in den

[220] Wilhelm Holczabek, Prof. Dr. med., Gerichtsmediziner, 1919–2001; 1981–1985 Dekan, 1985–1989 Rektor der Universität Wien

[221] ML = Marxismus-Leninismus

nächsten beiden Bänden[222,223] Fälle aus Greifswald mitgeteilt, wo die Morde der pommerschen Provinz meist nicht so spektakulär sind. Mein Vorgänger im Amt sagte mir damals: *Um die Morde mach dir keine Gedanken. Meist sitzt der Täter betrunken neben seinem Opfer!* Trotzdem blieben wenigstens drei Fälle unaufgeklärt, einer davon ereignete sich mitten in Greifswald, in einem Ladengeschäft, vormittags an einem Werktag mit Brandstiftung am Tatort.

Der andere war eine erwürgte Studentin, deren Fäulnisleichnam sich nach Tagen in einem Waldgebiet fand, weithin olfaktorisch wahrnehmbar, ohne Fingernägel, die längst ausgefallen waren, was zu einer vollkommen falschen Fallschilderung in „XY-ungelöst" führte, weil die Polizei es nicht für notwendig hielt, sich gerichtsärztlich beraten zu lassen. Erst danach wurden alle Beteiligten versammelt zu einem „brain storming". Bei dieser Gelegenheit stellte sich mir der leitende Kriminalist in Greifswald vor, worauf ich sagte: *wie nett, ich bin schon seit 10 Jahren hier!!!* So ist das mit der viel gelobten „guten" Zusammenarbeit. Wenn in Weihnachts- und Neujahrsgrüßen immer steht: „auf weitere gute Zusammenarbeit" ist das meist formell, nicht tatsächlich so gemeint!

Wir hatten in Greifswald einiges zu bieten. Eine Zeit lang gab es eine Häufung von Tötungen durch Fußtritte, es bestand ein regelrechtes Ost-West-Gefälle, möglicherweise das einzige dieser frühen 90er Jahre (heute ist es mit den Kita-Plätzen so!). Die Primitivität der Gewaltexzesse entsprach durchaus der Mentalität der pommerschen Primaten. Die Praxis führte zu einer Promotion[224]. So richtig glaubte man uns erst, als der Sachverhalt in Rostock und Berlin nachuntersucht – und jeweils bestätigt wurde.

Wenn es damals schon Computer gegeben hätte ..., habe ich eingangs einmal gesagt. Ca. 15 Jahre später galt das auch noch. Ich war seit einiger Zeit in der Gerichtsmedizin, als Mitte der 70er, nach Inkrafttreten des Transitabkommens, derart viele Ärzte besonders aus dem Krankenhaus im Friedrichshain das Land westwärts verließen, dass die Versorgung fast zusammenbrach. Die Staatssicherheit war häufig im Institut, mal das Ministerium, mal die Bezirksverwaltung Berlin. Es gab offensichtlich immer wieder Fälle, die Sicherheitsinteressen berührten – oft ohne dass man es ihnen ansah. Die Fälle wurden nicht breit erörtert, meist mit zwei der Oberärzte besprochen, beide sind nicht mehr am Leben.

[222] Mit Bargeld unterwegs – der mysteriöse Tod eines Pferdehändlers (zusammen mit Johanna Preuß), in: Rothschild M (Hg.): Auf Messers Schneide. Spektakuläre Fälle der Rechtsmedizin. Militzke, Leipzig, 2006, S. 10–27

[223] Tod eines Obdachlosen (zusammen mit Véronique Henn), in: Rothschild M (Hrgb.): Todsicher oder die erstaunlichsten Fälle der Rechtsmedizin, Militzke, Leipzig, 2008, S. 74–87

[224] Henn V: Zur Morphologie und Phänomenologie des Tottretens. Vergleichende Auswertung von Sektionsfällen der Institute für Rechtsmedizin in Hamburg und Greifswald. Med Diss, Hamburg, 1999

Denen war bekannt, dass ich im Friedrichshain gearbeitet hatte und eines Tages wollten die „Jungs von der Stasi" mit mir sprechen. Das Gespräch fand bezeichnenderweise im Freien statt, es war warm draußen (Sommer) und wir saßen unter den wunderbaren Kastanienbäumen auf dem Hof des Institutes. Eigentlich wollten sie, die zwei Männer, wissen, wer hinter der ganzen Fluchtbewegung steckt. Sie fragten aber anders, nämlich ob ich ihnen sagen könne, warum so viele Ärzte in den Westen gingen. Ich erinnere mich der Gänsehaut, die ich hatte und gefühlter Kälte, trotz der Sommertemperaturen. Für meine Antwort nahm ich meinen kleinen Mut zusammen und sagte: *Solange die Menschen nicht reisen können, wohin sie wollen, solange sie nicht lesen können, was sie wollen und solange ihre Kinder nicht werden können, was sie wollen, solange gehen sie in den Westen.* Weitere Fragen hatten sie nicht. Und zu ihrer Kernfrage kamen sie nicht. Ich hatte einen guten Bekannten im Visier, der war als einer der Ersten in den Westen gegangen und kannte eigentlich alle, die nach ihm gingen. Wie gesagt, wenn man einen Computer gehabt hätte oder sich nur der Mühe unterzogen hätte, die Abgänge miteinander in Beziehung zu setzen, ich glaube, das Rätsel wäre zeitig lösbar gewesen.

Als ich 1990 eine Tätigkeit in Essen aufnahm, rief er mich an. Wie es in der kleinen Welt so zugeht: Ein älterer Mitarbeiter des Institutes besuchte seine „republikflüchtige" Tochter in Oberhausen und erkrankte dort schwer. Im Krankenhaus fragte ihn der Chefchirurg, mein Kommilitone und späterer Assistentenkollege, wo er denn herkomme. Aus Ost-Berlin. Und wo er denn arbeite? In der Charité. Und wo denn da? In der Gerichtsmedizin. Und nun kam die Frage: kennen Sie den L.?. Ja, der ist jetzt in Essen, war die Antwort des Patienten. So schloss sich der Kreis, der fast 20 Jahre offen war. Er rief mich an. Ich traf ihn wieder und fragte direkt. Er sagte: ja, so war es.

Jahrelang hatte er erfolgreich Fluchthilfe betrieben. In Berlin war es zugleich mein einziges Gespräch mit den Sicherheitsleuten und das, obwohl ich dank des „Reisebüros Prokop" ab 1976 relativ oft in Ländern des sog. nichtsozialistischen Währungsgebietes war, woraus sich der Begriff NSW ableitete. Und was habe ich dort gesehen? Sie kochten alle nur mit Wasser, sie konnten fast alle keine Histologie und hinter Habilitationen verbargen sich meist neue Geräte, bei uns meist neue Ideen. Der Mangel an Literatur des jeweils anderen Landes bewirkte, dass der Informationsgrad gering war, hier wie dort. Und so vertiefte sich die Trennung mehr und mehr. Als ich mich 1992 von Essen aus in Würzburg um das frei gewordene Ordinariat auf Aufforderung aus Hamburg bewarb und mit mir der damalige Chef aus Greifswald, meinte der ausscheidende Ordinarius in W.: Was soll denn das, dass sich jetzt schon „die" aus dem Osten bei uns bewerben? Er wird überrascht gewesen sein, als es eine Zweierliste nur mit Ost-Bewerbern gab. Ich wurde Zweiter. Als ich 1990 nach Essen kam, um eine Professorenstelle zu vertreten – vermutlich als erster Ostimport (aus westlicher Sicht) bzw. Westexport (aus östlicher Sicht) – sagte mir die Sekretärin mit deutlichem Mitgefühl: *Na ja, Sie müssen ja nun erst einmal arbeiten lernen. ...* Ich hingegen lernte die besten Juristen meiner Berufslaufbahn in Essen und Bochum kennen und sehr gute Mordkommissionen. Die Juristen, die bald von West nach Ost durchgereicht wurden („Kinderlandverschickung mit Buschprämie"!), waren nicht halb so gut (immer mit Ausnahmen!); mit den Berufungen in der Medizin war es oft nicht besser! Das Ruhrgebiet war von jeher ein Schmelztiegel für Arbeitswillige. Arbeiten konnte ich und so gab es keine Probleme mit Justiz und Polizei. Die explosive Entwicklung der Tötungsdelikte in Berlin, z. B. die Vietnamesen- und andere Bandenmorde, habe ich nicht mehr miterlebt. Dafür hatte ich mich mit Drogendelikten, Drogentoten, raffinierten Morden, Exhumierungen usw. auseinanderzusetzen. Da, wo wenig seziert wird, ist die Quote der Exhumierungen groß! Wir sind in Deutschland auf einem guten Wege, Exhumierungsspezialisten zu werden.

Haben wir alles richtig gemacht?

Die Antwort heißt: Nein, natürlich nicht. So erinnere ich mich einer Panne, die regelrecht eskalierte. Wir hatten in Essen etwa 860 Sektionen jährlich zu machen, dafür standen meist nur drei Leute zur Verfügung, zu wenig und hilfsweise diktierte ich zwei Sektionen simultan nebeneinander, einen Text direkt in die Maschine einer perfekten und überdies sehr netten Gerichtssekretärin, den anderen auf Tonband. Da viel Routine dabei ist und alles erwähnt werden muss, werden auch Negativbefunde bzw. Normalbefunde diktiert und können zur Falle werden! Auf einem Tisch lag eine mumifizierte Leiche einer 59-jährigen Frau, korrekt bekleidet, aufgefunden in der eigenen, korrekt verschlossenen Wohnung. Es lag eine Drosselung vor und nach reiflicher Überlegung, was auch ausgeklügelte Textgestaltung erfordert, habe ich eine – seltene – Selbsterdrosselung diagnostiziert, auch unter Beachtung polizeilicher Ermittlungsergebnisse.

Es gab aber eine komplizierte Familiensituation: Die Nichte hatte die Schwester der Verstorbenen, also die Tochter ihrer eigenen Mutter, in falsch verstandener Sterbehilfe wegen eines Krebsleidens erstickt, um den Leidensweg der Mutter zu verkürzen. Sie war psychiatrisch auffällig und lief aber frei herum. Nun war die nächste Schwester, ihre Tante, tot, erdrosselt. Und anderntags saß die dritte Schwester bei mir, mit schreckgeweiteten Augen und wirkte beinahe irre. Sie suggerierte mit ihrem Erscheinungsbild, dass der Leibhaftige in Form ihrer Nichte nun hinter ihr her sei. Sie hatte mein Protokoll gelesen und Abweichungen vom tatsächlichen „Ist-Zustand" erkannt; z. B. stand da Appendix vorhanden, die Schwester sei aber appendektomiert gewesen, mithin könne das ihre Schwester nicht sein. Auf meine Frage beim Diktat, Appendix vorhanden? antwortete der ausführende Obduzent mit

JA. Da denkt man doch, einen Wurmfortsatz wird er doch wohl erkennen; er aber hatte einen Strang mumifiziertes Gewebe als Appendix angesehen und ich hatte mir das nicht zeigen lassen. Und so erklärte ich das der Schwester. Sie aber zog den nächsten Trumpf aus dem Ärmel: meine Schwester hatte auch keine Gebärmutter mehr und Sie haben eine beschrieben: Uterus vorhanden. Meine Position geriet ins Wanken. Vermutlich sei es eine supravaginale Uterusextirpation gewesen, ich müsse den OP-Bericht sehen. Normalerweise dauert so etwas Wochen. Schon am nächsten Tag legte sie den OP-Bericht eines auswärtigen Krankenhauses vor. Es war eine totale Uterusexstirpation. Der Obduzent hatte das blinde Ende der Vagina mit einem altersatrophierten Uterus verwechselt und mir „Normalbefund" signalisiert. Interpretationsmöglichkeiten gab es nun nicht mehr, der oder die Fehler lagen auf der Hand und wurden eingestanden. Meine Gegenfrage, wie Sie sich denn erkläre, dass eine offensichtlich fremde Frau, korrekt bekleidet mit den Sachen ihrer Schwester, in deren verschlossenen Wohnung liegt, und warum Sie bei dieser Faktenlage keine Vermisstenanzeige erstatte, beantwortet sie nicht. Es war ein großes Mietshaus zu vererben und die „durchgeknallte" Nichte sollte davon nichts abkriegen! Solange die Tote nicht ihre Schwester war, solange trat der Erbfall nicht ein. Merkantile Interessen bestimmten den Auftritt der Dame. Trotzdem: ich hatte beim Diktat auf zugerufene Befunde vertraut, darauf vertraut, dass der „messerführende" Obduzent wohl in der Lage sei, solche „basics" zu erkennen. Das war nicht der Fall. Er verwechselte auch stets Skelett- und Herzmuskulatur im mikroskopischen Schnitt. Und die einzige Konsequenz war, ihn nicht mehr mit schwierigen Dingen zu betrauen. Dieser Mann hat mir noch eine andere Fehldiagnose ins Haus organisiert, indem er ein klassisches Ertrinken diagnostizierte, während es sich um ein Erwürgen handelte. Fehldiagnosen von dieser Tragweite kannte ich bis dahin nicht. Die Verwechslung von Herz-, Skelett- und Uterusmuskulatur ist an mehreren Universitätsinstituten in Instituten für Rechtsmedizin und in Instituten für gerichtliche Medizin vorgekommen.

Der kritische Umgang mit Fehlern muss kultiviert werden. Wenn ich davon schrieb, dass die Selbstkritik nicht sehr ausgeprägt ist, dann trifft das auch für Rechtsmediziner zu. Als ich einmal über mehrere solche Fälle einen Vortrag hielt, sagte mir ein Ordinarius, der allerdings den aufrechten Gang nie gelernt hatte: *Das war ja sehr interessant, würde ich aber nicht machen.* Was soll man dazu sagen? Mein Lehrer Bahrmann sagte es in schlichten Worten: Nur selber fressen macht fett! Und meinte, was man nicht selbst und unter Umständen auch falsch gemacht hat, führt nicht zur bleibenden richtigen Erkenntnis. Und Prokop schrieb in der 3. Auflage seines Lehrbuches: Wenn man ... berücksichtigt, dass im täglichen Leben ... auch immer wieder gleichartige Fehler gemacht werden, dann sollte man auch dem Gerichtsarzt die Überzeugung vermitteln, dass „sein" Fehler nie neu ist, sondern irgendwann sich einmal ereignete. ... Nur man hört zu wenig davon! Facharzt zu sein, bedeutet nicht fehlerfrei zu sein. Hören wir noch einmal Prokop: Kein Respekt vor *einem* Doktortitel, einer ist schon arg genug. Als er aber wiederholt Ehrendoktor wurde und auf seiner Visitenkarte ... „Dr.hc.mult." (wie auch auf seinem Grabstein) steht, äußerte er das nicht mehr. Und heute? Zu viele sind Ehrendoktor in Polen, der Tschechei und in Ungarn, allein dafür, dass sie (nach der Wende) einige alte Mikroskope dorthin verlagerten oder dank persönlicher Beziehungen, dass sich mancher freut, ohne Ehrendoktortitel durchgekommen zu sein.

Einen Fall habe ich nicht bei Militzke „ausgebeutet", er ist aber erwähnenswert, weil wir glaubten, die Fakten richtig gedeutet zu haben, uns aber zunächst im diametralen Irrtum zu diesen zu befinden schienen. Eines Abends, 1971, wurde nahe Rahnsdorf ein Leichenfund gemeldet und der diensthabende Gerichtsarzt angefordert. Nebenbei: wir haben einen ständigen Tag- und Nachtbereitschaftsdienst unterhalten, ohne Bezahlung und ohne Zeitausgleich. Arbeitszeitgesetze gab es noch nicht. Wir meinten, das dem Ruf des Faches und des Instituts schuldig zu sein. Da ich damals erst kurze Zeit im Institut war und besondere Fälle aufnahm wie ein trockener Schwamm Feuchtigkeit aufnimmt, fragte ich artig, ob ich mitkommen könne. Das war dem Oberarzt lange Zeit nicht untergekommen, dass einer freiwillig zur Arbeit drängt. Wir fanden eine mit Stichen verletzte Frauenleiche neben einem Waldweg und sezierten sie anschließend im Institut. Die Todeszeit ließ sich gut eingrenzen, die Todesursache war eindeutig. Das Alter der Toten schätzten wir auf ca. 20 bis 25 Jahre. Aber ein Befund irritierte uns: Nach der Beschaffenheit des Hymen, so „verquer" hatten wir uns ausgedrückt, musste sie virgo intacta sein. Am nächsten Tag war ermittelt, wer die Person war. Sie war 31 Jahre alt – und verheiratet! Also Fehldiagnose auf der ganzen Linie. Doch, das Gesicht des Oberarztes, der die Ermittlungsergebnisse der Polizei Schritt für Schritt am Telefon entgegennahm, hellte sich auf: *„ach so, na dann"*. Die Tote war Naturwissenschaftlerin, promoviert, hatte ihren Doktorvater geheiratet und mit ihm war sie nur naturwissenschaftlichen Fragen nachgegangen, nicht natürlichen Bedürfnissen und Regungen. Ein Mitfahrer in der S-Bahn sah in ihr mehr die Frau und näherte sich ihr, allerdings mit dem Messer. Ein Aha-Erlebnis, und als solches publiziert[225]; der Fall wurde natürlich literarisch verarbeitet[226].

Auch in Greifswald hat mir eine Mitarbeiterin eine bemerkenswerte Fehldiagnose ins Haus organisiert. Als an der viel befahrenen Bundesstrasse 96 auf Rügen eine männliche Leiche gefunden wurde, berichtet sie zunächst nicht (auch Berichterstatten gehört zur Kultur) und befragt, was denn nun sei, sagte sie erkennbar gereizt: Na

[225] Lignitz E: Über Aha-Erlebniss in der Praxis des Gerichtsarztes. in: Strauch H und Pragst (Hrsg.) Festschrift für Gunther Geserick anlässlich seines 60. Geburtstages. Verlag Dr. Helm, Heppenheim 1999

[226] Girod H: Das Ekel von Rahnsdorf und andere Mordfälle aus der DDR. Verlag Das Neue Berlin, 1997

Verkehrsunfall! Zur Sektion gebracht, zeigt die Leiche drei Verletzungskomplexe: Gesicht, Hinterkopf und an einem Knie und sonst nichts.

In einem spiralartigen, nicht nachvollziehbaren Denkvorgang hatten die beiden Obduzenten das alles einem Verkehrsunfall zugeordnet. Sogar ein 24 kg schwerer Feldstein mit Blutanhaftungen, der am Fundort liegt, wird mit eingewoben. Überzeugt bin ich nicht, entkräften kann ich das auch nicht. Die Auflösung – als negatives Aha-Erlebnis – bringt ein Anruf des Staatsanwaltes. Es wurden drei Täter ermittelt, die das Opfer zunächst eines minimalen Geldbetrages beraubt hatten und ihn wegen der Gefahr der Wiedererkennung im Auto mit einem Pistolenknauf eine Hinterkopfverletzung beibrachten, den benommenen Mann aus dem Auto zerrten, wobei er sich mit einem Bein verhakte. Ein Täter sprang auf das gestreckte und verklemmte Bein, brach das Kniegelenk und machte das Bein so beweglich. Anschließend wurde das Opfer mit dem 24-kg-Feldstein erschlagen. Und wo lag der Fehler? Es war ein Analogieschluss, Leiche an der Straße muss Verkehrsunfall bedeuten. Das kannte ich schon. In Essen wurde ja bei der im Wasser liegenden Leiche ein Ertrinken diagnostiziert, die Befunde der Gewalteinwirkung auf den Hals wurden wegdiskutiert! . . .

Das Netz gerichtsmedizinischer Versorgung in der DDR

Die Entwicklung der gerichtsmedizinischen Versorgung in Deutschland verlief in Sprüngen. Das Netz gerichtsmedizinischer Versorgung in der DDR war überschaubar und klein. Jede Medizinische Fakultät hatte ein Institut für gerichtliche Medizin. Manche nannten sich noch Institut für gerichtliche Medizin und Kriminalistik und hatten übersehen, dass die Namensgebung auf Veranlassung des Reichsinnenministers von 1937 zurückzuführen war. Kurz: es gab fünf Universitätsinstitute und drei Akademieinstitute. Einige Institute für Pathologie untersuchten auch nicht-natürliche Todesfälle; schließlich waren alle Pathologen sechs Monate lang in Gerichtsmedizin ausgebildet worden. Dann tauchte die Idee auf, jeder Bezirk ohne Universität müsse ein Bezirksinstitut haben. So kam es zur Gründung von Instituten in Schwerin, Suhl, Potsdam, Karl-Marx-Stadt und Frankfurt/Oder; das war dann eine gute Gelegenheit, noch einmal einige (Genossen-)Chefärzte zu installieren, mit einer Ausnahme, und der hat die Revolution 1989 auch im wahrsten Sinne des Wortes überlebt, von den anderen wurde einer „abgelöst", einer ist gestorben, ein Institut wurde an das Mutterinstitut rückgeführt und einer säuft.

Ist die Rechtsmedizin noch das, was die Gerichtsmedizin einmal war?

Das wird verschieden gesehen. Es gab unglaubliche Erkenntnisgewinne, teils durch eine Entwicklung toxikologischer Untersuchungsmethoden (und Geräte), teils durch die Etablierung der DNA-Bestimmung, im Wesentlichen mit punktgenauen Ergebnissen bei Vaterschaftsuntersuchungen (solange nicht nahe Verwandtschaftsverhältnisse stören) oder durch valide Ergebnisse bei Spurenuntersuchungen, genetischen Massenuntersuchungen und Nachuntersuchung von Spuren alter Fälle.

So mancher Mordfall wurde noch gelöst, und mancher Mörder verurteilt, denn Mord verjährt nicht. Schließlich brachte auch der Einsatz der Bildanalyse, kriminalistische Methoden wie Profiling, eine genauere Altersbestimmungen oder die Kombination von Methoden neuen Schwung ins Fach. Aber es ist so geblieben: Wie die Gerichtsmedizin ist auch die Rechtsmedizin ein Anwenderfach und die anwendbaren Methoden stammen meist aus anderen Fächern. Nicht alle bringen Fortschritt. Wenn beispielsweise eine Autopsie durch bildgebende Verfahren ersetzt und zur Virtopsie wird, dann sind neue „Irrtümer" möglich.

Zu schnell werden die Ursprünge des Faches vergessen und zu schnell entsteht ein Ausschließlichkeitsanspruch.

Einiges ist unverändert. Wenn der Alkohol nicht wäre, wäre die Hälfte der Rechtsmediziner arbeitslos. Die Chancen auf Vollbeschäftigung sind also gut, denn zum Alkohol sind noch andere Drogen dazugekommen.

Im Übereifer möchten nun einige Vertreter alle Toten vor der Verbrennung „durch die Röhre" schieben. Mit welcher Erwartung und mit welchem Resultat? Und wer bezahlt das und wer bekommt die Erlöse? Es entstehen Massen von Bildern – von den Kosten sprechen wir lieber nicht –, die die Rechtsmediziner nicht auswerten können, weil Röntgendiagnostik bisher nicht in der Facharztausbildungsordnung vorgesehen ist. Das führt zur Selbstaufgabe. Wir haben immer geröntgt; es wurde immer geröntgt, wenn es notwendig war, z. B. die vier Parteifunktionäre (Lamberz, Markowski u. a.), die 1978 in Libyen mit dem Hubschrauber abstürzten (Witz: Höchste Parteistrafe? – Rundflug über Libyen). Seit ca. 1920 haben bekannte Pioniere der Röntgenologie wie z. B. Henri Chaoul (1887–1964) an der Charité auch in oder für die Gerichtsmedizin Röntgenuntersuchungen durchgeführt. Die Fürsprecher des heute angestrebten Weges sind dieselben, die auch von Kompetenzzentren für Rechtsmedizin sprechen, was bedeutet, dass sie sich selbst für kompetent ansehen und ihr Institut als Zentrum, die kleineren Institute aber – freundlich gesprochen – ihrem Schicksal überlassen.

Es ist doch ernüchternd genug, dass die ärztliche Leichenschau unüberwindbare Schwierigkeiten zu machen scheint und im 21. Jahrhundert (!) wieder zum Forschungsprofil einiger Fachvertreter mutiert und mit solchen Themen sogar habilitiert werden kann. Und da hat die Rechtsmedizin nun einmal keine Schuld, denn Leichenschau, theoretisch wie praktisch, wird bis zum Erbrechen gelehrt. Es ist offensichtlich schon schwierig, zu verstehen, was ein nicht-natürlicher Tod ist. Ich habe den Studenten immer gesagt, wenn ein Güterzug mit 70 Wagen über eine Person rollt und den Kopf vom Rumpf trennt, ist diese natürlich tot, aber es ist kein natürlicher Tod! Verstanden? Bei jahrelanger Tätigkeit im Krematorium Baumschulenweg und später in Essen *[im Krematorium]*, habe ich immer wieder nicht-natürliche Todesfälle entdeckt, bis hin zu übersehenem Mord. Die Prognose lautet: so wird es bleiben (!) und in den Alltag einziehen, denn dort arbeiten inzwischen Ärzte aus dem Ausland und sie haben kein Sprachverständnis, schreiben z. B. als Todesursache: Patient lag lieblos im Bett[227], meinen aber leblos oder Patienten wurde gestorben, also ermordet???

Nur aus der Ferne sehe und höre ich von merkwürdigen Berufungen auf Ordinariate. Da kapituliert ein frisch Berufener vor den Aufgaben der Praxis, kneift und gibt seinen Ruf zurück. Da wird jemand berufen, von dem zu hören ist, sie oder er habe auch schon 'mal seziert! Das ist alles schädlich fürs Fach. Statt nur die Publikationslisten zu bewerten, sollten einmal die praktischen Fähigkeiten überprüft werden (von Leuten, die es können! Die es aber kaum noch gibt!). Die Alten und die noch Älteren sehen, wie sich das Fach aus der Medizin weg entwickelt. Auch an den Universitäten ist das Fach nicht mehr unumstritten, denn manches wurde schon aufgegeben, nur noch durch apl. Professoren geführt, als Außenstellen „mit betreut", durch Privatisierung wegrationalisiert. Von Bestandsschutz, eine andere neu-deutsche Vokabel, spricht hier keiner mehr. Teils kommen die Störungen von außen, teils sind sie selbstverursacht.

Und noch andere Sachen sind bedenklich. Da wird eine Person seziert und der Obduzent, der ursprünglich aus der Neuropathologie kommt, fixiert zuerst das Gehirn in Formalin. Dann findet er bei der Sektion keine Todesursache, was zunächst nicht ungewöhnlich ist, und lässt zunächst eine histologische Untersuchung anordnen. Die Histologie wird nach Organen berechnet, üblich sind die wichtigsten inneren – diese auch gegen Rechnung – z. T. paarige Organe, man kann aber auch Tube, Ovar, Nebenhoden, Nebenniere u. v. a. mit untersuchen und den Preis anheben (das ist so ähnlich wie die Muliplikatoren bei Privatpatienten), die Todesursache wird wieder nicht gefunden. Daraufhin Anordnung einer toxikologischen Untersuchung, die ohne Ergebnis bleibt, nicht aber ohne Rechnung. Es bleibt nichts anderes übrig, als auch eine neurohistologische Untersuchung zu veranlassen, kostenpflichtig, versteht sich. Und nun findet der Untersucher eine Thrombose der A. basilaris, die schon bei der Sektion sichtbar gewesen war. Aus ca. 600 € wurden ca. 6 000 € Kosten![228] Und die Staatsanwaltschaft ist so naiv, das zu bezahlen. Das ist nicht frei

[227] Fallsammlung Dr. Henn

[228] Man könnte auch so sagen: Die „Numismatiker" werden unter den Rechtsmedizinern auch nicht weniger!

erfunden! Man seziert und seziert und seziert und am Ende sterben alle an zentralem Regulationsversagen oder Herz-Kreislauf-Versagen. Nur bei einem Todesfall hat der Obduzent seine Diagnose präzisiert. Als ein Mann seiner Frau den Kopf vom Rumpf mit einer Machete trennte, las man als Todesursache: neurogener Schock. Und ich hatte immer gedacht, Dekapitation/Verbluten wäre eigentlich zutreffend. Schon auf den Totenscheinformularen steht im Kleindruck, dass „Versagen“ nicht Todesursache ist. Es zeigt nur ein Versagen des Untersuchers an oder ein Versagen des Faches. Und was gibt es für alles Versagen, z. B. Strukturversagen statt Knochenbruch! *Versagen* ist etwa so präzise wie *Bereich*. Da haben wir es wieder: Unschärfe vernebelt. Keiner steht zur Verantwortung.

Fünf Jahre nach meinem Rückzug aus dem Berufsleben war ich noch einmal verantwortlich tätig, in Island, wo der letzte isländische Gerichtsmediziner, wie ich ein ehemals gelernter Pathologe, mit 65 Jahren in den Altersruhestand gegangen war. Seitdem werden die rechtsmedizinischen Geschäfte vertreten von Fachleuten aus der Schweiz, aus Finnland, aus Deutschland, und im ersten Halbjahr 2011 und später wochenweise noch 3x von mir. Ich habe ihn mit 71 Jahren vertreten. Ich habe mit Island das letzte mir noch unbekannte skandinavische Land besucht, mich unter unbekannten klimatischen Bedingungen bewegt, lange Dunkelzeiten erlebt, Schnee- und Eisregen bis in den Juni hinein, eine kurze Vegetationszeit, eine interessante Tier- und Pflanzenwelt gesehen, viel Fisch und Lamm gegessen, keinen Alkohol mehr getrunken und bin viel geschwommen, 245 km. Es gab einen Mord (langweilig!), einen interessanten Suizid mit längerer Handlungsfähigkeit nach Herzstich, einige alkoholassoziierte Todesfälle (meist Polen bzw. Menschen polnischer Herkunft), landestypische Unfälle im zentralen Gletschermassiv (Unterkühlung und Perthes'sche Thoraxkompression in einstürzenden Eishöhlen) und Arbeitsunfälle in der Fischindustrie.

Die letzte Impression der Tätigkeit in Island war: Jesus hat gelebt. Und nun lebt er nicht mehr, denn ich habe ihn seziert. Es war ein spanischer Tourist namens Jesus, der gegen jede Vernunft und trotz Warnung doch in eine Eishöhle ging, die zusammenbrach und ihn via Thoraxkompression zum Tode beförderte. Ganz echt war dieser Jesus nicht, denn er hatte keine Löcher in den Füßen!

Anfangs sagte ich, das bessere Thema wäre gewesen: ein Gerichtsmediziner erinnert sich undeutlich.

1961 haben sie uns die Mauer vor die Nase gesetzt, damit wir zukünftig keinen Migrationshintergrund beanspruchen können. Die meisten wollten das gar nicht!

Brief an die Mitarbeiter bei Beendigung meiner Tätigkeit

Ein Chef ohne Mitarbeiter kann kein Institut führen. Wenn das so ist, kann man das auch einmal hervorheben!

Liebe Mitarbeiterinnen und Mitarbeiter!

Wir sind am Ende des Jahres angelangt. Quasi als letzte Amtshandlung schreibe ich diesen Brief. Um Mitternacht endet nach 41 Jahren nun auch meine Berufstätigkeit. 1993 führte mich der „akademische" Weg nach Greifswald, an die alte Universität, an der ich bereits gerne einmal ein Semester studiert hätte. Das Universitäts-Institut für gerichtliche Medizin bestand damals schon 75 Jahre und gehörte damit zu den „älteren" Instituten in Deutschland.

Die 12 Jahre waren eine harte Zeit, denn mit dem ersten Tag meiner Tätigkeit wurde spürbar, dass das Fach Gerichtsmedizin in den höchsten Regierungskreisen nicht sonderlich beliebt war. Über 2 Jahre durfte ich den Lehrstuhl nur „vertreten". Dann erst erfolgte die Berufung. Nur richtig ruhig wurde das Fahrwasser nie. Daran, dass das Schiff Rechtsmedizin auf einem einigermaßen sicheren Kurs gehalten werden konnte, haben Sie alle mitgeholfen. Gemessen an anderen deutschen Instituten waren wir immer nur eine kleine Truppe, so eine Art „Fähnlein der 16 Aufrechten". Die akademischen Lehrveranstaltungen waren immer bestens besucht. Famulanten, Praktikanten waren immer gerne gesehen, Doktoranden konnten erfolgreich arbeiten. Wir waren ein Haus der offenen Türen. Tatsächlich war die Leistungsfähigkeit des Institutes in vielen Jahren, besonders den letzten, sodass wir im Vergleich der Einrichtungen der Medizinischen Fakultät immer auf einem guten Mittelplatz lagen, durchaus vor größeren Instituten und Kliniken. Das ist ein gutes Zeugnis der Leistungsfähigkeit des Institutes und seiner Mitarbeiter, Ihrer aller Leistungsfähigkeit. Ich danke Ihnen allen, dass Sie – jeder nach seinen Möglichkeiten – dabei mit geholfen haben. Und ich denke dabei auch an die, die bereits vor mir ausgeschieden sind und an die, die nicht mehr unter uns sind. Über „eines Menschen Zeit" ist viel philosophiert worden. Meine wesentliche Zeit ist abgelaufen. Sie haben teilweise noch viele Arbeitsjahre, teilweise nur noch eine überschaubare Zahl von Arbeitsmonaten vor sich.

Arbeiten Sie so weiter, dann hat das Institut noch eine Vielzahl von guten Jahren vor sich. Keiner kann in die Zukunft blicken. Vielleicht ändern sich die Strukturen gewaltig. Aber wem Rechtspflege ein Bedürfnis ist in einem Rechtsstaat, der muss sich auch zu einer Rechtsmedizin bekennen.

Am 1.1.2006 wird die Rechtsmedizin in Greifswald entgegen ursprünglicher Pläne immer noch Universitätsinstitut sein. Ich wünsche dem alten Institut eine gute Zukunft und Ihnen allen beruflich und privat alles Gute.

Herzlichen Dank für Ihre Mitarbeit.

Ihr [Unterschrift] Greifswald, den 31.12.2005

Erklärung zum Austritt aus der Deutschen Gesellschaft für Rechtsmedizin

Sehr geehrter Herr Präsident, lieber...!

Nach langen inneren Kämpfen erkläre ich meinen Austritt aus der Deutschen Gesellschaft für Rechtsmedizin mit Wirkung zum 31.12.2012.
Zurückgehalten haben mich bisher meine freundschaftlichen Beziehungen zu Dir, denn unter Deiner Präsidentschaft wollte ich gerade diesen Schritt nicht vollziehen. Nachdem ich aber anhand der Austritte des letzten Jahres gesehen habe, dass andere diese Skrupel keineswegs haben, möchte ich die „Frontbegradigung" jetzt doch vornehmen.
Das Fach hat eine Entwicklung genommen, die ich nicht in allen Punkten nachvollziehen kann. Es wird nicht mehr von allen Universitäten gleich geachtet (siehe Uni Greifswald: von C4 zurück auf apl-Professur, d. h. Zurücksetzung auf voruniversitäre Verhältnisse; andere Beispiele ließen sich beliebig anführen; Du hast sie gerade in einem Rundfunkbeitrag auf Deutschlandfunk selbst genannt). Man läuft dem Zeitgeschmack hinterher, verschiebt die Schwerpunkte (CT statt Sektion! – ohne fachliche Basis in der Ausbildungsordnung). Die Kollegialität ist Fremdwort geworden oder auf dem besten Wege dahin. Gutachten und Gegengutachten und Ergänzungsgutachten jagen einander. Sie werden mit Wichtigkeit in der Öffentlichkeit multipliziert und niemand merkt, dass das dem Fach schadet. Die Berufungspolitik wird immer unverständlicher. Gute Leute werden boykottiert, Unerfahrene hofiert und wenn sie öffentlich versagen, wieder in anderen leitenden Positionen aufgefangen. Und die Gesellschaft hat keinen Einfluss darauf – um nur Einiges vorsichtig anzudeuten. Das Streben nach Großinstitutionen, notdürftig vernebelt durch den Ausdruck „Kompetenzzentren", ist nicht vom Tisch. Die multimediale Anbiederung schreitet munter fort. Klarsichtige „Alte" meinen: das Fach entfernt sich von der Universität und weg von der Medizin. Mit dem Alter lockert sich der Kontakt zum Fach und man sieht eben manches anders. Und wenigstens daraus sollte man dann Schlüsse ziehen. Daraus folgt meine Austrittserklärung aus der Fachgesellschaft, der ich gerne seit der Wende angehört habe. Das sind mehr als 20 Jahre und es ist nun genug.
Ich habe nicht vergessen (und mir durchaus zu eigen gemacht), was mein früherer Lehrer der Pathologischen Anatomie, Prof. Bahrmann, Direktor des Institutes im Krankenhaus im Friedrichshain Berlin, das so viele bedeutende Männer wie Pick und Büchner an seiner Spitze gesehen hatte, sagte: Wir können als Ärzte im Hintergrund segensreich arbeiten! Das gilt auch für unser Fach, wird aber grob missachtet.
Meine freundschaftliche Beziehung zu Dir soll davon unberührt bleiben; ich erinnere mich gern daran, wie sie begann: mit meinem Institutsbesuch in Wien (befördert

durch den unnachahmlichen Prokop, der wollte, dass „seine Leute" Horizont bekamen, der nicht an den Grenzen der DDR endete, mit der Anforderung von Separata aus dem Wiener Institut, dem Austausch von Sonderdrucken, meiner Einladung an Dich und Deine Frau nach Berlin (Ost), der Du gefolgt bist, unsere Reise durch den Norden der DDR (in Prokops Auto, weil ich nur so einen erbärmlichen Trabant hatte), später an einen Besuch in Freiburg ausgehend von einer Reise nach Hamburg einige Jahre vor der Wende, die vielen Begegnungen auf Kongressen, bei Besprechungen der Ordinarientreffen usw. usw. Das alles (und noch viel mehr) bleibt unvergessen und ruht in meinem dankbaren Herzen. Ich hoffe auf Verständnis, wenigstens in Deiner Eigenschaft als Privatperson. Der Präsident[229] (in Dir) mag das anders sehen.

Dein [Unterschrift]

[Die Antwort kann (keine Erlaubnis dazu eingeholt) und will ich nicht mitteilen.]

[229] Der Präsident hat handschriftlich geantwortet. Seinen Antwortbrief zu drucken, habe ich mich nicht autorisieren lassen. Ich bin seit 2013 nicht mehr Mitglied der Fachgesellschaft

Abschiedsrede vor der Fakultät am 14.12.2005

Spectabilität, meine Damen und Herren!

Meine 12 Jahre in Greifswald sind schnell vergangen. Gestern noch im besten Mannesalter – heute schon beim alten Eisen. Heute noch gebraucht – morgen schon überflüssig. Altern ist ein natürlicher Vorgang. Wer heute die 50 tangiert, ist morgen schon in Rente, wenn es noch welche gibt.

Waren diese zwölf Jahre die schönsten in meinem Berufsleben? Diese Frage ist seit längerem klar beantwortet: Nein, sie waren es nicht. Die ersten zwei Jahre durfte ich den Lehrstuhl nur vertreten, weil die CDU-Landesregierung überlegte, die Gerichtsmedizin damals schon abzuwürgen. Sie hat das dann der Rot-Schwarzen Regierung überlassen. Seit etwa drei Jahren, seit dem Ausscheiden von Prof. Schmiedebach [nach Hamburg berufen] ahnte ich, wie es dem nächsten kleinen Fach ergehen wird. In der Praxis kostete der Kampf um die universitäre Rechtsmedizin hier am Ort fünf Jahre. Zu keinem Zeitpunkt konnte ich mein wissenschaftliches Personal nach eigenen Vorstellungen entwickeln. Ich konnte trotz Weiterbildungsermächtigung keinen jungen Arzt zum Facharzt ausbilden. Für wirklich gute Anwärter war kein Platz da.

Die Rechtsmedizin wird nicht das letzte Fach sein, was man als klassisches universitäres Fach in Greifswald vermissen wird – bei allem guten Willen, ihre Funktionalität zu erhalten. Aber Vorsicht, die Fächerreduzierung ist ein endlicher Prozess! So wie es jetzt für mein Fach in Deutschland läuft, bekommen wir einen Rechtsstaat ohne Rechtsmedizin.

Ich habe vier Rektoren kommen und gehen sehen, einen davon sehr schnell, nur von einem weiß ich, dass er parteilos ist – das steht immer in der Zeitung. Die anderen müssten demnach in einer Partei gewesen sein? Ich habe unter drei z. T. wiederkehrenden Dekanen gearbeitet. Die Ärztlichen Direktoren habe ich nicht gezählt. Drei Mitarbeiter meines Institutes sind während meiner Dienstzeit gestorben, zwei wurden berentet und nicht mehr ersetzt. Meine Arbeitskraft war [der Universität] bis zum Schluss angenehm. Mit nur drei Medizinern haben wir aus Pflichtgefühl einen Bereitschaftsdienst vorgehalten, unbezahlt und nicht abgegolten, d. h. ich persönlich habe in zwölf Jahren vier Jahre dauerhaft Bereitschaft gemacht. Künftig müssen das zwei Ärzte leisten. Für toxikologische Fragen stand seit vielen Jahren nur eine Chemikerin zur Verfügung – rund um die Uhr –, auch künftig wird das so sein. Da mache ich mir schon Gedanken. Die Fakultät ist gewachsen in den zwölf Jahren. Längst ist die gute Sitte abhanden gekommen, dass sich die Neuen bei den Alten vorstellen. Mancher Geschäftsbrief blieb unbeantwortet, einige habe ich der sicheren Wahrnehmung wegen per Einschreiben in die Verwaltung geschickt und nicht über die Uni-Post.

Mehrfach habe ich aus nah und fern die ehrabschneidende Meinung gehört, die wissenschaftlichen Leistungen der Rechtsmedizin sind unbeachtlich, im ganzen Land, nicht nur in Greifswald. Wörtlich (Zitat aus dem Brief des Bildungsministers an den Vorsitzenden der Deutschen Gesellschaft für Rechtsmedizin): **Auf Grund der geringen Lehrverpflichtungen sowie Forschungsleistung . . . hat die Strukturkommission die Ausgliederung der Rechtsmedizin aus den Medizinischen Fakultäten . . . empfohlen.**

Ich darf Ihnen kurz das Gegenteil demonstrieren: in meiner Amtszeit haben sich zwei Personen habilitiert. In den 73 Jahren davor waren es nur drei. 20 Ärzte und Zahnärzte promovierten. Die Publikationen vergleiche ich mit dem Institut in Rostock, das bei gleichem Leistungsprofil immer doppelt besetzt war (Folie: sinngemäß Verhältnis der wissenschaftlichen Arbeiten in Greifswald und in Rostock wie 3:1). Für die wissenschaftlichen Arbeiten standen in Greifswald nie mehr als fünf Akademiker zur Verfügung, die sich der Aufgabe in sehr unterschiedlichem Maße widmeten.

Trotzdem: Die rezente Lehrmeinung der deutschen Rechtsmedizin wurde von Greifswald aus mitbestimmt! Das gilt längst nicht mehr für alle deutschen Institute, nicht mal für alle weiter bestehenden (Folie: Lehrbuchbeiträge $n = 9$).

Die Vorlesungen der Rechtsmedizin waren immer gut besucht, regelmäßig besser als die großer klinischer Fächer. Die Vorlesungen „Rechtsmedizin für Juristen“ waren regelmäßig brechend voll.

Blicken wir vorwärts. Die Fußballweltmeisterschaft im nächsten Jahr in Deutschland regt mich zu folgenden bildhaften Vergleichen an: Allenthalben wird in Optimismus gemacht. Auch in Greifswald wird – von oben – Optimismus verbreitet und herrscht vielleicht hier und da. Wir sind gut aufgestellt – höre ich immer wieder. In der Aufstellung von Greifwald spielen wenige Profis, sagen wir zwei, vielleicht sind es ja bald drei, nicht immer professionell und sonst nur Amateure.

Eine gute Aufstellung ändert sich von Spiel zu Spiel, je nach Gegner. Eine starre Aufstellung ist keine gute Aufstellung. Heute braucht man mehr Angreifer, morgen mehr Verteidiger, manchmal mehr als einen Regisseur; immer braucht man Torschützen: übervorsichtige Taktierer helfen so wenig wie vorauseilend Gehorsame: Man darf nicht im Abseits stehen; weder aktiv noch passiv: wer foult muss herausgestellt werden: Elf gute Spieler reichen nicht aus, man braucht noch eine gute Reserve auf der Bank und Nachwuchs, Nachwuchs, Nachwuchs. Fußball ist Mannschaftssport. Persönlicher Ehrgeiz darf wenigstens nicht auf Kosten anderer gestillt werden. Es gibt also viele Perspektiven. Wenn alles klappt ist es exzellent, man wird Exzellenzzentrum und spielt in der ersten Liga. Ich wünsche der Universität, der Fakultät und dem Klinikum, dass Greifswald leichte Gruppengegner bekommt wie die deutsche Nationalmannschaft.

500 Jahre Universität sind viel Holz, vergleichbar den vielhundertjährigen Eichen von Ivenack. Aber sägen wird man daran.

Meine zwölf Jahre an der Universität Greifswald sind nur ein Fünfundvierzigstel der Zeit des Bestehens der Universität und ich hoffe, in deren Getriebe ein Rädchen gewesen zu sein und jedenfalls nicht Sand im Getriebe. In dieser Bescheidenheit sehe ich meine Amtszeit. Unterschätzen Sie nicht die Zweckmäßigkeit einer Gerichtsmedizin am Ort – aus vielen Gründen! Alles Gute für Sie, auch wenn die Zeichen der Zeit immer noch auf Sturm stehen. Möge es nicht so kommen, wie von Kästner (1930) beschrieben:

> In Berlin wird nicht gefackelt.
> Tradition ist überlebt.
>
> Alles wankt und alles wackelt.
> So, als ob die Erde bebt.
>
> Gestern noch auf stolzen Rossen.
> Heute schon das Schild vorm Haus:
>
> „Bis auf weiteres geschlossen".
> Morgen in Konkurs und aus.

[Abgang; danach mehrfach anerkennende Worte für Mut und Inhalt meines Vortrages (der auch ein Schlusswort war) freilich hinter vorgehaltener Hand und mit „deutschem" Blick nach allen Seiten!]

Rechtsmedizin in der Krise?

Zuletzt ist ein kritischer Blick bzw. Rückblick auf das Fach Rechtsmedizin notwendig, weshalb die nachfolgende einschlägige Arbeit wiedergegeben wird.

[Madea B und Lignitz E, in: Madea B (Hg) Von den Maden zum Mörder, Militzke, Leipzig 2010, S. 277–299]

Rechtsmedizinische Institute gibt es in Deutschland heute überwiegend an den Medizinischen Fakultäten der Universitäten, jedoch nicht an jeder. Diese nehmen nicht nur die Versorgungsaufgaben für Polizei, Justiz, Universitätsklinikum und umliegende Krankenhäuser wahr, sondern, darüber hinaus und aus universitärer Sicht vor allem, Aufgaben in Lehre und Forschung. Aufgrund des interdisziplinären Charakters ist etwa das Institut für Rechtsmedizin an der Universität Bonn in der Lehre in vier Fakultäten tätig; neben der Medizinischen traditionell in der Rechtswissenschaftlichen Fakultät, darüber hinaus in der Mathematisch-Naturwissenschaftlichen und Landwirtschaftlichen Fakultät, wo aufgrund der besonderen Expertise in Analytischer Toxikologie Lebensmittelchemiker und Pharmazeuten ausgebildet werden; in Greifswald werden Vorlesungen für Human- und Zahnmediziner, Juristen und Humanbiologen angeboten. Unterricht für die Ausbildung von Polizisten erfolgt an der Verwaltungs-Fachhochschule Güstrow.

Die universitäre Verankerung der Rechtsmedizin stellt sicher, dass aus der täglichen Arbeit und gesetzlichen Vorgaben erwachsende Fragestellungen immer auf dem aktuellsten wissenschaftlichen Stand bearbeitet werden können. So wird z. B. der Rat von Rechtsmedizinern bei der Entwicklung der Leichenschaugesetzgebung in manchen Bundesländern gesucht.

Bei einem Fach, das für das effiziente Funktionieren des Rechtsstaates von so ausschlaggebender Bedeutung wie die Rechtsmedizin ist, sollte man eigentlich vermuten, dass der Staat für eine adäquate Finanzierung und Ausstattung rechtsmedizinischer Institute sorgt. Dies war in Deutschland leider weder in der Vergangenheit so, noch ist es derzeit der Fall. Stattdessen wird die Rechtsmedizin immer wieder von Schließungsplänen der zuständigen Landesministerien bedroht. So plante nach Pressemeldungen in der ZEIT vom 11.5.2000 das zuständige Ministerium für Schule, Wissenschaft und Forschung (MSWF) des Landes Nordrhein-Westfalen die Schließung von vier bis zu sechs der Universitätsinstitute für Rechtsmedizin in Nordrhein-Westfalen. Diese Pressemitteilung, wenige Tage vor der Landtagswahl, wurde zwar vom MSWF umgehend dementiert, doch wurde in der Folge das Institut für Rechtsmedizin an der Aachener Hochschule geschlossen. Die Schließungsvorhaben wurden damit begründet, dass eine vom Ministerium 1998 eingesetzte Strukturkommission zum Fach Rechtsmedizin die Auffassung vertrete, „dass unter Lehr-

und Forschungsgesichtspunkten nicht alle sechs rechtsmedizinischen Abteilungen beibehalten werden müssen". 2006 kommt eine vom gleichen Ministerium, das sich inzwischen in Ministerium für Innovation, Wissenschaft, Forschung und Technologie (MIWFT) umbenannt hat, eingesetzte Kommission wiederum zu dem Ergebnis, das Fach müsse nicht an allen Universitätsstandorten als eigenständige Professur vorgehalten werden. Aus Sicht der Kommission sei auch eine Aufgabenübertragung an außeruniversitäre Institute denkbar.

Außeruniversitäre Institute auf Landesebene existieren allerdings nicht; die Länder müssten demnach aus Steuermitteln Parallelstrukturen aufbauen; dafür dürften allerdings kaum die Mittel vorhanden sein. Ende des Jahres 2004 wurde der Spruch einer vorwiegend aus westdeutschen Experten bestehenden Strukturkommission in Mecklenburg-Vorpommern erwartet, der die Parallelstrukturen der Landesuniversitäten untersuchen sollte und lange auf sich warten ließ. Was liegt näher, als über eine Einrichtung zu entscheiden, in die die „Experten" keinen Einblick haben? Mit Bezug auf die Rechtsmedizin wurde festgestellt, dass eine Professorenstelle, die in Rostock anzusiedeln sei, ausreicht, den Unterricht an beiden Universitäten des Landes zu erteilen (Entfernung ca. 110 km). Es ist überflüssig zu erwähnen, dass in der Kommission kein Rechtsmediziner war. Die Routineaufgaben sollten von einem Landesinstitut übernommen werden. Das aber gab es damals nicht und es gibt es auch bis heute nicht; weitere sechs Jahre lang ist nie wieder die Rede davon gewesen. Es hat aber Unruhe gemacht und manche in vorauseilendem Gehorsam zu opportunistischen Aktivitäten verleitet. Tatsächlich ist nach 2005 in Greifswald kein Ordinariat mehr ausgeschrieben worden. Auch so werden Fakten geschaffen! Auch eine Medizinstrukturkommission – Sachverständigenkommission Universitätsmedizin Baden-Württemberg – kam 2006 zu dem Schluss, dass es nicht erforderlich sei, das Fachgebiet Rechtsmedizin an jeder Medizinischen Fakultät als eigenständige Institution zu etablieren. Empfehlungen dieser Expertenkommission beruhen dabei nachweislich auf teilweise falschen Daten, die weiteren ausgesprochenen Empfehlungen verraten die tiefe Unkenntnis des Fachgebietes. Indem die Fakultäten nicht energisch widersprechen, verraten sie auch eine gewisse Distanz zum Fach oder eine Geringschätzung seiner Leistungsfähigkeit, die freilich nicht überall nachgewiesen wird. Diese Geringschätzung der Rechtsmedizin, sowohl als Fach als auch als wissenschaftliche Disziplin, ist nicht neu, daher soll in einem kurzen historischen Abriss verdeutlicht werden, wie wenig aus der Geschichte gelernt wurde und wird.

Die Diagnose von Erkrankungen und Verletzungen sowie ihre Therapie sind natürlich ein Hauptaufgabengebiet der Medizin. Es kommt aber ein dritter Aufgabenkomplex hinzu, die Begutachtung, sowohl im Interesse eines Patienten, der Rechtsansprüche durchsetzen will, als auch der Ärzte, denen ein Behandlungsfehler vorgeworfen wird und ebenso im Interesse der Allgemeinheit. Rechtsmedizin ist das Mutterfach aller begutachtenden Disziplinen. Mit der Peinlichen Halsgerichtsordnung Kaiser Karls des V. von 1532 wurde die Zuziehung ärztlicher Sachverständiger bei einer Vielzahl von Fragestellungen eingeführt, etwa bei Mord, Totschlag, Körperverletzung mit Todesfolge, fraglicher Kausalität einer Gewalteinwirkung für den Todeseintritt, dem ärztlichen Behandlungsfehler, der Frage der Neugeborenentötung. Die Peinliche Halsgerichtsordnung Kaiser Karls des V. gilt als Geburtsstunde der Gerichtlichen Medizin oder Rechtsmedizin, wie die Fachdisziplin heute genannt wird.

Wie andere medizinischen Disziplinen auch erfuhr die Rechtsmedizin im 19. Jahrhundert wesentlichen Aufschwung durch die Einführung naturwissenschaftlicher Methoden zur Klärung offener Fragestellungen durch Experimente sowie systematische Auswertung von Obduktionsbefunden. Wesentliche Wegbereiter der Gerichtlichen Medizin waren in Wien Eduard von Hofmann (1837–1897) und in Preußen der Berliner Gerichtsarzt Johann Ludwig Casper (1796–1864). Während in Österreich bereits Ende des 19. Jahrhunderts eigenständige Institute und Lehrstühle für Gerichtliche Medizin eingerichtet wurden, verlief die Entwicklung im damaligen Deutschen Reich wesentlich langsamer, wenn nicht sogar deutlich verzögert. Hinderlich für die Weiterentwicklung des Faches war hier eine Fehleinschätzung, wie sie beispielhaft auf den Chirurgen Theodor Billroth (1826–1894) zurückgeht. Billroth, der in jungen Jahren auch „Zögling" der Greifswalder Universität war, war der Ansicht, dass man „der Gerichtlichen Medizin vom wissenschaftlichen Standpunkt aus die Berechtigung, an der Universität gelehrt zu werden, bestreiten könne, es handelt sich nicht um eine Wissenschaft an sich, sondern nur eine Ansammlung anderer, selbständiger Wissenschaften auf ganz bestimmte unglückliche und schädliche soziale Verhältnisse."

Diese Einschätzung ist ebenso falsch wie langlebig und verkennt vollständig die eigenständigen Forschungsgebiete der Rechtsmedizin, die in keiner anderen medizinischen Disziplin vertreten sind. Solche Auffassungen sprießen immer dann, wenn deren Auguren keinen tiefen Einblick in die beurteilten Fächer haben oder die Fachvertreter vor Ort durch minimalistische Berufsauffassung ihr Fach nicht gut vertreten. Dementsprechend wurden Institute für Gerichtliche Medizin an den preußischen bzw. deutschen Universitäten nur zögerlich eingerichtet. Erst als die Gerichtsmedizin 1924 Pflichtfach bei den ärztlichen Prüfungen wurde, erhielten die meisten Universitäten eigenständige Institute und Professuren für Gerichtliche Medizin (Tabelle 2). Keine Hundert Jahre später wurden die ersten wieder geschlossen! Wie zögerlich die Universitäten mit der Einrichtung eigenständiger Lehr- und Forschungsstätten waren, zeigt jedoch das Beispiel Bonn.

1818 wurde in Bonn die Rheinische Friedrich-Wilhelm-Universität als eine der drei preußischen Reformuniversitäten neben Berlin und Breslau gegründet. Bereits im

Wintersemester 1818/1819 wurde die Staatsarzneikunde, zu der damals die Gerichtliche Medizin gehörte, gelesen, jedoch von einem Pharmakologen. In der Folge wurde die Gerichtliche Medizin überwiegend von Vertretern anderer Fächer gelesen, insbesondere von Vertretern der Geburtshilfe, aber auch von habilitierten Kreisärzten. Erst 1885 stellte die Fakultät das Gesuch zur Beförderung des Privatdozenten Emil Ungar (1849–1934), der sich für Gerichtliche Medizin habilitiert hatte, zum Extraordinarius für Gerichtliche Medizin, dem auch stattgegeben wurde. Mit dem Lehrauftrag war allerdings noch nicht die Einrichtung eines eigenen Instituts verbunden. In einem Schreiben der Fachvertreter für Gerichtliche Medizin der Universitäten Breslau, Bonn, Greifswald, Kiel, Halle, Königsberg und Marburg vom 20. November 1896 an den Preußischen Minister der Medizinalangelegenheiten werden die Gründe für die Einrichtung gerichtsmedizinischer Institute dargelegt. Hier heißt es unter anderem: Ebenso wenig, wie es angehe, z. B. „Psychiatrie oder pathologische Anatomie ohne Verwendung des Materials einer Klinik bzw. eines Leichenhauses zu lehren", lasse sich nutzbringender Unterricht im Fach der Gerichtlichen Medizin nur durch eine Vorlesung, d. h. ohne Demonstrationsmaterial erteilen. Dies sei nur möglich, wenn jede der preußischen Universitäten ein gerichtsärztliches Institut besitze. Die Feststellung wird zwar zunächst mit der Notwendigkeit begründet, die Kandidaten der „Physikatsprüfung" (Amtsarztprüfung), die laut Verordnung des Ministeriums vom 24. Januar 1896 eine Vorlesung über Gerichtliche Medizin besucht haben mussten, zu unterrichten. Das Gesuch fährt dann aber fort: „Derartige Institute erscheinen uns auch noch aus dem Grunde notwendig, weil nur im Besitz solcher wir im Stande sind, stetig und exakt wissenschaftlich zu arbeiten. So allein können wir unser eigenes Wissen vollkommen auf dem Laufenden halten, unsere Disziplin durch selbständige Forschung fördern, zu solchen Anregung geben und eventuell die nötige Unterweisung und Unterstützung gewähren."

Die Einheit von Lehre, Forschung und Versorgungsaufgaben ist noch heute unverzichtbare Voraussetzung sowohl für eine Weiterentwicklung der Disziplin als auch die Bearbeitung der Routineaufgaben auf jeweils aktuellstem wissenschaftlichem Niveau. Der damalige Gynäkologe der Bonner Universität Heinrich Fritsch (1844–1915) wandte sich allerdings – vielleicht aus Animosität gegen Ungar, vielleicht auch weil er Einbrüche in sein eigenes Fach befürchtete – gegen die Errichtung eines Lehrstuhls und Institutes in Bonn. Er meinte, ein Professor der Gerichtlichen Medizin könne „unmöglich das ganze Gebiet beherrschen", er müsse dann nämlich „vollkommen ausgebildet sein", als pathologischer Anatom, Geburtshelfer, Chirurg, Psychiater, Chemiker oder Toxikologe und Innerer Mediziner. Vielmehr sei es Sache der Justizbehörden, sich „Sachverständige in medizinischen Angelegenheiten" zu verschaffen, die als „Gerichtsarzt" anzustellen seien. Für die Lehre sollten Lehrstuhlinhaber bestimmter Fächer Publika (öffentliche Vorlesungen) über den

Teil der Gerichtlichen Medizin lesen, der ihnen nahe läge. Auf diese Weise werde Unterricht auf wissenschaftlicher Höhe gehalten, und nicht die ganze gerichtsärztliche Wissenschaft, wie früher, „in ungenügender Lehrbuchmanier kursorisch abgehandelt". Es sei verhängnisvoll, „eine so umfangreiche Wissenschaft wie die Gerichtliche Medizin noch in dem engen Zeitraum des ohnehin überlasteten medizinischen Studiums einzuschalten."

Andere Fakultätsmitglieder widersprachen Fritsch, sie forderten eine systematische Vorlesung über Gerichtliche Medizin und fürchteten, eine wie von Fritsch geforderte „rhapsodische" Behandlung der Gerichtlichen Medizin im Rahmen klinischer Hauptvorlesungen ersetze kein methodisches Kolleg und sei nicht einmal ausreichend für den praktischen Arzt. So schrieb die Fakultät dem Ministerium am 13. Februar 1897 die nach wie vor zutreffenden Sätze: „Von der guten Schulung des Arztes in der Gerichtlichen Medizin hängt es sehr oft ab, ob das Recht in richtiger Weise gesprochen wird, oder ob Justizmorde an seine Stelle treten... Schon die allein von Zeit zu Zeit an den Tag kommenden Fälle dieser Art lehren uns, dass die jetzige Lage der Gerichtlichen Medizin eine Änderung und Besserung in dem Sinne erforderlich macht, wie ... der Antrag vom 20. November 1896 es anstreben." Am 13. September 1901 wurde Emil Ungar schließlich das Extraordinariat für Gerichtliche Medizin übertragen, gleichzeitig wurde er verpflichtet, „die Angelegenheiten eines Gerichtsarztes im Stadt- und Landkreis Bonn wahrzunehmen."

Zur Gründung eines eigenständigen Institutes kam es jedoch erst 1922. Bereits früher hatte der Nachfolger von Fritsch als Professor für Frauenheilkunde, Otto von Franqué (1867–1937) die Fakultät ermuntert, „beim Ministerium zu beantragen, dass in Zukunft der Vertreter der Gerichtlichen Medizin als etatmäßiger Ordinarius an der Medizinischen Fakultät in Bonn angestellt werde. ... Ausschlaggebend für den Antrag scheint mir der Umstand zu sein, dass die Gerichtliche Medizin aus Mangel an Nachwuchs allmählich als wissenschaftliche Disziplin eingehen muss, wenn nicht durch eine Hebung des äußeren Ansehens derselben ein Anreiz zur Habilitation hierfür gegeben wird. Es ist aber nicht wünschenswert, dass dieser für den Staat unentbehrliche Zweig der medizinischen Wissenschaft der Universität entfremdet wird." Diese sehr weitsichtigen Äußerungen von Franqués scheinen heute wieder in Vergessenheit geraten zu sein – und viele leisten dieser Vergesslichkeit Vorschub!

Inzwischen wurden mehrere Institute für Rechtsmedizin geschlossen bzw. die Professuren nicht wiederbesetzt (Tabelle 2). Zur Begründung hierfür werden oben zitierte Voten von „Strukturkommissionen" herangezogen, die sich inhaltlich weder mit Versorgungsaufgaben noch Forschungsschwerpunkten der Rechtsmedizin vertraut gemacht haben. Die historische Betrachtung zeigt, dass „persönliche Animositäten" vielerorts die Berufungspolitik beeinflusst haben. So stieß die Berufung des Psychiaters Willy Vorkastner, der seinerzeit über eine gute Expertise als forensischer Psychiater verfügte, in Greifswald auf den Widerstand des örtlichen Fachvertreters der Psychiatrie Edmund Forster, der eine Schmälerung seiner Gutachtertätigkeit befürchtete.

Die Einflussnahme auf Berufungen hat viele Spielarten. Andere sind z. B. die Aktivitäten für die Berufung eines „schwachen" Nachfolgers oder die Aufgabe eines traditionsreichen Ortes, von denen man sich die unterschiedlichsten Effekte verspricht. Unverständlich ist es auch, dass das Ausbildungsziel des Medizinstudiums, der approbierte Arzt, der zur Berufsausübung befähigte Arzt, im „Reformrausch" völlig vergessen wird. Zur Erreichung dieses Zieles ist ein über sechs Jahre abgestimmter Plan entwickelt worden, der dem sog. Fächerkanon gerecht wird und Fach für Fach in sinnvoller Abstufung und Vernetzung zu einem umfassenden Studium ordnet. Wenn ein Steinchen aus diesem bewährten Mosaik herausgebrochen wird, wird das Gefüge gelockert und es ist eine Frage der Zeit, wann das nächste Fach an der Universität geopfert wird.

Das bevölkerungsreichste Bundesland Nordrhein-Westfalen verfügt derzeit nur über fünf Universitätsinstitute für Rechtsmedizin bei 18 Millionen Einwohnern; Finnland verfügt bei 5,3 Millionen Einwohnern ebenfalls über fünf Universitätsinstitute für Rechtsmedizin!

Hinzu kommt die zunehmende Unterfinanzierung der Institute. Am eigenen Standort etwa soll das im Vergleich zu den Nachbarstandorten ohnehin schon sehr schmale Budget mehr als halbiert werden. Grundlage für die drastische Reduktion des Institutsbudgets ist die Einführung einer so genannten „Leistungsorientierten Mittelvergabe" (LOMV), die mit Leistung aber auch gar nichts zu tun hat. Grundlage für die LOMV sind dabei im Wesentlichen Drittmitteleinwerbungen oder Impactfaktoren.

Dr. Eugene Garfield, der Erfinder des Impact Faktors, gründete 1958 in Philadelphia ein privates Institut, das Institute of Scientific Information (ISI). Dieses Institut hat sich zur Aufgabe gemacht, die weltweite Zitierhäufigkeit der medizinisch-wissenschaftlichen Publikationen der Wissenschaftlichen Journale jeweils innerhalb eines Zeitraums von zwei Jahren zu ermitteln und daraus je nach Zitierfrequenz einen so genannten Impactfaktor zu bilden, mit denen eine Publikation in einem Journal bewertet wird. Ein Impactfaktor sagt damit nichts über die Qualität einer Publikation, sondern allenfalls über die Zitierhäufigkeit einer Zeitschrift aus. Bekanntermaßen haben verschiedene medizinische Disziplinen sowohl einen unterschiedlichen Zugang zu Drittmitteln, als auch unterschiedliche Publikationsgewohnheiten. Beides spielt jedoch für die LOMV keine Rolle, da fachspezifische Gesichtspunkte hierbei nicht berücksichtigt werden sollen. Garfield selbst schreibt, es sei absurd, einzelne Vergleiche zwischen Zeitschriften für Spezialisten und multidisziplinären, allgemeinen Zeitschriften, wie z. B. Nature oder dem New England Journal of Medicine vorzunehmen. ... Das ängstliche Misstrauen gegenüber dem Impactfaktor liege in dessen Missbrauch für die

Bewertung einer persönlichen Qualifikation von Wissenschaftlern oder Disziplinen. Indessen wird der Impactfaktor auch bei Bewerbungen um Universitätsstellen hoch bewertet.

Nach einer rechtlichen Einschätzung verstößt die ausschließliche Bewertung von Publikationsleistungen nach den Impactfaktoren gegen das Willkürverbot und den Anspruch der Grundrechtsträger der Wissenschaftsfreiheit auf eine ermessensfehlerfreie Entscheidung, wäre also schlichtweg verfassungswidrig.

Die Rechtsmedizin ist in einem solchen System von vorneherein benachteiligt, z. B. auch dadurch, dass ein Großteil der fachspezifischen wissenschaftlichen Publikationen aufgrund der gesetzlichen Regelungen auf den eigenen Rechtsraum und damit auch Sprach- und Kulturkreis beschränkt sind. Für den Impactfaktor werden hingegen nahezu ausschließlich englischsprachige Zeitschriften berücksichtigt.

Inzwischen befinden sich die Universitätsklinika in einigen Bundesländern nicht mehr in Trägerschaft des Landes, sondern sind Anstalten Öffentlichen Rechtes. Dabei mussten sich die Universitätsklinika verpflichten, auch die früher durch das Land wahrgenommenen Rechte und Pflichten zu übernehmen.

Die Universitätsklinika erhalten vom Land Zuführungsbeträge für ihre Aufgaben in Lehre, Forschung und dem Öffentlichen Gesundheitswesen in mehrstelliger Millionenhöhe, in Bonn ca. 90 Millionen Euro pro Jahr.

Allerdings werden die für das Öffentliche Gesundheitswesen vorgesehenen Beträge nicht etwa ungefiltert an die entsprechenden Institutionen weitergeleitet, sondern ebenfalls in die LOMV eingespeist. Beamte des zuständigen Ministeriums verweigern Auskunft auf die Frage, wie groß der Anteil für das Öffentliche Gesundheitswesen reservierter Mittel an den Zuführungsbeträgen des Landes an die Fakultäten ist – eine bemerkenswerte Auffassung von Beamtenpflicht.

Dabei handelt es sich bei den von den Rechtsmedizinischen Instituten erbrachten Aufgaben nicht um „Privatvergnügen", sondern um hoheitliche Aufgaben im Auftrag von Polizei, Behörden und Justiz. Mit der Unterfinanzierung der rechtsmedizinischen Universitätsinstitute können die Versorgungsleistungen natürlich nicht mehr in dem Umfang und der Schnelligkeit erbracht werden, wie es ein effizienter Rechtsstaat erfordert.

Dies bedeutet, dass die Bundesländer auf mittlere Sicht gezwungen sein werden, außeruniversitäre Parallelstrukturen zu den Universitätsinstituten aufzubauen: Die Zeche für diese fehlgeleitete Politik zahlt der Steuerzahler. Bereits jetzt bedeutet die Schließung von Instituten die Verlagerung von Versorgungsaufgaben an Nachbarstandorte. Dafür fallen höhere Kosten an, da etwa der Transport einer Leiche über eine Strecke von 70 km teurer ist als eine Obduktion. Teilweise wird die angestrebte Reduktion und Auflösung rechtsmedizinischer Institute auch mit der defizitären Finanzlage begründet. Es ist in der Tat so, dass die für eine Obduktion erzielten Erträge nicht kostendeckend sind. Dies liegt jedoch an der Struktur des entsprechenden Justiz-Vergütungs- und Entschädigungsgesetzes in Deutschland.

Auf betriebswirtschaftlichen Berechnungen beruhende Kostensätze – wie etwa in der Schweiz – führen zu wesentlich höheren Entgelten und damit auch einer kostendeckenden Situation.

Aber auch andere für das Öffentliche Leben in der Bundesrepublik unverzichtbare Einrichtungen wie Polizei, Feuerwehr, Staatsanwaltschaften und Gerichte arbeiten nicht kostendeckend. Soweit wir sehen, hat bislang noch niemand deren Abschaffung gefordert. Typischerweise werden gegen Ende eines Jahres mit dem Schwinden der entsprechenden Finanzmittel weniger Obduktionen angeordnet. Also nimmt mit dem Jahresverlauf die Rechtssicherheit ab, denn die Kriminalität richtet sich nicht nach dem Kalender.

Die Gefahren bei einer Reduktion rechtsmedizinischer Institute lassen sich folgendermaßen zusammenfassen:

- Vieles wird schlechter und teurer – dort wo es billiger wird, werden Leistungen (etwa Serviceleistungen für die Allgemeinheit) einfach eingestellt.
- Die Versorgungsaufgaben für Justiz, Polizei, Kliniken, Öffentliches Gesundheitswesen, Hilfeersuchen von Angehörigen werden erheblich leiden bzw. wegfallen, da außeruniversitäre Anbieter ausschließlich kommerziell denken und arbeiten.
- Die Rechtssicherheit wird schleichend leiden, da rechtsmedizinische Untersuchungen, z. B. Obduktionen, mit der Notwendigkeit eines Transportes zum nächsten Rechtsmedizinischen Institut aufgrund erhöhter Kosten wegfallen könnten oder durch unangebrachte Untersuchungen die Kosten gesteigert werden.
- Die Lehre wird hinsichtlich Umfang des Angebotes (in Bonn wie anderorts z. B. in 3–4 Fakultäten), Praxisnähe, Intensität und Qualität der Wissensvermittlung Schaden nehmen. Die Ausbildung zum Arzt wird einmal mehr zurücktreten hinter der zum „Molekularmediziner". Diesen durch Umwidmung von Professuren bedingten schleichenden Paradigmenwandel im Ausbildungsziel sollten gerade Gesundheitspolitiker und Ministerialbürokratie sehr sorgsam beobachten.
- Weiterbildungsmöglichkeiten z. B. zum Arzt für Rechtsmedizin werden entfallen, damit der Nachwuchs für die Zukunft systematisch ausgedünnt.
- Konsiliarische Ansprechpartner für Ärzte in Klinik und Praxis stehen nicht mehr zur Verfügung, Fort- und Weiterbildungsmöglichkeiten werden reduziert.
- Begutachtungen nach kommerziellen Gesichtspunkten verlassen allmählich – vielfach unbemerkt – den Pfad der Objektivität.

Die im Interesse der Allgemeinheit und der Rechtssicherheit so essentielle fachspezifische rechtsmedizinische Forschung entfällt und wird von keinem Nachbarfach übernommen. Beispielhaft seien genannt: Thanatalogie, Traumatologie als Grundlage einer Rekonstruktion von Handlungs- und Bewegungsabläufen, toxikologische, molekularbiologische Untersuchungen an forensisch relevanten Matrices, Wundballistik, Epidemiologie und Ursachenforschung alkohol- und drogenbedingter Verkehrsunfälle, Etablierung von Grenzwerten der Fahrtüchtigkeit, sich aus der forensischen Praxis ergebende Aspekte der ärztlichen Rechts- und Standeskunde. Medizinische Forschungsergebnisse anderer Disziplinen werden nicht mehr für forensische Zwecke adaptiert; als Beispiel der letzten gelungenen Adaptation sei hier die Altersschätzung lebender Personen genannt, die Erkenntnisse von Zahnmedizin und Röntgenologie zusammenführt.

Neben der fachspezifischen rechtsmedizinischen Forschung, die anderswo nicht angesiedelt werden kann, sprechen zwingend für eine eigenständige universitäre Rechtsmedizin die unbestrittene Notwendigkeit der Lehre, die Interdisziplinarität, die gerade das Fach Rechtsmedizin in die medizinischen Fakultäten und Universitäten einbringt sowie die institutionelle Unabhängigkeit von Auftraggebern, die die Rechtsmedizin als Mutterfach aller begutachtenden Disziplinen benötigt. Die Bedeutung einer unabhängigen universitären Rechtsmedizin ist im übrigen bei Justizorganen unumstritten; so heißt es etwa in einer Mitteilung des Justizministeriums Baden Württemberg an das dortige Wissenschaftsministerium, dass das Engagement rechtsmedizinischer Institute in Forschung und Lehre die Qualität der Dienstleistungen sichere, Lehre und Forschung im Fach führen zu einer Erhöhung der Rechtssicherheit.

Wie durch eine Reduktion rechtsmedizinischer Institute oder ihre unzureichende finanzielle Ausstattung, eine Reduktion von Lehre und Forschung die Qualität rechtsmedizinischer Arbeit als eine Voraussetzung für Rechtssicherheit gewährleistet werden soll, bleibt unklar.

Bereits vor einigen Jahren titelte eine große Zeitung zur Situation der Rechtsmedizin: „Ein Fach wird stranguliert". Die Zeche hierfür wird die Gesellschaft zahlen, da unter dem Strich Mehrkosten anfallen. Welche Situation sich für Deutschland anbahnt, kann am Beispiel Großbritannien studiert werden. Die Rechtsmedizin ist bereits seit Jahren kein Pflichtfach in der Ausbildung zum Arzt. Damit entfiel die Notwendigkeit Rechtsmedizinischer Universitätsinstitute. Mit der Schließung von Universitätsinstituten bestand keine Möglichkeit mehr zur Qualifizierung zum Arzt für Rechtsmedizin. Inzwischen steht nicht mehr ausreichend Nachwuchs zur Verfügung und es werden dringend Ärzte aus dem Ausland für Großbritannien angeworben. Qualifizierte englische Kollegen wandern demgegenüber aufgrund der besseren Arbeitsmöglichkeiten in das Ausland, etwa nach Australien ab. Die Verlagerung der

Rechtsmedizin von der Hochschule in den nicht qualitätskontrollierten privaten Sektor hat sich als ein absoluter Irrweg erwiesen: London hat – wohl als einzige europäische Hauptstadt – kein staatlich finanziertes Zentrum für forensische Pathologie mehr. Die derzeitige Situation, dass die meisten Routinearbeiten von Rechtsmedizinern in privater Niederlassung durchgeführt werden, hat zu gravierenden Qualitätsmängeln in der Routine geführt. Es soll hierdurch bereits zu mehreren Fehlurteilen gekommen sein.

Wir wollen nicht verkennen, dass sich die universitäre Rechtsmedizin in Deutschland auch selbst schwächt und inhibiert. Das geschieht einerseits durch die Berufungspolitik der Fakultäten, wenn sie frei werdende Ordinariate und Positionen von Institutsdirektoren nicht mehr ordentlich ausschreibt, sondern diese Stellen (früher C4, jetzt W3) intern verlagert (*„umwidmet“*), etwa um andere Schwerpunkte zu stützen oder auch ad personam bestimmte Kadidaten/innen für andere Fächer oder Schwerpunkte anzulocken und dementsprechend Institute für Rechtsmedizin mithilfe von sog. Chefarztpositionen „untermaßig“ besetzen, was, meist bei Aufstieg aus eigenem Personalbestand, gemacht wird. Auch Hausberufungen schwächen mehr, als sie zur Festigung und Erhaltung eines Lehrstuhles beitragen. So werden trickreich solche Kandidaten durch „Listenpositionen“ an anderen Universitäten „ordinariabel“ gemacht, um sie dann gegen jedes akademische Prinzip und trotz alternativer Möglichkeiten durchzusetzen. Einige sog. unabhängige Gutachter helfen dabei mit. Die Fakultät sieht nur ihr eigenes Wohl, nicht das der anderen, die glaubt, der Kandidat folge dem Ruf nun auch.

Nach Jahren kommt manchmal die Absage und dann beginnt ein neues Ausschreibungsverfahren. Niemand versteht, warum die Fakultäten ihren Ruf nicht mit einem Termin der Entscheidung über eine verbindliche Rufannahme koppelt, sich stattdessen durch vorgetäuschtes Interesse hinhalten lässt. Und noch eine weitere Schwächung des Faches von Innen her gibt es. Ohne Filterwirkung des „Heimatinstitutes“ dürfen sich Kandidaten bewerben, denen man a priori nicht zutraut, ein Ordinariat auszufüllen. Ein Bewerbungsvortrag allein ohne Überprüfung der praktischen Fähigkeiten und der Belastbarkeit des Bewerbers ist keine geeignete Prüfung zur Befähigung und Tauglichkeit und führt gelegentlich direkt zum Fiasko, denn auch den Berufungskommissionen steht nicht immer der Sachverstand des Berufungsfaches zur Verfügung oder er wird erst gar nicht eingeholt.

Kollegialität, früher eine Auszeichnung, geradezu ein Werturteil, kommt so ganz allmählich unter die Räder. Die Versorgungsgebiete rechtsmedizinischer Institute haben sich seit langer Zeit etabliert. Das bedeutet in der Praxis eigentlich auch, dass sie respektiert werden. Aber man erlebt immer wieder, dass der Nachbarbezirk beworben wird, dass Aufträge abgezogen werden, indem auf die angebliche Notwendigkeit bestimmter Untersuchungsverfahren verwiesen wird, die der andere (noch) nicht hat. Und unverkennbar ist dabei, dass Zeitgeschmack die Verhaltensweisen bestimmt. Es werden Qualifizierungshürden in Form von Zertifizierungen und andere Qualitätsnormen aufgebaut, die zwar die Verfahrensabläufe vereinheitlichen und standardisieren, jedoch die Qualität eines Gutachtens ist immer noch vom Untersucher abhängig.

Die Krise im Fach (und um das Fach herum) ist Realität!

Tabelle 2: Gründung der Rechtsmedizinischen Institute und Errichtung der Professuren [laufend aktualisiert]

Universität	Professur	Errichtung des Institutes	geschlossen, fusioniert, Lehrstuhl nicht neu besetzt
Wien	1805	1818	
Prag	1807	1820	
Berlin (F. W. Universität, später Humboldt- Universität)	1820	1886	Geschlossen 2005, fusioniertes Universitätsinstitut plus Landesinstitut unter einer Leitung.
Bern	1855	1927	
Graz	1863	1863	
Kiel	1867	1889	fusioniert mit Lübeck 2005
Innsbruck	1869	1893	
Breslau	1887	1908	
Greifswald	1888	1924	2006 Nachfolgeregelung auf der Basis apl-Professur ohne Ausschreibung des Lehrstuhls
Basel	1890	1925	
München	1890	1907	
Königsberg	1891	1905	(1945 beendet)
Zürich	1895	1906	
Leipzig	1897	1900	
Würzburg	1897	1926	
Halle	1901	1928	(fusioniert mit Magdeburg)
Bonn	1901	1922	
Marburg	1902	1922	geschlossen 1999; Lehraufgaben nach Gießen übertragen
Göttingen	1904	1904	Lehrstuhl derzeit nicht besetzt
Jena	1907	1919	
Erlangen	1912	1912	
Hamburg	1919	1942	
Münster	1924	1925	
Düsseldorf	1925	1925	

Tabelle 2: Gründung der Rechtsmedizinischen Institute und Errichtung der Professuren [laufend aktualisiert]

Universität	Professur	Errichtung des Institutes	geschlossen, fusioniert, Lehrstuhl nicht neu besetzt
Heidelberg	1927	1927	
Frankfurt	1927	1927	
Köln	1957	1936	
Mainz	1946	1946	
Berlin (F. U.)	1949	1949	[siehe Humboldt-Universität]
Freiburg	1954	1954	
Rostock	1958	1958	
Dresden	1964	1964	
Gießen	1964	1964	Übernahme der Lehrverpflichtungen in Marburg
Tübingen	1964	1964	
Salzburg	1967	1967	
Aachen	1968	1969	geschlossen 2003
Homburg	1968	1968	
St. Gallen	1969	1969	
Lübeck	1971	1971	fusioniert mit Kiel 2005
Magdeburg	1971	1972	fusioniert mit Halle
Essen	1972	1972	
Erfurt	1974	1978	geschlossen 1993
Hannover	1977	1977	
Ulm	1980	1980	

Kapitel 24

Schlussbemerkung

Späte Erkenntnis: Dafür, dass ich eigentlich die längste Zeit meines Lebens im falschen Beruf gearbeitet habe, ist es ja ganz gut gegangen. Ich habe etwas erreicht, und ich bin auch „auszeichnungsfrei", d. h. ohne die nach 1990 üblich gewordenen Ehrenpromotionen, Ehrenmitgliedschaften, Orden u. a. durch den Beruf gekommen.

Hier soll noch einmal Zuckmayer zitiert[230] werden: *Die Zeit drängt. Es drängt die Zeit. Ich höre sie pochen, in meiner Brust, in meinen Schläfen, in meinem Hinterkopf. Wer eine Niederschrift beginnt, weiß nie, ob er sie vollenden wird. Wer zu leben beginnt, bewußt zu leben, wer anfängt sich vorzustellen: >Ich lebe..., wer nachts wach wird und denken muß: >ich bin, ich war, ich werde sein... > – der fühlt sich in einen Strom gerissen, gegen den es kein Anschwimmen gibt...*

Das Leben verläuft in Kurven, teils beruflich, teils privat – nicht jede Kurve ist hier vorstehend festgehalten.

Ich höre schon die Vorwürfe:

„Die Worte sind überflüssig". *Nein, wo brächte man sonst unter, was zwischen den Worten, zwischen den Zeilen, steht?* [231]

„Einiges hat er vergessen". *Nein, vergessen ist es nicht, nur nicht geschrieben.*

Und: „So kann man das nicht machen". *Ich habe das aber so gemacht. Nur wer nichts macht, macht keine Fehler! Jeden Geschmack kann man nicht treffen.*

Es ist jedem freigestellt, es besser oder anders zu machen.

Das aber setzt voraus, dass man es überhaupt erst einmal macht. Schließlich sitzen wir alle im gleichen Zug / Nur viele im falschen Coupé[232].

[230] Siehe Fußnote 38: S. 163
[231] vergleiche Marcel Reich-Ranicki: Mein Leben, S. 307
[232] Erich Kästner, zitiert nach Reich-Ranicki, S. 40

Man sollte das Thema erschöpfen, nicht aber die Zuhörer/Leser (frei nach Churchill[233])

Ein Echo ist erwünscht!

[233] Winston Churchill, 1874–1965, Brit. Premierminister

Kapitel 25

Bilanzballade[234]

Eine Nacherzählung nach Biermanns Vorbild.
Zerhackte Prosa oder ungereimte Lyrik?

Die Zeit tut, was sie kann.
Sie vergeht.
Das Alter kommt nicht näher,
es ist längst da, nicht einmal unbemerkt.
Der Rücken wird krummer, die Haare dünner und grauer,
der Visus lässt nach, das Gehör auch.
Der Restharn vergrößert sich wie auch der Bauch.
Die Luft wird knapper, die Schritte kürzer.
Treppen und Berge werden steiler. Gelenke und Rücken schmerzen.
Die Begeisterungsfähigkeit lässt nach, die Esslust nicht.
Das Alter ist biblisch, ... denn es war Mühe
und Arbeit bis hierher.
Manches Geschriebene wird zitiert werden (müssen),
anderes ist schon vergessen.
Vergessen geht schnell, es ist eine leichte Übung.
Dankbarkeit kann man nicht erwarten.

[234] Als „Nachdichtung" geschrieben im Oktober 2016, nachdem ich Biermanns Bilanzballade gelesen hatte

Eine Frage bleibt: Wie lange dauern Freundschaften?

Andere Fragen bleiben auch.

Viele Erkenntnisse kommen erst mit dem Alter. Zu spät oft.

Und wie geht es weiter? Geht es weiter? Es geht immer weiter!

Als stiller Beobachter wäre ich gerne dabei.

So trostlos wie jetzt kann es nicht bleiben.

Doch wo soll die notwendige Vernunft herkommen?

Zwei Erkenntnisse stehen jedoch fest:

Deutsche können keine Revolution(en) machen und

Deutsche können nicht aufarbeiten!

Vieles würde ich anders machen, wenn . . . , ja wenn. . .

Die Einmaligkeit des Lebens wird zu spät bewusst.

Mehr Entschlusskraft hätte mir geholfen.

So geht man dereinst im Unvollendeten.

Es wird manche Träne fließen.

Ich sehe sogar Freudentränen darunter.

Und nun wirklich Schluss, denn
„es ist schon Vieles gesagt worden, nur noch nicht alles!“ und von jedem
(frei nach Karl Valentin[235]).

[235] Karl Valentin, 1882–1948, deutscher Komiker